suhrkamp taschenbuch
wissenschaft 1791

Mit diesem Buch wird eine Einführung in die »Geschichte, Theorie und Ethik der Medizin« und ein Lehrbuch für das gleichnamige neue Querschnittsfach des Medizinstudiums bereitgestellt. Aktuell diskutierte medizinethische Themen und Problemfelder werden aufgegriffen und aus der ethischen, historischen und theoretischen Perspektive erörtert. Dadurch bietet der Band Studierenden, Ärzten, Wissenschaftlern, Pflegenden, Politikern, Journalisten und interessierten Laien eine Orientierung zum Stand und zu den aktuellen Fragen der Medizinethik und zu den Eigenarten und Problemen der Medizin unserer Zeit. Die Herausgeber lehren seit Jahren an verschiedenen Universitäten Medizinethik, Medizingeschichte und Medizintheorie.

Stefan Schulz ist Privatdozent an der Abteilung für Medizinische Ethik und Geschichte der Medizin der Ruhr-Universität Bochum.
Klaus Steigleder ist Professor für Philosophie an der Universität Bochum.
Heiner Fangerau ist wissenschaftlicher Assistent am Institut für Geschichte der Medizin der Universität Düsseldorf.
Norbert W. Paul ist Professor am Institut für Geschichte, Theorie und Ethik der Medizin an der Universität Mainz.

Geschichte, Theorie und Ethik der Medizin

Eine Einführung

Herausgegeben von
Stefan Schulz, Klaus Steigleder,
Heiner Fangerau und
Norbert W. Paul

Suhrkamp

Bibliografische Information Der Deutschen Bibliothek
Die Deutsche Bibliothek verzeichnet diese Publikation in der
Deutschen Nationalbibliografie
http://dnb.ddb.de

suhrkamp taschenbuch wissenschaft 1791
Erste Auflage 2006

Druck: Druckhaus Nomos, Sinzheim
Printed in Germany
Umschlag nach Entwürfen von
Willy Fleckhaus und Rolf Staudt
ISBN 3-518-29391-5
ISBN 978-3-518-29391-1

1 2 3 4 5 6 – 11 10 09 08 07 06

Inhalt

STAAT, GESELLSCHAFT,
MEDIZIN

FORSCHUNG

KLINIK UND PRAXIS

Vorwort

Mit diesem Buch verfolgen wir zwei Ziele. Zum einen wollen wir ein Lehr- und Studienbuch für das neue Pflichtfach »Geschichte, Theorie und Ethik der Medizin« des Medizinstudiums bereitstellen. Zum anderen wollen wir Grundinformationen zur Medizin und Medizinethik für all jene bieten, die sich für die zentralen Fragen der Medizinethik und für die Eigenarten und Probleme der Medizin unserer Zeit interessieren oder (etwa von Berufs wegen) interessieren müssen.

Die große Aufmerksamkeit, die medizinethischen Fragen seit etwa drei bis vier Jahrzehnten entgegengebracht wird, hat eine Reihe von Gründen. Nur einige von ihnen seien an dieser Stelle kurz angesprochen. So sehen wir uns durch die neuen medizinischen Handlungsmöglichkeiten zunehmend moralischen Fragen gegenübergestellt, die unsere etablierten Moralvorstellungen in Frage stellen. Man denke nur an Stichworte wie Organtransplantation, therapeutisches Klonen oder Gentherapie und an Problemfelder wie die Intensivmedizin am Lebensende und am Lebensanfang. Das medizinisch Machbare deckt sich oft nicht mehr mit demjenigen Einsatz von Medizin, der individuell gewünscht wird. Viele (zukünftige) Patienten haben daher Angst, dass sie am Ende ihres Lebens unnötig leiden müssen – eine Herausforderung für Patienten und Ärzte gleichermaßen. Mehr und mehr kommt außerdem in den Blick, dass die Finanzierbarkeit der Gesundheitsversorgung an Grenzen stößt. Die einschlägigen medizinethischen Fragen reichen damit weit über die individuelle Arzt-Patient-Beziehung hinaus.

Mit der neuen Approbationsordnung für Ärzte wurde angesichts der wachsenden Bedeutung medizinethischer Fragen ein neuer scheinpflichtiger Querschnittsbereich »Geschichte, Theorie und Ethik der Medizin« in die ärztliche Ausbildung integriert. Wie diese drei Teilgebiete im Unterricht aufeinander zu beziehen sind, blieb aber offen. Das vorliegende Buch schlägt dafür *einen* möglichen Ansatz vor. Wir haben uns entschieden, aktuell diskutierte medizinethische Themen und Problemfelder aufzugreifen, die dann aus der ethischen, historischen und theoretischen Perspektive erörtert werden.

Wir haben den Stoff dieses Bandes in fünf Teilen organisiert. Der erste Teil, *Grundlagen*, bietet eine Einführung in die Disziplinen der Medizinethik, der Medizingeschichte und der Medizintheorie. Er macht mit Grundbegriffen, Fragestellungen und Zugangsweisen vertraut, die für das Weitere wichtig sind. Der zweite Teil, *Medizinisches Handeln*, beleuchtet geschichtlich und ethisch das Arzt-Patient-Verhältnis und gibt einen Überblick über Grundfragen der Pflegeethik. In medizintheoretischer Perspektive werden mit »Gesundheit und Krankheit« das Ziel und der Anlass medizinischen Handelns, mit »Diagnose und Prognose« zwei unterschiedliche Erkenntnisformen thematisiert, die für das medizinische Handeln zentral sind.

Die Einbindung medizinischen Handelns in gesellschaftliche und staatliche Zusammenhänge ist Gegenstand des dritten Teils: *Staat, Gesellschaft, Medizin*. In diesem werden die Geschichte des Gesundheitswesens und die Entwicklung der Gesundheitsverhältnisse beleuchtet. Die immer drängender werdende Frage der Finanzierung des Gesundheitswesens ist Gegenstand des Beitrags »Verteilungsgerechtigkeit in der Gesundheitsversorgung«. Der Aufsatz »Public Health und Ethik« beleuchtet u. a. die Möglichkeiten und Probleme, in einer Gesellschaft Krankheiten vorzubeugen und ihre Verbreitung einzudämmen. Der systematisch-ethische Beitrag wird durch die geschichtliche Analyse von »Rassenhygiene in Deutschland und Medizin im Nationalsozialismus« ergänzt.

Der vierte Teil befasst sich in geschichtlicher, theoretischer und ethischer Perspektive mit der medizinischen *Forschung*. Der fünfte und letzte Teil ist medizinethischen Problemfeldern in *Klinik und Praxis* gewidmet. Neben der Behandlung der ethischen Fragen am Lebensbeginn und am Lebensende, der Organtransplantation und des Hirntodkriteriums war es uns wichtig, einerseits der gewachsenen Bedeutung der Humangenetik – auch in medizingeschichtlicher und medizintheoretischer Hinsicht – Rechnung zu tragen, andererseits das zuweilen vernachlässigte Themenfeld der »Psychiatrischen Erkrankungen und geistigen Behinderungen« eigens anzugehen.

In der medizinethischen Themenplanung haben wir uns am Katalog der Akademie für Ethik in der Medizin, Göttingen, orientiert, uns aber die Freiheit genommen, den Stoff teilweise anders zu strukturieren und anzuordnen. Im Bereich der Geschichte wurden die Empfehlungen des Fachverbandes Medizingeschichte so weit wie möglich berücksichtigt. Das Sachregister am Ende des Bandes will die gezielte Suche nach einzelnen Themen und Fragestellungen unterstützen. Selbstverständlich musste immer wieder ausgewählt und eine Beschränkung des Stoffs vorgenommen werden.

Zu den größten Herausforderungen unseres Unternehmens gehört aber, dass es nicht einfach *die* Medizinethik, *die* Medizingeschichte und *die* Medizintheorie im Sinne eines Grundbestands allgemein anerkannter Theorien und Überzeugungen gibt. Vielmehr besteht in allen drei Disziplinen ein sehr weit gehender Pluralismus. Es war uns daher wichtig, in diesem Band unterschiedliche Positionen und Zugangsweisen zu Wort kommen zu lassen. Auch sollten die Beiträge durchaus unterschiedlich angelegt sein. Neben Beiträgen, die eher einen Überblick über die Diskussion bieten, finden sich auch solche, die (vor dem Hintergrund der vorhandenen Positionen) neue Quellen erschließen, einen eigenen Standpunkt entfalten und für diesen argumentieren. Dies gestattet einen Einblick in die konkrete Arbeitsweise der Medizinethik, Medizingeschichte und Medizintheorie und regt (hoffentlich) zur eigenen Auseinandersetzung an.

Die Beiträge des Bandes sind so geschrieben, dass sie jeweils aus sich heraus verstanden werden können. Wo sie sich ergänzen, sind entsprechende Verweise eingefügt. Rückverweise auf den Grundlagenteil sollen helfen, sich näher über einzelne Begriffe oder Theorien zu informieren, auf die sich ein Beitrag bezieht.

Wir danken allen Autorinnen und Autoren für die gute Zusammenarbeit. Herrn Stiegler vom Suhrkamp Verlag danken wir für die Förderung dieses Projektes und für seine Geduld. Unser besonderer Dank gilt Frau Dipl.-Biol. Kirsten Schmidt, Bochum, die an der Schlussredaktion des Bandes entscheidend mitgewirkt hat.

Bochum, Düsseldorf, Mainz im Frühjahr 2006
Stefan Schulz, Klaus Steigleder, Heiner Fangerau, Norbert W. Paul

Grundlagen

Klaus Steigleder
Moral, Ethik, Medizinethik

Bei einem Hausbesuch findet ein Hausarzt seine 76-jährige Patientin bewusstlos vor. Die Frau war seit Längerem schwer herzkrank und litt an schmerzhaften arthrotischen Gehbeschwerden. Es ist ersichtlich, dass sie eine Überdosis Schlaf- und Schmerzmittel eingenommen hat. In ihren Händen hält sie einen Zettel, auf dem sie ihren Arzt bittet, sie nicht in ein Krankenhaus einzuliefern. Darf oder muss der Arzt der Absicht der Frau Rechnung tragen, ihr Leben zu beenden?[1]

Frau Z. ist in Folge einer In-vitro-Fertilisation mit anschließendem Embryotransfer mit Drillingen schwanger und bittet um eine »Schwangerschaftsreduktion«. Darf man oder soll man eine solche »Schwangerschaftsreduktion« vornehmen?[2]

Ein Test hat ergeben, dass Herr M. HIV-positiv ist. Im anschließenden Gespräch, das der Arzt mit Herrn M. führt, wird deutlich, dass Herr M. keinesfalls bereit ist, seine Ehefrau über den Befund zu unterrichten. Darf oder muss der Arzt die Frau von sich aus informieren?

Diese Fälle werfen jeweils die Frage auf, wie ein Arzt sich verhalten darf oder soll. Aber was *meinen* die Fragen? Dies ist keineswegs klar. Denn es könnte einerseits nach *rechtlichen* Befugnissen oder Geboten gefragt sein. Die Antworten richteten sich dann, etwas vereinfacht gesagt, nach den bestehenden rechtlichen Bestimmungen des Landes, in dem der Arzt tätig ist. Andererseits könnte nach *moralischen* Befugnissen oder Geboten gefragt sein. Rechtliche Gebote und moralische Gebote sind nicht einfach das Gleiche. Sicherlich, etwas kann sowohl rechtlich als auch moralisch geboten sein, beispielsweise einem Verletzten zu helfen. Auch kann es moralisch verpflichtend sein, das rechtlich Gebotene zu tun, beispielsweise das Rechtsfahrgebot einzuhalten.

Andererseits ist es durchaus möglich, dass rechtlich ein Verhalten vorgeschrieben wird, das dem moralisch Gebotenen widerspricht. Dabei müssen wir nicht sogleich an einen Unrechtsstaat denken, der seinen Bürgern oder einem Teil seiner Bürger elementare

1 Vgl. Dettmeyer (2001), S. 100.
2 Vgl. Maier (2000), S. 177.

Grundrechte vorenthält. Es ist schon durchaus vorstellbar, dass, bezogen auf den oben angeführten ersten Fall (Bewusstlosigkeit durch Überdosis an Schlaf- und Schmerzmitteln), die Gesetze eines Landes vom Arzt verlangen, unverzüglich lebensrettende Maßnahmen einzuleiten, während man überzeugt ist, dass der Arzt moralisch verpflichtet ist, den Willen der Frau zu respektieren. Des Weiteren ist nicht alles, was moralisch verpflichtend ist, deshalb auch schon rechtlich verpflichtend. Es ist nicht Aufgabe des Rechts, alle moralischen Gebote durchzusetzen, sondern nur einen besonders bedeutsamen Teil. Und schließlich führen technische Innovationen auf dem Gebiet der Medizin immer wieder zu Handlungsmöglichkeiten, deren moralische und rechtliche Beurteilung unklar ist. Ein Beispiel aus der jüngsten Vergangenheit ist die Möglichkeit, nach In-vitro-Fertilisation präimplantativ eine genetische Diagnostik durchzuführen. In Fällen wie diesem geht der Versuch einer moralischen Beurteilung den rechtlichen Überlegungen meist voraus.

Aber worin besteht eine moralische Beurteilung? Was ist die Eigenart einer *moralischen* Norm im Unterschied etwa zu einer technischen oder rechtlichen Norm? Und gibt es ein Kriterium für die Gültigkeit moralischer Normen oder die Richtigkeit moralischer Beurteilungen? Solche Fragen zu klären ist Aufgabe der *Ethik*.

1. Ethik und Moral

1.1. Erste Bestimmungen

Ethik, so lässt sich sagen, ist die Theorie der Moral. Mit »Moral« kann zum einen die Gesamtheit der moralischen Überzeugungen, Urteile oder Normen gemeint sein, die eine Person oder Gruppe von Personen hat, trifft oder anerkennt. Zum anderen kann mit »Moral« die Gesamtheit der moralischen Überzeugungen, Urteile oder Normen gemeint sein, die eine Person oder eine Gruppe von Personen haben, treffen oder anerkennen *soll*. Eine Gesellschaft mag überzeugt gewesen sein, dass Sklaverei eine (moralisch) richtige Institution ist. Diese Überzeugung wird in unserer Gesellschaft als falsch angesehen. In unserer Gesellschaft herrscht also eine andere Überzeugung. Aber wir werden uns vermutlich nicht mit der bloßen Feststellung zufrieden geben, dass man in unserer Gesellschaft der Auffassung ist, dass Sklaverei moralisch falsch ist. Sondern wir werden wohl auch den Standpunkt vertreten, dass es sich um eine richtige Auffassung handelt, um eine Auffassung, die man haben soll. Moral wird im einen Fall als eine *faktische*, im anderen Fall als eine *normative* Größe verstanden. Entsprechend kann Ethik in ganz unterschiedlicher Weise versuchen, eine »Theorie« der Moral zu gewinnen. Zu unterscheiden ist deshalb zunächst zwischen einer *deskriptiven Ethik* und einer *normativen Ethik*.

Die *deskriptive Ethik* ist eine Aufgabe der Geschichts- und Sozialwissenschaften. Sie will erfassen, welche moralischen Auffassungen von bestimmten Personen oder Gruppen vertreten wurden oder werden. Die *normative Ethik* versucht dagegen zu erkennen, was moralisch richtige Auffassungen, Urteile oder Normen sind, welche moralischen Auffassungen, Urteile oder Normen vertreten werden *sollen*. Die normative Ethik ist ein philosophisches Unternehmen.

Auf die Aufgaben der philosophischen Ethik und weitere Einteilungen der normativen Ethik wird gleich noch näher einzugehen sein. Zunächst gilt es aber zu sehen, dass die Bestimmung der Moral als Inbegriff *moralischer* Überzeugungen, Urteile oder Normen unbefriedigend ist. Denn sie bedient sich der Begrifflichkeit »moralisch«, die es doch gerade zu klären gilt. Wirklich weiter kommen wir daher erst, wenn wir wissen, was »moralisch« meint.

»Moralisch« ist im Deutschen (ebenso wie in anderen Sprachen) doppeldeutig. »Moralisch« kann zum einen wertend gemeint sein wie in »ein moralischer Arzt« oder »eine moralische Handlung«. »Moralisch« bedeutet dann so viel wie »moralisch gut« oder »moralisch richtig«. Das Gegenteil davon ist »unmoralisch«, »moralisch schlecht« oder »moralisch falsch«. »Moralisch« kann aber auch eine bestimmte *Art* oder *Ebene* von Fragestellung, Überzeugung, Urteil oder Norm meinen, beispielsweise eine *moralische* Norm im Unterschied zu einer technischen Norm oder zu einer Rechtsnorm. Das Gegenteil davon ist dann »nichtmoralisch« oder »außermoralisch«, was so viel meint wie »eine andere Ebene als die Ebene der Moral betreffend«.

Es ist nicht schwierig, etwa eine technische von einer moralischen Norm zu unterscheiden. Sehr viel schwieriger ist es aber, ausdrücklich anzugeben, worin der Unterschied besteht bzw. was genau eine moralische Norm zu einer moralischen Norm macht.

1.2 Die Ebene der Moral und die Eigenart moralischer Normen

Um die Eigenart des Moralischen und moralischer Normen besser erfassen zu können, werfen wir zunächst einen Blick auf technische Normen und Klugheitsnormen.[3] *Technische Normen* schreiben die Anwendung eines Mittels vor, mit dem sich ein Ziel erreichen lässt. X soll ein Mittel anwenden, *wenn* oder *weil* X ein bestimmtes Ziel erreichen will. Jemand will abnehmen. Aus diesem Ziel ergibt sich für ihn die Notwendigkeit, weniger zu essen. Da er aber nicht selbstverständlich das tut, was für ihn aufgrund seines Zieles zu tun notwendig ist, tritt ihm diese Notwendigkeit als ein Anspruch gegenüber, wird zum Sollen. Dieser Anspruch wird gewissermaßen durch sein Wollen bzw. durch seine Zielsetzung erzeugt. Gibt er das Ziel auf, verschwindet auch das (technische) Sollen.

Selbstverständlich hängt es nicht vom Wollen ab, wie sich ein Ziel erreichen lässt. Was ein geeignetes Mittel ist, um ein Ziel zu erreichen, ist eine theoretische Frage. Ob aber für jemanden die Notwendigkeit besteht, ein geeignetes Mittel anzuwenden (ob er das Mittel anwenden soll), ist dagegen eine sein Handeln betreffende, praktische Frage. Um die Dinge möglichst einfach zu halten, übergehe ich hier die Tatsache, dass oftmals mehrere Mittel zur Verfügung stehen, um ein Ziel zu erreichen, und der Handelnde sich entsprechend entscheiden muss, welches Mittel er anwenden will.

Klugheitsnormen orientieren sich an einem übergreifenden Ziel, das wir als handlungsfähige Sinnenwesen unvermeidlich haben, nämlich am Ziel des eigenen Wohlergehens bzw. eigenen Glücks. Aus diesem Ziel erwächst die Notwendigkeit, andere Ziele zu verfolgen, beispielsweise auf seine Gesundheit zu achten und entsprechend sein Gewicht zu reduzieren. Allerdings ist das Ziel des eigenen Glücks unbestimmt. Jeder Handelnde wird es stets von Neuem durch übergreifende Zielsetzungen auslegen, mit denen er sein Glück verbunden sieht (beispielsweise Gesundheit, Wohlstand, Partnerschaft, einen erfüllenden Beruf). Doch auch wenn diese Zielsetzungen erreicht werden, garantieren sie noch nicht das

3 Die folgende Analyse von Normen geht auf Immanuel Kants (1724-1804) Theorie der Handlungsnormen zurück, die dieser in seinem Werk *Grundlegung zur Metaphysik der Sitten* (1785) entwickelt hat. Kant spricht statt von Normen von Imperativen. Siehe dazu Steigleder (2005a).

eigene Glück. Vielleicht werden wir uns am Ende unseres Lebens wünschen, wir wären früher gestorben und hätten etwa bestimmte politische Entwicklungen nicht mehr am eigenen Leib erfahren müssen. Vielleicht wird gerade unser Wohlstand die Begehrlichkeiten anderer wecken, sodass er uns zum Verhängnis wird. Auch die Zweck-Mittel-Relationen sind oftmals nicht streng. Wer gesund bleiben will, ist sicher gut beraten, auf sein Gewicht zu achten und das Rauchen aufzugeben. Gleichwohl scheint es gelegentlich steinalte, rüstige, übergewichtige Raucher zu geben.

Was aber besagen *moralische Normen*? Moralische Normen scheinen nicht mit Klugheitsnormen zusammenzufallen. Wir urteilen immer wieder, dass es vielleicht klug sein mag, in einer bestimmten Weise zu handeln, aber moralisch falsch. Mit diesem Urteil ist die Überzeugung verbunden, dass man in einem solchen Fall nicht so handeln soll, wie es klug wäre, sondern wie es moralisch richtig ist. Dies verweist auf zwei Kennzeichen des Moralischen, auf eine strukturelle und auf eine inhaltliche Eigenart. Zum einen erscheint das Moralische bzw. eine moralische Norm als ein höherrangiger Anspruch: Moralische Normen vermögen Klugheitsnormen zu überbieten. Tatsächlich verbindet sich mit dem Moralischen der Anspruch einer *obersten* Beurteilungsebene für das Handeln. Moralische Normen sind daher die *höchstrangigen* Normen. Sie vermögen alle anderen normativen Gesichtspunkte zu überbieten und können selbst durch keinen anderen normativen Gesichtspunkt überboten werden. Dies schließt freilich nicht aus, dass es innerhalb moralischer Normen noch Rangordnungen geben kann, dass also etwa die Norm, nicht zu lügen, durch die Norm, das Leben eines anderen nicht zu gefährden, überboten werden kann. Mit Blick auf alle anderen Normen verbindet sich aber mit moralischen Normen ein *Unbedingtheitsanspruch*, der auch als *kategorischer* Anspruch bezeichnet wird: Es gilt, stets so zu handeln, wie es moralisch richtig ist.

Wenn moralische Normen Klugheitsnormen zu überbieten vermögen, dann geht es in der Moral (und das ist das zweite, inhaltliche Kennzeichen) nicht einfach nur um das Wohlergehen oder das Glück des Handelnden. Dies ist sicherlich keine überraschende Feststellung. Jemand mag der Meinung sein, dass es sein Wohlergehen fördert, wenn er einem anderen das Leben nimmt. Aber wir werden davon ausgehen (und der Betreffende hoffentlich auch), dass er moralisch keinesfalls befugt ist, so zu handeln. Warum? Eine vorläufige Antwort auf diese Frage könnte lauten: Weil nicht nur das Wohlergehen des Handelnden zählt, sondern auch das Wohlergehen des von der Handlung Betroffenen. Der Handelnde hat kein größeres Recht auf Wohlergehen als das mögliche »Opfer« seiner Handlung.

Dieser Antwort lässt sich ein Hinweis auf die inhaltliche Eigenart des Moralischen entnehmen. In der Moral geht es nicht nur wie bei der Klugheit um die Interessen eines Einzelnen oder einer Gruppe. Die Moral ist nicht auf die Fragen beschränkt, was mir, meiner Familie, meiner Partei nutzt. Vielmehr geht es in der Moral um die Frage, wer außer mir oder der Gruppe, mit der ich mich identifiziere bzw. deren Interessen ich verfolge, noch zählt. *Allgemeiner gesprochen, geht es in moralischen Urteilen direkt oder indirekt darum, (a) wer oder was (b) wie und (c) mit Blick auf welche Eigenschaften oder Interessen handelnd zu berücksichtigen ist.* Eine moralische Norm legt dies mit dem schon angesprochenen Unbedingtheitsanspruch in einer bestimmten Weise fest. So steht hinter der (moralischen) Norm, dass der Arzt einen Patienten in der Regel nur mit dessen informierter Zustimmung behandeln darf, eine Auffassung, in welcher Weise die Interessen des Patienten und des Arztes beim ärztlichen Handeln zu zählen haben.

Angenommen, ein Egoist ist der Auffassung, dass letztlich nur er und seine Interessen zählen und dass er sich entsprechend verhalten soll. Dann handelt es sich bei dieser Auffassung um eine moralische Überzeugung, also um eine Überzeugung einer bestimmten Art im Unterschied zu Überzeugungen einer anderen Art. Die Überzeugung besteht nicht einfach darin, dass es klug ist, so zu handeln, dass letztlich die eigenen Interessen gefördert werden. Von Klugheitsüberlegungen unterscheidet sich die Überzeugung des Egoisten dadurch, dass er zumindest implizit seine eigenen Interessen zu den Interessen aller von seinen Handlungen Betroffenen in ein Verhältnis setzt und urteilt, wie diese anderen und ihre Interessen verglichen mit ihm selbst und seinen eigenen Interessen zu bewerten und in seinem Handeln zu berücksichtigen sind.

Unterschiedliche Moraltheorien geben zum Teil ganz unterschiedliche Antworten auf die Frage, wer oder was wie, mit Blick auf welche Eigenschaften und Interessen handelnd zu berücksichtigen ist. Eine prominente Moraltheorie geht davon aus, dass alle empfindungsfähigen Wesen zählen und dass es um die maximale Befriedigung der Interessen aller von einer Handlung Betroffenen gehen muss. Die entsprechende Theorie, die gleich noch näher vorzustellen sein wird, wird als *Utilitarismus* bezeichnet. Andere Konzeptionen stellen mit Menschenrechten bestimmte Grundinteressen von Menschen in den Vordergrund, die es in gleicher Weise und gegebenenfalls in einer bestimmten Rangordnung zu berücksichtigen gilt, etc.

Die Theorien sind aber durch ein bestimmtes Grundverständnis des Moralischen geeint, auch wenn sie unterschiedliche Antworten auf die Frage geben, was moralisch richtig ist und wie sich dies beantworten lässt. Entscheidend ist, wer wie zu berücksichtigen ist oder zählt. Diese Frage ist vor allem deshalb dringlich, weil wir auf dieser Welt nicht alleine sind, sondern unsere Handlungen immer wieder Andere betreffen. Wir sind endliche, betreffbare und verletzliche Wesen. Wir können uns selbst und anderen etwas antun, und uns kann von anderen etwas angetan werden. Es stellt sich deshalb unvermeidlich die Frage nach den wechselseitigen Handlungsbefugnissen. Diese hängen davon ab, durch wen oder was direkt Forderungen an unser Handeln erwachsen können. Einen Stein werden wir in der Regel wegtreten dürfen. Sicherlich, wir werden darauf zu achten haben, dass wir andere dabei nicht verletzen. Dies ist aber keine Forderung, die uns aus dem Stein selbst erwächst, sondern aus der Verletzlichkeit der Anderen. Falls es sich bei dem Stein um eine kulturhistorische Kostbarkeit handelt, so gilt es, ihn pfleglich zu behandeln, und wir dürfen ihn entsprechend nicht wegtreten. Aber wiederum sind hier nicht Interessen des Steines selbst berührt (der Stein kann keine Interessen haben), sondern die Interessen von uns Menschen, dass ein solcher Schatz nicht beschädigt wird oder verloren geht. Eine Katze, die vor uns liegt, werden wir dagegen auch unabhängig von der Frage, wem sie gehört oder wer *an ihr* Interessen hat, nicht wegtreten dürfen. Denn aus der Verletzlichkeit und der Empfindungsfähigkeit der Katze erwächst direkt die Forderung an unser Handeln, der Katze keine Schmerzen zuzufügen.

Ein Wesen, durch das direkt Forderungen an unser Handeln erwachsen, besitzt *moralischen Status*. Der moralische Status eines Wesens kann größer oder kleiner sein als der eines anderen, und es mag so etwas wie einen maximalen moralischen Status geben. In nicht wenigen Problemen der Medizinethik geht es um die Frage, ob der moralische Status des einen Wesens den eines anderen zu überwiegen vermag. Welchen moralischen Status besitzen menschliche Embryonen oder Feten?[4] Besitzt ein menschlicher Fetus einen geringeren moralischen Status als die Schwangere, dann kann ein Schwangerschaftsabbruch moralisch zulässig sein. Besitzt er dagegen den gleichen Status, dann wird sich ein Schwangerschaftsabbruch kaum rechtfertigen lassen. Besitzen frühe menschliche Embryonen in den ersten Stunden und Tagen nach der Befruchtung keinen oder nur einen ganz geringen moralischen Status, dann scheint es, als lasse sich mit Blick auf solche frühen Embryonen kein Verbot begründen, sie zu Forschungszwecken zu verwenden. Besitzen sie dagegen von Anfang an den gleichen Status wie erwachsene Menschen, dann verbietet sich eine solche Verwendung von vornherein.

Ob ein Wesen einen moralischen Status besitzt oder nicht und ob es gegebenenfalls den gleichen, einen höheren oder geringeren Status besitzt als ein anderes Wesen, wird von den Eigenschaften oder Interessen abhängen, die das Wesen besitzt. Dabei halten unterschiedliche Moraltheorien unterschiedliche Eigenschaften für relevant. Bestimmte Konzeptionen gehen davon aus, dass nicht nur Individuen moralischen Status besitzen können, sondern etwa auch Arten, Landschaften oder Ökosysteme. Insgesamt geben, wie schon angesprochen, unterschiedliche Moraltheorien unterschiedliche Antworten auf die Frage, wer oder was wie und mit Blick auf welche Eigenschaften oder Interessen handelnd zu berücksichtigen ist.

1.3 Zur Einteilung der Ethik

Herauszufinden, welche moralischen Urteile oder Normen richtig sind, ist also – um an die oben gegebenen Erläuterungen anzuknüpfen – Aufgabe der *normativen Ethik*. Im Unterschied zur deskriptiven Ethik, deren Aufgabe es ist, festzustellen oder zu beschreiben, welche moralischen Urteile vertreten und welche moralischen Normen anerkannt wurden oder werden, ist die normative Ethik eine

4 Siehe dazu in diesem Band meinen Beitrag »Ethische Probleme am Lebensbeginn«.

philosophische Disziplin. Innerhalb der normativen Ethik lassen sich wiederum zwei Hauptaufgaben unterscheiden. Zum einen gilt es, die Frage zu klären, ob und gegebenenfalls wie moralische Normen begründet werden können. Sind letztlich alle Moralauffassungen gleich gut oder gleich schlecht, oder lassen sich Kriterien ausweisen, die es erlauben zu beurteilen, was zu tun moralisch richtig oder falsch ist? Solche Fragen zu klären ist Aufgabe der *Fundamentalethik*. Entsprechend geht es in der Fundamentalethik um die Rechtfertigung grundlegender moralischer Normen bzw. eines Moralprinzips und um die Untersuchung unterschiedlicher Theorien, die solche grundlegenden moralischen Normen oder ein Moralprinzip zu rechtfertigen versuchen.

Die zweite Hauptaufgabe der normativen Ethik wird heute gerne als *angewandte Ethik* bezeichnet. Besser würde man vielleicht von *konkreter Ethik* oder von *Bereichsethik* oder *Bereichsethiken* sprechen. Die fundamentalethischen Fragen der Begründung moralischer Normen sind zwar hochinteressante Theoriefelder, aber sie stellen keinen Selbstzweck dar. Die normative Ethik ist vor allem praktische Philosophie, das heißt, in ihr geht es um die Anleitung konkreten Handelns. Diese Praxisorientierung ist deshalb nicht erst Sache einer nachträglichen »Anwendung«, sondern ist auch für die Fundamentalethik von vornherein leitend. Teildisziplinen der angewandten Ethik sind die Rechtsphilosophie, die politische Philosophie und die Sozialphilosophie. Weitere Teildisziplinen sind die Wirtschaftsethik, die Wissenschaftsethik, die Medizinethik und die Technikethik. Auf die *Medizinethik*, die hier natürlich besonders interessiert, komme ich gleich zurück.

Innerhalb der philosophischen Ethik wird von der normativen Ethik noch die *Metaethik* unterschieden. Aufgabe der Metaethik ist es, die moralischen Grundbegriffe zu klären. Zu diesen zählen die Begriffe der »Moral« und des »Moralischen« selbst sowie beispielsweise Begriffe wie »Sollen«, »Norm«, »Pflicht«, (ein) »Recht«, »gut« und »böse« etc. Entsprechend stellt die oben vorgenommene Klärung der Frage, was denn die Eigenart des Moralischen, moralischer Urteile und Normen ist, eine metaethische Untersuchung dar. Wird die Aufgabe der Metaethik als Begriffsklärung gefasst, dann ist sie von der normativen Ethik klar unterschieden. Fasst man sie dagegen weiter, und zwar so, dass es in der Metaethik auch darum geht, den Status der Verwendung dieser Begriffe zu bestimmen (Handelt es sich dabei um Urteile oder um bloße Gefühlsäußerungen? Kann es so etwas wie moralische Urteile überhaupt geben?), so sind hier Fragen der Fundamentalethik berührt. Entsprechend begegnen heute vor allem zwei verschiedene Einteilungen der philosophischen Ethik. Die erste Einteilung unterscheidet zwischen der Grundlagendisziplin der (weit verstandenen) Metaethik, die sowohl Begriffsklärung als auch Fundamentalethik umfasst, und der dieser nachgeordneten Disziplin der angewandten oder konkreten Ethik. Die zweite (hier bevorzugte) Einteilung unterscheidet zwischen der (eng verstandenen) Metaethik, in der es um die Klärung der moralischen Begriffe (einschließlich des Begriffs der Moral selbst) geht, und der normativen Ethik, welche die Aufgabe hat, zu erkennen und zu begründen, was moralisch richtig oder falsch ist, was zu tun und was zu lassen ist. Die normative Ethik ist dann wiederum zu unterteilen in die Fundamentalethik, deren Aufgabe die Moralbegründung und die Untersuchung unterschiedlicher Moralbegründungen ist, und in die angewandte oder konkrete Ethik, in der es darum geht zu erkennen, was in konkreten Frage- und Handlungsbereichen zu tun und zu lassen ist. Es ergibt sich dann folgendes Bild (vgl. *Abbildung 1*).

1.4 Medizinethik

Die *Medizinethik* ist ein Teil der angewandten Ethik. Zu den Gegenständen der Medizinethik zählen die Medizin als Wissenschaft und Praxis sowie insgesamt die gesellschaftlichen Maßnahmen und Vorkehrungen, Gesundheit zu erhalten und wiederherzustellen, Krankheiten vorzubeugen, Verletzte und Kranke zu versorgen sowie Schmerzen zu lindern. Prominente Themen der Medizinethik sind deshalb die Beziehung zwischen Arzt und Patient, die Rahmenbedingungen ärztlichen Handelns, der medizinischen Versorgung allgemein und des Gesundheitswesens sowie die medizinische Forschung.[5] Die Medizin und allgemein die Gesundheitsversorgung sind *deshalb* und *insofern* ein wichtiges Thema der Ethik, *als* mit Gesundheit und Krankheit, Leben und Tod fundamentale Interessen des Menschen und des Zusammenlebens der Menschen berührt

5 Siehe dazu die entsprechenden Beiträge in diesem Band.

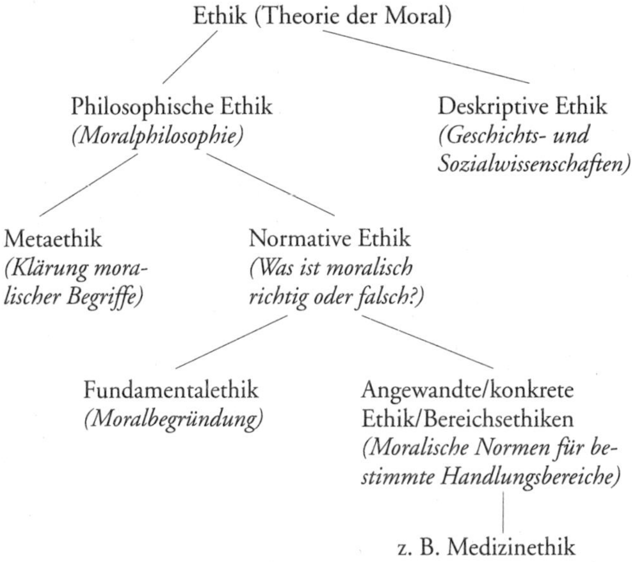

Abbildung 1: Einteilung der Ethik

sind. Außerdem sind kranke, verletzte oder behinderte Menschen in besonderem Maße ungeschützt und auf die Hilfe anderer angewiesen. Die Fragen der angemessenen Berücksichtigung von Eigenschaften und Interessen stellen sich deshalb einerseits mit besonderer Dringlichkeit. Andererseits sind sie angesichts sich ständig erweiternder Handlungsmöglichkeiten mit zum Teil komplexen und in der Bewertung uneindeutigen oder ambivalenten Folgen immer schwieriger zu beantworten.

Dabei ist zu beachten, dass es unterschiedliche Ebenen medizinethischer Fragestellungen und unterschiedliche Aufgaben des moralischen Urteilens in der Medizin gibt. Das eine ist es, zu bestimmen, welchen grundlegenden normativen Standards und Kriterien ärztliches und pflegerisches Handeln folgen und das Gesundheitswesen entsprechen muss. Etwas anderes ist es, die Standards etwa im klinischen oder ärztlichen Alltag umzusetzen. Dazu bedarf es anderer Kompetenzen als bei der Bestimmung der Standards, nämlich konkreter medizinethischer Kenntnisse, aber auch moralischer Sensibilität, moralischer Wahrnehmungs- und Lernfähigkeit, die einen die moralisch relevanten Punkte – etwa wer Hilfe braucht oder wo genau die Rechte der Betroffenen berührt sind – sehen lassen.[6] Wer nicht erfasst, dass ein anderer in seiner Handlungskompetenz gefährdet oder eingeschränkt ist oder eine Situation oder ein Verhalten als irritierend, verunsichernd oder verletzend erfährt, wird nicht in der Lage sein, in seinem Handeln die Rechte der Betroffenen angemessen zu berücksichtigen. Außerdem müssen charakterliche Kompetenzen – Tugenden – erworben werden, die notwendig sind, nicht nur um das, was relevant ist, erfassen, sondern auch um sich tatsächlich entsprechend verhalten zu können. Und schließlich bedarf es für das moralisch richtige ärztliche und pflegerische Entscheiden und Handeln einer fallbezogenen und an Fällen geschulten Urteilskompetenz (Kasuistik).[7]

Man mag versucht sein anzunehmen, dass es für die Suche nach den grundlegenden normativen Standards und Kriterien ärztlichen und pflegerischen Handelns ähnlicher Kompetenzen bedarf, nämlich Tugenden, moralischer Erfahrung, Wahrnehmung, Sensibilität und Urteilskompetenz. So hilfreich aber diese Kompetenzen auch sein mögen, sie reichen für *diese* Aufgabe keinesfalls aus, und zwar vor allem aus zwei Gründen. Zum einen sind die Problemstellungen, die sich aus den sich ständig erweiternden medizinischen Handlungsmöglichkeiten ergeben (man denke nur an die Präimplantationsdiagnostik, die Probleme der Wahl zwischen kurativen und palliativen Strategien oder die Finanzierung unseres Gesundheitswesens), gewissermaßen überdimensioniert. Sie übersteigen von vornherein das, was individueller Erfahrung und Wahrnehmung zugänglich ist. Und insofern durch neue Handlungsmöglichkeiten Problemstellungen aufgeworfen werden, die unsere angestammten Vorstellungen und Begrifflichkeiten in Frage stellen, können wir durch das, was wir zu erfahren und wahrzunehmen meinen, leicht getäuscht werden. Die Frage beispielsweise, ob hirntote Menschen bereits tote Menschen sind, lässt sich wohl nicht schon dadurch entscheiden, dass sie nicht als solche wahrgenommen werden.

6 Siehe dazu Blum (1994).

7 Siehe dazu Steigleder (2003), Jonsen (2005), Zimmermann-Acklin (2005), Neitzke (2005).

Zum anderen sind »unsere« Erfahrungen und Wahrnehmungen im Bereich der Moral oftmals sehr uneinheitlich. Die einen vermögen in einer menschlichen Blastozyste nicht viel mehr als einen Zellhaufen zu sehen. Entsprechend mutet sie die Frage, ob man menschliche Blastozysten zerstören darf, um aus ihnen embryonale Stammzellen zu gewinnen, fast lächerlich an. Andere finden es unbegreiflich, wie man auch nur versucht sein könnte, zu zweifeln, dass die menschliche Blastozyste ein Mensch im Werden ist, der die gleiche Würde besitzt wie wir. Es besteht ein umfassender Pluralismus der Weltanschauungen, Wertvorstellungen und Moralauffassungen. Dieser Pluralismus ist vor allem angesichts des Unbedingtheitsanspruchs der Moral ein Problem. Inwieweit darf man und inwieweit muss man von anderen verlangen, Vorschriften als verbindlich zu akzeptieren, auch wenn sie den eigenen Moralauffassungen widersprechen? Der Leser wird mir wohl zustimmen, dass man gegenüber Selbstmordattentätern keine Toleranz üben darf. Aber haben diejenigen Anspruch auf Toleranz, die eine »verbrauchende« Forschung an menschlichen Embryonen durchführen (wollen)?

Angesichts des Pluralismus der Wertvorstellungen, weltanschaulichen Annahmen und Moralauffassungen besteht die Aufgabe, immer wieder zu unterscheiden zwischen jenen Wertauffassungen und Normen, welche die Zustimmung aller fordern, und jenen Wertauffassungen und Normen, für die man nur unter Wahrung der allgemein verbindlichen Wertauffassungen und Normen werben darf. Diese Unterscheidung für konkrete Handlungsbereiche und ihre institutionellen Rahmenbedingungen zu treffen ist eine der wesentlichsten Aufgaben der normativen Ethik und entsprechend auch der Medizinethik. Überraschenderweise wird aber Medizinethik oftmals so betrieben, als bestünde diese Aufgabe gar nicht und als gäbe es das Problem des Pluralismus nicht.

2. Konzeptionen von Medizinethik

2.1 *Der Ansatz von Beauchamp und Childress*

Einer der Gründe dafür, weshalb der Pluralismus der Moralauffassungen in der Medizinethik nicht als ein drängendes Problem eingeschätzt wird, ist in einer bestimmten Analyse zu sehen, welche für die Medizinethik der Gegenwart äußerst einflussreich war. Danach besteht der Dissens vor allem auf der Ebene der Grundlagen und der ethischen Theoriebildung, nicht aber auf der Ebene so genannter »mittlerer Prinzipien«: Wir mögen sehr uneinig in der Frage sein, welches die richtige Moraltheorie ist. Gleichwohl können wir immer wieder feststellen, dass wir die gleichen normativen Leitgesichtspunkte für ärztliches Handeln für wichtig halten, obwohl wir sie vielleicht unterschiedlich herleiten oder begründen. Diese Auffassung ist vor allem von den amerikanischen Medizinethikern Tom L. Beauchamp und James F. Childress in ihrem 1979 veröffentlichten Buch *Principles of Biomedical Ethics* vertreten worden. Die das Buch leitende Konzeption war äußerst einflussreich. Sie wurde von den Autoren in den überarbeiteten Neuauflagen des Buches jeweils weiterentwickelt.

Beauchamp und Childress gehen davon aus, dass für die Medizinethik vor allem vier normative Leitgesichtspunkte bzw. Prinzipien mittlerer Reichweite relevant sind: nämlich das Prinzip, die selbstbestimmte Entscheidung (*autonomy*, Autonomie) eines Handelnden zu respektieren; das Prinzip, in seinem Handeln auf das Wohl eines anderen bedacht zu sein (*beneficence*, Wohltun); das Prinzip, einen anderen durch sein Handeln nicht zu schädigen (*nonmaleficence*, Nichtschädigung); und das Prinzip, gerecht zu handeln (*justice*, Gerechtigkeit). Entsprechend hat ein Arzt (grob gesagt) die selbstbestimmte Entscheidung seiner Patienten zu respektieren, er muss um das Wohl seiner Patienten bemüht sein, er muss darauf achten, dass er seinen Patienten keinen Schaden zufügt, und er muss auf verschiedenen Ebenen den Forderungen der Gerechtigkeit Genüge tun.

In den Prinzipien des Wohltuns und der Nichtschädigung lassen sich die Grundsätze der traditionellen Medizinethik bzw. des angestammten Arztethos wiedererkennen, die das Wohl des Kranken als oberste Richtschnur ärztlichen Handelns forderten (*salus aegroti su-*

prema lex) und vom Arzt vor allem verlangten, dem Patienten keinen Schaden zuzufügen (*primum non nocere*). Aufgrund seiner Ausbildung und seiner Erfahrung nahm der Arzt für sich in Anspruch, am besten beurteilen zu können, was dem Wohl des Patienten dient. Maßnahmen, die der Arzt für erforderlich hielt, galt es deshalb unter Umständen auch gegen den Willen oder ohne das Wissen des Patienten zu ergreifen. Entsprechend sah sich der Arzt berechtigt, den Patienten gegebenenfalls über seinen Zustand im Unklaren zu lassen oder zu täuschen. Dieses hier nur grob skizzierte Modell wurde in den 1960er- und 1970er-Jahren (zunächst in den USA) zunehmend als unangemessen angesehen. Die Prinzipien der Autonomie und der Gerechtigkeit stehen für die Notwendigkeit eines neuen Stils der Medizinethik, der auch als Bioethik (*bioethics*) bezeichnet wird.[8]

So rückten die Autonomie und die Rechte des Patienten stärker in den Blick. Es wurde deutlich, dass die guten Zielsetzungen ärztlichen Handelns noch nicht ausreichen, um dieses Handeln moralisch zu legitimieren. Vielmehr muss der Patient den Arzt durch seine freie und informierte Zustimmung zu Maßnahmen an ihm autorisieren. Auch schenkte man zunehmend der Tatsache Aufmerksamkeit, dass ein Arzt Träger unterschiedlicher Rollen ist, aus denen sich moralisch bedeutsame Zielkonflikte ergeben können und die unterschiedliche Maßstäbe und Regelungen erfordern. Besonderes Interesse fand zunächst die Rolle von an wissenschaftlichen Einrichtungen und universitären Krankenhäusern als Wissenschaftler und Forscher tätigen Ärzten. Mehr und mehr kamen aber auch die Rollen von Ärzten als Unternehmer oder Sachwalter von Institutionen in den Blick. Schließlich wurde zunehmend deutlich, dass man es in vielen Bereichen mit Handlungsmöglichkeiten zu tun hat, die über das jeweilige Arzt-Patient-Verhältnis hinausreichen und gesamtgesellschaftliche Bedeutung besitzen.

All dies spiegelt sich in der Behandlung der normativen Leitgesichtspunkte durch Beauchamp und Childress, die im Laufe der Jahre – nicht zuletzt auch mit Blick auf aktuelle Problemstellungen – zunehmend verfeinert wurde. Die einzelnen Prinzipien wurden jeweils weiter entfaltet und zahlreiche relevante Einzelgesichtspunkte herausgestellt. Diese Gesichtspunkte eignen sich als Orien-

8 Siehe dazu Düwell/Steigleder (2003b).

tierungshilfen in der Bearbeitung und Diskussion medizinethischer Fragestellungen. Probleme tauchen allerdings spätestens dann auf, wenn die Prinzipien miteinander in Konflikt geraten. Was soll ein Arzt beispielsweise tun, wenn ein Patient in Kenntnis der relevanten Umstände einen lebensrettenden Eingriff ablehnt, der ihm ein aktives Leben ermöglichen würde? Dass es immer wieder zu Konflikten zwischen den Prinzipien und ihren Teilgesichtspunkten kommt, wird von den Autoren anerkannt. Sie gehen aber davon aus, dass es keine übergeordnete Moraltheorie gibt, die es erlauben könnte, solche Konflikte begründet oder mit Erkenntnisanspruch zu lösen. Es bleibt nur die Möglichkeit einer fallweisen Lösung. Offensichtlich besitzen die Autoren einiges Zutrauen in diese Möglichkeit, weil sie davon auszugehen scheinen, dass in den konkreten Fällen Einigkeit darüber erzielt werden kann, was zu tun ist, oder weil ihnen ein verbleibender Dissens undramatisch zu sein scheint. Es fragt sich aber, ob dieses Zutrauen das Problem des Pluralismus nicht unterschätzt.[9]

2.2 *Grundlegungs- bzw. prinzipienorientierte Ethik und Kohärentismus*

Wie kann auf das Problem des Pluralismus angemessen reagiert werden? Eine Lösungsrichtung (die vom Autor dieses Beitrags favorisiert wird)[10] besteht in dem Versuch, ein Moralprinzip zu rechtfertigen, das mit kategorischer Verbindlichkeit und inhaltlich bestimmt darüber Auskunft gibt, wer oder was wie und mit Blick auf welche Eigenschaften oder Interessen handelnd zu berücksichtigen ist. Ein solches Moralprinzip stellt normativ relevante Gesichtspunkte bereit. Diese sollen es ermöglichen, zu beurteilen, was in konkreten Situationen zu tun oder zu lassen moralisch richtig oder falsch ist, welcher institutionellen Rahmenbedingungen es bedarf, welche Institutionen zu ändern oder zu schaffen sind und in welchen Punkten ein Pluralismus der Moralauffassungen zu tolerieren ist und in welchen nicht.

9 Dies betonen, nach meinem Dafürhalten zu Recht, etwa Engelhardt (1996), S. 56 f., und Wildes (2000), S. 55-85.

10 Siehe beispielsweise Steigleder (2005b), (2005c).

Ein solches Verständnis der normativen Ethik ist *grundlegungsorientiert.* Kennzeichnend für die Grundlegungsorientierung in der normativen Ethik ist, dass man nach Fundamenten sucht, die *vom Anspruch her allgemein gültig*, also für alle Handelnden zu allen Zeiten und an allen Orten gültig sind. Zwar richtet sich die Art der konkreten Forderungen, die sich aus einem Moralprinzip für das Handeln ergeben, nach den konkreten Umständen, die an einem bestimmten Ort und zu einer bestimmten Zeit vorliegen. Um dies erkennen und sich danach richten zu können, sind die geschichtlichen Erfahrungen der Handelnden, das Aufdecken von Irrtümern und das Gewinnen von Einsichten, wichtig. Aufgrund des jeweiligen Horizontes kann es sehr wohl der Fall sein, dass die durch ein Moralprinzip vorgegebenen Verbindlichkeiten in der Vergangenheit nur eingeschränkt erkannt werden konnten. Ebenso können auch wir heute die Konsequenzen eines Moralprinzips nur in unserem jeweiligen Verstehenshorizont erfassen. Dies ändert aber nichts an der Gültigkeit des Moralprinzips. Aus der Tatsache, dass Menschen als Sklaven gehalten wurden, folgt eben nicht, dass es je richtig war, Menschen als Sklaven zu halten.

Die Suche nach normativen Fundamenten, die vom Anspruch her allgemein gültig sind, ist allerdings selbst nicht vor Fehlern geschützt, also beispielsweise davor, dass man etwas fälschlicherweise für das Moralprinzip hält oder dass sich in die Bestimmung des Moralprinzips Fehler einschleichen. Entsprechend sind zum einen hohe Anforderungen an die Begründung eines Moralprinzips zu stellen. Zum anderen müssen stets Offenheit für Kritik und die Bereitschaft gewahrt bleiben, erneut in die Prüfung eines vermeintlich sehr gut begründeten Vorschlags einzutreten.

Aber ist eine Grundlegungsorientierung in der normativen Ethik, die Suche nach allgemein gültigen Fundamenten, nicht schon von vornherein verfehlt? Kann es denn überhaupt solche allgemein gültigen Fundamente geben? Dies sind schwierig zu beantwortende Fragen. Denn jede Antwort setzt unter anderem eine nähere Beschäftigung mit dem Problem voraus, ob und inwiefern sich überhaupt etwas begründen lässt.[11] Der Grundlagenorientierung wird heute vielfach vorgeworfen, dass sie sich von einem verfehlten Modell der Ethik und des moralischen Nachdenkens leiten lässt,

11 Siehe dazu Steigleder (1992), (1999), (2002), (2006).

nämlich von einem Zweistufenmodell: Da sind zum einen die Fundamente, etwa ein Moralprinzip und die durch dieses begründeten moralisch relevanten Gesichtspunkte. Und da sind zum anderen die konkreten moralischen Probleme und Fragestellungen. Was in den konkreten Handlungsbereichen zu tun ist, soll sich aus den »Fundamenten« ergeben. Diese Fundamente selbst sollen eine vorgeordnete, unabhängige Begründung besitzen.

Ist ein solches Modell überhaupt adäquat? Ist es nicht vielmehr so, dass sich unser moralisches Nachdenken gewissermaßen hin- und herbewegt, also von den Regeln zum konkreten Nachdenken oder zur konkreten Entscheidung und vom konkreten Nachdenken zu den Regeln? Wir mögen davon überzeugt sein, dass Versprechen zu halten sind. Dennoch wird uns in einer konkreten Situation bewusst, dass wir ein bestimmtes Versprechen nicht halten dürfen. Dies wiederum macht uns deutlich, dass die Regel, von der wir ausgingen, zumindest zu modifizieren ist. Und dies mag uns des Weiteren dazu führen, bestimmte Hintergrundannahmen und Theorien zu modifizieren, welche die ursprüngliche Regel stützten. Andererseits mögen uns in anderen Situationen gerade die von uns anerkannten Regeln helfen zu entscheiden, was zu tun ist. Wenn es aber ein solches Hin und Her gibt, dann scheint es unangemessen zu sein, irgendeine Seite dadurch zu privilegieren, dass man ihr einen Grundlagenstatus zuerkennt. Es erscheint deshalb als angemessener, eine durch Erfahrung, Nachdenken und Diskussion erarbeitete Harmonie zwischen den unterschiedlichen Ebenen moralischer Erfahrung und moralischen Nachdenkens (Intuitionen, konkrete Urteile, Regeln, Theorien) als Richtschnur anzuerkennen. Ein solchermaßen charakterisiertes *Gleichgewicht* zu schaffen ist Ziel und Programm des *Kohärentismus.*[12] Welche Einflüsse genau in ein Gleichgewicht zu bringen sind und was unter den einzelnen Einflüssen (etwa Intuitionen) tatsächlich zu verstehen ist, ist in den unterschiedlichen Versionen des Kohärentismus allerdings umstritten. Gemeinsam ist aber allen kohärentistischen Theorien, dass *Kohärenz* immer wieder neu angestrebt werden muss, wenn neue Gesichtspunkte zu Modifikationen und Justierungen der Teile zwingen, wenn sich neue Szenarien ergeben, in denen veränderte Umstände, andere Personen mit neuen Intuitionen oder auch anderen

12 Für einen Überblick siehe Badura (2002).

Moralauffassungen die Situation prägen. Der Kohärentismus ist damit ein Konzept, in dem das *Verfahren* der Entscheidungsfindung, nämlich Kohärenz herzustellen, das Begründungskonzept der grundlegungsorientierten Ethiken ersetzt und so das zwischenmenschliche Handeln »regelt«. Eine feste Basis stellt hier nur das Verfahren dar und nicht ein bestimmtes Ergebnis. Die Attraktivität einer solchen Konzeption wird in ihrer Offenheit und in ihrer Nähe zu den Erfahrungen der Alltagswelt gesehen, wobei gerade auch auf den Pluralismus heutiger Gesellschaften verwiesen wird.

Die oben angeführte Theorie von Beauchamp und Childress kann ebenfalls kohärentistisch gedeutet werden.[13] Die vier mittleren Prinzipien werden dann als Bestandteile einer Kohärenztheorie genommen. Entsprechend sind sie von vornherein auf eine Fülle von Einzelurteilen zu beziehen und erscheinen in diesem Bezug inhaltlich reicher und strukturierter, als es die Etikettierungen der Prinzipien vermuten lassen. Der inhaltliche Reichtum und die Struktur der Gesichtspunkte bieten Ansatzpunkte für die Lösung von Konflikten zwischen den Prinzipien. Die Plausibilität der einzelnen Elemente und ihres kohärenten Zusammenspiels führt dann zu Entscheidungen, welchen Gesichtspunkten auf welchen Ebenen Relevanz zuerkannt wird.

Aus Sicht einer grundlagenorientierten Ethik ist das Kohärenzmodell aber mit Problemen verbunden. Einer der wichtigsten Einwände ist, dass grundsätzlich unterschiedliche Kohärenzen denkbar sind. Ob man den Widerspruch zwischen einem konkreten Urteil (z. B. bei einem bestimmten Patienten aktive Sterbehilfe zu leisten) und einer Regel (z. B. nicht zu töten) zugunsten des Urteils oder der Regel auflöst, ist mit Blick auf die Kohärenz gleichgültig. Daher ist es zweifelhaft, ob Kohärenz überhaupt schon Begründungen zu leisten vermag. Stattdessen wird es auf die *Gründe* ankommen, die man hat, sich für die eine oder andere Annahme zu entscheiden. In diesem Zusammenhang ist es nicht unwesentlich, worin man die Aufgabe der Ethik sieht. Wenn es darum geht, dass wir je einzeln zu einem Lebensentwurf finden, dann ist grundsätzlich die Perspektive eines Handelnden ausreichend. Wenn es aber Aufgabe der normativen Ethik ist, das zwischenmenschliche Zusammenleben und unsere wechselseitigen Befugnisse zu regeln, dann erscheint es als unrea-

13 Siehe dazu Quante/Vieth (2002), (2003).

listisch, zumal angesichts des offenkundigen Pluralismus der Moralauffassungen, zu hoffen, dass wir uns alle für eine gemeinsame kohärente Moralauffassung entscheiden werden. Daher stellt sich die Frage, wie mit abweichenden Moralauffassungen umgegangen werden darf, wenn sich ein Konsens nicht einstellt. Bei divergierenden kohärenten Positionen scheint eben, wenn es auf Kohärenz ankommt, eine Position nicht mehr Autorität besitzen zu können als eine andere.

Auf diesen Einwand könnte von kohärentistischer Seite allerdings entgegnet werden, dass das Nebeneinander divergierender kohärenter Positionen praktisch nicht wirklich zu erwarten ist.[14] Zwar ist es durchaus vorstellbar, dass unterschiedliche Positionen jeweils die formale Bedingung der Kohärenz ihrer Bestandteile erfüllen. Dadurch sind aber noch nicht die Anforderungen erfüllt, die der Kohärentismus an eine Position stellt, nämlich wirklich im Wege des geforderten Verfahrens der schrittweisen Berücksichtigung relevanter Gesichtspunkte entwickelt worden zu sein. Unter dieser Voraussetzung erscheint ein Nebeneinander divergierender kohärentistischer Positionen zumindest als unwahrscheinlich.

3. Zwei prominente prinzipienorientierte Theorieansätze normativer Ethik

Auch wenn ich Zweifel an kohärentistischen Konzeptionen angemeldet und mich offen zu prinzipienorientierten Konzeptionen der normativen Ethik bekannt habe, kann es hier nicht die Aufgabe sein, eine bestimmte Position zu rechtfertigen. Stattdessen sollen hier noch zwei prominente Konzeptionen vorgestellt werden, die in der Medizinethik einflussreich sind und über deren Eigenarten, leitende Begriffe und Unterschiede daher jeder, der sich mit Medizinethik befasst, Bescheid wissen muss.

14 Auf diesen Einwand hat mich Kirsten Schmidt aufmerksam gemacht.

3.1 Der Utilitarismus

Die Bezeichnung *Utilitarismus* (»Utilitarismus« leitet sich vom lateinischen Wort *utilitas* – Nutzen, Wohl – her) steht für eine Familie von Theorien der normativen Ethik. Die Grundidee lässt sich wie folgt verständlich machen. Jeder Mensch will glücklich werden, strebt nach Freude und versucht, Leid zu vermeiden. Ein Handeln, das dem eigenen Wohlergehen dient, ist klug. Die Moral ist dagegen nicht auf das Glück des Einzelnen beschränkt. Moralisch richtig ist deshalb die Handlung, die möglichst viel Freude für alle von der Handlung Betroffenen bewirkt. Der Utilitarismus fragt also zunächst danach, wer die von einer Handlung Betroffenen sind und welche Folgen die Handlung mit Blick auf Freude und Leid, Nutzen und Schaden für die Betroffenen hat. Dann wird versucht, eine Gesamtbilanz der Auswirkungen für jeden Betroffenen zu ziehen. Nehmen wir an, vier Personen sind von Handlung I betroffen. Bei den Personen A, B und C überwiegt jeweils das durch die Handlung bewirkte Leid; sagen wir, bei B und C führt die Handlung zu einer ziemlichen Enttäuschung, der wir den Wert – 2 zuordnen, bei A liegt der Wert bei – 4. Die Handlung trägt aber entscheidend zum Glück von Person D bei. Hier ist die Handlung mit + 50 zu bewerten. Dies führt zu einer Gesamtbilanz von + 42 (50 – 2 – 2 – 4). Die Handlungsalternative II führt dagegen zu einer schlechteren Bilanz. Dann besteht nach dem Utilitarismus die Pflicht, Handlung I zu tun. Ein Beispiel:

Es ist Winter. Sie (A) sind auf dem Weg zur Oper, wo zwei Freunde von ihnen, Petra (B) und Michael (C), auf sie warten. Sie (A) haben die Karten. Ihr Weg führt Sie durch einen Park, und Sie sehen, dass auf einer Parkbank ein Betrunkener (D) liegt, der allem Anschein nach seinen Rausch ausschläft. Ihnen ist klar, dass die Gefahr besteht, dass der Mann erfrieren wird, falls Sie nichts unternehmen. Andererseits haben Sie nicht die geringste Lust, Hilfe zu holen, weil Sie dann zu spät zur Oper kommen und Sie und Ihre Freunde den ersten Akt verpassen werden. Nehmen wir also an, Sie haben sich zu entscheiden, ob Sie Hilfe holen (Handlung I), was voraussichtlich zur Folge haben wird, dass Sie dem Mann das Leben retten, aber mit Ihren Freunden den ersten Akt der Oper verpassen, oder ob Sie den Mann ignorieren und ohne Unterbrechung weiter zur Oper eilen (Handlung II), was voraussichtlich zur Folge haben wird, dass Sie und Ihre Freunde die Vorstellung von Anfang an erleben, der Mann aber stirbt.

Selbstverständlich ist es nicht möglich, Freude und Leid für die Betroffenen in genauen Punkten oder Werten auszudrücken und eine exakte Rechnung durchzuführen. Die hier angeführten Zahlen sollten nur deutlich machen, dass das Weiterleben des Mannes (hoffentlich) für diesen so positiv ist, dass im Vergleich dazu der Ärger und die Enttäuschung darüber, dass die Karten nicht eintreffen und man die Oper ganz oder teilweise verpasst, kein Gewicht besitzen. Entsprechend kann es, wenn nicht so wichtige Dinge wie das Leben eines Menschen auf dem Spiel stehen, sehr viel schwerer als im angeführten Beispiel sein, zu entscheiden, welche Handlungsalternative den Vorzug verdient. Auch gilt es oftmals, nicht nur zwischen zwei Handlungen, sondern zwischen einer Vielzahl von Handlungsoptionen zu entscheiden. Von diesen scheiden möglicherweise einige klar aus, während es schwierig ist, herauszufinden, welche Option mit Blick auf die Folgen für die Betroffenen wirklich die beste ist.

Freude und Leid wurden als die Kriterien benannt, nach denen es die Folgen von Handlungen für die Betroffenen zu bewerten gilt. Unterschiedliche Theorien des Utilitarismus weichen darin voneinander ab, was sie als maßgebliche Bewertungskriterien sehen. Dabei können diese von Lust und Unlust bis hin zu der Annahme einer Vielzahl unterschiedlicher Werte reichen, die es zu berücksichtigen gilt. In der Medizinethik spielen solche utilitaristischen Theorien eine prominente Rolle, die danach fragen, wie sich Handlungen auf unterschiedliche Interessen der Betroffenen auswirken, insbesondere auf das Interesse an Schmerzvermeidung und das Interesse am Weiterleben.[15] Von den Bewertungskriterien, die eine utilitaristische Theorie für ausschlaggebend hält, hängt ab, wer zum Kreis der Betroffenen gezählt wird, die es zu berücksichtigen gilt. Für die Mehrzahl der utilitaristischen Theorien sind dies alle empfindungsfähigen Wesen. Entsprechend betont der Utilitarismus den moralischen Status von Tieren, während er bei frühen menschlichen Embryonen noch keinen moralischen Status gegeben sieht, da diese noch zu keiner Empfindung fähig sind.

Als Stärke des Utilitarismus gilt, dass er anhand plausibler Kriterien in überprüfbarer Weise zu bestimmen vermag, welche Handlungen moralisch richtig oder falsch sind. Den Vätern des Utilitaris-

15 Siehe Singer (1994).

mus (z. B. Jeremy Bentham [1748-1832] und John Stuart Mill [1806-1873]) war es wichtig, dass die moralische Beurteilung nicht so unzuverlässigen Instanzen wie dem moralischen Gefühl oder der Intuition der Urteilenden überlassen bleibt. Zwar ist einzuräumen, dass es oft gar nicht oder nur unzureichend möglich ist, die Folgen von Handlungen abzuschätzen. Auch lässt sich der Nutzen oder Schaden, den die Handlung bei einem Betroffenen bewirkt, häufig nur ungenau bestimmen. Noch schwieriger ist es, die unterschiedlichen positiven und negativen Auswirkungen einer Handlung sowohl bei einem einzelnen Betroffenen als auch unter den Betroffenen miteinander zu vergleichen und zu bilanzieren. Andererseits scheint es immer noch besser zu sein, auf die Folgen von Handlungen zu achten und zu versuchen, sie zu erfassen und zu bewerten, als von vornherein darauf zu verzichten, sich um die Folgen von Handlungen zu kümmern.

Ein Kennzeichen des Utilitarismus ist es, dass die moralische Bewertung von Handlungen nicht von vornherein feststeht, sondern sich letztlich nach den Folgen unter konkreten Umständen richtet. Beispielsweise ist es nach utilitaristischer Auffassung nicht von vornherein oder stets moralisch falsch, einen Menschen zu töten. Sicherlich, ein Mensch hängt normalerweise an seinem Leben und sieht sich durch einen vorzeitigen Tod vieler positiver Erlebnisse oder Möglichkeiten beraubt. Aber es können sich, etwa durch schwere Krankheit, auch Umstände ergeben, in denen ein Mensch den Tod dem Weiterleben vorzieht. Es kann deshalb der Fall sein, dass einen solchen Menschen zu töten insgesamt mehr positive als negative Folgen hat und daher moralisch richtig ist. Allerdings gilt es dem Utilitarismus zufolge, so weit als möglich *alle* Konsequenzen einer Handlung zu berücksichtigen. Ein Utilitarist wird deshalb nicht nur einen isolierten Fall betrachten, sondern auch nach den Konsequenzen von Handlungen für weitere Fälle fragen. Welche Folgen hat es für einen Einzelnen oder für die ärztliche Profession, wenn das Tötungstabu gebrochen wird? Wird das Vertrauen in die ärztliche Profession leiden? Solche und viele weitere Fragen wird ein Utilitarist stellen und zu beantworten versuchen, bevor er sich ein Urteil darüber erlaubt, ob es im konkreten Fall moralisch richtig ist, einen Menschen zu töten.

Dies unterstreicht noch einmal, dass die Bewertung der Folgen von Handlungen schwierig ist. Im klinischen Alltag beispielsweise wird häufig gar keine Zeit sein, die Folgen von Handlungen umfassend abzuschätzen und zu bewerten, und ein Utilitarist ist auch nicht so weltfremd, dies zu verlangen. Vielmehr geht er davon aus, dass wir uns im Alltag an Faustregeln zu halten haben wie etwa, dass man einen unschuldigen Menschen nicht töten darf, dass Versprechen zu halten sind oder dass man nicht lügen soll. Solche Faustregeln haben sich bewährt, das heißt, sie zu beachten führt normalerweise zu einem Übergewicht der positiven gegenüber den negativen Folgen. Dennoch wird es immer wieder Fälle geben, in denen es falsch ist, einer Faustregel zu folgen. Und diese Fälle werden unter Umständen auch dazu führen, unsere moralischen Faustregeln zu modifizieren. Die Regel, dass man nicht lügen soll, ist vielleicht schon von vornherein etwas zu schlicht. Unter Umständen lassen sich ja für bestimmte Situationen am Lebensende Regeln für Ausnahmen vom Tötungsverbot begründen und zugleich Vorkehrungen treffen, die einem Missbrauch, einem Vertrauensverlust oder einem Dammbruch entgegenwirken.

Dennoch ist der Utilitarismus mit einem Problem behaftet, auf das ich ausdrücklich aufmerksam machen will. Ich habe darauf hingewiesen, dass es dem Utilitarismus zufolge nicht von vornherein oder stets falsch ist, einen Menschen zu töten. Als Beispiel für eine Ausnahme habe ich dann den Fall eines Menschen angeführt, der aufgrund schwerer Krankheit den Tod dem Leben vorzieht. Wie aber verhält es sich, wenn *andere Menschen* vom Tod eines Menschen sehr profitieren würden, kann es dann nicht der Fall sein, dass der Nutzen der Anderen den Schaden des Einzelnen überwiegt und *deshalb* die Tötung des Menschen nach utilitaristischen Kriterien moralisch gerechtfertigt ist? Was ist, wenn die Angehörigen die Pflege eines Menschen für eine Überforderung halten oder sich ein größerer Gesamtnutzen erzielen lässt, wenn die Ressourcen einer Gesellschaft anders verwendet werden als für die aufwändige medizinische Versorgung von Menschen in den letzten Wochen ihres Lebens?

Nehmen wir an, eine Gruppe von Nobelpreisträgern der Medizin hätte eine realistische Forschungsstrategie erdacht, um ein Mittel zu entwickeln, mit dem sich eine Krebserkrankung wirksam bekämpfen lässt. Das Vorhaben hat jedoch eine Schattenseite. Das Mittel lässt sich nur entwickeln, wenn man etwa zehn Menschen opfert. Müsste ein Utilitarist nicht argumentieren, dass der bedauerliche

Tod von etwa zehn Menschen durch das Leben von tausenden von Menschen wettgemacht wird, deren Leben durch das Mittel gerettet würde? Vermutlich würde ein Utilitarist entgegnen, dass es keineswegs ausgemacht ist, dass es moralisch erlaubt oder gar geboten wäre, die etwa zehn Menschen zu opfern. Schließlich wäre der Tod der Geopferten sicher, während die Wirksamkeit des Mittels sich erst herausstellen müsste. Außerdem wären die Folgen von Strategien zu bedenken, die es zulassen, eine Minderheit zum Wohle einer Mehrheit zu opfern. Jeder müsste stets damit rechnen, dass er bei einem entsprechenden Vorhaben zu denen gehört, die geopfert werden. Die zu erwartende allgemeine Verunsicherung und Angst, die geeignet wären, allen die Lebensfreude zu nehmen, dürfte in der Bilanz deshalb zu einem eindeutig negativen Resultat führen. Der Utilitarist kann also geltend machen, dass die Folgen, die es zu bedenken gilt, eine sehr viel differenziertere Betrachtungsweise erfordern, als die plumpen Beispiele der antiutilitaristischen Polemik dies nahe legen.

Gleichwohl machen das Beispiel und die Fragen zu den Nutznießern vom Tode eines kranken Menschen auf eine strukturelle Eigentümlichkeit des Utilitarismus aufmerksam: Der Utilitarismus versucht zwar alle von einer Handlung Betroffenen zu berücksichtigen, ist aber letztlich an einer Gesamtbilanz interessiert. Entsprechend ist das Leid des Einzelnen mit dem Glück anderer verrechenbar, und deshalb ist auch jeder Einzelne grundsätzlich verrechenbar. Daher kann der Utilitarismus auch nicht von vornherein ausschließen, dass Handlungen und Maßnahmen moralisch gutzuheißen sind, durch die ein Einzelner oder eine Minderheit zum Wohle einer Mehrheit geopfert werden.

Um solche und andere Probleme aufzufangen, haben eine Reihe von Vertretern des Utilitarismus vorgeschlagen, nicht einfach die Folgen *einzelner* Handlungen mit Blick auf Freude und Leid für alle Betroffenen zu bewerten, sondern *Handlungsregeln*. Auch wenn es in einzelnen Fällen insgesamt mehr positive als negative Folgen haben mag, einen Menschen zu töten, so dürfte dies nicht schon für die (durchgängige Befolgung der) Handlungsregel gelten, dass Einzelne zu töten sind, wenn dies einer Mehrheit oder der Allgemeinheit nützt. Vorgeschlagen wird also ein zweistufiges Beurteilungsverfahren, nämlich zunächst (1. Stufe) Handlungsregeln utilitaristisch (also nach den Folgen, die ihre Einhaltung für alle Betroffenen hat) zu prüfen und zu rechtfertigen und dann (2. Stufe) Handlungen nach Maßgabe gerechtfertigter Regeln zu beurteilen, also zu fragen, ob die Handlungen den Regeln entsprechen oder diese verletzen. Diese Form von Utilitarismus wird heute als *Regelutilitarismus* bezeichnet. Der Regelutilitarismus tritt selbst wiederum in unterschiedlichen Spielarten auf. Er wird vom *Akt-* bzw. *Handlungsutilitarismus* unterschieden, der direkt die Folgen von Einzelhandlungen beurteilt.

3.2 Würde und Grundrechte

Ein anderes Grundverständnis von Moral geht davon aus, dass Menschen *Würde* besitzen und auf der Würde basierende *Grundrechte*. Um zu verstehen, was in diesem Zusammenhang mit »Würde« gemeint ist, ist es wichtig, eine im engeren Sinne moralisch-normative Verwendung von Würde von nichtnormativen Verwendungen zu unterscheiden. Im nichtnormativen Sinn sprechen wir von Würde etwa, wenn wir jemandem bescheinigen, dass er Würde ausstrahlt oder ein würdiges Auftreten hat. Der moralisch-normative Begriff der Würde geht auf Immanuel Kant zurück. Einem Wesen, das im normativen Sinn Würde besitzt, kommt ein unbedingter Wert zu, der eine *letztliche Unverrechenbarkeit* dieses Wesens begründet. Ich habe oben das fiktive Beispiel einer Gruppe weltberühmter Mediziner angeführt, die ein Mittel entwickeln will, mit dem sich eine Krebserkrankung wirksam bekämpfen lässt. Da sich das Mittel nur entwickeln lässt, wenn etwa zehn Menschen geopfert werden, stellte sich die Frage, ob dies durch den zu erwartenden Nutzen des Mittels gerechtfertigt werden kann. Für eine ethische Theorie, die davon ausgeht, dass Menschen im normativen Sinne Würde zukommt, erübrigt sich eine solche Frage *von vornherein*. Der Unterschied besteht nicht darin, dass ein Utilitarist die Folgen von Handlungen berücksichtigt, während der Verfechter der Menschenwürde dies nicht täte. Der Unterschied besteht vielmehr darin, *wie* jeweils die Folgen von Handlungen berücksichtigt werden, ob die Folgen zu einer *kumulativen* Gesamtbilanz zusammengefasst werden oder *distributiv*, in der Konsequenz *für jeden Einzelnen*, bewertet werden. Der Einzelne stellt für jeden Anderen einen unbedingten Wert dar, der durch nichts aufgewogen werden kann. Jeder, dem ein solcher Wert zukommt, ist deshalb letztlich unverrechenbar.

Ich sage *letztlich* unverrechenbar, um deutlich zu machen, dass sich nicht einfach jede Rechnung verbietet. Nehmen wir an, das Leben von A ist bedroht und es kann nur gerettet werden, indem man B etwas von seinem Eigentum wegnimmt. Wenn die Dinge so liegen, dann ist es normalerweise nicht nur zulässig, dies zu tun, sondern auch geboten. Denn das Recht auf Leben hat einen Vorrang vor dem Recht auf Eigentum. Eine solche Aufrechnung von Rechten realisiert aber gerade den gleichen unbedingten Wert, die Würde, der Betroffenen. Ein unbedingter Wert ist nämlich etwas, dem in allem Handeln stets Rechnung zu tragen ist. Wer einen unbedingten Wert besitzt, repräsentiert zum einen eine strikte Grenze für das Handeln. Er ist jemand, den es zu achten gilt. Er ist aber auch jemand, dem es, wenn das Erfordernis und die Möglichkeit dazu bestehen, zur Seite zu springen und zu helfen gilt. Dies kann bedeuten, dass man auf Dinge verzichtet, die sich entbehren lassen, wenn sie für den Anderen unentbehrlich sind. Kehren wir nochmals zu unserem Beispiel zurück: Wenn es sich bei dem Eigentum von B, mit dem A das Leben gerettet werden soll, um Nahrung handeln würde, die B selbst zum Überleben braucht, dann würde es sich natürlich moralisch verbieten, B diese wegzunehmen. Denn dies hieße, B zugunsten von A zu opfern. Ein solches Opfern verbietet sich aber bei jedem, dem im normativen Sinne Würde zukommt. Einzelne Ansprüche von Personen können mit den Ansprüchen anderer Personen notfalls verrechnet werden, niemals aber die Personen als solche. Diese sind letztlich unverrechenbar.

Die Würde einer Person begründet also Ansprüche an das Handeln anderer Personen. Begründete Ansprüche an das Handeln Anderer werden auch *Rechte* genannt. Genauer gesagt, Rechte sind begründete Ansprüche von jemandem auf etwas gegenüber einem oder mehreren Anderen. Eine Person hat beispielsweise ein Recht auf Leben gegenüber allen anderen Personen. Diese Anderen sind dann zumindest verpflichtet, der Person nicht ihr Leben zu nehmen. Die Ansprüche des Inhabers eines Rechtes begründen also *Pflichten* aufseiten des oder der Adressaten eines Rechtes. Bestehen diese Pflichten allein darin, dass ein Anderer etwas unterlässt (z. B. jemandem nicht das Leben nimmt), dann spricht man von *negativen Pflichten*. Entsprechend werden die Rechte, durch die solche negativen Pflichten begründet werden, negative Rechte genannt. Bestehen die Pflichten darin, dass man einem Anderen gegebenenfalls auch aktiv zur Hilfe kommt (z. B. einem Anderen das Leben rettet), so spricht man von *positiven Pflichten* (und von sie begründenden positiven Rechten).

Das Problem von Moraltheorien, die von Würde ausgehen (also davon, dass bestimmte Wesen einen unbedingten Wert besitzen), besteht darin, genau anzugeben, welche Rechte durch die Würde begründet werden. Ein Ansatz geht davon aus, dass die Würde durch die Handlungsfähigkeit begründet wird, also durch die Fähigkeit, sich aus freien Stücken Ziele zu setzen und zu versuchen, diese zu erreichen.[16] Insofern Handlungsfähige Würde besitzen, besitzen sie ein gleiches Recht auf handelnde Selbstentfaltung, also darauf, überhaupt handeln und erfolgreich handeln zu können, Ziele zu entwerfen, zu erreichen und Erreichtes bewahren zu können. Entsprechend lässt sich das Recht auf handelnde Selbstentfaltung in eine Reihe von einzelnen Rechten aufschlüsseln, die Rechte auf die notwendigen Voraussetzungen dafür sind, überhaupt handeln und überhaupt erfolgreich handeln zu können. Zu den Voraussetzungen dafür, überhaupt handeln zu können, gehören zum Beispiel Freiheit und Leben sowie Leben ermöglichende Mittel wie Nahrung, Kleidung und Obdach, des Weiteren gehören dazu physische und psychische Integrität. Zu den Voraussetzungen dafür, Erreichtes erhalten und sich realistische Ziele setzen zu können, gehört zum Beispiel, nicht belogen, betrogen oder bestohlen zu werden. Zu den Voraussetzungen dafür, seine Handlungsmöglichkeiten erweitern zu können, gehören zum Beispiel Selbstvertrauen und Bildung.

Ein Handelnder und die von seinen Handlungen betroffenen Handlungsfähigen besitzen nach einer solchen Konzeption die gleiche Würde und die gleichen für die handelnde Selbstverwirklichung konstitutiven Rechte. Es gilt also das Moralprinzip, stets so zu handeln, dass die Würde und die konstitutiven Rechte der von einer Handlung Betroffenen gewahrt werden. Entsprechend gilt es zu fragen, ob und inwiefern eine Handlung die konstitutiven Rechte tangiert (welche Folgen sie mit Blick auf die Rechte der Betroffenen hat). Im Konfliktfall können grundlegendere Rechte weniger

16 Siehe Gewirth (1978) und dazu Steigleder (1999), (2006).

grundlegende Rechte überwiegen, also beispielsweise, wie oben schon angeführt, das Recht auf Leben (als Grundvoraussetzung für jegliche Handlungsfähigkeit) das Recht auf Eigentum. Aufgrund seiner Würde ist aber jeder einzelne Handlungsfähige letztlich unverrechenbar.

Um einen effektiven Schutz der Würde und der konstitutiven Rechte von Handlungsfähigen zu erreichen, bedarf es nach einer solchen Konzeption auch institutioneller Rahmenbedingungen. Dazu zählt insbesondere die Institution des Staates, der als demokratischer Verfassungsstaat zu organisieren ist und der ein (an der Würde und den konstitutiven Rechten ausgerichtetes) Strafrecht mit Polizeiwesen und unabhängiger Gerichtsbarkeit ebenso zu gewährleisten hat wie die Wahrnehmung sozialstaatlicher Aufgaben. Zu diesen zählen auch die Organisation eines Gesundheitswesens und die Gewährleistung einer angemessenen gesundheitlichen Versorgung. Ich übergehe an dieser Stelle die Begründungen und bemerke lediglich, dass auch hier – wie so oft – der Teufel im Detail steckt. Wann hat eine gesundheitliche Versorgung als »angemessen« zu gelten? Die hier skizzierte Moraltheorie muss eine solche Frage mit Blick auf die konstitutiven Rechte zu beantworten versuchen. Sie muss freilich nicht davon ausgehen, dass es nur eine moralisch richtige Weise gibt, die Gesundheitsversorgung zu organisieren und zu gewährleisten. An dieser Stelle gilt es lediglich darauf hinzuweisen, dass durch die konstitutiven Rechte Institutionen begründet werden, aus denen sich selbst wiederum Pflichten für das Handeln geben.

Literatur

Badura, Jens (2002), »Kohärentismus«, in: *Handbuch Ethik*, hg. von Marcus Düwell, Christoph Hübenthal und Micha H. Werner, Stuttgart, S. 194-205.

Bayertz, Kurt (1999), »Moral als Konstruktion. Zur Selbstaufklärung der angewandten Ethik«, in: *Angewandte Ethik*, hg. von Peter Kampits und Anja Weinberg, Wien, S. 73-89.

Beauchamp, Tom L./Childress, James F. (1979), *Principles of Biomedical Ethics*, New York; 2. Aufl. 1983; 3. Aufl. 1989; 4. Aufl. 1994; 5. Aufl. 2001.

Bentham, Jeremy (1996), *An Introduction into the Principles of Morals and Legislation*, Oxford.

Birnbacher, Dieter (2002), »Utilitarismus/Ethischer Egoismus«, in: *Handbuch Ethik*, hg. von Marcus Düwell, Christoph Hübenthal und Micha H. Werner, Stuttgart, S. 95-107.

Blum, Lawrence A. (1994), *Moral Perception and Particularity*, Cambridge.

Daniels, Norman (1996), *Justice and Justification. Reflective Equilibrium in Theory and Practice*, Cambridge.

Dettmeyer, Reinhard (2001), *Medizin & Recht für Ärzte. Grundlagen – Fallbeispiele – Medizinrechtliche Fragen*, Berlin.

Düwell, Marcus/Steigleder, Klaus (Hg.) (2003a), *Bioethik. Eine Einführung*, Frankfurt am Main.

–, Steigleder, Klaus (2003b), »Bioethik – Zu Geschichte, Bedeutung und Aufgaben«, in: *Bioethik. Eine Einführung*, hg. von Marcus Düwell und Klaus Steigleder, Frankfurt am Main, S. 12-37.

Engelhardt, Jr., H. Tristram (1996), *The Foundations of Bioethics*, 2. Aufl., New York.

Gewirth, Alan (1978), *Reason and Morality*, Chicago.

– (1982), *Human Rights. Essays on Justification and Applications*, Chicago.

Höffe, Otfried (Hg.) (2003), *Einführung in die utilitaristische Ethik. Klassische und zeitgenössische Texte*, 3. Aufl., Tübingen.

Jonsen, Albert R. (2005), »Casuistical Reasoning in Medical Ethics«, in: *Wie viel Ethik verträgt die Medizin?*, hg. von Marcus Düwell und Josef N. Neumann, Paderborn, S. 147-164.

Kant, Immanuel (1785), *Grundlegung zur Metaphysik der Sitten*, Riga; Nachdruck in: *Kants Werke, Akademie-Textausgabe*, Bd. 4, Berlin 1968, S. 385-463.

Maier, Barbara (2000), *Ethik in Gynäkologie und Geburtshilfe. Entscheidungen anhand klinischer Fallbeispiele*, Berlin.

Mill, John Stuart (1976), *Der Utilitarismus*, Stuttgart.

Neitzke, Gerald (2005), »Was ist ein Fall? Argumente für eine Zuspitzung der kasuistischen Methode«, in: *Wie viel Ethik verträgt die Medizin?*, hg. von Marcus Düwell und Josef N. Neumann, Paderborn, S. 211-224.

Quante, Michael/Vieth, Andreas (2002), »Defending Principlism Well Understood«, in: *Journal of Medicine and Philosophy* 27, S. 623-651.

–, Vieth, Andreas (2003), »Welche Prinzipien braucht die Medizinethik? Zum Ansatz von Beauchamp und Childress«, in: *Bioethik. Eine Einführung*, hg. von Marcus Düwell und Klaus Steigleder, Frankfurt am Main, S. 136-151.

Singer, Peter (1994), *Praktische Ethik*, Neuausgabe Stuttgart.

Steigleder, Klaus (1992), *Die Begründung des moralischen Sollens. Studien zur Möglichkeit einer normativen Ethik*, Tübingen.

– (1999), *Grundlegung der normativen Ethik. Der Ansatz von Alan Gewirth*, Freiburg/München.

– (2002), *Kants Moralphilosophie. Die Selbstbezüglichkeit reiner praktischer Vernunft*, Stuttgart.
– (2003), »Kasuistische Ansätze in der Bioethik«, in: *Bioethik. Eine Einführung*, hg. von Marcus Düwell und Klaus Steigleder, Frankfurt am Main, S. 152-167.
– (2005a), »Kants Theorie der Handlungsnormen«, in: *Die Aktualität der Philosophie Kants*, hg. von Kirsten Schmidt, Klaus Steigleder und Burkhard Mojsisch, Amsterdam, S. 248-264.
– (2005b), »Die Bedeutung von Prinzipien für die Medizinethik«, in: *Wie viel Ethik verträgt die Medizin?*, hg. von Marcus Düwell und Josef N. Neumann, Paderborn, S. 53-72.
– (2005c), »Die Bedeutung moralischer Prinzipien für die Orientierung des Handelns«, in: *Orientierung. Philosophische Perspektiven*, hg. von Werner Stegmaier, Frankfurt am Main, S. 269-288.
– (2006), »Ein Vorschlag, moralische Normen zu begründen – Die Konzeption von Alan Gewirth«, in: *Praktische Philosophie/Ethik. Ein Studienbuch*, hg. von Volker Steenblock, 2. Aufl., Münster.
Wildes, Kevin W. (2000), *Moral Acquaintances. Methodology in Bioethics*, Notre Dame.
Zimmermann-Acklin, Markus (2005), »Kasuistik und Klinische Ethik. Überlegungen im Anschluss an Albert R. Jonsens kasuistischen Begründungsansatz«, in: *Wie viel Ethik verträgt die Medizin?*, hg. von Marcus Düwell und Josef N. Neumann, Paderborn, S. 179-198.

Stefan Schulz

Medizingeschichte(n)

Blickt man in die Publikationen, die unter dem Schlagwort »Medizingeschichte« in den Regalen der Fachbibliotheken versammelt sind, wird eine erstaunliche Vielfalt sichtbar. Diese ist schnell erklärt: Unter dem Thema »Medizingeschichte« werden gewöhnlich alle Publikationen zusammengefasst, die sich mit der Vergangenheit von »Gesundheit« und »Krankheit« (der Menschen) – also »Medizin« in einem weiten Sinne – beschäftigen.[1]

1. Medizingeschichte an den medizinischen Fakultäten

So vielfältig wie die Texte sind die Biografien ihrer Autoren. Historiker verschiedener Provenienz: Philologen, Journalisten, Philosophen und Ärzte – um nur einige Beispiele zu nennen –, haben Geschichten der Medizin geschrieben. Blickt man auf die thematische Klammer, die ihre Werke zusammenfasst, so handelt es sich bei all diesen Autoren in gewisser Weise um *Medizinhistoriker* – auch wenn sie für verschiedene Lesergruppen geschrieben und unterschiedliche Arbeitsmethoden benutzt haben. Als Medizinhistoriker in einem engeren Sinne bezeichnet man aber die an den medizinischen Fakultäten tätigen Fachleute.

Das erste medizinhistorische Institut entstand um 1906 in Leipzig.[2] Dieser Gründung waren andere Entwicklungen vorangegangen. Kurz vorher (1901) hatte man die Deutsche Gesellschaft für Geschichte der Medizin und der Naturwissenschaften gegründet,[3] Fachleute für Medizingeschichte waren im Rahmen von Lehraufträgen oder Professuren ohne Institut bereits seit geraumer Zeit an verschiedenen Medizinischen Fakultäten tätig geworden.[4] Auf Leipzig

1 Vgl. die Bemerkungen zum Verständnis von »Medizin« bei Bröer (1999a), S. 3; vgl. den Beitrag »Gesundheit und Krankheit« von Norbert W. Paul in diesem Band.

2 Vgl. zu den Hintergründen Frewer (2001), Riha (2001).

3 Steif (2001).

4 Vgl. Eulner (1970), Roelcke (1994), Lammel (1999), Engelhardt (1999), Schneck (1999), Kümmel (2001a).

folgten zahlreiche weitere Einrichtungen, etwa in Wien (1914), Würzburg (1921), Freiburg im Breisgau (1926) und Frankfurt am Main (1927). Einen Einschnitt für die medizinhistorischen Einrichtungen bedeutete in den 1930er-Jahren die Machtergreifung durch die Nationalsozialisten. Missliebige Medizinhistoriker mussten emigrieren, gleichzeitig wurde die Medizingeschichte zum Pflichtfach im Curriculum der Medizin und für die NS-Ideologie instrumentalisiert. Nach dem Ende des Zweiten Weltkrieges verlor die Medizingeschichte ihren Status als Pflichtfach, wurde aber 1970 wieder in die Ausbildungs- und Prüfungsordnung aufgenommen – ohne allerdings »scheinpflichtiges« Fach zu sein.[5]

In den 1980er-Jahren besaßen die meisten medizinischen Fakultäten Institute für Medizingeschichte. In den 1990er-Jahren setzte an den Universitäten eine Phase der Umstrukturierung ein, von der auch die medizinhistorischen Institute erfasst wurden. Einige Institute wurden geschlossen, andere mussten die Betreuung des Faches an Nachbaruniversitäten zusätzlich übernehmen, wieder andere wurden inhaltlich neu ausgerichtet. Mit der neuen Approbationsordnung für Ärzte vom 27. Juni 2002 wurde dann ein neuer, scheinpflichtiger *Querschnittsbereich* »Geschichte, Theorie, Ethik der Medizin« in das Curriculum implementiert.

2. Wozu Medizingeschichte?

Das medizinhistorische Lehren und Forschen der im *Haus der Medizinischen Fakultäten* tätigen Medizinhistoriker wurde von Anfang an durch ihre soziale Einbindung in den Kreis ihrer ärztlichen Kollegen in Forschung und Klinik geprägt. Die Frage, ob – und wenn ja, in welcher Art und Weise – medizinhistorische Expertise für (angehende) Ärzte nötig und sinnvoll sei, stand von Anfang an im Raum.[6] Wie der Mainzer Medizinhistoriker Werner Kümmel herausstellte, waren in der ersten Hälfte des 20. Jahrhunderts besonders zwei Gruppen von Argumenten verbreitet: Einmal der *direkte Nutzen* für die Medizin (»z. B. Lehren für die Seuchenbekämpfung; Wiederentdeckung früherer Therapiemittel; bessere Aufklärung

5 Roelcke (1994), S. 195 f., (2005), S. 951 f., Kümmel (2001b).

6 Vgl. etwa Bröer (1999b), S. 4 f.; Roelcke/Frewer (2001), S. 16 f.

über Kurpfuscher, Allgemeinbildung zur Hebung des Sozialstatus des Arztes; Erziehung zum ›nationalpolitischen‹ Denken«[7]), zum anderen ein *allgemeiner, nur mittelbar zur Geltung kommender Nutzen* (»z. B. Erziehung zu Skepsis, Toleranz, Bescheidenheit; Erweiterung des Gesichtskreises hin zu den Geisteswissenschaften [...], als eigenständiger Zugang zu Problemen der Medizin«[8]), wobei Geschichte auch als »beste Schule ärztlicher Ethik« (Sudhoff, 1906[9]), als »bestes Fundament für den Aufbau der ärztlichen Ethik und die Orientierung in schwierigen Standesfragen« (Diepgen, 1920[10]) galt.[11] Häufig bearbeitete Themen in dieser Zeit waren die Geschichte einzelner Krankheitsbilder, besonders die Seuchengeschichte, die Biografien bedeutender Mediziner, die Geschichte des ärztlichen Standes sowie die Geschichte medizinischer Theorien.

In der Nachkriegszeit hatten neue Themen und Konzepte – charakterisiert etwa durch Schlagworte wie »Sozialgeschichte«, »Patientengeschichte«, »Mentalitätsgeschichte«, »Geschlechtergeschichte« und »Science Studies« – bei den Medizinhistorikern Konjunktur und traten in Konkurrenz zu den alten Arbeitsschwerpunkten. Das Spektrum der medizinhistorischen Forschungs- und Lehranstrengungen änderte sich. Dabei profitierte die an den medizinhistorischen Instituten betriebene Medizingeschichte von den methodischen und theoretischen Diskussionen in anderen Geisteswissenschaften. Die früher dominierende Fortschrittsgeschichte der Medizin trat mehr und mehr in den Hintergrund. In den neuen Arbeitsgebieten fragt man beispielsweise nach der Bedeutung von soziologischen Prozessen bei der Herstellung »wissenschaftlicher Fakten«, nach den Entstehungsbedingungen medizinischer Wissensbestände und Praktiken (»Science Studies«),[12] wie sie sich in Krankheitstheorien, Diagnosen, Prognosen und Therapien realisieren, nach den »typischen Glaubens- und Denkmustern«, welche »die Wertvorstellungen, Lebenseinstellungen und damit Verhaltensweise einer Gesellschaft oder Gruppe« prägen (Mentalitätsge-

7 Kümmel (1997), S. 14; vgl. auch Roelcke/Frewer (2001), S. 17.
8 Kümmel (1997), S. 14.
9 Zit. n. Kümmel (1997), S. 9.
10 Zit. n. Kümmel (1997), S. 7.
11 Vgl. auch die Beiträge in Frewer/Neumann (2001).
12 Roelcke (1994), S. 201; Schlich (1998).

schichte),[13] nach der Rolle von Geschlechterverhältnissen, nach der »sozialen Ausgestaltung von Geschlechterdifferenzen in der Medizin« (Geschlechtergeschichte, Gender Studies)[14] oder nach der Perspektive der Patienten (Patientengeschichte).[15] Nicht selten schwang und schwingt in den neuen Fragen und den gegebenen Antworten ein kritisches Potenzial gegenüber der aktuellen Medizin und ihrem Wissenschafts- und Fortschrittsbegriff mit. Zur Beantwortung der neuen Fragen wurden neue Bearbeitungsstrategien eingesetzt wie quantifizierende Quellenauswertungen oder soziologische Konzepte. Zusammen mit den Fragestellungen und Arbeitsmethoden veränderten sich dabei auch die jeweils fokussierten Quellen. Hand in Hand mit diesem Prozess wurden die eigene Geschichtlichkeit sowie die wechselnden Fragestellungen und Arbeitsmethoden im Fach Medizingeschichte verstärkt reflektiert.[16] Die Frage nach dem Nutzen der Medizingeschichte für die Medizin und die Gefahr ihrer Instrumentalisierung durch die Medizin blieben in diesem Kontext wichtige Themen.[17]

Umgekehrt wurden ursprünglich genuin medizinhistorische (im Sinne der an den medizinhistorischen Instituten bearbeiteten) Themen, wie sie sich durch die Schlagworte »Gesundheit«, »Krankheit«, »Heilung«, »Körper« charakterisieren lassen, von den anderen Disziplinen aufgegriffen und in neue Fragestellungen transformiert.[18] Beispielsweise untersuchte man nun die Rolle biologisch-medizinischer Deutungsmuster in Politik, Wirtschaft und Kunst, ausdrücklich auch mit Blick auf das Dritte Reich,[19] das erst seit den

13 Loetz (1992), S. 274; Roelcke (1994), S. 202.

14 Bleker (1998).

15 Vgl. Ernst (1999).

16 Vgl. zur Geschichte der Medizingeschichtsschreibung und zu aktuellen Arbeitsgebieten, Fragestellungen und Methoden der Medizingeschichte zum Beispiel Roelcke (1994), Kümmel (1997), Labisch/Spree (1997), Kümmel (2001a), Kümmel (2001b), Roelcke/Frewer (2001), Roelcke (2005) sowie die Beiträge in den Sammelbänden von Paul/Schlich (1998), Bröer (1999a), Frewer/Neumann (2001), Frewer/Roelcke (2001).

17 Vgl. etwa die Beiträge im Kapitel »Zwischen Kritik und Anbiederung: Medizinhistoriographie und Medizin«, in: Bröer (1999a), S. 173-285, sowie die zusammenfassenden Bemerkungen von Bröer (1999b), S. 4 f.; vgl. auch Paul/Schlich (1998), Toellner (1999), Labisch (2001), S. 245-249; Roelcke (2005); zum Verhältnis Geschichte und Ethik in der Medizin vgl. bes. Toellner/Wiesing (1997).

18 Vgl. Paul/Schlich (1998), S. 9 f.

19 Roelcke (1994), S. 201 f.; (2005), S. 954 f.

frühen 1980er-Jahren von den Medizinhistorikern intensiv bearbeitet wird.[20] Konzeptuelle Leitbegriffe wurden beispielsweise »Medikalisierung«, »Genetisierung«, »Wert des Menschen« und »Gender«.[21]

3. Medizingeschichte und Medizinethik

Moralische Probleme sind also seit geraumer Zeit Gegenstand der Medizingeschichtsschreibung. Umgekehrt greift aber auch die Medizinethik auf die Medizingeschichte zurück.[22] Allgemeine Zustimmung finden die mit der Vergangenheit argumentierenden Positionen indes nicht. Warum und wie sollte auch der Blick in die Vergangenheit einen Beitrag leisten können, um aktuelle ethische Probleme zu lösen?

3.1 Geschichte und Geschichten

Eine Antwort auf diese Frage hängt von der jeweiligen ethischen Grundüberzeugung ab, die man vertritt. Besondere Unterschiede bestehen zwischen den grundlegungsorientierten Ethiken und kohärentistischen Ansätzen.[23]

Die Antwort wird aber auch dadurch bestimmt, was man unter »Geschichte« überhaupt versteht. Der Begriff »Geschichte« wird nämlich in zwei spezifischen Bedeutungen benutzt.[24] Geschichte wird einmal als Bezeichnung für den *Ablauf von Ereignissen* und zum anderen als Bezeichnung für die *Darstellung* dieses Ablaufs benutzt. Während die Rede vom »Ablauf der Ereignisse« eher die Vorstellung von *objektiv* rekonstruier- und erklärbaren Geschehnisabläufen – eben »der« Geschichte – fokussiert, steht in der zweiten Bedeutung der Prozess der Konstruktion der Vergangenheit und sein Einfluss auf die entstehenden »Geschichten« im Vordergrund.

20 Vgl. Roelcke (1994), S. 206; vgl. auch Baader (1999).
21 Labisch (2001), S. 247.
22 Vgl. zum Beispiel medizinethischer Lehrbücher Schulz (1997).
23 Vgl. dazu den Beitrag »Moral, Ethik, Medizinethik« von Klaus Steigleder in diesem Band.
24 Vgl. Koselleck (1975), (1992).

In den geschichtstheoretischen Diskussionen der jüngeren Vergangenheit hat sich die Überzeugung durchgesetzt, dass die Rede vom »Ablauf der Ereignisse«, losgelöst vom Prozess des Schreibens einer Geschichte, argumentativ nicht überzeugt.[25] Geschichte als die *Darstellung des Vergangenen, als Erzählung vergangener Ereignisse und Strukturen,*[26] *die sich ihrer narrativen Eigenarten bewusst ist,*[27] ist dagegen für die *deskriptive* und auch für die *normative* Ethik unverzichtbar.[28]

3.2 Geschichten und deskriptive Ethik

Was können also die Geschichten – im Sinne der Darstellung von Vergangenheit – zur deskriptiven Ethik beitragen? Hier scheint eine Antwort nicht schwer zu sein, wenn man sich nur auf einen Minimalkonsens einigen kann: dass nämlich ethische Probleme der Gegenwart sowie individuelle moralisch relevante Haltungen einzelner Menschen zumindest *auch* Produkte historischer Prozesse sein könnten. Dieser Minimalkonsens erscheint als gesichert.

Eine historische Analyse hätte dann die Aufgabe, auf die ihr mögliche Art und Weise *Transparenz* und *Verständlichkeit* im Hinblick auf die Entstehung der aktuellen moralischen Problemfelder zu schaffen, indem geeignete Geschichten in die Analyse moralischer Probleme eingebracht werden.

25 Vgl. dazu exemplarisch das Urteil von Lothar Gall (1997), S. 2: »Kaum jemand geht heute noch ernsthaft davon aus, dass hinter den Geschichten als in ihrer Mannigfaltigkeit praktisch unendlichen Geschehnisabläufen und Ereignisfolgen eine einheitliche Geschichte als sinnhaltiger und sinnvermittelnder Prozess wirksam und zugleich erkennbar sei.« Mit Blick auf das Verhältnis von Geschichte und Medizinethik vgl. Wiesing (1995).

26 Zur Differenzierung von (eher dauerhaften) Strukturen und (eher kurzlebigen) Ereignissen vgl. etwa Koselleck (1973), (1990).

27 Vgl. zur Diskussion um die narrativen Elemente der Geschichte(n) etwa die zusammenfassenden Bemerkungen von Paul (1998), S. 98-104; (1999), S. 67-69.

28 Vgl. zu den folgenden drei Unterabschnitten besonders Wiesing (1995) und Rüsen (1998).

3.3 Geschichten und Moralkritik

Bei der Kritik der moralisch relevanten Verhältnisse, Positionen usw. kann die historische Analyse zunächst helfen, die Kritik auf eine höhere Reflexionsebene zu heben und auch von der unmittelbaren Betroffenheit abzukoppeln, also eine produktive *Kritik mit Distanz* zu ermöglichen. Zudem kann eine *Sensibilisierung für langsam verlaufende Prozesse* erzielt werden. Schließlich können Geschichten auch durch die vielfältigen Beziehungen, die sie erzählen, das *Verständnis für die komplexen Strukturen moralischer Probleme* verbessern und die wohl trügerische Hoffnung auf einfache Lösungen dämpfen.

Ein weiteres Beispiel für die Relevanz der Geschichten für die Moralkritik sind die so genannten »Knock-down-Argumente« im Rückgriff auf die Vergangenheit. Immer wieder wird beispielsweise darüber geklagt, dass in Kontroversen um die *aktive, freiwillige* Sterbehilfe Verweise auf die unter dem Deckmantel der »Euthanasie« begangenen Verbrechen in der NS-Zeit jede weitere Diskussion im Keim erstickten und so moralisch relevante Unterschiede zwischen der heute in Betracht gezogenen Sterbehilfe und der NS-Euthanasie zugedeckt würden. Da solche Knock-down-Argumente auch im politischen Raum eingesetzt werden, besitzen sie eine besondere öffentliche Relevanz.

Die historische Analyse kann nun Distanz zu solchen Knock-down-Argumenten schaffen. Im gegebenen Beispiel kann sie etwa über die weit vor die NS-Zeit zurückreichende Entstehungsgeschichte des Begriffs »Euthanasie« sowie den Kontext der »Euthanasie«-Morde während der NS-Zeit informieren und so die Chance eröffnen, den Knock-down-Charakter des Hinweises auf die »Euthanasie«-Morde der NS-Zeit in eine reflektierte Ablehnung zu überführen, die in einen differenzierten Vergleich mit der heute geforderten Sterbehilfe münden könnte.

Die Schaffung einer »reflektierten Haltung« soll dabei nicht bedeuten, dass die Geschehnisse der NS-Zeit mit kühler Distanz betrachtet werden. Es geht hier um das Motiv, dass die Vergangenheit erinnert werden muss, wenn sie einen loslassen soll.

3.4 Geschichten und normative Ethik

Was könnten nun die Geschichten zur normativen Ethik, zur Konstruktion präskriptiver Aussagen beitragen? Zwei Überlegungen sollen dies verdeutlichen.

Die erste Überlegung geht von der These der »*Reservoir-Funktion*« der Vergangenheit aus und schließt sich damit einem lange tradierten Motiv im Selbstverständnis der Medizinhistoriker an. Nach dieser These können normative Schlüsse zwar nicht direkt aus den Geschichten abgeleitet werden, andererseits sei es aber auch nicht ausgeschlossen, dass moralische Urteile, Normen und Prinzipien, die moralischen Problemen in der Vergangenheit angemessen waren, auch den moralischen Problemen der Gegenwart angemessen sein *könnten* – hier und heute *könnten* sie sich ebenfalls als *klug, plausibel* und als *moralisch akzeptabel* erweisen. Das Gleiche trifft auf den entgegengesetzten Fall zu: In der Vergangenheit als moralisch schlecht eingestufte Urteile, Normen und Prinzipien *könnten* auch heute moralisch verwerflich sein. Abgesehen vom Problem der Letztbegründung ist diese These einer Reservoirfunktion unabhängig von speziellen ethischen Theorien. Im Allgemeinen ist daher gegen sie wenig einzuwenden. Allerdings muss hier immer der Transport des historischen Wissens in die Gegenwart einer aufmerksamen und sorgfältigen Prüfung unterzogen werden, insbesondere mit Blick auf die Frage, welche Strukturen möglicherweise eine analoge Beurteilung von Vergangenheit und Gegenwart rechtfertigen oder aber ihr entgegenstehen könnten.

Die zweite Überlegung geht von dem Modell des »zukunftsfähigen Erinnerns aus«, nach dem die »*zeitliche* Ausrichtung der Lebenspraxis [...] einer Richtung bedarf, um sich nicht im Ziellosen zu verirren«.[29] Zukunftsentwürfe und Vergangenheitsrekonstruktion sollen nach dem Modell des zukunftsfähigen Erinnerns in ein kohärentes Verhältnis gebracht werden, sodass der »Überschritt« in eine neue Zukunft aus Entwicklungslinien heraus plausibel gemacht werden kann, die von der Vergangenheit zur Gegenwart hinführen.

Für die Anhänger grundlegungsorientierter Ethiken wird ein solches »zukunftsfähiges Erinnern« nur eine geringe normative Kraft

29 Rüsen (1998).

besitzen. Für Vertreter kohärentistischer Ethiken sieht dies dagegen anders aus. Das Modell des zukunftsfähigen Erinnerns lässt sich zwanglos in das diesen Ethikmodellen eigene Verfahren ethischer Entscheidungsfindung integrieren. Beispiele für Ausgangspunkte des »zukunftsfähigen Erinnerns«, an denen die historische Arbeit ansetzt, sind die Deutung von bestimmten Intuitionen oder auch Schlüsselszenarien als Produkte historischer Prozesse. Durch die Arbeit des Historikers wird das »Gewicht« solcher Intuitionen oder auch Schlüsselszenarien modifiziert, sodass der Prozess der Schaffung von Kohärenz selbst in ein neues Gleichgewicht mündet.

Beispiele für *negative* Erfahrungen der Vergangenheit sind die Verbrechen der NS-Zeit: Dass so etwas wie der Holocaust nie wieder geschehen darf, kann heute als ein Imperativ der Zukunftsgestaltung angesehen werden. Auf ähnliche Weise liefert auch die NS-Medizin der medizinischen Ethik eine Orientierung. Als typisches Beispiel für eine *positive* Erfahrung aus der Vergangenheit gilt dagegen die Entwicklung der Grundrechte, auf die wir heute nicht mehr verzichten wollen.

Es spricht also eine Reihe von guten Argumenten dafür, dass die Geschichten wichtige Aufgaben im Bereich der Ethik erfüllen können. Breite Akzeptanz kann dabei der Nutzen für die deskriptive Ethik beanspruchen, im Bereich der normativen Ethik ergeben sich – je nach vertretener ethischer Theorie und anvisiertem Begründungsniveau – unterschiedliche Standpunkte.

4. Ethik und Geschichten

Die Geschichten sind also in verschiedener Hinsicht relevant für die Arbeit des Ethikers. Das Verhältnis von Geschichte und Ethik ist aber keine Einbahnstraße – die Ethik ist auch relevant für die Arbeit des Historikers. Eine Geschichte zu erzählen, ohne – um noch einmal Lothar Gall zu bemühen – auf »eine einheitliche Geschichte als sinnhaltigen und sinnvermittelnden Prozess« zurückgreifen zu können, verlangt nach einer Reflexion des Prozesses und besonders auch der Ziele des Schreibens einer Geschichte. Hier kann nun die Ethik umgekehrt ein *Orientierungswissen* für die Geschichte der Medizin liefern. Dabei sind Wirkungen besonders in zwei Richtungen zu erwarten.

Im Dialog mit der Ethik wird sich *erstens* ein neu gewichtetes, spezifisch ausgerichtetes Nachdenken über den Sinn, die Wirkung und die Methode des Erzählens von Geschichten einstellen. *Zweitens* verändert der Dialog mit der Ethik auch die konkreten Produkte des (Medizin-)Historikers, also seine Geschichten: sein Erkenntnisinteresse, seine Fragen an die Vergangenheit, damit seine Arbeitsmethoden und auch die Quellenauswahl. Denn nicht alle Geschichten öffnen sich gleichermaßen dem Dialog mit *medizinethischen* Diskussionen, nicht alle Geschichten öffnen die Gegenwart gleichermaßen für die Zukunft, nicht alle Geschichten knüpfen gleichermaßen an negativem oder positivem Orientierungswissen an. Die Geschichten dieses Lehrbuches werden sich daher von vielen anderen Medizingeschichten unterscheiden, besonders in der Auswahl des Stoffes. Die Wirkungen der Ethik auf die Geschichten bewusst zu reflektieren ist aber nicht nur eine Aufgabe bei der Produktion der Geschichten, sondern auch bei der Lektüre. Groß ist nämlich die Gefahr, die Geschichten für bestimmte moralische Haltungen oder Argumentationen zu instrumentalisieren und entsprechend zu schreiben beziehungsweise zu lesen und zu interpretieren.[30]

Literatur

Baader, Gerhard (1999), »Die Erforschung der Medizin im Nationalsozialismus als Fallbeispiel einer Kritischen Medizingeschichte«, in: *Eine Wissenschaft emanzipiert sich. Die Medizinhistoriographie von der Aufklärung bis zur Postmoderne*, hg. von Ralf Bröer, Pfaffenweiler, S. 113-120.

Bleker, Johanna (1998), »Die Frau als Weib: Sex und Gender in der Medizingeschichte«, in: *Geschlechterverhältnisse in Medizin, Naturwissenschaft und Technik,* hg. von Christoph Meinel und Monika Renneberg, Bassum/Stuttgart, S. 15-29.

Bröer, Ralf (Hg.) (1999a), *Eine Wissenschaft emanzipiert sich. Die Medizinhistoriographie von der Aufklärung bis zur Postmoderne*, Pfaffenweiler (= Neuere Medizin- und Wissenschaftsgeschichte – Quellen und Studien 9).

– (1999b), »Die Medizinhistoriographie von der Aufklärung bis zur Postmoderne«, in: *Eine Wissenschaft emanzipiert sich. Die Medizinhistoriogra-*

30 Vgl. Schulz (1997).

phie von der Aufklärung bis zur Postmoderne, hg. von Ralf Bröer, Pfaffenweiler, S. 3-15.
Engelhardt, Dietrich von (1999), »Medizinhistoriographie im Zeitalter der Romantik«, in: *Eine Wissenschaft emanzipiert sich. Die Medizinhistoriographie von der Aufklärung bis zur Postmoderne*, hg. von Ralf Bröer, Pfaffenweiler, S. 31-47.
Ernst, Katharina (1999), »Patientengeschichte – Die kulturhistorische Wende in der Medizinhistoriographie«, in: *Eine Wissenschaft emanzipiert sich. Die Medizinhistoriographie von der Aufklärung bis zur Postmoderne*, hg. von Ralf Bröer, Pfaffenweiler, S. 97-108.
Eulner, Hans-Heinz (1970), *Die Entwicklung der medizinischen Spezialfächer an den Universitäten des deutschen Sprachgebiets*, Frankfurt am Main.
Frewer, Andreas (2001), »Biographie und Begründung der akademischen Medizingeschichte: Karl Sudhoff und die Kernphase der Institutionalisierung 1896-1906«, in: *Die Institutionalisierung der Medizinhistoriographie. Entwicklungslinien vom 19. ins 20. Jahrhundert*, hg. von Andreas Frewer und Volker Roelcke, Stuttgart, S. 103-126.
–, Neumann, Josef N. (Hg.) (2001), *Medizingeschichte und Medizinethik. Kontroversen und Begründungsansätze 1900-1950*, Frankfurt am Main/New York.
–, Roelcke, Volker (Hg.) (2001), *Die Institutionalisierung der Medizinhistoriographie. Entwicklungslinien vom 19. ins 20. Jahrhundert*, Stuttgart.
Gall, Lothar (1997), »Das Argument der Geschichte. Überlegungen zum gegenwärtigen Standort der Geschichtswissenschaft«, in: *Historische Zeitschrift* 264, S. 1-20.
Koselleck, Reinhart (1973), »Geschichte, Geschichten und formale Zeitstrukturen«, in: *Geschichte – Ereignis und Erzählung*, hg. von Reinhart Koselleck und Wolf-Dieter Stempel, München, S. 211-222.
– (1975), »Die Herausbildung des modernen Geschichtsbegriffes«, in: *Geschichtliche Grundbegriffe*, hg. von Otto Brunner, Werner Conze und Reinhart Koselleck, Bd. 2, Stuttgart, S. 647-658.
– (1990), »Darstellung, Ereignis und Struktur«, in: *Der Historiker als Menschenfresser. Über den Beruf des Geschichtsschreibers*, hg. von Fernand Braudel u. a., Berlin, S. 113-125.
– (1992), »Historia Magistra Vitae«, in: ders., *Vergangene Zukunft*, Frankfurt am Main, S. 38-66.
Kümmel, Werner Friedrich (1997), »Vom Nutzen eines ›nicht notwendigen Faches‹: Karl Sudhoff, Paul Diepgen und Henry E. Sigrist vor der Frage: ›Wozu Medizingeschichte?‹«, in: *Geschichte und Ethik in der Medizin. Von den Schwierigkeiten einer Kooperation*, hg. von Richard Toellner und Urban Wiesing, Stuttgart u. a., S. 5-16.
– (2001a), »›Dem Arzt nötig oder nützlich‹? Legitimierungsstrategien der

Medizingeschichte im 19. Jahrhundert«, in: *Die Institutionalisierung der Medizinhistoriographie. Entwicklungslinien vom 19. ins 20. Jahrhundert*, hg. von Andreas Frewer und Volker Roelcke, Stuttgart, S. 75-89.

– (2001b), »Geschichte, Staat und Ethik: Deutsche Medizinhistoriker 1933-1945 im Dienste ›nationalpolitischer Erziehung‹«, in: *Medizingeschichte und Medizinethik. Kontroversen und Begründungsansätze 1900-1950*, hg. von Andreas Frewer und Josef N. Neumann, Frankfurt am Main/New York, S. 167-203.

Labisch, Alfons (2001), »Von Sprengels ›pragmatischer Medizingeschichte‹ zu Kochs ›psychischem Apriori‹: Geschichte *der* Medizin und Geschichte *in der* Medizin«, in: *Die Institutionalisierung der Medizinhistoriographie. Entwicklungslinien vom 19. ins 20. Jahrhundert*, hg. von Andreas Frewer und Volker Roelcke, Stutttgart, S. 235-254.

–, Spree, Reinhard (1997), »Neuere Entwicklungen und aktuelle Trends in der Sozialgeschichte der Medizin in Deutschland«, in: *Vierteljahresheft für Sozial- und Wissenschaftsgeschichte* 84, S. 171-210 und S. 305-321.

Lammel, Hans-Uwe (1999), »Interessen und Ansätze der deutschen Medizingeschichtsschreibung in der zweiten Hälfte des 19. Jahrhunderts«, in: *Eine Wissenschaft emanzipiert sich. Die Medizinhistoriographie von der Aufklärung bis zur Postmoderne*, hg. von Ralf Bröer, Pfaffenweiler, S. 19-29.

Langkafel, Peter/Drewes, Timo/Müller, Sebastian (2002), »Mitscherlich und Mielke – wer sind die?«, in: *Deutsches Ärzteblatt* 99, S. A834-A835.

Loetz, Francisca (1992), »Histoire des mentalités und Medizingeschichte: Wege zu einer Sozialgeschichte der Medizin«, in: *Medizinhistorisches Journal* 27, S. 272-291.

Paul, Norbert (1998), »Struktur und Erfahrung: Zur Vereinbarkeit historiographischer Außen- und Innenansichten«, in: *Medizingeschichte – Aufgaben, Probleme, Perspektiven*, hg. von Norbert Paul und Tomas Schlich, Frankfurt am Main/New York, S. 87-106.

– (1999), »Das Programm einer ›Sozialgeschichte der Medizin‹ in der jüngeren Medizinhistoriographie«, in: *Eine Wissenschaft emanzipiert sich. Die Medizinhistoriographie von der Aufklärung bis zur Postmoderne*, hg. von Ralf Bröer, Pfaffenweiler, S. 61-71.

–, Schlich, Tomas (Hg.) (1998), *Medizingeschichte – Aufgaben, Probleme, Perspektiven*, Frankfurt am Main/New York.

Riha, Ortrun (2001), »Die Puschmann-Stiftung und die Diskussion zur Errichtung eines Ordinariats für Geschichte der Medizin an der Universität Leipzig«, in: *Die Institutionalisierung der Medizinhistoriographie. Entwicklungslinien vom 19. ins 20. Jahrhundert*, hg. von Andreas Frewer und Volker Roelcke, Stuttgart, S. 127-142.

Roelcke, Volker (1994), »Die Entwicklung der Medizingeschichte seit

1945«, in: *Internationale Zeitschrift für Geschichte und Ethik in den Naturwissenschaften, Technik und Medizin* N. S. 2, S. 193-216.
– (2005), »Medizingeschichte«, in: *Enzyklopädie Medizingeschichte*, hg. von Werner E. Gerabek u. a., Berlin/New York, S. 951-956.
–, Frewer, Andreas (2001), »Konzepte und Kontexte bei der Institutionalisierung der Medizinhistoriographie um die Wende vom 19. zum 20. Jahrhundert«, in: *Die Institutionalisierung der Medizinhistoriographie. Entwicklungslinien vom 19. ins 20. Jahrhundert*, hg. von Andreas Frewer und Volker Roelcke, Stuttgart, S. 9-25.
Rüsen, Jörn (1998), »Die Zukunft der Vergangenheit«, in: *Universitas* 53, S. 228-237.
Schneck, Peter (1999), »Zur Situation der Medizinhistoriographie in Preußen in der zweiten Hälfte des 19. Jahrhunderts: Haesers Denkschrift von 1859 und die Wiederbesetzung der medizinhistorischen Professur in Berlin«, in: *Eine Wissenschaft emanzipiert sich. Die Medizinhistoriographie von der Aufklärung bis zur Postmoderne*, hg. von Ralf Bröer, Pfaffenweiler, S. 49-59.
Schlich, Thomas (1998), »Die Herstellung wissenschaftlicher Fakten als Thema der Geschichtsforschung«, in: *Medizingeschichte – Aufgaben, Probleme, Perspektiven*, hg. von Norbert Paul und Thomas Schlich, Frankfurt am Main/New York, S. 107-129.
Schulz, Stefan (1997), »Der Umgang mit Geschichte in aktuellen Lehrbüchern der Ethik in der Medizin«, in: *Geschichte und Ethik in der Medizin. Von den Schwierigkeiten einer Kooperation*, hg. von Richard Toellner und Urban Wiesing, Stuttgart u. a., S. 17-34.
Steif, Yvonne (2001), »Die Entstehung der DGGMN aus den Versammlungen deutscher Naturforscher und Ärzte: Zur Institutionalisierung einer wissenschaftlichen Disziplin«, in: *Die Institutionalisierung der Medizinhistoriographie. Entwicklungslinien vom 19. ins 20. Jahrhundert*, hg. von Andreas Frewer und Volker Roelcke, Stuttgart, S. 143-162.
Toellner, Richard, (1999), »Der Funktionswandel der Wissenschaftshistoriographie am Beispiel der Medizingeschichte des 19. und 20. Jahrhunderts«, in: *Eine Wissenschaft emanzipiert sich. Die Medizinhistoriographie von der Aufklärung bis zur Postmoderne*, hg. von Ralf Bröer, Pfaffenweiler, S. 176-187.
–, Wiesing, Urban (Hg.) (1997), *Geschichte und Ethik in der Medizin. Von den Schwierigkeiten einer Kooperation*, Stuttgart u. a.
Wiesing, Urban (1995), »Zum Verhältnis von Geschichte und Ethik in der Medizin«, in: *Internationale Zeitschrift für Geschichte und Ethik der Naturwissenschaften, Technik und Medizin* 3, S. 129-144.

Norbert W. Paul

Medizintheorie

Was ist Medizintheorie? Worin bestehen ihre Aufgaben und Zielsetzungen? Diese Frage stellt sich Laien und Wissenschaftlern gleichermaßen. Bezogen auf das Fach »Geschichte, Theorie und Ethik der Medizin« bestehen sowohl für die Medizingeschichte als auch für die Medizinethik mehr oder weniger deutliche Vorstellungen über ihre Gegenstände, Methoden und Aussagebereiche. Der Begriff der Medizintheorie ist hingegen häufig zunächst unklar. Diese Unklarheit speist sich vor allem aus dem Umstand, dass nicht auf den ersten Blick zu erkennen ist, ob mit Medizintheorie eine Theorie der Medizin oder eine Theorie in der Medizin gemeint ist.[1] Was als Sprachspiel erscheint, entpuppt sich bei näherem Hinsehen als fundamentaler Unterschied. Im ersten Falle, einer Theorie *der* Medizin, haben wir es mit einer theoretischen Reflexion der Medizin als solcher, also mit einer Metatheorie, zu tun. Im zweiten Falle, einer Theorie *in der* Medizin, beziehen wir uns hingegen auf die Gesamtheit theoretischer Anstrengungen innerhalb der Medizin, mit der dort versucht wird, wissenschaftliche wie auch klinische Fragestellungen und Probleme besser beherrschbar zu machen.

Traditionell wurde der Begriff der Medizintheorie in der ersten Lesart verwendet. Die Medizintheorie galt als eine nahe Verwandte der Wissenschaftstheorie, wobei jedoch die Besonderheiten der Medizin als einer »Handlungswissenschaft« innerhalb der Medizintheorie betont wurden.[2] Da die Medizin sich von den Natur- und Lebenswissenschaften dadurch unterscheidet, dass sie primär auf ihre Anwendung im Einzelfall ausgerichtet ist und sich erst in der Praxis konstituiert, konnte die Medizintheorie nicht bei der analytischen Reflexion theoretischer Voraussetzungen und Konzepte der Medizin verharren. Die zentrale Rolle der Praxis unterscheidet die Medizintheorie von der primär auf Theorien und Begründungskonzepte ausgerichteten analytischen Wissenschaftstheorie.

Welche besonderen Themen ergeben sich für die Medizintheorie

1 Caplan (1992); siehe auch die Replik in Paul (1998).
2 Vgl. die Zusammenfassung dieser Sichtweise in Hucklenbroich (1992).

nun aus der Handlungsorientierung der Medizin? Es ist vor allem das spezifische Verhältnis von *Wissen und Handeln* in der Medizin, das die klassische wie auch die moderne Medizintheorie als zentrale Herausforderung beschäftigt.[3] Die Ausrichtung medizinischen Problemlösens an den Schlüsselbegriffen *Gesundheit und Krankheit* führt dabei dazu, dass medizinisches Wissen, Entscheiden und Handeln immer auch in einen normativen Kontext eingebettet ist. Es ist also nicht nur der immanente Anwendungsbezug, sondern auch ein prinzipieller Wertbezug, durch den sich die Medizin grundlegend von einer rein naturwissenschaftlichen Auseinandersetzung mit dem menschlichen Organismus und seinen Krankheiten unterscheidet. Medizin ist keine angewandte Humanbiologie.

Was Medizintheorie ist und kann, soll im Folgenden anhand dieser zentralen Themen, *Wissen und Handeln* sowie *Gesundheit und Krankheit*, skizziert werden. In einem ersten Schritt wird auf das Verhältnis von *Wissen* und *Handeln* in der Medizin eingegangen. Daran anschließend wird die Ausweitung und Wandlung der klassischen, von der philosophischen Wissenschaftstheorie inspirierten Medizintheorie erläutert. Diese hat sich insbesondere aus der jüngeren Diskussion der Schlüsselbegriffe *Gesundheit* und *Krankheit* ergeben.

1. Wissen und Handeln in der Medizin

1.1 Wissen, Handeln und die Anfänge der naturwissenschaftlichen Medizin

Wie in der Chemie mit der bewußten Analyse die Exaktheit eindrang, so in der Anatomie, in der Pathologie und in allen beobachtenden Wissenschaften, so auch in der medizinischen Beobachtung […]. Nur durch die Analyse wird es in der Medizin möglich, den Werth der Phänomene abzuwägen.[4]

3 Vgl. insbesondere die Beiträge von Labisch, Hucklenbroich, Tsouyopoulos und Wieland in Kröner/Rütten u. a. (1995).

4 Dieses Zitat stammt aus einem Aufsatz von Wilhelm Roser (1817-1888) und Carl Reinhold August Wunderlich (1815-1877), der 1842 im Archiv für physiologische Heilkunde veröffentlicht wurde und den bezeichnenden Titel »Ueber die Mängel der heutigen deutschen Medizin und über die Nothwendigkeiten einer entschieden wissenschaftlichen Richtung in derselben« trägt. Roser und Wunderlich waren

Der rationelle Arzt [...] zerlegt das Krankheitsbild in seine Bestandteile, forscht nach dem Grund jeden Symptoms, um jedes einzeln zu erklären.[5]

Beide Zitate aus dem 19. Jahrhundert geben einen ersten Einblick in das Verhältnis von Wissen und Handeln in der Medizin. Was die Autoren fordern, könnte man mit dem Begriff der rationalen, auf naturwissenschaftlich-analytische Methoden gestützten Medizin umschreiben. Ihre Argumente, die für die Entwicklung der Medizin im 19. Jahrhundert zentral waren, dürfen jedoch nicht als Aufforderung zur Gestaltung einer rein naturwissenschaftlichen Medizin missverstanden werden. Vielmehr geht es den Verfechtern einer neuen Richtung in der Medizin um die Beschreibung eines veränderten oder noch zu verändernden Verhältnisses von Wissen und Handeln in der Medizin. Wunderlich, der die wissenschaftliche Eigenständigkeit der Medizin gegenüber ihren im 19. Jahrhundert rasch an Bedeutung gewinnenden naturwissenschaftlichen Hilfsdisziplinen sogar betonte, plädiert im Verlauf seiner Schrift für eine Ausrichtung des klinischen Beobachtens und Entscheidens an den Methoden der analytisch und exakt arbeitenden Naturwissenschaften. Wissenschaftliches Wissen sollte die klinische Praxis kontrollierbarer machen und – um einen modernen Terminus zu gebrauchen – zur Qualitätssicherung beitragen. Ähnliche Absichten darf man auch Henle unterstellen, dem es vor allem um eine wissenschaftlich-rationale Erklärung von Krankheitsursachen ging und damit ebenfalls um eine Ausrichtung des medizinischen Handelns an empirisch überprüfbarem Wissen.

Es ist erkennbar, dass bereits in der Aufbruchsphase der naturwissenschaftlichen Medizin Wissen in einem *normativen* Sinne auf Handeln bezogen wurde. Dies setzt voraus, dass der jeweilige medizinische Einzelfall anhand allgemein akzeptierter, wissenschaftlich (empirisch) gesicherter Kriterien überprüft werden kann. Diesem Ideal ist auch unsere moderne naturwissenschaftliche Medizin, um die es im Folgenden gehen soll, seit dem 19. Jahrhundert verpflichtet.[6]

als Mediziner bekannt, die die Eigenständigkeit der Medizin gegenüber den Hilfswissenschaften vertraten und sich in erster Linie als Praktiker begriffen.

5 Das zweite Zitat stammt von Jakob Henle (1809-1885) aus seiner Schrift über »Medizinische Wissenschaft und Empirie« aus dem Jahre 1844.

6 Vgl. zum Begriff der wissenschaftlichen Tatsache in diesem Zusammenhang auch Fleck (1935).

1.2 Zum problematischen Verhältnis von Wissen und Handeln in der modernen Medizin

Heutzutage ist die medizinisch-naturwissenschaftliche Forschung – vor allem im Sinne der Experimentalwissenschaften – zum vorrangigen Instrument der Wissensproduktion geworden.[7] Längst dient biomedizinisches, mit modernen experimentellen Methoden und Technologien erzeugtes Wissen nicht nur der Kontrollierbarkeit und Qualitätssicherung in der Praxis *ex post*, also im Nachhinein. Vielmehr liefert dieses Wissen erst die Kriterien zur Beurteilung medizinisch-praktischer Probleme. Damit besteht eine wesentliche Funktion des Wissens darin, die zulässige Sichtweise, die der Kliniker zu einem praktischen Problem einnehmen kann, zu einem gewissen Grad von vornherein, also *a priori* zu bestimmen. Bereits dieses seltsame Wechselverhältnis von Wissen und Handeln böte für die moderne Medizintheorie reichlich Stoff. Doch ist das Verhältnis zwischen Wissen und Handeln, zwischen Theorie und Praxis in der Medizin noch komplexer, als es sich auf den ersten Blick darstellt. In unserer von Technologie getriebenen Wissensgesellschaft produziert die biomedizinische Forschung Wissen, das in Komplexität und Umfang unaufhörlich wächst. An diesem Prozess ist heute eine Vielzahl von teils hochgradig spezialisierten naturwissenschaftlichen Fächern beteiligt, die nicht zwangsläufig in medizinisch oder klinisch ausgerichtete Forschung eingebettet sein müssen. Die Molekulargenetik oder die Bioinformatik sind gute Beispiele dafür, dass ohne direkten Bezug zur Medizin Wissen, Anwendungen und Technologien entstehen, die ärztliches Problemlösen und Handeln grundlegend verändern. Hier drängt sich die Frage auf, in welchem Verhältnis Wissen zur medizinischen Praxis steht, wenn es quasi als Nebeneffekt biologischer, chemischer, physikalischer oder anderer außermedizinischer Forschung entstanden ist.

Ein erstes Merkmal des Verhältnisses von biomedizinischem Wissen und medizinischem Handeln ist mit dem Begriff des *Wissensdilemmas* bezeichnet und seit den 1980er-Jahren diskutiert worden.[8] Für medizinisches Entscheiden und Handeln relevantes (und nor-

7 Vgl. auch meinen Beitrag »Wissenschaftstheoretische Aspekte medizinischer Forschung« im vorliegenden Band.

8 Paul (1995); siehe auch die Definition in Puppe (1986).

mativ wirksames) naturwissenschaftliches Wissen ist auch in Teilgebieten der Medizin so umfangreich, dass der einzelne Arzt wie auch ein behandelndes Team zum Zeitpunkt einer Entscheidung und eines Eingriffs nicht auf alles verfügbare, für den jeweiligen klinischen Fall relevante Wissen zugreifen können. Diese ebenso triviale wie verunsichernde Feststellung gilt für alle klinischen Fächer, in besonderem Maße jedoch für große Bereiche wie etwa die Innere Medizin und die für die niedergelassene Praxis zentrale Allgemeinmedizin.

Das Wissensdilemma markiert jedoch nur *eine* Besonderheit der Beziehung zwischen medizinischem Wissen und Handeln. Eine zweite Besonderheit ergibt sich auf einer eher systematischen Ebene und kann als erkenntnistheoretische Kluft beschrieben werden.[9] Offenbar stehen sich die biomedizinische Forschung und das klinische Handeln zunehmend als komplementäre Welten gegenüber. Für die ärztliche Tätigkeit am Krankenbett gilt, dass Gesetzmäßigkeiten der Wissensanwendung in der klinischen Praxis nicht unmittelbar aus den der Medizin zugrunde gelegten Theorien ableitbar sind. Häufig ist gar nicht anzugeben, aus welchen Gründen welches Wissen in welcher Form in die Entscheidungsfindung einzubinden ist. Gerade im Bereich der ärztlichen Ausbildung wird immer wieder schmerzlich spürbar, dass die Vermittlung biomedizinischen, naturwissenschaftlichen Wissens zwar ein Beitrag zur reflektierten klinischen Praxis sein kann, jedoch kein Garant für erfolgreiches medizinisches Problemlösen und ärztliches Handeln ist. Zwar wäre dies im Sinne einer Qualitätssicherung wünschenswert, und auch aus ethischer Sicht ist die Forderung nach einer kausalen Beziehung zwischen Wissen und Handeln ein wesentliches Merkmal für die Absicherung der klinischen Praxis; es sind jedoch vor allem situative, pragmatische Faktoren, die die Praxis in einen gleichermaßen theoretisch wie empirisch nicht hinreichend bestimmbaren (unterdeterminierten) Handlungsrahmen stellen und damit das Problem der Wissensanwendung verstärken.

An diesem Punkt angelangt, stellt sich die Frage, wie denn das biowissenschaftliche Wissen der modernen Medizin, wenn es nur noch so lose an die klinische Praxis gekoppelt ist, als Kontrollinstanz, Kriterium und Determinante auf die klinische Praxis einwirken kann. Damit ist eines der Grundprobleme der Medizintheorie europäi-

9 Paul (1996), (1998).

scher Prägung genannt: die theoretische Rekonstruktion der Art und Weise, wie biomedizinisches Wissen auf die klinische Praxis abgebildet wird. In von der analytischen Wissenschaftstheorie inspirierten Ansätzen der Medizintheorie wurde unterstellt, dass eine möglichst genaue Klärung des Verhältnisses von theoretischen Wissensbeständen und klinischer Praxis ein zentrales Interesse der naturwissenschaftlich orientierten Medizin unserer Tage sein muss; eine Haltung, die maßgeblich von Karl Eduard Rothschuh und auch von Fritz Hartmann geprägt wurde.[10]

Eine Kernthese, die verfolgt wurde, besagt, dass die Medizin nach innen und außen mehr denn je einem Rechtfertigungszwang unterliege, dem sie durch die Formulierung von Theorien Rechnung tragen müsse.[11] Diese Strategie bleibt nicht ohne Konsequenzen, wie sofort ins Auge sticht, wenn man sich den tragenden Prinzipien der naturwissenschaftlichen Medizin zuwendet. Zwei ihrer wesentlichen Prinzipien sind *analytische Exaktheit* und *Kausalität*. Beide sind für die wissenschaftliche Medizin sozusagen »von Anfang an« als konstituierend betrachtet worden; und sie durchdringen in der Tat sowohl den Bereich biomedizinischer Theorien als auch den der klinischen Praxis.

Das Prinzip der analytischen Exaktheit ist vor allem auf die biomedizinische Forschung ausgerichtet. Nur das mit wissenschaftlichen Methoden erzeugte, exakt definierte und überprüfte Wissen wird als hinreichend sicher angesehen, um die medizinische Praxis normativ zu begründen. Das Prinzip der Kausalität ist vor allem auf die Begründung medizinischer Handlungen gerichtet. Nur der eindeutig beschriebene, klassifizierte Fall, nur die Abbildung individueller Beschwerden eines Patienten auf naturwissenschaftliche Krankheitsbegriffe, also die eindeutige Diagnose, zieht auch eine eindeutige Begründung von Handlungen nach sich.[12]

Aus Sicht der klassischen Medizintheorie mussten also die Prinzipien der analytischen Exaktheit und Kausalität auch im Bereich der Wissensanwendung gelten und folglich darstellbar (explizierbar) sein. Diese der analytischen Wissenschaftstheorie eng verbundenen

10 Vgl. u. a. Rothschuh (1978), Hartmann (1984).

11 Rothschuh (1978), S. 1-9, unter der Überschrift »Das Theoriebedürfnis der Medizin«.

12 Vgl. hierzu insbesondere meine Beiträge zu »Gesundheit und Krankheit« sowie zu »Diagnose und Prognose« im vorliegenden Band.

Ansätze der Medizintheorie befassten sich folglich mit der Frage, ob und wie allgemeine Regeln einer klinischen Methodologie hinreichend genau zu explizieren sind.[13] Eine Motivation hierfür war die Einsicht, dass sich handfeste *ethische* Probleme dort ergeben, wo die Kluft zwischen Theorie und Praxis dafür sorgt, dass klinische Entscheidungen auf der Grundlage vagen Wissens und damit unter größerem Risiko gefällt werden, als theoretisch möglich wäre.[14]

Dieser analytische Ansatz der Medizintheorie wurde mit der »antipositivistischen Wende« in der Wissenschaftstheorie, die sich etwa gegen Mitte der 1960er-Jahre herauskristallisierte, in Frage gestellt. Es ging zunehmend darum, Wissenschaft in ihrem praktischen Vollzug zu beschreiben und nicht nur auf einer theoretischen Ebene, die sich mit einem *de facto* nie vorliegenden Idealtypus von Wissenschaft befasst. Eine viel stärkere Ausrichtung der Wissenschaftsforschung an empirischen Befunden wurde eingefordert, und man distanzierte sich in diesem neuen Feld zusehends von den »großen Theorien«, etwa dem kritischen Rationalismus Karl Poppers. Insbesondere wissenschafts*historische* Fallstudien verlagerten das Terrain der Forschung. Ludwik Fleck ließ mit seiner Abhandlung über die »Entstehung und Entwicklung einer wissenschaftlichen Tatsache« die Wissensproduktion schon 1935 in einem neuen Licht erscheinen.[15] Thomas Kuhn legte schließlich mit seinem Werk *Die Struktur wissenschaftlicher Revolutionen* einen der Grundsteine für die Entwicklung einer neuen Lesart der Medizintheorie.[16]

Mittlerweile lässt eine Vielzahl wissenschaftshistorisch inspirierter Arbeiten die Fragen der Medizintheorie in gänzlich neuem Licht erscheinen. Es sind die Wahrnehmung des Wissenschaftsbetriebs als soziale Praxis, das Nachspüren der Erkenntnisprozesse im Labor, die Untersuchung der Konstruktion experimenteller Praktiken in speziellen Wissensgebieten und schließlich die Auseinandersetzung mit den technologisch konstruierten Gegenständen der Wissenschaft, die die gegenwärtige Wissenschaftsforschung kennzeichnen.[17] *Damit erscheinen Wissen und Handeln nicht länger als getrennte Sphären* im Sinne der klassischen Medizintheorie, sondern sie werden als

13 Vgl. hierzu die Beiträge in Deppert/Kliemt/Lohff/Schaefer (1992).

14 Paul (1996), (1998).

15 Fleck (1935).

16 Kuhn (1996).

17 Zum Vorangegangenen vgl. Schlich (1998).

untrennbar miteinander verwobene Stränge in der Produktion wissenschaftlicher Tatsachen verstanden. In diesem Prozess verweisen Wissenschaft, Medizin und Gesellschaft beständig wechselseitig aufeinander, und jeder Bereich ist gleichermaßen Produkt und Produzent des ihn umgebenden wissenschaftlichen, medizinischen und kulturellen Kontexts. Damit ist es vor allem die historisch und kulturell kontingente Auswahl von (wissenschaftlichen) Erklärungsmodellen, die die normierende Funktion von Wissen ausmacht und das Medizinkonzept in einer Gesellschaft bestimmt.

Hier wird nun die Beschäftigung mit denjenigen Wertbegriffen, die sich am nachhaltigsten auf die biomedizinische Forschung wie auch auf die medizinische Praxis auswirken, zum zentralen Thema der Medizintheorie, die sich immer stärker im Sinne der neuen Wissenschaftsforschung versteht. Im Folgenden soll daher auf die zentralen normativen Schlüsselbegriffe der Medizin, *Gesundheit* und *Krankheit*, im Hinblick auf ihre Bedeutung für eine neue Lesart von »Medizintheorie« eingegangen werden.

2. Gesundheit und Krankheit

2.1 Gesundheit und Krankheit als Herausforderungen für die Medizintheorie

Die Beschäftigung mit den normativen Begriffen *Gesundheit* und *Krankheit* ist für die Medizintheorie ebenso grundlegend wie die Beschäftigung mit dem Verhältnis von Wissen und Handeln. Bereits in ihrer klassischen, analytischen Ausprägung haben Medizinhistoriker und Medizintheoretiker sich mit der Bedeutung dieser für die Medizin konstitutiven Konzepte auseinander gesetzt. Sowohl vor dem Hintergrund der neueren Wissenschaftsforschung wie auch im Lichte der zunehmenden Debatte über die angebliche normative Irrelevanz von Medizintheorie, Medizingeschichte und Wissenschaftsgeschichte erhält das Thema jedoch neue Brisanz. Wenn das Ideal der wissenschaftlich begründbaren Kausalität mit daraus abgeleiteten exakten Regeln für medizinisches Entscheiden und Handeln zunehmend als unerreichbar erscheint, dann rückt die Frage nach der normativen Begründbarkeit der medizinischen Praxis zunehmend ins Zentrum des Interesses. Die erhebliche Bedeutung, die der Medizinethik allerorten beigemessen wird, ist hierfür das beste Zeugnis.

So unterschiedlich die Kritiken an der modernen Medizin und so vielfältig die Unsicherheiten im Umgang mit ihren Chancen und Risiken auch sein mögen: Ihnen allen ist gemeinsam, dass sie davon abhängig sind, wie der Kompetenz- und Handlungsbereich der Medizin in einer Gesellschaft verstanden werden. Die Schlüsselbegriffe, durch deren (historisch variables) Verständnis dieser Bereich festgelegt wird, sind die Begriffe *Gesundheit* und *Krankheit*. In der Medizin bildet der Gesundheitsbegriff eine teleologische Kategorie, auf die alles Handeln bezogen wird. Der Krankheitsbegriff stellt hingegen eine Kategorie mit legitimatorischem Charakter dar, aus der die Notwendigkeit ärztlichen Handelns abgeleitet wird.[18] Daher kommen weder die moderne Medizintheorie noch die Medizinethik ohne ein vertieftes Verständnis der Schlüsselbegriffe »Gesundheit« und »Krankheit« aus. Dieses ergibt sich jedoch aus Sicht der neueren Wissenschaftsforschung vor allem in historisch und kulturell bedingten Kontexten.

2.2 Medizintheorie und die relative Deutungsoffenheit von Gesundheit und Krankheit

Krankheitsdeutungen finden in einem sich ständig wiederholenden Prozess statt: Über lange Zeiträume gesehen wird immer wieder versucht, auf unterschiedlichen, aber miteinander verflochtenen Deutungsebenen in Kultur und Gesellschaft die Frage »Was ist Krankheit?« neu zu beantworten.[19] Die Frage, wie Gesundheit und Krankheit in der modernen wissenschaftlichen Medizin verstanden werden und welche möglichen Konsequenzen für die Praxis dies hat, ist daher nicht allein aus der Theorie, sondern nur in der Betrachtung von zeitlichen Verläufen zu beantworten. Damit steht die Forderung nach einer gleichermaßen historisch wie ethisch informierten Medizintheorie im Raum. Diese ergibt sich vor allem aus der Variabilität, um nicht zu sagen der Instabilität der Schlüsselbegriffe *Gesundheit* und *Krankheit* in verschiedenen sozialen, kulturel-

18 Zum Vorangegangen sowie zu den zentralen Thesen der folgenden Ausführungen vgl. Labisch/Paul (1998).

19 Vgl. hierzu Canguilhem (1974).

len, lokalen und historischen Kontexten.[20] Gesundheit und Krankheit sind in gewissem Maße *deutungsoffen*.

Dieser Umstand bedeutet für traditionelle medizin- und wissenschaftstheoretische Ansätze, die sich vor allem auf die Reichweite biomedizinischer Erklärungsmodelle verlassen, ein Problem. Für die Klärung der beiden Schlüsselbegriffe wäre nämlich eine exakte und möglichst vollständige Beschreibung des gesunden und kranken menschlichen Organismus erforderlich. Eine solche umfassende *Organismustheorie*[21] ist aber schon allein aufgrund der prinzipiellen Offenheit des Organismus für höchst variable Einflüsse, die sich aus unserer Umwelt und unserem Verhalten – auch zufällig – ergeben, nicht zu formulieren. Eine umfassende theoretische Grundlegung von Gesundheits- und Krankheitsbegriff ist aufgrund der Ozeanisierung möglicher Krankheitsursachen nur schwerlich erreichbar, wenn auch vereinzelte Ansätze der Medizintheorie mit dieser Zielrichtung angetreten sind. Diese Arbeiten haben zwar einen nicht zu unterschätzenden Beitrag für unser Verständnis der Funktionsweise der Medizin geleistet, den Anspruch einer theoretischen Grundlegung der Medizin oder wenigstens ihrer Schlüsselbegriffe konnten sie letztlich aber nicht einlösen.[22]

Aufgrund dieser theoretischen Grundlagenprobleme werden in der naturwissenschaftlichen Medizin aus pragmatischen Gründen diejenigen Konzepte von Gesundheit und Krankheit angewendet, die sich durch die größte Funktionalität für alltägliches klinisches Problemlösen auszeichnen. Die *Medizintheorie* hat sich vor diesem Hintergrund zwei unterschiedliche Aufgaben gestellt. Zum einen befasst sie sich nach wie vor mit einzelnen nosologischen Entitäten, um deren Erklärungswert zu untersuchen. Dies ist der übliche analytische Ansatz, der häufig Übertragungen in die theoretische Pathologie findet. Zum anderen hat die neuere Medizintheorie es sich zur Aufgabe gemacht, die Begriffe der *Gesundheit* und der *Krankheit* für den Geltungsbereich der Humanmedizin der Moderne auf konzeptueller Ebene neu zu untersuchen.

Die Konzepte von *Gesundheit* und *Krankheit* sind, wie eingangs erwähnt, nicht statisch, sondern befinden sich im Fluss. Zum einen

20 Vgl. auch meinen Beitrag »Gesundheit und Krankheit« in diesem Band.

21 Vgl. Hucklenbroich (1995).

22 Vgl. Uexküll/Wesiack (1991).

gehen neue wissenschaftliche Erkenntnisse aus den Bio-, Sozial- und teilweise den Geisteswissenschaften in sie ein. Diese wirken ihrerseits auf die Interpretationen von Gesundheit und Krankheit in den Wissenschaften zurück. Zusätzlich zu dieser wissenschaftlichen Ebene existiert ein nur schwer zu fassender Austausch zwischen gesellschaftlichen Vorstellungen von Krankheit einerseits und den naturwissenschaftlichen Krankheitsvorstellungen andererseits. Dies gilt sowohl für einzelne Krankheiten als auch auf kategorialer Ebene, also für die generelle Vorstellung, wann ein Mensch überhaupt gesund oder krank genannt werden kann.

Für moderne Ansätze der Medizintheorie ist daher die biomedizinisch-pathologische Repräsentation nur eine von mehreren Repräsentationen von Krankheit. Sie ist für die lebensweltlichen Erfahrungen von Krankheit, wie sie in der klinischen Medizin eine große Rolle spielen, keineswegs die ausschließliche oder auch nur dominante Bezugsebene von Krankheitsdeutung. Selbst aus Sicht einer »antipositivistischen« und »konstruktivistischen« Medizintheorie wäre es jedoch unhaltbar, Gesundheit und Krankheit allein als soziales Konstrukt anzusehen. Dies hieße nicht nur, die Materialität und die Gebundenheit von Krankheit an den Organismus, sein Verhalten, seine Organe, Gewebe, Zellen und Moleküle zu ignorieren, sondern es käme – ähnlich wie im Falle einer umfassenden Organismustheorie – zu einer nicht mehr handhabbaren Ausdehnung von Krankheitsdefinitionen. Hiervon vermitteln Thure von Uexküll und Wolfgang Wesiack mit einem Definitionsversuch einen Eindruck:

> Gesundheit ist danach der ungestörte Aufbau der subjektiven Umwelt, wobei die Umgebung Nützlichkeiten und Schädlichkeiten bieten muß, die den kreativen Fähigkeiten des Lebewesens entsprechen. Krankheit tritt ein, wenn das raffinierte Gleichgewicht zwischen subjektiver Kreativität und objektivem Angebot gestört ist, wenn – wie Lennart Levi … es formuliert hat – die Umgebung sich zu dem Lebewesen verhält wie ein schlecht passender Schuh.[23]

23 Ebd.

2.3 Gesundheit, Krankheit und das Verhältnis der Medizintheorie zur Medizinethik

Jenseits dieser Begründungsprobleme ist nicht zu leugnen, dass Gesundheit und Krankheit an der Schnittstelle von Medizin und Gesellschaft eine deutlich spürbare und entscheidende Rolle spielen. Im Begriff »Gesundheit« schlagen die Werte einer Gesellschaft in eine innere Ordnung der Körperlichkeit um.[24] Die jeweilige Deutung von Gesundheit vermittelt zwischen dem Körper und den gesellschaftlichen Anforderungen an ein bestimmtes Verhalten. Damit ist die Stelle markiert, an der sich gesellschaftliche Ordnung in die Ordnung des Leibes wandelt. Ein »genuines«, sozusagen »natürliches«, d. h. nicht durch Kultur vermitteltes Körpererleben und damit eine unvermittelte Wahrnehmung von Gesundheit und Krankheit gibt es nicht. In dem Maße, in dem sich das Naturverhältnis der Menschen verwissenschaftlicht, dehnt sich die Medizin der Moderne aus und wird – im Zuge einer naturwissenschaftlich-technologisch beschleunigten Medikalisierung – mehr und mehr zur exklusiven Institution der Deutung von Gesundheit und Krankheit. Die Besonderheit dieser von Medizin und Gesellschaft geteilten Schlüsselbegriffe einerseits und der besondere Gegenstand und besondere Auftrag der Medizin andererseits bewirken dabei, dass die Medizin in den Gesellschaften der Moderne in den Bereich vorstößt, der die Menschen als Menschen begründet. Es ist der Medizintheorie zu verdanken, dass uns bewusst wird, auf welche Weise sich diese für uns Menschen grundlegenden Deutungsprozesse in der tagtäglichen medizinischen Praxis vollziehen.

Diese Praxis bzw. das ärztliche Handeln ist legitimiert, sobald eine Krankheit vorliegt: Der Kranke ist in »natürlich«-biologischer Hinsicht nicht mehr autonom, er wird als Patient zum Fall. Ärztinnen und Ärzte werden deshalb stellvertretend für ihre Patienten tätig. Unter Anwendung ihrer auf Wissen begründeten wie alltagspraktisch verankerten Expertise diagnostizieren und therapieren sie jene Probleme, die vom Patienten und seinem Umfeld nicht bewältigt werden können. Grundlegend ist das Inbeziehungsetzen von Wissen, Fall und Handeln. Dabei ist das Handeln von Ärztinnen

24 Vgl. dazu grundlegend Labisch (1992).

und Ärzten auf Heilung ausgerichtet, zielt also darauf, Autonomie zurückzugewinnen und als erstrebenswert definierte soziale Zustände wiederherzustellen. Daher hat es die Medizintheorie auch mit Fragen der Reichweite von Werthaltungen zu tun, denn ärztliches Handeln ist notwendig auf den gesellschaftlichen Wert Gesundheit ausgerichtet. Der Gesundheitsbegriff legt den Ort der Medizin und die Reichweite ärztlichen Handelns in einer Gesellschaft fest.

Die Auseinandersetzung mit den (normativen) Begriffen *Gesundheit* und *Krankheit* an der Schnittstelle von Medizin und Gesellschaft leitet also ganz zwangsläufig von Fragen der Medizintheorie zu Fragen der *medizinischen Ethik* über. Als *angewandte Ethik* untersucht diese die von Menschen in der Medizin vorgenommenen Handlungen, um zu einer Beurteilung der Kriterien für Moralität in diesem Bereich zu gelangen. Dabei muss sich medizinische Ethik auf die Handlungsbedingungen in der Medizin beziehen, damit die allgemeinen Kriterien von Moralität aus dem Bereich nicht angewandter, so genannter *autonomer Ethik* überhaupt auf den Anwendungsbereich »Medizin« bezogen werden können. Da die Bedingungen medizinischen Entscheidens und Handelns jedoch immer abhängig von gegebenen wissenschaftlichen Konzepten und dem daraus resultierenden, für jede Zeit und jede Kultur spezifischen Verhältnis von Wissen und Handeln sind, haben diese für die Medizinethik ebenso Bedeutung wie die historisch und kulturell verschiedenen Wahrnehmungen von Gesundheit und Krankheit für die Medizintheorie. Nur eine historisch und ethisch informierte Medizintheorie kann daher einen Beitrag zum besseren Verständnis von Wissen und Handeln sowie von Gesundheit und Krankheit leisten. Diese Verbindung zwischen Geschichte, Theorie und Ethik der Medizin herzustellen ist eine der Aufgaben des vorliegenden Bandes.

Literatur

Canguilhem, Georges (1974), *Das Normale und das Pathologische*, München.

Caplan, Arthur L. (1992), »Does the Philosophy of Medicine Exist?«, in: *Theoretical Medicine and Bioethics* 13, S. 67-77.

Deppert, Wolfgang/Kliemt, Hartmut/Lohff, Brigitte/Schaefer, Jochen (Hg.) (1992), *Wissenschaftstheorien in der Medizin*, Berlin/New York.

Fleck, Ludwik (1935), *Entstehung und Entwicklung einer wissenschaftlichen Tatsache: Einführung in die Lehre vom Denkstil und Denkkollektiv*, Basel.

Hartmann, Fritz (1966), »Krankheitsgeschichte und Krankengeschichte (naturhistorische und personale Krankheitsauffassung)«, in: *Sitzungsberichte der Gesellschaft zur Beförderung der gesamten Naturwissenschaften zu Marburg* 87, Nr. 2, Marburg, S. 17-32.

– (1984), *Patient, Arzt und Medizin: Beiträge zur ärztlichen Anthropologie*, Göttingen.

Henle, Jacob (1844), »Medizinische Wissenschaft und Empirie«, in: *Zeitschrift für rationelle Medicin* 1, S. 1-35.

Hucklenbroich, Peter (1989), *Künstliche Intelligenz und medizinisches Wissen. Wissenschaftstheoretische Grundfragen von Expertensystemen und wissensbasierter Programmierung*, Habilitationsschrift an der Medizinischen Fakultät der Universität Münster/Westfalen, Münster.

– (1992), »Wissenschaftstheorie als Theorie der Medizin: Themen und Probleme«, in: *Wissenschaftstheorien in der Medizin*, hg. von Wolfgang Deppert, Hartmut Kliemt, Brigitte Lohff und Jochen Schaefer, Berlin/New York, S. 65-95.

– (1995), »Theorie und Praxis in der Medizin. Ein medizintheoretischer Klärungsversuch«, in: *Ars medica. Verlorene Einheit der Medizin?*, hg. von Peter Kröner u. a., Stuttgart, S. 133-155.

Kröner, Peter/Rütten, Thomas, u. a. (Hg.) (1995), *Ars medica: Verlorene Einheit der Medizin?* Stuttgart.

Kuhn, Thomas S. (1996), *The Structure of Scientific Revolutions*, Chicago (1. Aufl. 1962); deutsch: *Die Struktur wissenschaftlicher Revolutionen*, Frankfurt am Main 1976.

Lachmund, Jens/Stollberg, Gunnar (Hg.) (1992), *The Social Construction of Illness*, Stuttgart.

Labisch, Alfons (1992), *Homo hygienicus: Gesundheit und Medizin in der Neuzeit*, Frankfurt am Main.

– (1997), »Medizin und Gesellschaft/Medicina e società«, in: *Enciclopedia Italiana/Encyclopedia of the Social Sciences*, Bd. 7, Rom, S. 571-579.

–, Paul, Norbert W. (1998), »Medizin (zum Problemstand)«, in: *Lexikon der Bioethik*, Bd. 2, hg. von Wilhelm Korff u. a., Gütersloh, S. 631-642.

Paul, Norbert W. (1995), *Medizinische Wissensbasen – vom Wissensmodell zur Repräsentation*, Frankfurt am Main.

– (1996), »Der Hiatus theoreticus der naturwissenschaftlichen Medizin. Vom schwierigen Umgang mit Wissen in der Humanmedizin der Moderne«, in: *Anatomien medizinischen Wissens*, hg. von Cornelius Borck, Frankfurt am Main, S. 171-200.

– (1998), »Incurable Suffering From the ›Hiatus theoreticus‹? Some Epistemological Problems in Modern Medicine and the Clinical Relevance of Philosophy of Medicine«, in: *Theoretical Medicine and Bioethics* 19, S. 229-251.

Pieper, Annemarie (1994), *Einführung in die Ethik*, 3. Aufl., Tübingen.

Puppe, Bernhard (1986), »Mit künstlicher Intelligenz gegen das Wissensdilemma«, in: *Deutsches Ärzteblatt* 83, S. 1367-1376.

Rather, Lelland J. (1975), »Zur Philosophie des Begriffs ›Krankheit‹«, in: *Was ist Krankheit? Erscheinung, Erklärung, Sinngebung*, hg. von Karl Eduard Rothschuh, Darmstadt, S. 285-305.

Roser, Wilhelm/Wunderlich, Carl August (1842), »Ueber die Mängel der heutigen deutschen Medizin und über die Nothwendigkeiten einer entschieden wissenschaftlichen Richtung in derselben«, in: *Archiv für physiologische Heilkunde* 1, S. I-XXX.

Rothschuh, Karl Eduard (Hg.) (1975), *Was ist Krankheit? Erscheinung, Erklärung, Sinngebung*, Darmstadt.

– (1978), *Konzepte der Medizin in Vergangenheit und Gegenwart*, Stuttgart.

Schipperges, Heinrich (Hg.) (1981), *Neue Beiträge zur Theoretischen Pathologie*, Berlin.

Schlich, Thomas (1998), »Wissenschaft: Die Herstellung wissenschaftlicher Fakten als Thema der Geschichtsforschung«, in: *Medizingeschichte: Aufgaben, Probleme, Perspektiven*, hg. von Norbert W. Paul und Thomas Schlich, Frankfurt am Main, S. 107-129.

Stegmüller, Wolfgang (1989), *Hauptströmungen der Gegenwartsphilosophie*, Bd. IV, Stuttgart.

Uexküll, Thure von/Wesiack, Wolfgang (1991), *Theorie der Humanmedizin. Grundlagen ärztlichen Denkens und Handelns*, 2. Aufl., München.

Wieland, Wolfgang (1975), *Diagnose. Überlegungen zur Medizintheorie*, Berlin/New York.

– (1983), »Verbindlichkeit als wissenschaftstheoretisches Problem?«, in: *Verbindlichkeit der medizinisch-diagnostischen und therapeutischen Aussage*, hg. von Erwin Deutsch u. a., Stuttgart, S. 35-42.

– (1986), *Strukturwandel der Medizin und ärztliche Ethik. Philosophische Überlegungen zu Grundfragen einer praktischen Wissenschaft*, Heidelberg.

Wiesing, Urban (1993), »Medizin zwischen Wissenschaft, Technologie und Kunst«, in: *Zeitschrift für medizinische Ethik* 39, S. 121-130.

Medizinisches Handeln

Thorsten Noack und Heiner Fangerau

Zur Geschichte des Verhältnisses von Arzt und Patient in Deutschland

In dem Moment, in dem sich ein Kranker um die Hilfe eines anderen Menschen bemüht, treten beide in eine Wechselbeziehung. Diese entwickelt sich zum Verhältnis zwischen Arzt und Patient, wenn der eine die Rolle des fachkundigen Heilers übernimmt. Vor dem Hintergrund einer solchen Definition ist es offensichtlich, dass das Verhältnis zwischen Arzt und Patient die Medizin seit ihren Anfängen bestimmt.[1] Die Medizingeschichte untersucht diese für sie zentrale Verbindung folglich nicht erst, seit sie im Zentrum soziologischer, anthropologischer und medizinethischer Debatten steht, doch hat ein gerade in den letzten Jahren gewachsenes öffentliches und akademisches Interesse an der Arzt-Patient-Beziehung eine Reihe neuer historischer Analysen nach sich gezogen. Mit ihnen gingen eine Perspektivverschiebung und eine Reihe modifizierender Bewertungen des historischen Verhältnisses einher: Während ältere Bearbeitungen vor allem Ärzte und Heiler, ihre Ausbildung, ihren Verdienst sowie ihr Standesbewusstsein in den Mittelpunkt ihrer Betrachtung rückten,[2] bieten die neueren Arbeiten darüber hinaus Einblicke in die Sichtweise auch und gerade der Patienten.[3]

1. Forschungsüberblick

Insbesondere die Untersuchungen der letzten zwanzig Jahre zeichnen das Verhältnis von Arzt und Patient in seiner psychologischen, ökonomischen, politischen und anthropologischen Vielschichtigkeit und bemühen sich um eine mehrdimensionale Betrachtung. Dabei kam es zu entscheidenden Neuinterpretationen, denn anders als ältere Darstellungen zeichneten die jüngeren Analysen die Bezie-

1 Jori (1997).

2 Vgl. Haeser (1875).

3 MacDonald (1981), Porter (1985a), (1985b), McCray Beier (1987), Kawakita/Sakai/Otsuka (1995), Stolberg (2003).

hung nicht als eindimensional, asymmetrisch und von den Ärzten dominiert, sondern hoben die entscheidungsfreudige, starke und selbstbewusste Rolle von Patientinnen und Patienten hervor. Diese waren im Umgang mit ihren Heilern nicht immer nur Abhängige und passiv Leidende, sondern gestalteten das gegenseitige Verhältnis mit, handelten ihre Diagnosen und Therapien mit den Ärzten aus und führten im 20. Jahrhundert schließlich auch Prozesse gegen die Ärzte, von denen sie zuvor behandelt worden waren.[4] Neben rein westlich orientierten Arbeiten wurden auch in vergleichender Perspektive Arzt-Patient-Beziehungen in anderen Kulturkreisen in Untersuchungen mit einbezogen.[5]

Ein Problem aller historischen Analysen, das sich bei diesen Fragestellungen besonders offenbart, ist das der heranzuziehenden Quellen, das Problem der Untersuchungsbasis: Für die Rekonstruktion der Arzt-Patient-Beziehung unerlässliche Zeugnisse von Patienten, Tagebücher oder Briefe, sind an lese- und schreibkundige Schichten der Gesellschaft gebunden. Überlieferungen aus unteren Gesellschaftskreisen und sehr weit zurückliegenden Zeiten sind folglich schwierig zu finden. Krankenakten oder Krankenhausberichte zeigen nur die Perspektive der Ärzte. Aus diesem Grund konzentrieren sich die meisten Darstellungen des Verhältnisses von Arzt und Patient auf die Zeit nach 1500, für die die notwendigen Materialien eher zur Verfügung stehen.

Ein außerordentlich differenziertes Bild konnte für das 16. und 17. Jahrhundert gezeichnet werden.[6] Für diese Epoche offenbart sich eine Situation, in der verschiedene Heiler mit unterschiedlichen Konzepten auf dem Gesundheitsmarkt gegeneinander antreten. Neben der orthodoxen, dogmatischen, der Humoralpathologie folgenden akademischen Medizin gab es einen gelegentlich als Halbschatten (Penumbra) bezeichneten großen Raum für Heiler anderer Schulen. Diese verdingten sich als Barbiere, Verkäufer, Marktschreier und eben auch als Heilkundige. Vermögende Patienten nutzten diese Konkurrenzsituation, um ihrer Vorstellung von Gesundheit und Krankheit entsprechend eine ihnen gemäße Therapie zu erhalten. Für Ärzte bedeutete das, dass sie im Rahmen ihrer Tätigkeit

4 Ruisinger (2001), Theriot (2001), Nolte (2003).

5 Kawakita/Sakai/Otsuka (1995).

6 MacDonald (1981), Pelling (1985), Pelling (1986), McCray Beier (1987), Porter/Porter (1988), Ramsey (1988).

neben fachlichen Qualitäten auch ein gewisses kaufmännisches Talent besitzen mussten. Ihre oft unangenehmen, aus Schröpfen, Aderlass und Klistieren bestehenden Therapien mussten sie angemessen vermarkten. Nichtakademische Mediziner wiederum mussten ihre fehlenden akademischen Würden dadurch kompensieren, dass sie herumreisten und ihre unorthodoxen Methoden anpriesen. Durch ihre Versuche, eine Monopolstellung in Behandlungsfragen zu erreichen, drängten akademische Mediziner nichtakademische Heilkundige ironischerweise gerade zu dem Zeitpunkt auf die Marktplätze, als diese im Umfeld des entstehenden Kapitalismus zum Ausgangspunkt für Reichtum, Wohlstand und soziale Anerkennung wurden.[7]

Einigkeit herrscht unter Medizinhistorikern darüber, dass eine Dominanz der Ärzte im Verhältnis zu ihren Patienten erst hervortrat, als zu Beginn des 19. Jahrhunderts in großem Umfang Krankenhäuser entstanden und sich wenig später die erst auf Physiologie, dann auf Biochemie fußende laborzentrierte »wissenschaftliche« Medizin entwickelte. Die hierdurch zutage tretenden strukturellen und auf Expertenwissen bezogenen Ungleichheiten im Verhältnis zwischen Arzt und Patient wurden durch einen Autoritätszuwachs der »wissenschaftlichen« Medizin noch verstärkt, der ihr durch die Regierungen der westlichen Staaten zugestanden wurde, indem diese ihre Konzepte als für staatliche Gesundheitssysteme geeignet anerkannten. Zuletzt errang die akademische Medizin ein Heilermonopol, das Ärzten eine medizinische Definitionsmacht, einen bedeutenden sozialen Status und ein hohes Maß an professioneller Autarkie einbrachte.[8] Erst seit dem Ende des 20. Jahrhunderts beginnt die Ärzteschaft, um diese komfortable Position zu fürchten, was wiederum einen Wandel des Verhältnisses zwischen Ärzten und ihren Patienten nach sich zieht.

Der Medizinhistoriker Edward Shorter hat etwas vereinfachend, aber prägnant drei Epochen im Umgang von Ärzten und Patienten miteinander ausgemacht: Die traditionelle, von der Humoralpathologie gekennzeichnete Periode vom 2. bis zum 19. Jahrhundert, in der die orthodoxe Medizin mit anderen Heilern um Patienten konkurrierte, die moderne vom 19. bis zur Mitte des 20. Jahrhunderts

7 Porter (1994), S. 68.

8 Siehe den Beitrag »Zur Geschichte des Gesundheitswesens im 19. und 20. Jahrhundert« von Christoph Schweickardt in diesem Band.

dauernde Periode, in der sich das Verhältnis zugunsten der Ärzte verschob, und zuletzt die seit der Mitte des 20. Jahrhunderts währende postmoderne Periode, in der informiertere, selbstbewusstere Patienten auf die Autorität der Ärzte zunehmend mit Rückzug oder Ärger reagieren.[9]
Wir werden uns im Folgenden auf die Entwicklung des Arzt-Patient-Verhältnisses in der »modernen« und »postmodernen« Epoche konzentrieren, da die seit der Mitte des 19. Jahrhunderts sich durchsetzende Form von Medizin mit ihrer Konzeption medizinischer Wissenschaft und dem besonderen Professionsstatus der Ärzteschaft stilbildend für die im Beitrag über die Ethik der »Arzt-Patient-Beziehung« geschilderten Sachverhalte war. Zuvor hatten über viele Jahrhunderte Diagnostik, Gespräche und Therapie vorwiegend in der Wohnung des Patienten oder seines Arztes stattgefunden. Die soziale Distanz zwischen beiden war angesichts einer meist eher wohlhabenden Klientel gering. Die ärztliche Tätigkeit trug aufgrund der direkten Bezahlung den Charakter einer egalitären Tauschbeziehung.[10] Dieses Verhältnis sollte sich im 19. Jahrhundert grundlegend im Sinn einer zunehmenden Hierarchisierung der Beziehung zwischen Patienten und Ärzten ändern.[11]

2. Hierarchisierung

Hierfür sind zahlreiche Faktoren verantwortlich. Die Zahl der Krankenhäuser nahm vor allem nach der Gründung des Deutschen Reiches 1871 rasant zu und veränderte so maßgeblich die institutionellen Rahmenbedingungen, in der Patient und Arzt aufeinander trafen.[12] Zudem machte das Krankenhaus als Institution, beginnend im 18. Jahrhundert, einen erheblichen Funktions- und Strukturwandel durch.[13] Mit dem Erfolg der wissenschaftlichen (Krankenhaus-)Medizin wandelte es sich vom Hospital der konfessionell geprägten Armen- und Krankenpflege, die weitgehend ohne Ärzte

9 Shorter (1991).
10 Göckenjan (1985), Huerkamp (1985), S. 57.
11 Wenn nicht anders angegeben, siehe im Folgenden Noack (2004) mit Quellenbelegen.
12 Spree (1996).
13 Jütte (1996).

auskam, zu einer medizinischen Behandlungseinrichtung mit einer strengen hierarchischen Disziplin und Ordnung. Nicht zu unterschätzen ist schließlich die Bedeutung der Sozialversicherung, die – in den 1880er-Jahren eingeführt – in der ersten Hälfte des 20. Jahrhunderts einen immer größeren Teil der Bevölkerung einschloss. Ärzte behandelten nun zunehmend Patienten aus nichtbürgerlichen Schichten, denen Obrigkeit und Bürgertum ängstlich gegenüber standen. Daher wurde der Umgang von Ärzten mit Patienten, zu denen jetzt eine große soziale Distanz bestand, autoritärer. Zudem erfolgte die Bezahlung von an sozialversicherten Kranken erbrachten ärztlichen Leistungen zunehmend nicht mehr direkt, sondern nach dem Sachleistungsprinzip. Diesen Patienten drohten überdies bei mangelhafter »Compliance« finanzielle Sanktionen.[14] Der institutionelle Rahmen eines Krankenhauses, die große soziale Differenz zwischen Arzt und Patienten sowie der moralische wie ökonomische, auch von den Krankenkassen ausgeübte Druck, den ärztlichen Vorschlägen zu folgen, begünstigten so die Anwendung einer gleichermaßen autoritären wie fürsorglichen ärztlichen Ethik. Insgesamt stieß der sich so entwickelnde ärztliche Paternalismus bis in die zweite Hälfte des 20. Jahrhunderts auf eine breite Akzeptanz, da er in einen gesellschaftlichen Kontext mit eher autoritär strukturierten Denk- und Verhaltensweisen eingebettet war.

3. Verrechtlichung

Die Arzt-Patient-Beziehung war über einen langen Zeitraum im 19. und 20. Jahrhundert weniger Gegenstand eines ethischen, psychologischen oder soziologischen als vielmehr eines juristischen Diskurses, bei dem das Selbstbestimmungsrecht des Patienten die Thematik bestimmte. Entsprechend wird im Folgenden vor allem hiervon die Rede sein (siehe *Tabelle 1*). Daneben beschäftigten sich auch ärztliche Darstellungen mit dem Verhältnis zum Patienten, allerdings beschränkten sie sich auf die Vermittlung von Verhaltensweisen, die Standesetiketten folgten und das soziale Prestige der eigenen Profession aufwerten sollten.[15]

Als Spiegelbild einer eher wortkargen Beziehung zwischen Arzt

14 Göckenjan (1985), S. 286-305; Hähner-Rombach (2004).
15 Brand (1977).

Jahr	*Einwilligung*	*Aufklärung*	*Besonderheiten*
1894 (»Hamburger Fall«, Reichsgericht)	1. Eingriff als Körperverletzung (daher Beweislast beim Arzt) 2. zentraler Stellenwert der Einwilligung 3. sehr niedrige Anforderungen an eine Einwilligung		Hintergrund: Auseinandersetzung zwischen wissenschaftlicher Medizin und Heilkunde
1908 (Reichsgericht)	Krankenhausaufnahme bedeutet keine automatische Zustimmung zu medizinischen Eingriffen		
1912 (Reichsgericht)		keine Aufklärungspflicht bei »etablierten« Therapien	
1931 (Reichsgericht)		Aufklärung über Art und Risiken eines Eingriffs geboten	Wende in der Rechtsprechung
1932 (Reichsgericht)		Diagnosenaufklärung geboten (hier: Krebs)	
1940 (Reichsgericht)		Förderung der Patientenautonomie hat Vorrang vor medizinischer Fürsorge	Zusammenhang mit zeitgleicher Euthanasie unklar
1954 (»1. Elektroschockurteil«, Bundesgerichtshof)	Prüfung der Einwilligungsfähigkeit psychisch Kranker vor jedem Eingriff	Risikoaufklärung geboten	erste Entscheidung eines höheren Gerichts zur Einwilligungsfähigkeit psychisch Kranker

Tabelle 1: Die Entwicklung von Patientenrechten in der deutschen Rechtsprechung anhand ausgewählter Urteile

und Patienten wurde Kranken im Kaiserreich nur ein Widerstandsrecht zugebilligt, das heißt, ein medizinischer Eingriff war legitim, solange der Patient nicht ausdrücklich widersprach – der Arzt musste also nicht von sich aus auf sein Gegenüber zugehen und um Erlaubnis fragen. Positionen von Ärzten und Juristen deckten sich in dieser Auffassung weitgehend. Divergenzen ergaben sich, wenn Ärzte es als legitim ansahen, »in Ausnahmefällen« auch gegen den Willen des Patienten zu operieren.[16] Dabei scheint das Abwehrrecht in der medizinischen Praxis vor allem ein schicht- und geschlechtsspezifisches Recht gewesen zu sein.[17] Auch die weite Definition der Einwilligung, die Ärzten einen großen Ermessensspielraum bot, konnte juristisch problematisch werden – etwa wenn die Eingriffe ohne Wissen der Einwilligungsberechtigten erfolgten, z. B. bei Operationen von Kindern oder bei Befundänderungen während elektiver Eingriffe, die Ärzte ohne vorherige Absprache zu einer vollständig anderen Operation schreiten ließen. So waren das Handeln von Ärzten gegen den Willen ihrer Patientinnen und Patienten sowie die fehlende Einwilligung von Eltern bei Operationen ihrer Kinder Anlässe für die ersten medizinrechtlichen Prozesse im Kaiserreich, die meist im Armenrecht geführt wurden.

Gleichzeitig mit der zunehmenden therapeutischen Aktivität im späten 19. Jahrhundert, die vor allem durch die Verbreitung operativer Techniken ermöglicht wurde, setzte ein Prozess der Verrechtlichung der Arzt-Patient-Beziehung ein. Die entscheidenden, bis heute juristisch gültigen Prämissen publizierte der Lüneburger Richter Richard Keßler 1884 in einer rechtstheoretischen Schrift zur allgemeinen strafrechtlichen Bedeutung der Einwilligung.[18] Er definierte den medizinischen Eingriff als Körperverletzung und sah ärztliches Handeln ausschließlich durch die ausdrückliche Zustimmung des Kranken legitimiert. Das Individuum sollte frei und autonom über

16 So etwa die Auffassung im auflagenstärksten Chirurgielehrbuch im Kaiserreich (Tillmanns [1897], Band 1, S. 13).

17 Auf solche Differenzen machen u. a. Elkeles (1989), Hulverscheidt (2002) und Moses (2005), S. 129-137 aufmerksam. Die – politisch brisante – soziale Ungleichbehandlung bei Humanexperimenten (»Proletarier als Versuchskaninchen«) ist im Kaiserreich und in der Weimarer Republik wiederholt skandalisiert worden und hat 1900 und 1931 zu Kodifizierungen geführt, vgl. Tashiro (1991), Elkeles (1996), Reuland (2004). Vgl. auch den Beitrag von Stefan Schulz »Medizinische Forschung am Menschen im 19. und 20. Jahrhundert« in diesem Band.

18 Keßler (1884).

seine Güter verfügen können – Keßler nahm damit eine typisch liberale Position ein, die über hundert Jahre medizinrechtlich umstritten blieb. Als Leiter der Hamburger Staatsanwaltschaft gelang es ihm 1894 im Zusammenspiel mit radikalen Vertretern der Naturheilkunde, die Operationen und Arzneien strikt ablehnten, einen Fall vor das Reichsgericht zu bringen.[19] Der zuständige Senat unter seinem Vorsitzenden Otto Mittelstädt übernahm die rechtstheoretischen Positionen Keßlers mit einer Ausnahme. Das Gericht hielt die Krankenhausaufnahme bereits für eine ausreichende Zustimmung zu einer Operation, Patienten wurde nur ein Widerstandsrecht zugestanden. Die vom Gericht vertretene Auffassung, dass der medizinische Eingriff eine Körperverletzung sei und ihm allein der Wille des Kranken Legitimität verleihe, hat bis heute erhebliche beweisrechtliche Konsequenzen und wurde deshalb bis in die 1990er-Jahre von Professionspolitikern abgelehnt. Anders als bei Kunstfehlerprozessen muss der Arzt bei Gerichtsverfahren, die wegen unzureichender Einwilligung geführt werden, belegen, dass der von ihm behandelte Patient zugestimmt hat.

Inwiefern die Judikatur die medizinische Praxis im Kaiserreich beeinflusste, ist schwer zu beurteilen.[20] Jedenfalls finden sich in den Quellen am Vorabend des Ersten Weltkrieges – anders als vor der Jahrhundertwende – keine Aussagen mehr, die ein Therapieren gegen den Willen von Patient(inn)en befürworten. Da die Arzt-Patient-Beziehung im Kaiserreich primär in einem juristischen Kontext thematisiert wurde, erschienen kaum ärztliche Darstellungen zum Thema. Eine der wenigen Ausnahmen stellte der Berliner Nervenarzt, Professionspolitiker und Sexualforscher Albert Moll dar. Aus Gründen der therapeutischen Effektivität und der Ethik setzte er sich für eine »Psychologisierung des Arztes« sowie für eine gleichberechtigte Arzt-Patient-Beziehung ein. In seiner voluminösen *Ärztlichen Ethik* und in Vorträgen und Aufsätzen kritisierte er den zeitgenössischen Paternalismus und befürwortete eine partnerschaftliche Beziehung auch zwischen Arzt und Patienten der gesetzlichen Krankenversicherung bzw. der Armenkasse.[21]

19 Volkmar (1894), Stooß (1898). Ausführlich zum Verlauf der Judikatur bis 1960 Schmidt (1962), Geilen (1963).

20 Einen Einblick in die Krankenhauspraxis des Kaiserreichs geben u. a. Lachmund/Stollberg (1995), S. 164-176; Moses (2005).

21 Vgl. Moll (1902).

Im 20. Jahrhundert wurde gegen die Rechtsprechung in zwei unterschiedlichen Bereichen Position bezogen, in der juristischen Literatur sowie bei der Diskussion um eine Strafrechtsreform. Sämtliche rechtstheoretische Schriften, die, von bekannten Fachexperten verfasst, nach der Jahrhundertwende in großer Zahl erschienen, sprachen sich gegen die von der Judikatur vertretene Körperverletzungs- und Einwilligungstheorie aus, die dem Willen des Patienten eine zentrale juristische Bedeutung zumaß. Ebenso versuchten ärztliche Professionsvertreter anlässlich der Ausarbeitung eines neuen Strafgesetzbuchs gemeinsam mit einer Reihe prominenter Juristen die Rechtsprechung des Reichsgerichts über eine Änderung im StGB zu unterbinden. Dies ist im Kaiserreich nicht gelungen, da sie auf extremen Forderungen bestanden, ohne deren rechtspolitische Praktikabilität zu berücksichtigen. So verlangten Professionspolitiker einen vollständigen Schutz vor der Straf- und Zivilgerichtsbarkeit. Nur Ärzten sollte es gestattet sein, etwa im Rahmen von Ehrengerichtshöfen über Kollegen zu urteilen. In ihrem Professionalisierungsstreben betrachteten Ärzte die Rechtsprechung und ihre rechtstheoretischen Annahmen nicht unter dem Gesichtspunkt des Schutzes von Patientenrechten, sondern unter dem der eigenen Berufsehre.[22]

4. Alltagspraxis

Versucht man über Krankenakten einen Einblick in die klinische Alltagspraxis der Weimarer Republik zu erhalten, ergibt sich ein heterogenes Bild, das sich am ehesten als ein pragmatisch orientierter ärztlicher Paternalismus charakterisieren lässt. Zahlreiche Patientengeschichten der gynäkologischen sowie der chirurgischen Abteilung der Universitätsklinik Tübingen legen die Vermutung nahe, dass hier die erwachsenen und »einwilligungsfähigen« Patienten ihr mündliches Einverständnis gegeben haben.[23] In den Akten des Oskar-Helene-Heims, einer großen Berliner Einrichtung für Kinderorthopädie, findet sich hingegen kein Beleg dafür, dass Eltern anlässlich einer Operation ihres Kindes um ihre Zustimmung gebeten

22 Sinn (2001).

23 Universitätsarchiv Tübingen, Krankenaktenarchiv, z. B. Krankenblätter 33/319/6, 11, 14, 19, 45, 169 und 317/210/8, 9, 22.

wurden.[24] Ebenso wenig lässt sich den Krankenakten der Wittenauer Heilstätten, einer der vier großen psychiatrischen Anstalten Berlins, entnehmen, dass Patienten bezüglich ihrer Behandlung gefragt wurden. Dies war unabhängig von der Gefährlichkeit der Therapiemethode und der Schwere der psychischen Erkrankung des Patienten. Ärzte der Berliner Psychiatrie baten allerdings Angehörige um ihre Zustimmung zu Therapien, die, wie die Inokulationsbehandlung mit Malaria-Erregern, ein gewisses medizinisches Risiko bargen.

Es finden sich in den Tübinger Krankenakten geringe und in den Unterlagen der beiden anderen Krankenhäuser keine Hinweise darauf, dass Ärzte ihre Patienten über Diagnosen und Therapien informiert haben. Dies entsprach der unter Ärzten weit verbreiteten und paternalistisch begründeten Auffassung, Patienten nicht aufzuklären – insbesondere dann nicht, wenn sie an einer infausten Erkrankung litten.[25] Juristisch galt für den ärztlichen »Kernbereich« – bei einer aus damaliger Sicht etablierten und indizierten Therapie – noch ein Urteil des Reichsgerichts von 1912, das sich hier erstmals zur ärztlichen Aufklärungspflicht geäußert und ein Recht des Patienten auf Information abgelehnt hatte. Die entscheidende Wende in dieser Frage leitete in der Weimarer Republik maßgeblich Hermann Großmann ein, einziger sozialdemokratischer Richter am Reichsgericht, der in einem Urteil 1931 in vorsichtigen Formulierungen die Aufklärung zu einer ärztlichen Aufgabe und zur Voraussetzung einer gültigen Einwilligung erklärte. Die neue Position wurde in medizinischen Zeitschriften einhellig abgelehnt. Die Selbstbestimmungsfürsorge, so der in der Folge vielfach benutzte Begriff, wurde von vielen Ärzten als Widerspruch zu ihrer medizinischen Aufgabe gesehen, denn ein über Risiken aufgeklärter Kranker, so die Argumentation, könne eine notwendige Behandlung verweigern. Dass eine Einwilligung ohne Aufklärung eine Formalie darstellte, war häufig als Argument gegen eine Einwilligung überhaupt und nicht für die Implementierung einer Aufklärungspflicht vorgebracht worden. Da Gerichtsurteile auch gesellschaft-

24 In einigen Krankenakten findet sich der Vermerk, dass Eltern eine Benachrichtigung vor größeren Eingriffen wünschten (Archiv Oskar-Helene-Heim Berlin, Krankenakten 1924K88, 1922M168; zu dieser kinderorthopädischen Einrichtung siehe Osten [2004]).

25 Liek (1927), S. 52; Krecke (1931), S. 33.

liche Entwicklungen widerspiegeln, ist die Wende in der Judikatur am Ende der Weimarer Republik nicht verwunderlich. So wurde die Frage einer ärztlichen Aufklärungs- und Wahrheitspflicht ab 1930 in Zeitschriften und Zeitungen – wenn auch insgesamt noch immer selten – zunehmend problematisiert.

Anders als in der Rechtsprechung sah es in der Weimarer Republik auf dem Gebiet der Rechtspolitik aus. Den entscheidenden Durchbruch im Sinn der Ärzteschaft brachte 1922 der Reformvorschlag des sozialdemokratischen Reichsjustizministers Gustav Radbruch. Der heute als besonders fortschrittlich geltende Entwurf eines neuen Strafgesetzbuches sah im Bereich medizinischer Eingriffe einen erheblichen rechtlichen Schutz für Ärzte vor. Er wurde im Reichsrat zum Teil revidiert; im zuständigen Reichstagsausschuss wurde ein von einer parlamentarischen Mehrheit getragener Kompromiss gefunden. Dieser Entwurf kam den Vorstellungen ärztlicher Professionsvertreter zwar weit entgegen, wurde von diesen dennoch als nicht ausreichend zurückgewiesen. Die dramatische Verschlechterung der politischen Lage beendete 1932 die Arbeit des Ausschusses ohne abschließendes Ergebnis.

5. Zweierlei Recht

In den zahlreichen Entwürfen eines Strafgesetzbuches nach 1933 blieb eine medizinische Behandlung ohne Einwilligung unter Strafe gestellt, Ausnahmen sollten durch Sonderbestimmungen wie das »Gesetz zur Verhütung erbkranken Nachwuchses« geregelt werden. Dies geschah entgegen dem Wunsch des ärztlichen Vertreters in der NS-Strafrechtskommission, dem es nicht gelang, einen Zusammenhang zwischen der Gesundheitspflicht eines jeden Volksgenossen und der alten Forderung der Ärzteschaft nach einem Schutz vor Strafverfolgung bei einem eigenmächtigen ärztlichen Vorgehen plausibel herzustellen. Die ärztliche Position erschien weiterhin als partikulares Professionsinteresse. Schaut man in Krankenakten aus der NS-Zeit, zeigt sich, dass in Korrespondenz zur allgemeinen Rechtsentwicklung zweierlei Recht existierte. So wurden etwa an der Universitätsklinik Tübingen zahlreiche Menschen gegen ihren Willen aus eugenischen Gründen sterilisiert, während Patienten bei individualtherapeutischen Eingriffen weiterhin die Entscheidungsautonomie besaßen und auch tatsächlich Operationen ablehnten.[26]

Schon im Kaiserreich hatten medizinische wie juristische Fachartikel ein ärztliches Behandlungsrecht sowie eine entsprechende Duldungspflicht für den Kranken gefordert. Die Zahl der Publikationen nahm nach 1933 und insbesondere nach Inkrafttreten der Reichsärzteordnung 1936, die die Förderung der Gesundheit des »Volkskörpers« zur zentralen ärztlichen Aufgabe erklärte, deutlich zu. Die rechtstheoretischen Prämissen des Reichsgerichts und seine Wende in der Rechtsprechung am Ende der Weimarer Republik wurden nun deutlich kritisiert, da das Selbstbestimmungsrecht des Patienten Ausdruck eines überkommenen »liberalistischen« Denkens sei und im Widerspruch zur völkischen Ideologie stehe. Das Reichsgericht hielt im Nationalsozialismus jedoch zunächst weit gehend an seiner Position fest. Es bewahrte in einer Reihe von Urteilen Distanz gegenüber den vielfach erhobenen Forderungen nach Straffreiheit für den Arzt, der sich im volksgesundheitlichen Interesse, so die häufig vorgetragene Begründung, über den Willen des Kranken hinwegsetzen müsse. Eine in mehrfacher Hinsicht besondere Stellung nimmt eine Entscheidung vom März 1940 ein, die das letzte Reichsgerichtsurteil war, das Patientenrechte stärkte. Der entscheidende Senat verpflichtete Ärzte auch dann aufzuklären, wenn dies nach ärztlicher Ansicht für den Kranken psychisch besonders belastend war oder den Behandlungserfolg minderte:

> Selbstverständlich wird der Arzt versuchen, den Kranken vor schädlicher Ängstlichkeit zu bewahren, ja er wird ihn sogar nach den Umständen zu zuversichtlicher Beurteilung seines Zustandes veranlassen und ihn nicht unnötigerweise auf die schlimmen Folgen hinweisen, die seine Erkrankung möglicherweise hervorbringen kann. Aber das muß gegenüber der Notwendigkeit zurücktreten, daß der Arzt sich vor jedem Eingriff der klaren, auf zutreffenden Vorstellungen über Art und Folgen des Eingriffs beruhenden (wenn auch naturgemäß nicht ihre Einzelheiten umfassenden) Einwilligung des Kranken versichert. Soweit die mit ihrer Einholung verbundene Aufklärung die Herabdrückung seiner Stimmung oder gar seines Allgemeinbefindens zur Folge hat, handelt es sich um unvermeidbare Nachteile, die in Kauf genommen werden müssen.[27]

26 Universitätsarchiv Tübingen, Krankenaktenarchiv, z. B. Krankenblätter 317/232/79, 104, 117; 133/451/12, 79, 86, 87, 90, 100; 133/689/10, 47, 64, 68, 77; 133/778/3, 18, 27, 49, 78.

27 Reichsgericht in Zivilsachen, Bd. 163, S. 129-139.

Mit dieser später vom Bundesgerichtshof mehrfach zitierten Formulierung räumte das Gericht dem Selbstbestimmungsrecht des Patienten Vorrang vor der medizinischen Fürsorge des Arztes ein. Unvereinbar mit einem paternalistischen Selbstbild, betrachtete das Gericht es als zentrale ärztliche Aufgabe, für die Entscheidungsautonomie des Kranken zu sorgen. Damit war – womöglich unter dem Eindruck der zeitgleichen Patientenmorde in der »Euthanasie«-Aktion – zum ersten Mal das Prinzip des »Informed Consent«, der informierten Zustimmung, juristisch anerkannt. Das Urteil wurde im Krieg und später in der Bundesrepublik durchweg ablehnend rezipiert.

6. Aufklärung

Kurz nachdem sich in der eben gegründeten Bundesrepublik wieder ein funktionierendes Zivilleben entwickelt hatte, wurde die ärztliche Aufklärungspflicht zu dem dominierenden medizinrechtlichen und -ethischen Thema innerhalb der Ärzteschaft und blieb es bis in die 1980er-Jahre. 1951 erschien der erste Artikel in einer psychiatrischen Fachzeitschrift zum Thema »Einwilligung und Aufklärung bei psychisch Kranken«.[28] Ärzte sollten, so der prominente Jurist Adolf Schönke, stets die Einwilligungsfähigkeit von psychisch Kranken prüfen und über Therapierisiken (womit vor allem die weit verbreitete Elektrokrampftherapie gemeint war) informieren. Blickt man in die Krankenakten einer psychiatrischen Klinik, so war das empfohlene Vorgehen weit von der medizinischen Praxis entfernt, da psychisch Kranke grundsätzlich nicht um ihre Einwilligung gebeten wurden.[29] Der Bundesgerichtshof folgte jedoch 1954 der Position Schönkes und knüpfte in seiner ersten das Medizinrecht betreffenden Entscheidung, dem »ersten Elektroschockurteil«, an das Urteil des Reichsgerichts vom März 1940 und an die 1884 von Richard Keßler formulierten rechtstheoretischen Prämissen an. In weiteren Entscheidungen setzte der Bundesgerichtshof in

28 Schönke (1951).

29 Für die Wittenauer Heilstätten in Berlin siehe Noack (2004), so auch die Empfehlung des damals gängigen Praxisleitfadens für die Schocktherapien (Braunmühl [1947], S. 127).

den 1950er-Jahren seine bis heute anhaltende Rechtsprechung fort, die der Aufklärung über Diagnose und Therapierisiken einen hohen Stellenwert einräumt. Dass das Selbstbestimmungsrecht des Patienten in der Bundesrepublik zunächst ausgerechnet am Beispiel der Psychiatrie erstmals juristisch thematisiert wurde, hängt vermutlich mit ihrer aus den Patientenmorden resultierenden Sonderstellung zusammen.

Ärzte kritisierten die Judikatur seit deren Beginn. Sie nahmen die Entwicklung in der Rechtsprechung als zunehmende bürokratische Reglementierung einer als natürlich angesehenen Beziehung zwischen Patienten und Arzt und nicht als ethisches oder politisches Desiderat wahr. Mit dem Wandel zu einem weniger paternalistischen Selbstverständnis hat sich die Haltung der Ärzte seit den 1980er-Jahren jedoch deutlich geändert. Das Konzept der informierten Zustimmung hat sich, nachdem es sich in Deutschland wie in anderen Industriestaaten zuerst in der Rechtsprechung etabliert hatte, als das medizinethische Modell für die Arzt-Patient-Beziehung weitgehend durchgesetzt. Heute ist das Schlagwort des »Kalten Krieges« zwischen Ärzten und Bundesgerichtshof, das für die Debatten ab den 1950er-Jahren gebraucht wurde, fast ebenso vergessen wie die über hundert Jahre dauernde Diskussion, ob der medizinische Eingriff eine Körperverletzung sei. Ebenso hat sich der wissenschaftliche Diskurs über das Verhältnis zwischen Arzt und Patient in den letzten Jahrzehnten verschoben: Er findet heute nicht mehr primär in juristischen, sondern in psychologischen, soziologischen und medizinethischen Kategorien statt.[30]

Literatur

Brand, Ulrich (1977), *Ärztliche Ethik im 19. Jahrhundert. Der Wandel ethischer Inhalte im medizinischen Schrifttum. Ein Beitrag zum Verständnis der Arzt-Patient-Beziehung*, Freiburg.

Braunmühl, Anton von (1947), *Insulinschock und Heilkrampf in der Psychiatrie*, Stuttgart.

Deutsches Reich – Reichsgericht (1880-1945), *Entscheidungen des Reichsgerichts in Zivilsachen*, Bd. 1-172.

30 Vgl. dazu den Beitrag »Die Arzt-Patient-Beziehung« von Tanja Krones und Gerd Richter in diesem Band.

Elkeles, Barbara (1989), »Die schweigsame Welt von Arzt und Patient. Einwilligung und Aufklärung in der Arzt-Patient-Beziehung des 19. und frühen 20. Jahrhunderts«, in: *Medizin, Gesellschaft und Geschichte* 9, S. 63-91.

– (1996), *Der moralische Diskurs über das medizinische Menschenexperiment im 19. Jahrhundert*, Stuttgart.

Geilen, Gerd (1963), *Einwilligung und ärztliche Aufklärungspflicht*, Bielefeld.

Göckenjan, Gerd (1985), *Kurieren und Staat machen. Gesundheit und Medizin in der bürgerlichen Welt*, Frankfurt am Main.

Haeser, Heinrich (1875), *Lehrbuch der Geschichte der Medizin und der epidemischen Krankheiten*, Jena.

Hähner-Rombach, Sylvelyn (2004), »Hospitalization: A Contentious Issue for Patients and Health Funds in Baden, 1893-1914«, in: *Medical History* 48, S. 329-350.

Huerkamp, Claudia (1985), *Der Aufstieg der Ärzte im 19. Jahrhundert. Vom gelehrten Stand zum professionellen Experten: das Beispiel Preußens*, Göttingen.

Hulverscheidt, Marion (2002), *Weibliche Genitalverstümmelung. Diskussion und Praxis in der Medizin während des 19. Jahrhunderts im deutschsprachigen Raum*, Frankfurt am Main.

Jori, Alberto (1997), »Il Medico e il suo rapporto con il paziente nella grecia dei secoli V e IV A.C.” [The doctor and his relationship with patients in Greece in the fifth and fourth centuries B. C.], in: *Medicina nei secoli* 9, S. 189-221.

Jütte, Robert (1996), »Vom Hospital zum Krankenhaus: 16. bis 19. Jahrhundert«, in: *›Einem jeden Kranken in einem Hospitale sein eigenes Bett‹. Zur Sozialgeschichte des allgemeinen Krankenhauses in Deutschland im 19. Jahrhundert*, hg. v. Alfons Labisch und Reinhard Spree, Frankfurt am Main, S. 31-50.

Kawakita, Yosio/Sakai, Shizu/Otsuka, Yasuo (1995), *History of the Doctor-Patient Relationship*, Tokio.

Keßler, Richard (1884), *Die Einwilligung des Verletzten in ihrer strafrechtlichen Bedeutung*, Berlin.

Krecke, Albert (1931), *Vom Arzt und seinen Kranken*, München.

Lachmund, Jens/Stollberg, Gunnar (1995), *Patientenwelten. Krankheit und Medizin vom späten 18. bis zum frühen 20. Jahrhundert im Spiegel von Autobiographien*, Opladen.

Liek, Erwin (1927), *Der Arzt und seine Sendung*, München.

MacDonald, Michael (1981), *Madness, Anxiety and Healing in Seventeenth Century England*, Cambridge.

McCray Beier, Lucinda (1987), *Sufferers and Healers: The Experience of Illness in Seventeenth Century England*, London.

Moll, Albert (1902), *Ärztliche Ethik. Die Pflichten des Arztes in allen Beziehungen seiner Thätigkeit*, Berlin.

Moses, Simone (2005), *Alt und krank. Ältere Menschen in der Medizinischen Klinik der Universität Tübingen zur Zeit der Entstehung der Geriatrie 1880 bis 1914*, Stuttgart.

Noack, Thorsten (2004), *Eingriffe in das Selbstbestimmungsrecht des Patienten. Juristische Entscheidungen, Politik und ärztliche Positionen 1890-1960*, Frankfurt am Main.

Nolte, Karen (2003), *Gelebte Hysterie: Erfahrung, Eigensinn und psychiatrische Diskurse im Anstaltsalltag um 1900*, Frankfurt am Main/New York.

Osten, Philipp (2004), *Die Modellanstalt. Über den Aufbau einer »modernen Krüppelfürsorge« 1905-1933*, Frankfurt am Main.

Pelling, Margaret (1985), »Healing the Sick Poor: Social Policy and Disability in Norwich 1500-1640«, in: *Medical History* 29, S. 115-137.

– (1986), »Appearance and Reality: Barber-Surgeons, the Body and Disease«, in: *London 1500-1700: The Making of the Metropolis*, hg. von A. L. Beier und Roger Finlay, London, S. 82-112.

Porter, Roy (1985a), »The Patient's View. Doing Medical History from Below«, in: *Theory and Society* 14, S. 175-198.

– (1985b), *Patients and Practitioners*, Cambridge.

– (1994), »Quacks. An Unconscionable Time Dying«, in: *The Healing Bond. The Patient-Practitioner Relationship and Therapeutic Responsibility*, hg. von Susan Budd und Ursala Sharma, London/New York, S. 63-81.

–, Porter, Dorothy (1988), *In Sickness and in Health: The British Experience 1650-1850*, London.

Ramsey, Matthew (1988), *Professional and Popular Medicine in France, 1770-1830: The Social World of Medical Practice*, Cambridge.

Reuland, Andreas (2004), *Humanexperimente in der Weimarer Republik und Julius Moses' ›Kampf gegen die Experimentierwut‹*, Norderstedt.

Ruisinger, Marion M. (2001), »Auf Messers Schneide. Patientenperspektiven aus der chirurgischen Praxis Lorenz Heisters (1683-1758)«, in: *Medizinhistorisches Journal* 36, S. 309-333.

Schmidt, Eberhardt (1962), *Empfiehlt es sich, daß der Gesetzgeber die Fragen der ärztlichen Aufklärungspflicht regelt? Gutachten für den 44. Deutschen Juristentag*, Tübingen.

Schönke, Adolf (1951), »Juristische Fragen der psychiatrischen Praxis«, in: *Der Nervenarzt* 22, S. 161 f.

Shorter, Edward (1991), *Das Arzt-Patient-Verhältnis in der Geschichte und heute*, Wien.

Sinn, Marianne (2001), *Einwilligung und Aufklärung vor operativen Eingriffen in Deutschland 1894-1945: »... der Kranke bekommt davon, soviel er nötig hat«*, Diss. med., Freiburg.

Spree, Reinhard (1996), »Quantitative Aspekte der Entwicklung des Krankenhauswesens im 19. und 20. Jahrhundert: ›Ein Bild innerer und äußerer Verhältnisse‹«, in: *›Einem jeden Kranken in einem Hospitale sein eigenes Bett‹. Zur Sozialgeschichte des allgemeinen Krankenhauses in Deutschland im 19. Jahrhundert*, hg. v. Alfons Labisch und Reinhard Spree, Frankfurt am Main, S. 51-88.

Stolberg, Michael (2003), *Homo patiens. Krankheits- und Körpererfahrung in der frühen Neuzeit*, Köln.

Stooß, Karl (1898), *Chirurgische Operation und ärztliche Behandlung*, Berlin.

Tashiro, Elke (1991), *Die Waage der Venus. Venerologische Versuche am Menschen zwischen Fortschritt und Moral*, Husum.

Theriot, Nancy M. (2001), »Negotiating Illness: Doctors, Patients, and Families in the Nineteenth Century«, in: *Journal of the History of the Behavioral Sciences* 37, S. 349-368.

Tillmanns, Hermann (1897), *Lehrbuch der allgemeinen und speciellen Chirurgie*, Bd. 1, Leipzig.

Volkmar, Lothar (1894), »Fall Waitz«, in: *Neue Heilkunst* 6, S. 81-83.

Tanja Krones und Gerd Richter
Die Arzt-Patient-Beziehung

1. Einleitung

Wie die Familie für den Staat, so bildet der Mikrokosmos der Arzt-Patient-Beziehung für die Struktur des Gesundheitssystems die konstitutive Basis. Von dem Gelingen dieser Beziehung hängen nicht nur die Gesundheit der Patienten und die Zufriedenheit der Ärzte mit ihrem Beruf ab. Die in der Arzt-Patient-Beziehung ausgehandelten Einzelentscheidungen summieren sich auf der Makroebene des Gesundheitssystems, beeinflussen dessen weitere Ausrichtung, stabilisieren oder destabilisieren die das System tragenden Institutionen. Umso erstaunlicher ist es, dass ethische Reflexionen und medizinsoziologische Untersuchungen zur Arzt-Patient-Beziehung nach einer Phase verstärkter Aufmerksamkeit in den 1970er-Jahren in Deutschland eher zurückgegangen sind.[1] In den angloamerikanischen Ländern wurden in den letzten Jahren verschiedene Modelle der Arzt-Patient-Beziehung weiterentwickelt und deren Wirkung erforscht. Insbesondere die Modelle des »shared decision making« (deutsch am ehesten »partizipative Entscheidungsfindung«) und des »evidence-based patient choice« (»evidenzbasierte Patientenentscheidung«) werden als viel versprechende Weiterentwicklungen der historisch älteren Modelle der patientenzentrierten Interaktion und des »informed choice« gehandelt. Sie fließen erst in jüngster Zeit in die deutsche Diskussion wieder verstärkt ein.[2]

In unserem Beitrag stellen wir zunächst die zurzeit gängigen Modelle der Arzt-Patient-Beziehung dar, die sich insbesondere nach dem Grad der in der Interaktion verwirklichten Patientenautonomie unterscheiden. Diese ist eng verbunden mit der Rolle, die der zweite Interaktionspartner, der Arzt, ausübt bzw. die ihm zugeschrieben wird, sowie mit den zugrunde liegenden Haltungen beider Interaktionspartner, ihren Rechten, Pflichten und Verantwortlichkeiten für getroffene Entscheidungen (siehe *Tabelle 1*). Dabei

1 Vgl.Grefe (2000).
2 Vgl. Scheibler/Pfaff (2003), Härter u. a. (2005), Isfort u. a. (2004).

	Paternalismus	Deliberatives Modell: Patientenzentrierung/SDM	Vertragsmodell: Informed Choice	Vertragsmodell: Kundenmodell
Autonomie des Patienten	o	+	++	++
Arztrolle	Hüter	Partner	technischer Experte	Dienstleister
Informationsaustausch	Arzt an Patient	zwei-/mehrseitig Arzt, Patient und weiterer Kontext	Arzt an Patient	Patient an Arzt, Arzt an Patient, wenn eingefordert
Informationsinhalte	medizinische, rechtlicher Minimalstandard	medizinisch und persönlich	medizinisch, möglichst optimal evidenzbasiert	persönlich und medizinisch, wenn gewünscht
Entscheidungsfindung/ Verantwortung	Arzt	Arzt und Patient	Patient	Patient

Tabelle 1: Modelle der Arzt-Patient-Beziehung, modifiziert nach Scheibler u. a. (2003), Glyn/Charles (2001)

bezieht sich der normative Begriff der Autonomie nicht ausschließlich auf die Entscheidungskompetenz der Patienten. Die moralische Bedeutung des Autonomiebegriffs liegt in der Anerkennung des Rechts eines jeden Menschen auf Achtung seines Willens, die auch eine Haltung des Arztes in der Arzt-Patient-Beziehung darstellt.[3]

In den unterschiedlichen Modellen der Arzt-Patient-Beziehung zeigen sich nicht nur unterschiedliche Haltungen in Bezug auf den Begriff der Autonomie. Den Modellen liegen darüber hinaus implizit unterschiedliche Konzepte von Gesundheit und Krankheit sowie des Zusammenhangs von Fakten und Werten zugrunde. Bei der ethischen Bewertung einer jeden Handlung (hier der Interaktion zwischen Arzt und Patient) reicht es jedoch nicht aus, die ihr zugrunde liegenden Normen, Prinzipien und Haltungen aus philosophischer Perspektive zu bewerten. So müssen sich diese Normen auch einer kritischen Überprüfung aus der Patienten- und Gesellschaftsperspektive stellen. Nach der deskriptiven Darstellung fünf »idealtypischer« Modelle (Paternalismus, Patientenzentrierung, SDM, »informed choice« und Kundenmodell), die sich in drei übergeordneten Kategorien (Paternalismus, deliberatives Modell und Vertragsmodell) zusammenfassen lassen (siehe *Tabelle 1*), nehmen wir daher auch die Praxis in den Blick und fragen, welche Modelle gewünscht und praktiziert werden und welche Folgen sie nach bisheriger Datenlage auf allen Ebenen des Gesundheitssystems haben, um dann zu einer abschließenden ethischen Bewertung des derzeitigen »state of the art« der Arzt-Patient-Beziehung zu kommen.

2. Idealtypische Modelle der Arzt-Patient-Beziehung

Im folgenden Abschnitt werden insgesamt fünf der in der medizinischen Praxis vorkommenden idealtypischen Modelle von Arzt-Patient-Beziehungen und Interaktionen vorgestellt. Der Begriff des Idealtypus bedeutet, dass diese Kategorien zur Systematisierung einer Vielzahl von Einzelhandlungen verwendet werden, die jedoch in der Praxis als Reinformen selten vorkommen. So haben dieselben Agenten mit unterschiedlichen Interaktionspartnern, in unter-

3 Vgl. Rehbock (2005).

schiedlichen Situationen oder zu unterschiedlichen Zeitpunkten Präferenzen für verschiedene Handlungsmodelle. Jedoch zeigen sich sowohl bei Ärzten als auch bei Patienten, je nach Persönlichkeit und gemachten Erfahrungen, relativ stabile Einstellungsmuster sowie ein mehr oder weniger stabiles Rollenverhalten in der Arzt-Patient-Interaktion.

2.1 Das paternalistische Modell

Dieses Modell der Arzt-Patient-Beziehung ist dadurch gekennzeichnet, dass hier der Arzt aufgrund seines Expertenwissens den Patienten bei der Bestimmung dessen, was das Beste für das akute Problem des Kranken ist, in eine abhängige und passive Rolle bindet. Ausschlaggebend dafür ist die Ansicht, dass der Arzt aufgrund seiner fachlichen Qualifikation am besten weiß, was das für den Patienten richtige Vorgehen ist. In einer paternalistischen Arzt-Patient-Beziehung wird davon ausgegangen, dass allgemein gültige und objektive Kriterien zur Bestimmung des Besten für den Patienten vorhanden sind. Dem Modell liegt so auch ein Konzept von Krankheit zugrunde, welches mit dem biomedizinischen oder naturwissenschaftlichen Krankheitsmodell (engl. »disease« = objektive Krankheitsebene) umschrieben werden kann. Der Arzt handelt in diesem stark asymmetrischen Beziehungsmodell als fürsorgender Helfer gegenüber dem passiven Kranken, artikuliert und implementiert die für den Patienten nach ärztlicher Auffassung beste Therapie. Es ist weithin anerkannt, dass ein solches paternalistisches Beziehungsmodell in Fällen von notfallmedizinischen Maßnahmen gerechtfertigt sein kann, da hier das Interesse des Patienten zu überleben unterstellt werden kann und die notwendigen Maßnahmen in aller Regel seinem mutmaßlichen Willen entsprechen.

Aus der paternalistischen Arzt-Patient-Beziehung ergibt sich eine bestimmte Konstellation der Aufklärung und Einwilligung des Patienten, die als »Informed Consent« (»informierte Zustimmung«) bezeichnet wird. Der Informed Consent im Rahmen von Diagnostik und Therapie umfasst (1) die Information des Patienten über seine medizinische Situation, (2) die Darstellung der ärztlich präferierten Therapieoptionen im Kontext der jeweiligen Prognose, (3) die Sicherstellung bzw. Feststellung, dass der Patient seine medizinische

Situation und die Vorschläge zum weiteren diagnostischen oder therapeutischen Prozedere verstanden hat, (4) die Zusicherung der Entscheidungsfreiheit unter besonderer Berücksichtigung des Patientenwillens und (5) die (informierte) Zustimmung bzw. die (informierte) Ablehnung des Patienten zu einer Maßnahme. Die informierte Zustimmung bildet das legale und ethische Minimum der Einwilligung eines Patienten in einen medizinischen Eingriff. Ohne diese Zustimmung wird jeder ärztliche Eingriff zu einer strafbaren Körperverletzung.

Im Rahmen der paternalistischen Arzt-Patient-Beziehung wird der Informed Consent in dem Sinn verstanden, dass die informierte Zustimmung des Patienten in die vom Arzt vorgeschlagenen und erläuterten Therapiemaßnahmen eingeholt wird. Aufgrund der Priorität des Aspektes des Patientenwohls fehlt dem Informed Consent in dieser Beziehung das Moment der Wahlfreiheit, da dem Patienten keine alternativen Behandlungsoptionen (einschließlich der Möglichkeit des Verzichts auf die Behandlung) gleichwertig erläutert werden. Das paternalistische Modell, welches dem Patienten lediglich eine solche Einwilligung oder Ablehnung ärztlich präferierter Maßnahmen zubilligt,[4] war einer der Kristallisationspunkte der Analyse und Kritik der bioethischen Disziplin in den Anfängen ihrer Institutionalisierung.[5] Die Kritik konzentrierte sich vor allem darauf, dass in einer modernen, pluralistischen, säkulär-liberalen Gesellschaft nicht mehr vorausgesetzt werden kann, dass Arzt und Patient gleiche oder ähnliche Ansichten darüber teilen, was das Beste für den Patienten ist. Da die Autonomie eines jeden Menschen bei allen Lebensentscheidungen zentral zu berücksichtigen ist, spielen Werte und Präferenzen des Patienten demnach auch bei medizinischen Entscheidungen eine herausragende Rolle.

4 In den Anfängen der bioethischen Diskussion musste das ethische Minimum der informierten Zustimmung im damals herrschenden paternalistischen Grundmodell der Arzt-Patient-Beziehung jedoch ebenfalls erkämpft werden. Die Einholung einer informierten Zustimmung war noch in den 50er-Jahren des letzten Jahrhunderts nicht explizit juristisch vorgeschrieben.

5 Vgl. den Beitrag von Thorsten Noack und Heiner Fangerau, »Zur Geschichte des Verhältnisses von Arzt und Patient in Deutschland« in diesem Band.

2.2 *Das partnerschaftlich-deliberative Modell (Patientenzentrierung, SDM)*

Das partnerschaftlich-deliberative Modell der Arzt-Patient-Beziehung umfasst zwei Ansätze, die beide Varianten dieses Modells darstellen: die *patientenzentrierte Arzt-Patient-Beziehung* (»patient-centredness«) und die *partizipative Entscheidungsfindung* (»shared decision making«, SDM). Beide weisen begrifflich und von ihrem Fokus her Unterschiede auf und werden daher in der deutschen und internationalen Literatur differenziert:[6] Der Fokus der historisch älteren, patientenzentrierten Methode liegt etwas mehr auf der Ebene der Informationssammlung, auf dem Verstehen der Patientenperspektive und einem biopsychosomatisch ganzheitlichen Verständnis von Gesundheit und Krankheit, während SDM etwas mehr auf die Entscheidungssituation abhebt. Beide Komponenten werden daher einzeln beschrieben, münden jedoch in das gleiche praktische Ziel.[7] Gemäß einem partizipativ-deliberativen Konzept teilen Arzt und Patient Informationen über die Rollenpräferenz des Patienten, die Erkrankung und mögliche Behandlungsoptionen und gelangen so zu einer gemeinsam befürworteten und zu verantwortenden Entscheidung im Sinne eines Konsenses, der möglicherweise noch weitere relevante Andere (Familie, Behandlungsteam) einbezieht (vgl. *Abbildung 1*).

Im patientenzentrierten Modell der Arzt-Patient-Beziehung wird die artifizielle Aufspaltung des Patienten in Subjekt und Objekt, die dem biomedizinisch-mechanistischen Konzept von Krankheit zugrunde liegt, aufgehoben. Im Rahmen dieses Ansatzes wird die subjektive Wirklichkeit des Patienten ernst genommen und in die gemeinsame Wirklichkeit der Arzt-Patient-Beziehung überführt.[8] Die Bedeutungen von »disease« als objektiver Diagnose und von »illness« als subjektivem Erleben und Verstehen werden auf der Ba-

6 Vgl. dazu für den angloamerikanischen und den niederländischen Kontext grundlegend Charles u. a. (1999), Towle/Godolphin (1999), Stewart/Brown (2001), Glyn/Charles (2001). Für den deutschen Kontext vgl. Scheibler/Pfaff (2003), Härter u. a. (2005).

7 Scheibler/Pfaff (2003) sind der Auffassung, die patientenzentrierte Methode sei paternalistischer ausgerichtet und lasse den Patienten nicht wahrhaft mitentscheiden. Wir teilen in diesem Punkt die Ansicht der Autoren nicht.

8 Uexküll/Wesiack (1998).

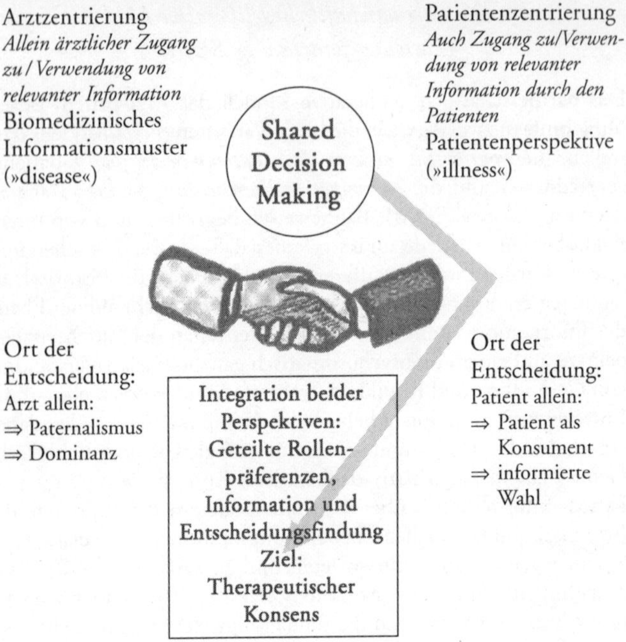

Abbildung 1: Das deliberative Modell der Entscheidungsfindung zwischen Arzt- und Patientenzentrierung.

sis eines holistischen Gesundheits- und Krankheitskonzeptes von Arzt und Patient gemeinsam erarbeitet.[9] Dabei wird anerkannt, dass in der Arzt-Patient-Beziehung Abhängigkeiten und Asymmetrien bestehen. Diese ergeben sich einerseits durch die Krankenrolle, die oft mit Ängsten, Unsicherheiten und Hilflosigkeit verbunden ist, und andererseits aufgrund des medizinischen Expertenwissens. Die drei Grundprinzipien patientenzentrierter Arzt-Patient-Beziehungen, die bisher am dezidiertesten von der feministisch orientierten Care-Ethik (Beziehungsethik) ausgearbeitet wurden und dieser zugrunde liegen, sind die Prinzipien der relationalen und optionalen Autonomie sowie das Prinzip der Fürsorge.[10]

9 Stewart (1995).

10 Vgl. die Kritik der feministischen Ethik am liberalen, rationalen Konzept der

Das Konzept der relationalen Autonomie erkennt an, dass Menschen, insbesondere als Patienten, immer eingebunden sind in Beziehungen und Abhängigkeiten, welche in den medizinischen Entscheidungssituationen jeweils mitberücksichtigt werden müssen. Bei diesem Idealtypus der Arzt-Patient-Beziehung geht es darum, dass trotz unterschiedlicher Wissensverteilung der jeweils Andere das Gegenüber als gleichrangigen Partner ernst nimmt. Konstitutiv ist für dieses Modell, dass der Arzt der Experte für medizinische Sachfragen, der Patient jedoch der Experte hinsichtlich seiner Biografie und seines Lebensentwurfs ist. Er wird durch seine Mitwirkung am Prozess der medizinischen Dienstleistung selbst aktiv und trägt dadurch wesentlich zur Prozess- und Ergebnisqualität bei.

Das Prinzip der optionalen Autonomie meint, dass die Fürsorge und Verantwortung des Arztes dem prinzipiell verletzlichen Menschen gegenüber darin besteht, dem Patienten nur so viel Autonomie zuzumuten, wie er selbst beanspruchen möchte. Dies entspricht dem Aspekt der geteilten Rollenpräferenzen von Arzt und Patient (vgl. *Abbildung 1*), wobei die Präferenzen vom Patienten ausgehen und vom Arzt implizit oder explizit erfragt und berücksichtigt werden müssen.

Hier steht das Fürsorgeprinzip nicht mehr im Gegensatz bzw. in Konkurrenz zum Autonomieprinzip. Vielmehr wird in der Ermöglichung bzw. Herstellung der höchstmöglichen Autonomie und Selbstbestimmung des Patienten eine zentrale Aufgabe ärztlicher Fürsorge gesehen. Das in diesem Modell der Arzt-Patient-Beziehung vertretene normative Fürsorgeprinzip versteht den Begriff der Fürsorge so, dass in einer fürsorglichen Beziehung nicht nur das Wohl, sondern immer auch der Wille des Menschen zu achten ist.

Mit diesem umfassenderen Verständnis von Fürsorge weist das partnerschaftlich-deliberative Modell weit über das paternalistische Modell der Arzt-Patient-Beziehung hinaus. Es findet demnach ein Paradigmenwechsel statt: vom »Wissen als Macht« zum »Wissen beider Partner als unverzichtbare Voraussetzung für eine eigenständige Entscheidung«.[11] Gerade dieser Aspekt wird in Übereinstimmung mit dem Konzept des »shared decision making« gese-

Autonomie, dem das Konzept der relationalen Autonomie oder auch Autokoenomia, dem gleichzeitigen Wirken von Selbst- und Fremdbestimmung im menschlichen Handeln (Mackenzie/Stoljar 2000), entgegengesetzt wird.

11 Peintinger (2003).

hen.[12] Die Bezeichnung »shared decision making« (SDM: Patient als Partner im medizinischen Entscheidungsprozess) wurde erstmals Ende der 1970er-Jahre in England als ein Modell der Arzt-Patient-Beziehung erwähnt.[13] Erst in den 1990er-Jahren wurde das Modell jedoch systematisch strukturiert und empirisch untersucht, und es wurden Vorschläge für seine Implementierung erarbeitet.[14] Es wurzelt insgesamt in dem Konzept der Patientenzentrierung, bezieht sich jedoch explizit auf Entscheidungssituationen. Der Begriff des SDM betont dabei die Einbeziehung des Patienten nicht nur in den gegenseitigen Informationsaustausch, sondern auch in die abschließende Behandlungsentscheidung. Arzt und Patient einigen sich nach dem gegenseitigen Informationsaustausch (über medizinische Fakten, ärztliche Prioritäten, subjektive Präferenzen) über ein gemeinsames Ziel, welches die medizinischen Fakten genauso berücksichtigt wie die Patientenbedürfnisse und -präferenzen. In einer solchen Diskussion gibt es daher neben den Patientenvorstellungen auch Platz für ärztliche Empfehlungen, die allerdings in den Kontext der je individuellen Patientenbiografie gestellt werden müssen. Hierzu ist es auch notwendig, dass der Arzt mit dem Patienten eine Diskussion hinsichtlich der angestrebten Gesundheitsziele führt. In dieser Diskussion kommen einerseits Verantwortlichkeiten und Rechte des Patienten zur Sprache, andererseits mögliche Ziele, Chancen und Risiken einer medizinischen Intervention (Diagnostik, Therapie, Präventionsmaßnahmen) wie auch positive und negative Konsequenzen, wenn keine Intervention vereinbart oder die Entscheidung verschoben wird. In diesem Sinn entspricht der in dieser Arzt-Patient-Beziehung beschriebene Entscheidungsprozess dem Verlauf eines Informed-Consent-Prozesses, der dem Patienten auf der einen Seite größtmögliche Autonomie zubilligt und auf der anderen Seite den Fürsorgeaspekt hinsichtlich Patientenwohl und Patientenwillen ernst nimmt.

Es sollte deutlich geworden sein, inwieweit sich dieses Modell einer durch SDM erweiterten informierten Zustimmung hinsichtlich der Entscheidungsautonomie vom oben beschriebenen »ethisch-

12 Vgl. dazu Stewart/Brown (2001) und Glyn/Charles (2001), die sich hinsichtlich der patientenzentrierten Methode und des »shared decision making« aufeinander beziehen. Vgl. auch Anmerkung 6.

13 Vgl. Maple (1977).

14 Vgl. grundlegend Charles (1999).

legalen Minimum« des Informed Consent in der paternalistischen Beziehung unterscheidet. Als besonders angemessen wird das Modell für Entscheidungssituationen angesehen, in denen vonseiten der Medizin keine klaren Evidenzen für einen bestimmten Behandlungsweg vorliegen (so genannte Equipoise-Situationen, was immerhin noch bei mindestens 50 Prozent aller klinischen Entscheidungen der Fall ist[15]) oder bei denen die Wirkungen und Nebenwirkungen verschiedener Maßnahmen oder Medikamente qualitativ sehr unterschiedlich sind, sowie bei Richtungsentscheidungen im Therapiegeschehen, bei denen die Patientenpräferenzen, die subjektiven Beurteilungen des Patienten von Risiken, Chancen und der antizipierten Beeinflussung der Lebensqualität eine entscheidende Rolle in der Auswahl der für den Patienten besten Therapie spielen.[16]

2.3 Das Vertragsmodell (Informationsmodell, Kundenmodell)

Das Vertragsmodell der Arzt-Patient-Beziehung umfasst zwei Konzepte, zum einen das *Informationsmodell* (engl. »informed (evidence-based) choice«), zum anderen das so genannte *Kundenmodell* (engl. »consumerism«). Gemeinsam ist beiden Modellen, dass sie dem Patienten die größtmögliche Autonomie zubilligen. Der Patient wird als »rationaler« Akteur konzipiert, der aufgrund der dargebotenen bzw. von ihm selbst eingeforderten oder recherchierten Informationen sowie aufgrund seiner eigenen Präferenzen in alleiniger Verantwortung die Entscheidung über therapeutische Maßnahmen trifft. Differenzen zwischen Informations- und Kundenmodell bestehen jedoch in der Art und dem Inhalt der Informationen und ihrer Vermittlung und so auch in der Rolle des Arztes (vgl. oben *Tabelle 1*). Faktenebene und Wertebene sind beim Vertragsmodell, anders als beim oben beschriebenen deliberativen Modell, komplett getrennt, da der Arzt im Informationsmodell lediglich sein technisches Expertenwissen zur Verfügung stellt, sodass der Patient aufgrund seines Lebensentwurfes und seiner Werteinstellungen eine persönliche Wahl treffen kann oder, wie im Kundenmodell, nur sei-

15 Vgl. Muir Gray (2001).
16 Vgl. Kassirer (1994).

ne persönlichen Präferenzen mitzuteilen braucht. Beide Modelle werden im Folgenden skizziert, zunächst das Informationsmodell.

Als Gegenentwurf zum in der Moderne entstandenen professionellen Paternalismus wird beim Informationsmodell – wie auch beim Kundenmodell – dem Patienten die größtmögliche Entscheidungsmacht zugeschrieben. Diese beruht auf dem Respekt vor der Autonomie (wörtlich Selbstgesetzgebung), dem im Liberalismus erkämpften Recht auf Selbstbestimmung eines jeden Menschen, unabhängig von wissenschaftlichen oder kirchlichen Autoritäten. Die medizinischen Informationen werden, anders als beim Kundenmodell, vom ärztlichen Fachmann vor einer Therapieentscheidung, basierend auf den Prinzipien der Transparenz[17] und Wahrhaftigkeit (»veracity«),[18] obligat geliefert. Sie bilden neben der zentralen Stellung des Autonomieaspektes die wesentlichen ethischen Grundlagen des Informed-Choice-Konzepts. Sehr deutlich wird die zentrale Stellung dieses Modells in der 2002 in Rom vorgelegten, insgesamt 14 Rechte umfassenden Europäischen Patientenrechtscharta, welche das Recht auf umfassende Information und freie Wahl der Therapie wie folgt formuliert:[19]

> Right to Consent: Every individual has the right of access to all information that might enable him or her to actively participate in the decisions regarding his or her health; this information is a prerequisite for any procedure and treatment, including the participation in scientific research.
>
> Right to Free Choice: Each individual has the right to freely choose from among different treatment procedures and providers on the basis of adequate information.

Hier wird ebenso wie beim SDM-Konzept deutlich, inwiefern sich diese Art der Information vom legalen Minimum des Informed Consent unterscheidet. Im Idealfall wird die Information mittels so genannter evidenzbasierter Entscheidungshilfen (engl. »decision aids«) dargeboten, sodass der Patient tatsächlich die aktuellsten evidenzbasierten Informationen über Prognose ohne Therapie, absolute und relative Risikoreduktion durch Therapie sowie absolutes und

17 Vgl. Brody (1989).

18 Vgl. Edwards/Glyn (2001).

19 Vgl. European Charta (2002); online unter ⟨www.activecitizenship.net/health/ec.htm⟩ (zuletzt aufgerufen am 1. 6. 2006).

relatives Risiko für das Auftreten relevanter Nebenwirkungen aller denkbaren Therapien, zugeschnitten auf seine spezifische Situation, erhält. Solche Entscheidungshilfen, an die wissenschaftlich höchste Anforderungen gestellt werden, werden seit einigen Jahren insbesondere am Ottawa Health Research Institute entwickelt und gesammelt; sie stehen im Internet zur Verfügung.[20] Erste Entscheidungshilfen werden zurzeit ebenfalls in Deutschland entwickelt und getestet.[21] Nach dem »Informed-(evidence-based)-choice«-Modell entscheidet sich der Patient dann alleine oder nachdem er sich mit Familie und Freunden besprochen hat für die Therapie oder Maßnahme, die seinen Präferenzen am ehesten entspricht. Als Paradigma hat sich das Modell in der humangenetischen, so genannten nondirektiven Beratung etabliert. In diesem Kontext sind Ärzte dazu aufgefordert, sich nach Bereitstellung umfassender medizinischer Information hinsichtlich einer professionellen Empfehlung für die einzuschlagende Maßnahme vollkommen zurückzuhalten.

Der Typus des »consumerism« als Modell der Arzt-Patient-Beziehung wird seit den 90er-Jahren des 20. Jahrhunderts immer häufiger diskutiert, insbesondere infolge der ökonomischen Veränderungen im Gesundheitswesen. Krankenkassen definieren sich neuerdings als Gesundheitskassen und bieten dem Klienten oder Kunden »Patient« Beratung, Behandlung und Gesundheitsleistungen an. Dieses Vertragsmodell beruht auf dem Konzept einer völligen Autonomie des Patienten, der als Konsument konzipiert wird, welcher auf dem freien Markt der Gesundheitsleistungen durch Ärzte, die als Dienstleister auftreten, die Gesundheitsleistungen erhält, die er kaufen möchte. Ob er dabei fachlich ausreichend gut informiert ist oder nicht, liegt in der Verantwortung des Patienten selbst: Er kann sich über das Internet informieren, seinen Arzt um Informationen bitten oder als mündiger Bürger auch auf medizinische Informationen verzichten. In diesem Modell hat der Konsument/Patient die größtmögliche Entscheidungsbefugnis, er kann sich tatsächlich »unbeeinflusst« entscheiden. Beispielsituationen, in denen das Konsumentenmodell heute schon in Reinform praktiziert wird, finden sich neuerdings beim Erwerb von individuellen Gesundheitsleis-

20 Vgl. ⟨www.ohri.ca/DecisionAid/⟩ (zuletzt aufgerufen am 1. 6. 2006).

21 Vgl. auch die aktuelle Initiative »Unabhängige Patienteninformation« des Instituts für Qualität und Wirtschaftlichkeit im Gesundheitswesen (IQWIG), online unter ⟨www.gesundheitsinformation.de⟩ (zuletzt aufgerufen am 1. 6. 2006).

tungen (IGeL) wie Hightech-Zusatzuntersuchungen oder ästhetisch-medizinischen »Wellness«-Leistungen. Der Arzt ist in diesem Modell seiner genuin ärztlichen Mitverantwortung weitestgehend enthoben.

Die »obligatorische Autonomie«, wie sie im Informationsmodell und Kundenmodell anvisiert wird, wurde konzeptuell dahingehend kritisiert, dass sie zum einen die Patienten mit ihrer Entscheidung allein lässt und den fundamentalen Beziehungsaspekt der Arzt-Patient-Interaktion nicht beachtet, was vom Patienten als Verlassenwerden (»abandonment«)[22] empfunden werden kann. Zum anderen wird der Arzt seiner Verantwortung für die Entscheidung enthoben, was seinem professionellen Selbstverständnis entgegensteht. Dieses Interaktionsmodell von Arzt und Patient bzw. diese ärztliche Haltung wird auch als »Autonomismus«[23] bezeichnet, da hier eine Haltung der Indifferenz (Gleichgültigkeit) zum Ausdruck kommt, die jeglichen Aspekt der Fürsorge vermissen lässt. Diese Haltung verkennt, dass auch der entscheidungsfähige Patient auf Fürsorge im Sinn von Patientenwohl *und* Patientenwillen angewiesen ist, um eine rationale und autonome Entscheidung treffen zu können. Befürworter des Modells einer obligatorischen Autonomie wenden dagegen ein, es sei unstrittig, dass der Patient allein die Folgen der Entscheidung zu tragen habe und er daher nicht nur rechtlich, sondern auch ethisch als alleiniger Entscheidungsträger anzusehen sei.

Exkurs: Der nicht entscheidungsfähige Patient

Im medizinischen Alltag trifft der Arzt jedoch nicht nur auf entscheidungsfähige Patienten, die ihren Willen im Gespräch mitteilen können. In vielen Bereichen wird der Arzt auch mit Patienten konfrontiert, die nicht entscheidungsfähig sind. So kann es erforderlich sein, dass z. B. kritisch kranke Patienten auf Intensivstationen in der Situation einer fortgesetzten Beatmungspflichtigkeit über längere Zeit intubiert unter Narkosemitteln stehen und damit nicht mehr entscheidungsfähig sind. Auch der Hausarzt wird insbesondere bei seinen chronisch kranken Patienten in der Sterbephase Situationen

22 Vgl. Quill/Brody (1996).
23 Vgl. Rehbock (2005), S. 320 ff.

antreffen, in denen Patienten nicht mehr entscheidungsfähig sind. Hier gilt es festzustellen, inwiefern der Einsatz von Maximalmedizin in solchen Situationen lediglich eine Leidens- und Sterbensverlängerung bedeutet und ob es im Sinne des Patienten ist bzw. seinem Willen entspricht, solche Maßnahmen durchzuführen. Aus dem grundgesetzlich verbürgten Recht eines jeden Menschen auf Selbstbestimmung ergibt sich für jeden Patienten auch in der letzten Lebensphase das Recht auf Achtung seiner Autonomie. Daraus folgt, dass die ärztliche Verpflichtung zur Lebenserhaltung dort endet, wo der Patient eine solche Behandlung nicht (mehr) wünscht. Gilt der tatsächliche Patientenwille als Legitimation jeder ärztlichen und/oder pflegerischen Maßnahme, so stellt sich die Frage, wie in Situationen, in denen der Patient nicht mehr entscheidungsfähig ist, dennoch eine ethisch gut begründete Entscheidung getroffen werden kann.

Bei Patienten, die vorübergehend oder dauerhaft nicht entscheidungsfähig sind, muss aufgrund der Unmöglichkeit der Feststellung des tatsächlichen Patientenwillens auf den im Voraus verfügten oder den mutmaßlichen Willen rekurriert werden. Der vorausverfügte Patientenwille kann z. B. in einer Patientenverfügung oder einer Vorsorgevollmacht festgehalten sein. Der mutmaßliche Wille bezieht sich auf frühere Äußerungen und Wertvorstellungen eines Patienten, wenn er aktuell nicht mehr in der Lage ist, seinen Willen kundzutun und seinen Willen nicht zuvor schriftlich oder mündlich explizit geäußert hat.

In Entscheidungssituationen bei nicht (mehr) einwilligungsfähigen Patienten ist es zunächst die Aufgabe des Arztes, zu überprüfen, ob der vorausverfügte Wille auf die konkrete Entscheidungssituation anwendbar ist. Ist ein vorausverfügter Wille nicht vorhanden, ist der behandelnde Arzt verpflichtet, den mutmaßlichen Willen für die in Frage stehende Entscheidung gemeinsam mit so genannten Stellvertretern zu ermitteln bzw. zu erarbeiten, sodass dann jeweils im Sinne des Patienten, d. h. dem Patientenwillen entsprechend, gehandelt werden kann. Als Stellvertreter in der Situation der Entscheidungsunfähigkeit eines Patienten kommen vom Amtsgericht bestellte Betreuer (gesetzliche Betreuer) oder eine vom Patienten selbst ernannte Person als Bevollmächtigte in Frage. Aussagen von Angehörigen und Freunden können dem Arzt bei der Erarbeitung bzw. der Ermittlung des mutmaßlichen Patientenwillens ebenfalls hilfreich sein. Damit kommt der so genannte »Substituted-judgement«-Standard zum Tragen: Die Stellvertreter des Patienten sind dazu aufgefordert, dem mutmaßlichen Willen des Patienten Aus- und Nachdruck zu verleihen.

Hierbei ist von besonderer Bedeutung, dass dem Stellvertreter nicht die Last einer Entscheidung aufgeladen wird. Unter dem Aspekt des »Substituted-judgement«-Standard sollte der Stellvertreter nach erfolgter Aufklärung durch den Arzt im Sinne des Patienten entscheiden. Das bedeutet, dass nicht nach der Einstellung und der Entscheidung des nahen Dritten zu fragen ist. Vielmehr sollten die behandelnden Ärzte an den Stellvertreter folgende Frage stellen: »Was, meinen Sie, aus der Kenntnis der Lebensgeschichte des Patienten heraus, hätte der Patient für sich in dieser Situation gewollt, wenn er noch entscheiden könnte?« Das ermöglicht zum einen dem behandelnden Arzt, den mutmaßlichen Willen des Patienten herauszufinden. Für den Stellvertreter bedeutet es zum anderen, dass er nicht allein die Verantwortung für die getroffene Entscheidung aufgebürdet bekommt oder gar tragen muss. Die Überlegungen des Stellvertreters sind damit aufgehoben in der Feststellung des mutmaßlichen Patientenwillens durch den Arzt. Die aufgezeigte Frage an die Angehörigen oder den Entscheidungsstellvertreter ist ethisch grundsätzlich zu unterscheiden von der so oft gehörten Aufforderung in einer solchen Situation: »Bitte sagen Sie, entscheiden Sie, was jetzt getan werden soll, was wir tun sollen!« Letztgenannter Bitte ist nicht nur unmöglich nachzukommen, da sie an eine andere Person als den Patienten gerichtet ist. Sie missachtet auch die Autonomie des entscheidungsunfähigen Patienten grob fahrlässig, überfordert die gefragten Dritten, birgt die Gefahr, dass der betreuende Arzt in dieser Situation seine Verantwortung auf andere abschiebt, und ist damit ethisch und rechtlich nicht legitimierbar. In der Erarbeitung des mutmaßlichen Patientenwillens im Rahmen des »Substituted-judgement«-Standards realisiert sich das normative Autonomieprinzip unter Achtung der Autonomie in einem sehr weiten und formalen Sinn als Achtung des Willens, der auch unter der Bedingung mangelnder Entscheidungskompetenz und fehlender aktueller Willensäußerung festgestellt werden kann. Dabei entspricht die Ermittlung des mutmaßlichen Patientenwillens dem normativen Fürsorgeprinzip, welches ebenso das Wohl des Patienten wie auch dessen Willen einschließt. Lassen sich in seltenen Ausnahmefällen, trotz aller Anstrengungen von ärztlicher Seite und nach redlichem Bemühen, keine Hinweise auf den (mutmaßlichen) Willen des Patienten finden, so ist die ärztlich indizierte Maßnahme durchzuführen,[24] d. h., erst dann ist das paternalistische Prinzip des so genannten »Best-interest«-Standards gerechtfertigt.

3. Anspruch und Wirklichkeit: Realität von Arzt-Patienteninteraktionen und Präferenzen von Ärzten und Patienten

Nach der Beschreibung der fünf idealtypischen Modelle der Arzt-Patient-Beziehung und der drei übergeordneten Kategorien stellen sich weiterführend die Fragen, welche Modelle in der Realität vorkommen und welche Modelle von Ärzten und Patienten in unterschiedlichen Situationen präferiert werden. Im folgenden Abschnitt wird geschildert, welche Modelle sich in der Praxis hinsichtlich relevanter klinischer, ökonomischer und subjektiver Ergebnisse bisher am besten bewährt haben.

Wie bereits oben beschrieben, kommen die idealtypischen Muster der Arzt-Patient-Beziehung selten in Reinform vor. Ein Arzt, der von seiner Haltung und Persönlichkeit her der Patientenautonomie einen hohen Stellenwert einräumt, kann in manchen Situationen »paternalistisch« agieren. Patienten, die immer einen großen Wert auf eigenverantwortliche Entscheidungen gelegt haben, können in lebensbedrohlichen Situationen mit Hilflosigkeit reagieren und die Entscheidungsverantwortung abgeben wollen. Unabhängig von der situativen Komponente kann man aufseiten der Ärzte jedoch auch tief verwurzelte Einstellungsschemata feststellen, die das Auftreten einer bestimmten Arzt-Patienteninteraktion wahrscheinlich machen. Seit Längerem ist bekannt, dass Studierende der Medizin am Anfang ihres Studiums der Patientenautonomie einen deutlich größeren Stellenwert einräumen als am Ende ihres Studiums.[25] Die Sozialisation im Studium führt demnach zu paternalistischeren Verhaltensweisen, u. a. durch ärztliche Vorbilder, die fachlich kompetent, aber paternalistisch agieren, sodass das »versteckte« Curricu-

24 Vgl. BGH (1995), Bundesärztekammer (2004).

25 Vgl. Richter (1994), Burger u. a. (2003).

lum Ärztinnen und Ärzte hervorbringt, die weniger patientenzentriert agieren, als es ihren ursprünglichen Neigungen entsprochen hätte.[26]

Wie stellen sich Patienten eine optimale Arzt-Patient-Beziehung vor? Zum Status quo liegen mehrere Untersuchungen vor, zum einen auf der Bevölkerungsebene, zum anderen bei bestimmten Patientengruppen. Fast alle bisherigen Untersuchungen ergaben, dass man zwischen dem Bedürfnis von Patienten nach umfassender Information sowie dem Angebot verschiedener Wahlmöglichkeiten einerseits und dem Bedürfnis nach Mitbestimmung bei endgültigen Therapieentscheidungen andererseits trennen sollte.[27] Während das Bedürfnis nach umfassender Information und prinzipieller Wahlmöglichkeit sowohl in der Allgemeinbevölkerung als auch in verschiedenen Patientengruppen sehr hoch ist, liegt das Bedürfnis nach Mitbestimmung insgesamt bei knapp 50 Prozent. Hinsichtlich des Einflusses von Erkrankungen auf die Partizipationspräferenz ergaben sich widersprüchliche Befunde. Einige Studien fanden, dass bis zu 64 Prozent der Krebspatienten die Therapieentscheidungen allein den Ärzten überlassen wollen[28] und dass schwerer erkrankte Patienten eher weniger mitbestimmen wollen als weniger schwer erkrankte Patienten. Nach dem jüngsten *Gesundheitsmonitor* der Bertelsmann-Stiftung[29] war das Bedürfnis nach Mitbestimmung bei den akut schwer erkrankten Versicherten jedoch am höchsten. Hier besteht noch großer Forschungsbedarf. Sicher ist jedoch, dass real deutlich weniger Patienten in die Therapieentscheidung einbezogen werden, als es ihren Wünschen entspricht. Die mangelhafte Ausbildung von Ärztinnen und Ärzten in kommunikativen Fähigkeiten während des Studiums und in der Weiterbildung spielt dabei sicher eine große Rolle. Hier erscheint eine deutliche Verbesserung des Medizinstudiums hinsichtlich der Vermittlung kommunikativer Fertigkeiten dringend geboten.[30]

26 Hierzu findet sich ein hervorragender Einblick in die Problematik der Sozialisation von Studierenden und jungen Ärzten im Alltag in Kushner/Thomasma (2001).

27 Vgl. Fallowfield (2001), Levinson u. a. (2005), Isfort u. a. (2004).

28 Für einen Überblick zur Partizipationspräferenz von Krebspatienten vgl. Fischbeck (2003).

29 Vgl. Isfort u. a. (2004).

30 Einen sehr guten Überblick über Möglichkeiten, Studierenden und Ärzten in der

4. Welche Modelle haben sich bisher in der Praxis bewährt?

Um die verschiedenen Modelle der Arzt-Patient-Beziehung ethisch umfassend zu bewerten, ist die Frage nach den Konsequenzen verschiedener Formen der Arzt-Patienten-Interaktionen sowohl auf der Mikroebene der Ärzte und Patienten als auch auf der Makroebene des Gesundheitssystems zentral zu berücksichtigen. Wie wirken sich die unterschiedlichen Ansätze und umfassende evidenzbasierte Informationen auf den allgemeinen Gesundheitszustand des Patienten, auf empfundene Entscheidungskonflikte und die Lebenszufriedenheit von Patient und Arzt sowie auf die objektiven klinischen Parameter des Patienten aus? Welche Veränderungen ergeben sich für das Gesundheitssystem?

Die Effekte von Entscheidungshilfen werden seit 1999 kontinuierlich evaluiert.[31] Patienten, die mit Hilfe einer evidenzbasierten Entscheidungshilfe statt durch eine normale ärztliche Beratung oder Aufklärung informiert wurden, sind generell informierter, haben realistischere Erwartungen hinsichtlich möglicher Therapieeffekte, geben weniger Entscheidungskonflikte an, sind aktiver in den Entscheidungsprozess einbezogen und weniger unentschieden darin, was der beste Weg für sie ist. Keine Effekte zeigten sich bei allen Interventionen mit Entscheidungshilfen im Hinblick auf klinische und psychologische Parameter wie Angst und Depression (d. h. infolge genauerer Information litten Patienten auch nicht häufiger unter Angst oder Depression als nicht evidenzbasiert aufgeklärte Personen). Patienten tendieren nach Einsatz einer Entscheidungshilfe darüber hinaus zu weniger riskanten Operationen und zu nebenwirkungsärmeren, aber auch geringfügig effektärmeren Medikamenten (z. B. zu Aspirin statt Marcumar zur Blutverdünnung bei Vorhofflimmern).[32]

Studien, die den Einfluss einer autonomiefördernden, patientenzentriert-deliberativen Gesprächsführung vs. einer paternalistischen Haltung der Ärzte untersucht haben, zeigten sowohl subjektive als auch klinisch relevante Effekte auf die Patientengesundheit und

Weiterbildung kommunikative Fertigkeiten zu vermitteln, liefern Kurtz/Silverman/Draper (2005).

31 Vgl. O'Connor u. a. (1999/2004).

32 Vgl. Man Son Hing u. a. (1999).

-zufriedenheit;[33] Patienten und Ärzte waren insgesamt zufriedener. In einer vor Kurzem veröffentlichten repräsentativen Querschnittsstudie aus den USA[34] zeigte sich der ethisch sehr interessante Befund, dass zum einen der ärztliche Respekt vor der Autonomie des Patienten bei Entscheidungen und zum anderen eine Behandlung, bei der sich die Patienten in ihrer ganzen Person in Würde angenommen fühlten, als voneinander unabhängige Faktoren einen Einfluss auf die Zufriedenheit und die Therapietreue von Patienten hatten.

Ökonomische Untersuchungen zu den Effekten der unterschiedlichen Arzt-Patient-Beziehungen auf der Ebene des Gesundheitssystems liegen bisher nur wenige vor. Diese weisen jedoch darauf hin, dass gut informierte Patienten weniger Kosten verursachen, da sie sich, wie bereits oben beschrieben, für konservativere und damit meist kostengünstigere Maßnahmen entscheiden.[35] Im Anschluss an eine patientenzentrierte Gesprächsführung werden nach den Studien von Moira Stewart weniger Überweisungen (»doctor hopping«) und Laboruntersuchungen veranlasst. Der teilweise vermutete, jedoch selten gemessene höhere Zeitaufwand durch ein stärkeres Einbeziehen des Patienten könnte sich dadurch relativieren. Über die Einflüsse von unterschiedlichen Formen der Arzt-Patient-Beziehung auf der Makroebene des Gesundheitssystems und über die Einflüsse auf der Mikroebene in unterschiedlichen Situationen, bei unterschiedlichen Patienten und in verschiedenen kulturellen Kontexten liegen jedoch zu wenig Studien vor, um sich bereits auf der Basis der Studienlage ein abschließendes Urteil bilden zu können.

5. Fazit: »State of the art« in Zusammenschau aller Befunde

Unserer Auffassung nach spricht aus ethischer Sicht auf der Basis philosophisch konzeptioneller Überlegungen und bisheriger empirischer Ergebnisse vieles für ein deliberatives Arzt-Patient-Beziehungsmodell, welches situativ flexibel und kontextsensitiv auf der

33 Vgl. den Überblick bei Kurtz/Silverman/Draper (2005), Griffin u. a. (2004).
34 Beach u. a. (2005).
35 Vgl. Kennedy u. a. (2002).

Basis eines ganzheitlichen Gesundheits- und Krankheitsmodells die größtmögliche Autonomie des Patienten zu realisieren versucht, ohne dass sich der Arzt aus der Verantwortung für den Patienten verabschieden muss, wie dies in der verabsolutierten Version des Konsumentenmodells angelegt ist. Idealerweise steht ein »evidence-informed patient choice« im (selbstverständlichen) Konsens mit dem Arzt am Ende einer Begegnung von Arzt und Patient. Dieser setzt allerdings voraus, dass zumindest ansatzweise eine Evidenz für das Problem gegeben und vom Gesundheitssystem (oder notfalls selbst) finanziert werden kann und dass der Patient im besten Sinne in der Lage ist, autonom zu entscheiden. Es stellt jedoch unseres Erachtens eine Verkennung des philosophischen Gehalts des Prinzips der Patientenautonomie dar, wenn Autonomie verwechselt wird mit der einfachen Möglichkeit, dass eine Person zwischen mehreren Alternativen wählen kann, unbeeinflusst durch Zwang, Ignoranz, physische und psychische Abhängigkeit und Beeinträchtigung. Freiheit und Kontrolle über medizinische Entscheidungen allein konstituiert keine Patientenautonomie. Patientenautonomie im Rahmen der Arzt-Patient-Beziehung erfordert es, dass Individuen kritisch ihre eigenen Präferenzen und Wertvorstellungen bedenken, dass sie in der Lage sind bzw. in diese versetzt werden, kritisch abzuwägen, welche Wertvorstellungen sie mit der zu treffenden medizinischen Entscheidung verfolgen wollen, um in Freiheit zu einer individuellen Entscheidung zu kommen. Eine »obligatorische Autonomie« könnte jedoch dazu führen, dass Patienten auch dann beim Wort genommen werden, wenn sie nicht wirklich verstanden haben und daher nicht voll verantworten können, was sie mit ihrer Entscheidung veranlassen – eine Entwicklung, die der Fürsorge nicht ausreichend Rechnung tragen würde.

Prinzipiell ist eine zentrale Einbeziehung von Patienten und Bürgern auf allen Ebenen des Gesundheitssystems, auf der Mikroebene der Arzt-Patient-Beziehung, auf der Mesoebene der Leitlinienerstellung oder der Makroebene der Prioritätenfragen, unserer Ansicht nach zu befürworten. Ein großes Augenmerk muss bei zunehmender Partizipationsmöglichkeit der Patienten und der Gesellschaft insgesamt jedoch auf dem so genannten »inverse care law« liegen, wonach diejenigen, die am dringendsten Gesundheitsleistungen benötigen, grundsätzlich die wenigsten Leistungen erhalten. Sollten SDM und/oder das Informationsmodell nicht zu einer verbesserten bedarfsgerechten Versorgung führen – d. h. dass immer noch diejenigen zeitintensiver beraten werden, denen es besser geht, die der Mittelschicht entstammen und uns als Ärzten möglicherweise bequemer erscheinen –, müssen Maßnahmen zur Gegensteuerung ergriffen werden. Die bisherigen Studien, dies sei nochmals betont, sprechen allerdings dafür, dass gut informierte Patienten weniger kostenintensive und riskante neuere Verfahren in Anspruch nehmen.

Gerade angesichts der immer gewichtiger werdenden Aufgabe der Prävention bzw. des Managements chronischer Erkrankungen, bei denen eine effektive Behandlung ohne die aktive Mitwirkung des Patienten nicht möglich ist, ist das Gesundheitssystem aufgerufen, die finanziellen Ressourcen als Rahmenbedingung für eine solche Arzt-Patient-Beziehung zur Verfügung zu stellen, in der die Eigenverantwortung der Patienten für ihre Gesundheit gestärkt und die Patientenbeteiligung tatsächlich realisiert werden kann.

Literatur

Beach, Mary C., u. a. (2005), »Do Patients Treated with Dignity Report Higher Satisfaction, Adherence and Receipt of Preventive Care?«, in: *Annals of Family Medicine* 3, S. 331-338.

Brody, Howard (1989), »Transparency: Informed Choice in Primary Care«, in: *Hastings Center Report* 19, S. 5-9.

Bundesärztekammer (BÄK) (2004), »Grundsätze der Bundesärztekammer zur ärztlichen Sterbebegleitung«, in: *Deutsches Ärzteblatt* 101, S. A 1298 f.

Bundesgerichtshof (BGH) (1995), in: *Neue Juristische Wochenschrift* 48, S. 204-207.

Burger, Walter, u. a. (2003), »Die ärztliche Ausbildung«, in: *Uexküll Psychosomatische Medizin*, hg. von Rolf H. Adler u. a., München/Jena.

Charles, Cathy/Gafni, Amiram/Whelan, Tim (1999), »Decision-Making in the Physician-Patient Encounter: Revisiting the Shared Treatment Decison-Making Model«, in: *Social Science and Medicine* 49, S. 651-661.

Edwards, Adrian/Glyn, Elwyn (Hg.) (2001), *Evidence Based Patient Choice*, Oxford.

Fallowfield, Lesley A. (2001), »Participation of Patients in Decisions about Treatment for Cancer«, in: *British Medical Journal* 323, S. 1144.

Fischbeck, Sabine (2003), »Zum Bedürfnis onkologischer Patienten nach therapiebezogener Mitentscheidung«, in: *Shared Decision Making. Der*

Patient als Partner im medizinischen Entscheidungsprozess, hg. von Fülöp Scheibler und Holger Pfaff, Weinheim/München, S. 46-54.
Glyn, Elwyn/Charles, Cathy (2001), »Shared Decision Making: the Principles and the Competences«, in: *Evidence Based Patient Choice*, hg. von Adrian Edwards und Elwyn Glyn, Oxford, S. 118-143.
Grefe, Christian (2000), »Wie geht's uns denn heute?«, in: *Die Zeit*, 14. 9. 2000.
Griffin, Simon J., u. a. (2004), »Effect on Health-Related Outcomes of Interventions to Alter the Interaction Between Patients and Practitioners: A Systematic Review of Trials«, in: *Annals of Familiy Medicine* 2, S. 595-608.
Härter, Martin/Loh, Andreas/Spies, Claudia (2005), *Gemeinsam entscheiden – erfolgreich behandeln. Neue Wege für Ärzte und Patienten im Gesundheitswesen*, Köln.
Isfort, Jana/Floer, Bettina/Butzlaff, Martin (2004), »›Shared Decision Making‹ – Partizipative Entscheidungsfindung auf dem Weg in die Praxis«, in: *Gesundheitsmonitor 2004. Die Ambulante Versorgung aus Sicht von Bevölkerung und Ärzteschaft*, hg. von Jan Böcken, Bernhard Braun und Melanie Schnee, Gütersloh, S. 88-100.
Kassirer, Jerome P. (1994), »Incorporating Patients' Preferences into Medical Decision Making«, in: *New England Journal of Medicine* 330, S. 1895 f.
Kennedy, Andrew D. M., u. a. (2002), »Effects of Decision Aids for Menorrhagia on Treatment Choices, Health Outcomes and Costs. A Randomized Controlled Trial«, in: *Journal of the American Medical Association* 288, S. 2701-2708.
Kurtz, Suzanne/Silverman, Jonathan/Draper, Juliet (Hg.) (2005), *Teaching Communication Skills in Medicine*, Oxford/San Francisco.
Kushner, Thomasine K./Thomasma, David C. (Hg.) (2001), *Ward Ethics. Dilemmas for Medical Students and Doctors in Training*, Cambridge.
Levinson, Wendy, u. a. (2005), »Not All Patients Want to Participate in Decision Making«, in: *Journal of General Internal Medicine* 20, S. 531-535.
Mackenzie, Catriona/Stoljar, Natalie (Hg.) (2000), *Relational Autonomy. Feminist Perspectives on Autonomy, Agency and the Social Self*, Oxford.
Man Son Hing, Malcolm, u. a. (1999), »A Patient Decision Aid Regarding Antithrombotic Therapy for Stroke Prevention in Atrial Fibrillation«, in: *Journal of the American Medical Association* 282, S. 737-743.
Maple, Frank F. (1977), *Shared Decision Making*, Beverly Hills/London.
McNutt, Robert A. (2004), »Shared Decision Making. Problems, Process, Progress«, in: *Journal of the American Medical Association* 292, S. 2516-2518.
Muir Gray, J. (2001), »Evidence Based Medicine for Professionals«, in: *Evidence Based Patient Choice*, hg. von Adrian Edwards und Elwyn Glyn, Oxford, S. 19-33.

O'Connor, Anette M., u. a. (1999/2004), »Decision Aids for People Facing Health Treatment or Screening Decisions (Cochrane Review)«, in: *Cochrane Library* 1.
Peintinger, Michael (2003), *Therapeutische Partnerschaft. Aufklärung zwischen Patientenautonomie und ärztlicher Selbstbestimmung*, Wien.
Quill, Timothy/Brody, Howard (1996), »Physician Recommendations and Patient Autonomy: Finding a Balance between Physician Power and Patient Choice«, in: *Annals of Internal Medicine* 125, S. 763-769.
Richter, Gerd (1994), »Welches Menschenbild formt zukünftige Ärztinnen und Ärzte an der Universität?«, in: *Deutsche Medizinische Wochenzeitschrift* 119, S. 1131-1134.
Rehbock, Thea, *Personsein in Grenzsituationen – Zur Kritik der Ethik medizinischen Handelns* (2005), Paderborn.
Scheibler, Fülöp/Pfaff, Holger (Hg.) (2003), *Shared Decision Making. Der Patient als Partner im medizinischen Entscheidungsprozess*, Weinheim/München.
Stewart, Moira (Hg.) (1995), *Patient Centred Medicine*, Thousand Oaks.
Stewart, Moira/Brown, Judith Belle (2001), »Patient-Centredness in Medicine«, in: *Evidence Based Patient Choice*, hg. von Adrian Edwards und Elwyn Glyn, Oxford, S. 97-117.
Towle, Angela/Godolphin, William (1999), »Framework for Teaching and Learning Informed Shared Decision Making«, in: *British Medical Journal* 319, S. 766-771.
Uexküll, Thure von/Wesiack, Wolfgang (1998), *Theorie der Humanmedizin. Grundlagen ärztlichen Denkens und Handelns*, 3. Aufl., München.

Monika Bobbert
Grundfragen der Pflegeethik

1. Einleitung

1.1 Pflegeethik als neue Bereichsethik

Die berufliche Pflege hat in den letzten Jahrzehnten einschneidende Veränderungen im Tätigkeitsfeld, Berufsbild und Ausbildungswesen erfahren. So thematisieren Pflegende im Bewusstsein ihrer fachlichen und moralischen Verantwortung für das Wohlergehen Pflegebedürftiger verstärkt die ethischen Probleme, mit denen sie sich in ihrer Berufstätigkeit konfrontiert sehen.[1] Zwar überschneiden und ergänzen sich bei der Versorgung von Patienten die Aufgabenbereiche von Pflegenden und Ärzten.[2] Doch angesichts eigener Handlungsbereiche und Rahmenbedingungen, angesichts pflegerischen Fachwissens und spezifischer Pflegeziele ist es sinnvoll, die Pflegeethik als neue Bereichsethik zu betrachten, welche die Medizinethik sinnvoll ergänzt und sich zugleich deutlich von ihr unterscheidet.

Im Folgenden wird dargestellt, durch welche spezifischen ethischen Fragen und Themenschwerpunkte sich die berufliche Pflege und damit die neue Bereichsethik auszeichnen. Zuvor wird das erkenntnisleitende Verständnis von »Pflege« und von »Ethik« erläutert.

1.2 Pflege als berufliche Praxis und als sich etablierende Wissenschaft

Beruflich Pflegende unterstützen auf der Grundlage pflegerischen Fachwissens über Institutionen vermittelt kranke, behinderte, sehr junge, ältere oder sterbende Menschen. »Pflege als Beruf leistet Hilfe zur Erhaltung, Anpassung und Wiederherstellung der physi-

1 Vgl. u. a. Fry/Johnstone (2002), Arend/Gastmans (1996), Großklaus-Seidel (2002), Wiesemann u. a. (2003).

2 Zu Gunsten besserer Lesbarkeit wird die grammatikalisch männliche Form in in-

schen, psychischen und sozialen Funktionen und Aktivitäten des Lebens«,[3] formuliert der größte Berufsverband für Pflegende in Deutschland. Ungeachtet der vielfältigen Definitionen von Pflege stehen diejenigen Formen der Alltagsbewältigung im Mittelpunkt pflegerischer Bemühungen, die eng an die körperliche Verfassung bzw. das körperliche Vermögen eines Menschen gebunden sind. Gegenstand ethischer Reflexion ist neben der Pflegepraxis auch der Bereich der Aus- und Weiterbildung sowie der Forschung, denn im Zuge der Professionalisierung der Pflege wurden in Deutschland Studiengänge an Hochschulen eingerichtet.

1.3 Pflegeethik als philosophisch begründete Reflexion mit interdisziplinärer Ausrichtung

Ethik in der Pflege wird im Folgenden als philosophisch begründete Reflexion des beruflichen Handelns auf der Basis allgemeiner ethischer Begrifflichkeiten, Unterscheidungen und Theorien verstanden und ist damit von einer weit verbreiteten oder faktischen Moral Pflegender als Gegenstand der Analyse zu unterscheiden.

Eine moralische Beurteilung des pflegerischen Handelns, der Institutionen der Pflege sowie der wissenschaftlichen Entwicklungen kann nur im Zusammenspiel mit anderen Disziplinen erfolgen. Zwar sind in der Pflege moralische Überlegungen genuin angelegt. Insofern – dies betont die Formulierung »Ethik in der Pflege« – ist es in besonderer Weise Aufgabe der Pflegenden, ihre Berufspraxis und Forschungsarbeit zu reflektieren. Gleichzeitig stellt die ethische Diskussion eine gesamtgesellschaftliche Aufgabe dar, weil sich die berufliche Pflege an vielfältige Adressaten richtet und Teil einer ausdifferenzierten Gesundheitsversorgung ist. Außerdem ist für die ethische Reflexion eines jeden konkreten Praxisfeldes eine interdisziplinäre Arbeitsweise erforderlich, die Normativität und Empirie und somit Geistes-, Sozial- und Naturwissenschaften miteinander verbindet.

klusiver Bedeutung benutzt. Zudem steht »Patient« auch für pflegebedürftige Menschen, die nicht in engerem Sinne krank sind, etwa gebrechliche Ältere oder Menschen mit einer Behinderung.

3 Deutscher Berufsverband für Pflegeberufe (1992), S. 3.

1.4 Mehrdimensionalität ethischer Reflexion

Um der Mehrdimensionalität des Moralischen gerecht zu werden, müssen bei der ethischen Reflexion eines Praxisfeldes verschiedene Ebenen und Perspektiven berücksichtigt und miteinander vermittelt werden:[4] Die *Ethik des »guten Lebens«* bzw. Strebensethik ist auf das Gelingen des Lebens Einzelner und des gesellschaftlichen Zusammenlebens ausgerichtet. In der beruflichen Pflege ist daher nach Erfahrungen zu fragen, die es z. B. in Bezug auf ein Leben mit physischen oder psychischen Einschränkungen gibt, oder nach fürsorglichen und zugleich respektvollen Beziehungsformen zwischen Pflegenden und Gepflegten. Die *normative Ethik* bzw. Sollensethik betrachtet das Handeln im Hinblick auf ausweisbare Rechte und Pflichten aller Beteiligten und auf die Richtigkeit von Institutionen.

Diese beiden Ebenen der Moralität lassen sich nun aus einer eher individualethischen oder einer stärker sozialethischen Perspektive betrachten: In der *Individualethik* stehen einzelne Menschen mit ihrem Handeln und ihren Lebensplänen im Vordergrund, in der *Sozialethik* richtet sich der Fokus auf Institutionen mit ihren Strukturen und Regeln.

Dieser komplexe Begriff von Ethik in seinen vier Dimensionen stellt zum einen ein Problemerschließungsinstrument für das Praxisfeld der beruflichen Pflege und für konkrete Konfliktsituationen dar, zum anderen lassen sich Engführungen vermeiden, indem z. B. nicht allein auf das Handeln der beteiligten Individuen, sondern ebenso auf strukturelle Faktoren geachtet wird.

1.5 Ethisch relevante Charakteristika der beruflichen Pflege

In berufspolitischen Debatten und theoretischen Arbeiten zum Pflegeverständnis wird meist ein Konzept von Pflege als »Interaktion« vertreten.[5] Zudem soll die Pflege von den »individuellen Be-

4 Die vier Dimensionen des Moralischen in ihrer Gesamtheit zur Erschließung und Bearbeitung ethischer Probleme heranzuziehen stellt ein Forschungsergebnis des Interfakultären Zentrums für Ethik in den Wissenschaften (IZEW) der Universität Tübingen dar.

5 Vgl. z. B. Meleis (1999), S. 306-324, 519-590, oder Orlando (1996). In der pflege-

dürfnissen« des Patienten ausgehen.[6] Dass berufliche Pflege wesentlich als Beziehungshandeln aufzufassen sei, scheint unstrittig. Ethisch relevant ist darüber hinaus jedoch insbesondere die Asymmetrie der Beziehung zwischen Patient und Pflegeperson: Pflege betrifft sehr existenzielle und zugleich »Not wendende« Hilfestellungen für die »Aktivitäten des täglichen Lebens«,[7] etwa des Essenreichens, der Körperhygiene oder des Ankleidens. Ein pflegebedürftiger Mensch ist meist unausweichlich auf diese Hilfe angewiesen, das heißt, aufgrund seiner körperlichen Verfassung hat er nicht die freie Wahl zwischen Zustimmung und Ablehnung der Pflege als ganzer. In der Pflege bezieht sich daher eine »informierte Zustimmung« nicht nur auf die Zustimmung oder Ablehnung eines »Eingriffs«, sondern vielmehr auf die Art und Weise oder den Zeitpunkt der Ausführung einer Pflegehandlung.[8] Weiterhin ist Pflege meist sehr existenziell in dem Sinne, dass sie im direkten Kontakt mit dem Leib des Patienten erfolgt, und zwar sehr häufig, oft mehrmals täglich. Somit berührt Pflege ständig die physische und psychische Integrität des Patienten sowie seine Alltagsgestaltung und Lebensführung. Da Pflegende mit ihrem Tun sowohl unterstützen als auch einschränken oder entmündigen können, muss diese Ambivalenz des Helfens zentraler Gegenstand ethischer Reflexion sein.

Darüber hinaus lässt sich eine normative Konsequenz ziehen: Da Pflegebedürftige sich in einer Position der Abhängigkeit befinden, sind ihnen besondere Schutzrechte einzuräumen bzw. besteht aufseiten der Pflegenden die Pflicht zu rücksichtsvoller Aufmerksamkeit und u. U. zu besonderen Initiativen, um Selbstbestimmung und Selbstständigkeit zu fördern. Als Faustregel ließe sich formulieren: Je größer die Abhängigkeit des Patienten, umso umfangreicher die Pflicht der Pflegenden, seine Würde zu schützen und Selbstbestimmung zu stärken.

Trotz weit reichender Schutzpflichten sind Pflegende jedoch nicht nur Akteure, sondern auch Adressaten verbaler und nonverbaler Handlungen der Pflegebedürftigen und haben ebenso

ethischen Literatur spiegelt sich dies wider – vgl. den Überblick bei Bobbert (2002), S. 52-71.

6 Vgl. Juchli (1997).

7 Vgl. ebd.

8 Vgl. Bobbert (2002), S. 215-255.

Anspruch auf respektvollen Umgang und die Achtung ihrer moralischen Rechte, u. a. auf den Schutz ihrer Integrität und ihrer Gesundheit.

2. Systematischer Überblick über ethische Probleme in der Pflege

Im Folgenden werden die ethischen Probleme in der Pflege anhand einer Systematik von acht Handlungsfeldern bzw. Interaktionskonstellationen dargelegt. Um die Beziehungsdyade Patient – Pflegeperson, die den Kern der beruflichen Pflege darstellt, sind in »konzentrischen Kreisen« weitere Akteure angesiedelt: Neben Ärzten, Angehörigen u. a. m. auch die Institutionen des Gesundheitswesens. Obwohl Institutionen nicht unmittelbar als Akteure gelten können und moralische Verantwortung für institutionelle Strukturen letztlich Individuen zuzuordnen ist, bleibt durch diese Form der Kategorisierung präsent, dass Pflege Bestandteil einer umfassenderen Gesundheitsversorgung ist und durch Rahmenbedingungen stark vorgeprägt wird.

Die Handlungsfelder enthalten konkrete Fragestellungen und Beispiele aus den vier Dimensionen des Moralischen. Dabei wird jedoch kein Anspruch auf Vollständigkeit erhoben.

2.1 Handlungsfeld Pflegeperson – Patient

»Direkte« Pflege des Patienten. Mit elementaren unterstützenden Tätigkeiten helfen Pflegende dem Patienten bei der Tagesgestaltung – eine grundlegende Voraussetzung für eine »gute« Lebensführung. Die »direkte« Pflege ist zwar meist unausweichlich, doch lässt sie sich in der Regel respektvoll gestalten, indem beispielsweise eine Umlagerung vorsichtig durchgeführt wird oder das Anreichen einer Mahlzeit auf nicht drängende Weise geschieht. Umgekehrt können pflegerische Handlungen jedoch als belastend, verletzend oder gar entwürdigend empfunden werden – beispielsweise eine Körperwäsche, die sehr flüchtig oder ohne eine gewisse Diskretion durchgeführt wird.[9] Darüber hinaus trägt sicher die Haltung der Pflegeper-

9 Elsbernd/Glane (1996).

son zum »Lebensgefühl« des Pflegebedürftigen bei: Handelt es sich um eine selbstverständlich ausgeführte Hilfestellung, oder muss der Betroffene jeweils darum bitten und für die Gewährung dankbar sein?

Auf normativer Ebene gilt es, Patienten in ihren Rechten zu respektieren. Dies kann beispielsweise durch kontinuierliches Informieren und durch eine Beteiligung des Patienten an der Pflegeplanung geschehen. Selbst wenn Patienten nicht mehr entscheidungsfähig sind, trägt das Ankündigen einer Pflegehandlung dazu bei, auf den körperlichen Kontakt bzw. »Zugriff« vorzubereiten und so eine gewisse »implizite« Zustimmung zu erwirken. Unterbleibt dies, reagieren selbst eingetrübte Patienten oft mit Muskelanspannung oder Spastik.

Nun können auch pflegefachliche Ziele in Konflikt mit dem Patientenwillen geraten. So wehrt sich ein Kranker vielleicht ständig gegen eine pflegerisch »indizierte« Maßnahme, etwa den auf Station üblichen und durch Pflegeliteratur untermauerten Standard zur Dekubitusprophylaxe. Doch über den Willen des Patienten darf nicht prinzipiell mit dem Verweis auf eine Routine oder fachliche Notwendigkeit hinweggegangen werden.

Ist der Betroffene jedoch in seiner Urteilsfähigkeit stark eingeschränkt, etwa durch Demenz, steht zur Debatte, ob eine Pflegemaßnahme selbst bei Gegenwehr durchgeführt werden sollte und mit welchen Mitteln dies geschehen darf. Weiterhin können Unterlassungen, etwa zu langes Warten auf ein Schmerzmittel oder auf Hilfe beim Gang zur Toilette, den Patienten ebenso an Leib und Seele verletzen wie subtile Formen (non)verbaler Gewalt, etwa kommunikative Nichtbeachtung, abfällige Bemerkungen oder unangemessene Berührungen.

Formen der Begleitung in von Krankheit geprägten Lebensphasen. Lebensphasen, die von Krankheit, Behinderung oder Altersgebrechen geprägt sind, oder das Sterben als letzte Lebenszeit können trotz Leid und Unausweichlichkeit in begrenztem Maße auch als gelungen erfahren werden. Pflegende integrieren Erfahrungen aus der Sterbebegleitung und sozialwissenschaftliche Erkenntnisse in die pflegerische Betreuung. Allerdings sind Aussagen über eine »gute« Krankheitsverarbeitung oder »konstruktive« Auseinandersetzung mit dem Tod im Hinblick auf immanente Wertungen zu reflektieren, um eine Offenheit für strebensethische individuelle Präferenzen von Patienten zu bewahren.

Grenzen zum Schutz und zur Achtung der Pflegenden. Tagtäglich stehen Pflegende vor der Frage, welche Bedürfnisse und Wünsche von Patienten zu erfüllen sind und wo Grenzen gesetzt werden dürfen. Neben der Überlegung, ob z. B. das Besorgen von Zeitschriften für eine alleinstehende Patientin ein für die »gute« Alltagsgestaltung zu leistender Beitrag ist, können Konflikte zwischen Pflegenden und Patienten auch Schutz oder Rückzug der Pflegenden erforderlich machen. So erleben Pflegekräfte z. B. verbale, körperliche oder sexuelle Übergriffe vonseiten der Patienten. Weiterhin stellen Patientengruppen wie z. B. hochinfektiöse Kranke oder aggressive psychiatrische Patienten spezifische Herausforderungen in Bezug auf Autonomie und Wohl der Pflegenden.

2.2 Handlungsfeld Patient – Pflegeperson – Angehörige

Im Bemühen um eine psychosozial ausgerichtete Pflege wurde in den vergangenen Jahren viel Wert auf die Einbeziehung des sozialen Umfelds gelegt. Fachliche Anleitung oder psychische Ermutigung der Angehörigen können hilfreich sein. Doch treten auch Konflikte zwischen den drei beteiligten Parteien auf. Vielleicht wünscht ein Patient Hilfestellungen von seinen Angehörigen, denen diese aber nicht nachkommen können oder möchten – etwa weil bei einer Pflege zu Hause zentrale Lebensbereiche der Angehörigen berührt würden oder sie sich überfordert fühlen. Inwieweit sollen Pflegende hier zur Verständigung oder Lösungssuche beitragen? Inwieweit sollen Pflegende Patienten in ihren Rechten unterstützen bzw. sich bei Rechtsverletzungen einmischen – wenn sie etwa bemerken, dass ein Patient durch seine Angehörigen zu einer bestimmten Behandlung gedrängt wird?

Loyalitäts- und Gewissenskonflikte angesichts ärztlicher Entscheidungen. Die Handlungsbereiche von Pflegenden und Ärzten überschneiden sich. Weil Pflegende zum einen die so genannte Behandlungspflege auf Anordnung des Arztes ausführen müssen und zum anderen bei ihrer Pflege die Konsequenzen einer medizinischen Entscheidung sehr direkt miterleben, können sie in Loyalitäts- und Gewissenskonflikte geraten. Besonders im Zusammenhang mit Aufklärung und »informierter Zustimmung« stehen Pflegende manchmal vor der Frage, ob oder auf welche Weise sie als »Fürsprecher« für die Rechte und das Wohl eines Patienten eintreten sollen. So merkt z. B. eine Pflegeperson bei der Vorbereitung eines Patienten für eine Operation, dass dieser offensichtlich nicht über Zweck und Folgen des Eingriffs im Bilde ist. Oder aber Pflegende sollen terminal kranke Patienten versorgen, denen ihre schlechte Prognose nicht mitgeteilt wurde, die jedoch immer wieder nachfragen. Insofern stehen Pflegende nicht selten vor der Wahl, zu Mitwissern oder Kompensatoren ethischer Probleme, die andere verursachen, zu werden oder zu drastischen Mitteln wie »Kompetenzüberschreitung« oder Verweigerung zu greifen.

Pflegespezifische Beiträge zu medizinischen Entscheidungen. Da Pflegende durch den kontinuierlichen Kontakt zum Patienten häufig mehr über dessen Lebenssituation und Alltagsgestaltung wissen, können sie u. U. diesbezügliche Folgen einer medizinischen Maßnahme besser abschätzen. So vermutet eine Pflegekraft beispielsweise im Hinblick auf eine sehr alte Patientin, dass die geplante Hüftoperation zu größerer Abhängigkeit und zur Ausweitung der Pflegebedürftigkeit führen wird, weil sich die vorhandenen Konzentrations- und Gedächtnisstörungen durch eine längere Institutionalisierung voraussichtlich verstärken. Des Weiteren ringen Angehörige, Ärzte und Pflegende häufig um Behandlungsentscheidungen bei bewusstlosen Patienten. Neben der streng normativen Frage, welche Kriterien sich hier ausweisen lassen bzw. welche Entscheidungsverfahren oder -instanzen legitim sind, steht zur Diskussion, welche Informationen, spezifischen Perspektiven oder gar Wertungen Pflegende einbringen und welcher Stellenwert diesen Beiträgen im Entscheidungsprozess beigemessen werden sollte.

Zusammenarbeit der Berufsgruppen. Zahlreiche Konflikte zwischen Ärzten und Pflegenden sind bedingt durch eine stark hierarchische Arbeitsteilung, Einkommensunterschiede, geschlechtsspezifisches Rollenverhalten sowie tradierte Vorurteile und Verhaltensmuster der jeweiligen Berufsgruppen. Aus strebensethischer Perspektive lässt sich fragen, wie ein Arbeitsklima gegenseitiger Wertschätzung und Unterstützung – etwa durch bestimmte Leitungs- und Kommunikationsstrukturen – etabliert werden könnte.

2.4 Handlungsfeld Patient – Pflegeperson – andere Patienten

Konflikte zwischen Patienten. Die »Gemeinschaft« in Mehrbettzimmern kann sich ablenkend oder sogar heilsam auf Patienten auswirken. Andererseits können Mitpatienten als Belastung empfunden werden, und nicht selten entstehen durch den engen Lebensraum Konflikte. Welche dieser Konflikte fallen in die Zuständigkeit der Pflegenden, d. h. wann und in welcher Form sollen sie eingreifen, um Patienten zu schützen oder zu entlasten?

Verteilung begrenzter Ressourcen. Pflegende verteilen ihre begrenzten Ressourcen Arbeitszeit, Material, Fachwissen sowie Konzentration und emotionale Zuwendung unter ihren Patienten. Indem Pflegende hier Prioritäten setzen, stehen sie vor normativen Fragen der Verteilungsgerechtigkeit. So muss sich z. B. eine Nachtschwester auf einer überbelegten inneren Station entscheiden, ob sie sich bei bestimmten Patienten, etwa den schwerkranken, den neu eingelieferten oder den Langzeitpatienten, länger aufhalten will, um ein Gespräch zu führen.

2.5 Handlungsfeld Patient – Pflegeperson – Kollegen

Auf Stations- oder Pflegebereichsebene wird im Team oder durch die pflegerische Leitung über Arbeitsabläufe und -strukturen entschieden. Auch hier stellen sich Gerechtigkeitsfragen, etwa wo die knappen Ressourcen Pflegeexpertise, -zeit und -hilfsmittel einzusetzen sind. Weiterhin lässt sich fragen, welche Formen der Arbeitsorganisation für eine zuverlässige Versorgung empfehlenswert sind.

Außerdem sind bestimmte Organisationsformen erforderlich, um beispielsweise die Weitergabe von Informationen über psychisches Befinden, individuelle Vorlieben oder zentrale Wünsche von Patienten zu gewährleisten.

Wenn bei der Pflege besonderer Wert auf die Qualität der Interaktion mit dem Patienten gelegt wird, spielen Sympathie und Antipathie eine größere Rolle. Wie lassen sich diese emotionalen Herausforderungen durch Organisationsstrukturen und kollegiale Unterstützungsmaßnahmen abfedern, sodass z. B. ein Kollege entlastet werden kann, der mehrere schwerkranke und sterbende Patienten betreut?

Aus strebensethischer Perspektive sind beim Umgang mit Konflikten Haltungen wie z. B. Wertschätzung oder die Bereitschaft, sich hinterfragen zu lassen, förderlich; darüber hinaus tragen diese Haltungen zur guten Teamarbeit bei.

Fragen nach Loyalität und Verantwortung stellen sich, wenn Kollegen moralische Rechte und Pflichten gegenüber Patienten verletzen oder gravierende Pflegefehler unterlaufen. Wie soll z. B. eine Pflegeperson verfahren, wenn sie beobachtet, dass sich ein Kollege gegenüber ausländischen Patienten generell latent aggressiv verhält?

2.6 Handlungsfeld Patient – Pflegende – konkrete Institution der Versorgung

Pflegeleitung und Arbeitsorganisation. Leitungskräfte bzw. Pflegemanager nehmen Einfluss auf die Pflege in einer Einrichtung, indem sie Personalschlüssel, Dienstpläne und Arbeitsorganisationsformen u. a. m. vorgeben. So gestaltet sich beispielsweise der Patientenkontakt bei einer »Funktionspflege«, bei der dem Patienten am Tag sehr viele Pflegende begegnen, anders als bei einer »Gruppen- bzw. Bereichspflege«, bei der nur wenige Pflegende für einen Patienten zuständig sind. Zudem können bestimmte Strukturen berechtigte moralische Anliegen fördern. So kommen beispielsweise Pflegevisiten,[10] bei denen die Pflege gemeinsam mit dem Patienten geplant wird, dem Selbstbestimmungsrecht des Patienten entgegen und sichern zugleich ein hohes pflegerisches Qualitätsniveau.

10 Vgl. Heering (1997).

Pflegefehler und -irrtümer, durch die Patienten zu Schaden kommen können, haben neben persönlichem Versagen häufig auch strukturelle Ursachen. Welche Rahmenbedingungen tragen dazu bei, »gefährliche« Pflege, systematische psychische Überlastung Pflegender oder Aggressionen gegenüber Patienten zu vermeiden?

Stellenwert der Pflege in der Versorgung. Pflege betrifft sehr existenzielle Lebensbereiche des Menschen. Dennoch hat die Pflege in vielen Institutionen des Gesundheitswesens häufig geringeren Stellenwert als die medizinische Versorgung, was sich u. a. am Personalschlüssel zeigt. Fehlendes oder zu wenig qualifiziertes Personal kann jedoch beispielsweise dazu führen, dass nicht alle Schlaganfallpatienten eine fachgerechte pflegerische Rehabilitation – etwa Pflege nach dem Bobathkonzept oder ein Schlucktraining – erhalten und somit die Möglichkeit rascher Besserung oder gar Wiederherstellung aufs Spiel gesetzt wird. Bei der Verteilung finanzieller Ressourcen sind begründete Abwägungen, z. B. zwischen medizinischen, psychosozialen und pflegerischen Zielsetzungen, vorzunehmen. Dies beginnt bereits bei den räumlichen Voraussetzungen. So kann z. B. eine gute Sterbebegleitung daran scheitern, dass für Schwerkranke oder Sterbende kein eigener Raum zur Verfügung steht, in dem Angehörige mit übernachten können.

Moralische Aspekte der Qualitätssicherung. Seit geraumer Zeit werden in Organisationen vielfältige Strategien zur Qualitätssicherung eingeführt. Da letztlich sämtliche Qualitätskriterien an ethische Kriterien wie etwa den Schutz der Gesundheit von Patienten oder Mitarbeitern oder die Förderung der Patientenautonomie rückzubinden sind oder aus strebensethischer Perspektive an die Etablierung eines respektvollen und auf den Einzelnen eingehenden Kommunikationsklimas, stellt sich bei Qualitätsüberprüfungen die Frage, auf welche Weise sich moralische Kriterien integrieren, operationalisieren und überprüfen lassen.

Die Entlassung aus dem Krankenhaus oder die Überweisung eines Patienten von einer Institution in eine andere wird zunehmend von ökonomischen Interessen vorgegeben, und Qualitätsaspekte werden dabei oft sehr eng gefasst. Demgegenüber ist jedoch z. B. zu fragen: Wann ist die Entlassung von Patienten aus (pflege)fachlicher und psychosozialer Sicht zu verantworten? Wie müssen die Übergänge zwischen den Institutionen gestaltet werden, sodass über die eigene Einrichtung hinaus eine kontinuierliche und zuverlässige Versorgung der Patienten gesichert ist?

2.7 Handlungsfeld Patient – Pflegende – Institutionen der Bildung und Wissenschaft

Aus- und Fortbildung. In der Ausbildung sind gerade für das Ziel einer humanen Pflege Kompetenzen wie Gesprächsführung, Perspektivenwechsel und Einfühlung sowie ein ethisches Reflexions- und Argumentationsvermögen erforderlich. Mit welchen pädagogisch-didaktischen Methoden lassen sich diese Fähigkeiten vermitteln, ohne dass dabei repressiv vorgegangen wird? Das pflegefachliche Wissen wächst und verändert sich beständig, sodass eine kontinuierliche Fortbildung nach den »Regeln der Kunst« möglich sein muss. Was bedeutet dies auf institutioneller Ebene?

Pflegewissenschaft in Bezug auf Theorien und Ziele. In Pflegetheorien, -plänen oder -leitbildern formulierte Auffassungen von Krankheit und Gesundheit oder Pflegeziele transportieren nicht ausgewiesene Wertungen – beispielsweise darüber, wie sich Pflegende zu verhalten haben, was Patienten an pflegerischer Versorgung zukommen soll oder was ein gelingendes Leben ausmacht.[11] Es gilt, diese Vorannahmen und Wertungen, die handlungsleitenden Charakter haben, zu explizieren und auf ihren moralischen Stellenwert hin zu überprüfen.

Pflegeforschung. Die Pflegeforschung befasst sich mit der Effektivität des pflegerischen Praxishandelns und den die Pflege unmittelbar beeinflussenden Faktoren. Welche Fragestellungen sollten primär angegangen werden? Was ist bei der Gestaltung empirischer Forschung am Menschen zu beachten, um für die untersuchten Pflegebedürftigen bestmöglichen Schutz und die Freiwilligkeit der Teilnahme zu gewährleisten?

11 Vgl. Bobbert (2002), S. 256-268.

2.8 Handlungsfeld Patient – Pflegende – Gesundheitswesen

Notwendigkeit pflegerischer Institutionen und deren Zielsetzungen. Für welche pflegerischen Aufgaben muss es Institutionen geben, und welche Ziele sind bei der Pflege zu verfolgen? Vonseiten der Pflege wird seit mehr als drei Jahrzehnten eine nicht nur rein körperliche, sondern eine auch psychosozial ausgerichtete Pflege gefordert. Hinzu treten pflegerische Kenntnisse und Fähigkeiten, die eine rehabilitierende oder präventive Pflege ermöglichen. Gleichwohl sind die finanziellen Ressourcen für Pflege meist lediglich auf eine ausschließlich an somatischen Bedürfnissen orientierte Grundversorgung abgestellt. Hier gilt es, argumentativ auszuweisen, ob und, wenn ja, welche Art von Pflege darüber hinaus notwendig ist.

Mitwirkung auf übergeordneten Entscheidungsebenen. Dass Pflegefachwissen gesellschaftlich wenig wahrgenommen und eher gering geschätzt wird, hängt u. a. mit den fehlenden gesundheitspolitischen Mitwirkungsmöglichkeiten zusammen. Aus sozialethischer Sicht könnten hier mit Blick auf den großen Einflussbereich der Berufsgruppe der Ärzte und auf eine »gute« Patientenversorgung mehr berufspolitische Partizipationsrechte eingefordert werden.

Literatur

Arend, Arie van der/Gastmans, Chris (1996), *Ethik für Pflegende*, Göttingen.

Bobbert, Monika (2002), *Patientenautonomie und Pflege. Begründung und Anwendung eines moralischen Rechts*, Frankfurt am Main.

Deutscher Berufsverband für Pflegeberufe (DBfK) (1992), *Berufsordnung*, Eschborn.

Elsbernd, Astrid/Glane, Ansgar (1996), *Ich bin doch nicht aus Holz. Wie Patienten verletzende und schädigende Pflege erleben*, Wiesbaden.

Fry, Sara/Johnstone, Megan-Jane (2002), *Ethics in Nursing Practice*, 2. Aufl., Oxford.

Großklaus-Seidel, Marion (2002), *Ethik im Pflegealltag. Wie Pflegekräfte ihr Handeln reflektieren und begründen können*, Stuttgart.

Heering, Christian, u. a (1997), *Pflegevisite und Partizipation*, Wiesbaden.

Juchli, Liliane (1997), *Pflege*, 8. Aufl., Stuttgart.
Meleis, Afaf Ibrahim (1999), *Pflegetheorie*, Bern.
Orlando, Ida Jean (1996), *Die lebendige Beziehung zwischen Pflegenden und Patienten*, Bern.
Wiesemann, Claudia, u. a. (Hg.) (2003), *Pflege und Ethik*, Stuttgart.

Norbert W. Paul
Gesundheit und Krankheit

Gesundheit und *Krankheit* sind Schlüsselbegriffe der Medizin. Sie besitzen aber auch für jeden Einzelnen von uns eine essenzielle lebensweltliche Bedeutung. Daher werden durch den Gesundheits- und Krankheitsbegriff zwangsläufig soziale Werthaltungen in die Medizin integriert. Umgekehrt werden medizinisches Wissen und medizinisch-naturwissenschaftliche Vorstellungen beständig in gesellschaftliche Wahrnehmungen von Gesundheit und Krankheit aufgenommen.[1] So ist der Wandel der medizinischen Betreuung unheilbar Kranker durch neue Ansätze der Palliativmedizin ein Beispiel für die Integration sozialer Werthaltungen in die Medizin.[2] Diese Integration erfolgt in der Regel über einen erweiterten Gesundheits- und Krankheitsbegriff, der im Folgenden diskutiert werden soll. Der Umstand hingegen, dass es hierzulande unüblich geworden ist, auf Straßen und Flure zu spucken, ist eine Folge der Integration medizinischer Vorstellungen in das Alltagsleben – hier namentlich von Vorstellungen der Bakteriologie, genauer der Tuberkuloseforschung. Gleiches gilt auch für den Wandel der Sexualität durch HIV/Aids oder die Frage des Patienten nach seinem Cholesterinspiegel. Insofern sind medizinische und gesellschaftliche Vorstellungen von Gesundheit durch die jeweils andere Ebene mitbestimmt. Auch auf dieses Wechselverhältnis wird noch näher einzugehen sein.

Gesundheit und Krankheit sind also gleichermaßen gesellschaftliche wie medizinische Konzepte, wobei in unseren wissenschaftlich-technologisch bestimmten Kulturen die Rolle der Medizin für ihre Definition und Erklärung stetig steigt. Durch das kulturell und historisch variable gesellschaftliche Verständnis von Gesundheit und Krankheit werden aber nicht nur Werthaltungen in die Medizin integriert, sondern dadurch wird auch der Kompetenz- und Handlungsbereich der Medizin festgelegt.[3]

1 Vgl. insbesondere Canguilhem (1974).

2 Hier kann leider nicht näher auf die fruchtbare Diskussion rund um Fragen der sozialen Konstruktion von Krankheit in dieser Sphäre eingegangen werden. Als Einführung vgl. Lachmund/Stollberg (1992).

3 Auch zu diesen Fragen existiert eine breite und fruchtbare Diskussion. Vgl. einfüh-

Für die Medizin bildet in dieser wechselseitigen Beziehung der Gesundheitsbegriff die zielführende, *teleologische Kategorie*, auf die alles Handeln bezogen wird. Der Krankheitsbegriff stellt hingegen die *legitimatorische Kategorie* dar, aus der die Notwendigkeit, Zulässigkeit und Eingriffstiefe ärztlichen Handelns abgeleitet wird.[4] Damit kommt sowohl dem Gesundheits- als auch dem Krankheitsbegriff eine *normative Funktion* zu. Dies setzt einen bestimmten Umgang mit Gesundheit und Krankheit voraus. Im Folgenden wird zunächst kurz skizziert, auf welche Weise und mit welchen Konsequenzen für den Gesundheitsbegriff die moderne Medizin den Übergang von *vorwissenschaftlichen* zu *analytisch-wissenschaftlichen* Krankheitsbegriffen vollzogen hat. Hierbei werden vor allem die begrifflichen Aspekte von Gesundheit und Krankheit in den Blick genommen. Darauf aufbauend wird die Funktion des Gesundheits- und Krankheitsbegriffes im Rahmen medizinischen Problemlösens diskutiert. In diesem Zusammenhang geht es vor allem um die Bedeutung von Gesundheits- und Krankheitsbegriffen auf der Ebene der alltäglichen medizinischen Praxis.

Bereits hier sei darauf hingewiesen, dass die Konzepte von *Gesundheit* und *Krankheit* nicht nur allgemeine Bedeutung für die Medizin haben. Vielmehr wirken sie sich auch in direkter Weise auf die Definition von Krankheitsentitäten und damit auf medizinisches Denken, Entscheiden und Handeln aus. Deswegen sind die Überlegungen zu *Diagnose* und *Prognose* im anschließenden Beitrag thematisch eng auf die Ausführungen zu Gesundheit und Krankheit bezogen.

rend Jordanova (1995). Zu einer Diskussion im Zusammenhang mit Fragen der modernen Biomedizin vgl. Paul (2002).

4 Vgl. Labisch/Paul (1998).

1. Gesundheit und Krankheit in der Medizin der Moderne

1.1 Zur Herkunft naturwissenschaftlich-analytischer Krankheitsbegriffe

Noch in der Mitte des 19. Jahrhunderts wurden Krankheiten in der Medizin in der Regel als Naturgegenstände oder eigenständige *Naturwesen* betrachtet. Man bezeichnet dies als *ontologischen Krankheitsbegriff.* Diesem lag eine *metaphysische Sicht der Natur* zugrunde. Durch sie wurde eine fest gefügte Lebensordnung als sinnstiftende und nicht hinterfragbare Gesetzmäßigkeit, als allumfassendes Lebensprinzip organischer Existenz vorausgesetzt.[5] Da Krankheiten in diesem Gefüge als eigene Daseinsformen in der Natur angesehen wurden, war ihr Verhältnis zum menschlichen Organismus quasi das von *Parasiten,* die die natürliche Lebensordnung des Wirtsorganismus störten. So sah etwa 1842 Ferdinand Jahn (1804-1859) in seiner Abhandlung »Die abnormen Zustände des menschlichen Lebens als Nachbildung und Wiederholung normaler Zustände des Tierlebens«[6] Krankheiten als »selbständige, niedere Lebensform«[7] an. Entscheidend ist dabei, dass ontologische Krankheitskonzepte *keine* Unterscheidung zwischen Beschreibung und Bewertung der Krankheit machen.[8]

Mit der Integration naturwissenschaftlicher Konzepte in die Medizin wurden ontologische Krankheitsbegriffe von *analytisch-wissenschaftlichen Krankheitsbegriffen* abgelöst, und der Begriff der Natur verlor durch den analytischen Zugang der Experimentalwissenschaften Stück für Stück seine metaphysische Dimension. Krankheiten wurden zunehmend als natürliche Prozesse im menschlichen Organismus beschrieben. Dies hatte weit reichende Folgen für das medizinische Denken. In der neuen Sichtweise, die unter anderen Rudolf Virchow[9] in programmatischer Weise verfochten hat, mussten die im Organismus ablaufenden Prozesse gesondert daraufhin bewertet werden, ob sie »normal« oder »patholo-

5 Vgl. Virchow (1930), S. 12 ff.
6 Vgl. Jahn (1842).
7 Rothschuh (1975), S. 403.
8 Vgl. Paul (2003).
9 Virchow (1869), S. 185-195.

gisch« waren, um überhaupt eine Unterscheidung zwischen Gesundheit und Krankheit zu ermöglichen. Schließlich galten nun beide als *Teil der natürlichen Ordnung.*[10]

Wann war ein organischer Prozess also tatsächlich pathologisch, wann war er nur eine Varianz des Physiologischen, also im eigentlichen Sinne »gesund«? Im Übergang zur naturwissenschaftlichen Medizin war es vor allem die Untersuchung der Veränderungen in Geweben und Zellen, die das Kriterium für Gesundheit und Krankheit liefern sollten. Krankheit wurde damit gewissermaßen an ein Substrat gebunden. Als wesentlicher Beitrag zu dieser Neukonzeption der Medizin gelten die Arbeiten Rudolf Virchows, hier insbesondere seine Arbeiten zur »Cellularpathologie«.[11] Wie ist vor diesem Hintergrund nun aber die Trennung von Krankheitsbeschreibung und Krankheitswert für die Medizin des 20. und des 21. Jahrhunderts zu erklären?

1.2 Die Unterscheidung zwischen Gesundheit und Krankheit durch die Trennung von Krankheitsbeschreibung und Krankheitswert

Das krankheitsbezogene Wissen der Medizin ist auf zwei Ebenen angesiedelt: Zum einen finden sich Erklärungen der »morphologischen und funktional-kausalen Zusammenhänge im Organismus insgesamt. [...] Der Organismus wird unter Einbeziehung sowohl ›gesunder‹, ›normaler‹ als auch ›pathologischer‹, krankhafter Phänomene«[12] beschrieben. Diese sind abgeleitet aus empirischen Befunden, die im Zeitalter der Biomedizin mit Hilfe von *Experimentalsystemen* erhoben werden.[13] Zum anderen gibt es jedoch auch »Wissen über die medizinische *Relevanz* und *Wertung* dieser Zusammenhänge, speziell über Krankheitswerte«.[14]

Krankheitsbeschreibung und Krankheitswert unterscheiden sich vor allem in der unterschiedlichen Art ihrer Überprüfbarkeit.

10 Vgl. insbes. Roser/Wunderlich (1842).

11 Vgl. u. a. Virchow (1858).

12 Vgl. Hucklenbroich (1989), S. 144.

13 Vgl. hierzu auch meinen Beitrag »Wissenschaftstheoretische Aspekte medizinischer Forschung« im vorliegenden Band.

14 Hucklenbroich (1989), S. 144.

Krankheitsbeschreibungen können empirisch bzw. experimentell überprüft werden; Krankheitswerte bedürfen jedoch einer Rückführung auf Werthaltungen, die zu den Beschwerden und dem Leiden des Patienten in Beziehung zu setzen sind. Während der ontologische Krankheitsbegriff beide Aspekte in sich vereint hatte, entsteht bei der Anwendung eines analytischen Krankheitsbegriffs in der Medizin ein doppelter Begründungsbedarf: Nur die medizinische Unterscheidung physiologischer (gesunder) von pathologischen (kranken) Prozessen ermöglicht die *Diagnose*,[15] nur das Anerkennen von Krankheitswerten rechtfertigt den Anspruch auf den helfenden oder heilenden Eingriff der Medizin. Bei den erforderlichen Begründungen ergeben sich Probleme auf mehreren Ebenen.

Aus systematischer Sicht wie auch aus klinisch-pragmatischer Sicht erscheint die Unterscheidung zwischen Krankheitsbeschreibung und Krankheitswert zunächst wenig hilfreich. Wie erwähnt transportieren auch (scheinbar) analytisch-wissenschaftliche Krankheitsbegriffe immer ein Grundverständnis von der »normalen«, »natürlichen«, d. h. physiologischen Organisation und Funktionsweise des Organismus. Sie enthalten so bereits ein von sozialen Werthaltungen eingefärbtes Urteil über Gesundheit und Krankheit. Darüber hinaus führt die Trennung von Krankheitsbeschreibung und Krankheitswert immer auch zu einem Vermittlungsproblem zwischen der Krankheitswahrnehmung des Kranken und der medizinischen Konzeption von Gesundheit und Krankheit. Gilt damit also nach der Trennung von analytischer Krankheitsbeschreibung durch klar definierte *nosologische Entitäten* vom Krankheitswert der zynische Satz, dass der befundlose Patient eigentlich gesund ist und der Gesunde nur nicht ausreichend diagnostiziert wurde?

15 Siehe auch meinen nachfolgenden Beitrag zu »Diagnose und Prognose«.

2. Konzepte von Gesundheit und Krankheit in der modernen Medizin

2.1 Der Kranke, der Arzt und die Krankheit

Die unverzichtbare Funktion und Notwendigkeit des analytischen Krankheitsbegriffs in der modernen Medizin besteht darin, überhaupt erst die Formulierung theoretisch gesicherter Annahmen über regelhafte Funktionsweisen des Organismus und mögliche Abweichungen zu erlauben. In der Medizin der Moderne sind biomedizinisches Wissen und daraus abgeleitete Erklärungsmodelle zum Mittel der Wahl geworden, um die klinische Praxis überprüfbar, kontrollierbar und damit sicherer zu machen. Die *normative Funktion* analytischer Krankheitsbegriffe mit der Trennung von Krankheitsbeschreibung und Krankheitswert sollte daher nicht unterschätzt werden. Biomedizinisches, mit den Methoden der modernen Wissenschaften erzeugtes Wissen dient nicht nur der Kontrollierbarkeit und Qualitätssicherung in der Praxis im Nachhinein, also *ex post.* Es liefert auch die grundlegenden Kriterien zur Beurteilung medizinisch-praktischer Probleme. So wirkt es determinierend, indem es die Sichtweise, die der Kliniker zu einem praktischen Problem einnehmen kann, zu einem gewissen Grad *a priori* vorbestimmt. Von diesem Umstand ist die *Plausibilität* medizinischen Entscheidens – etwa im Rahmen der *Diagnosestellung* – in erheblichem Maße abhängig. Die möglichst exakte Abbildung der Beschwerden eines individuellen Patienten auf die im Wissensfundus der Medizin verankerten, in Gestalt von Allgemeinsätzen repräsentierten analytischen Krankheitsbilder ist eine zwingende Voraussetzung zur Erlangung dieser Plausibilität. Das sich daraus ergebende, bereits angesprochene Problem zwischen der Patientensicht und der medizinischen Sicht von Krankheit soll an einem Beispiel verdeutlicht werden.

Der Patient, der den wissenschaftlich gebildeten Arzt aufsucht, wird – sofern er nicht selbst medizinisch gebildet ist – seine Beschwerden nicht wissenschaftlich, sondern als subjektive Wahrnehmungen darstellen, die er seinem individuellen Erlebnishorizont entsprechend wertet.

Frau K., Alter 27, ist gerade umgezogen. Sie sucht wegen Schmerzen während des Geschlechtsverkehrs und danach eine ihr bis dahin unbe-

kannte Gynäkologin auf. Da die Patientin sich große Sorgen wegen der Beschwerden macht, konzentriert sich ihre Darstellung vor allem auf Probleme beim Verkehr. Die Ärztin ist jedoch bemüht, in der Patientenbefragung und durch klinische Untersuchungen die Befunde so weit zu objektivieren, dass aus dem individuellen Krankheitserlebnis ein Krankheitsfall gewonnen werden kann. Dieser Fall wird in einem spezifischen, analytischen Krankheitsbild abgebildet. Es stellt sich heraus, dass die Frau an einer Entzündung der Eileiter mit Beteiligung der Ovarien leidet, die durch Antibiose behandelbar ist. Die Beschwerden beim Geschlechtsverkehr, die bei der Patientin im Vordergrund der Besorgnis standen, stellen nur ein Begleitsymptom dar.

Im Rahmen des diagnostischen Problemlösens wird versucht, die über den Patienten verfügbare Information so zu bündeln, dass der Arzt sie auf durch Allgemeinsätze repräsentierte medizinische Krankheitsbilder abzubilden vermag. Wie jedoch die Entscheidung getroffen werden kann, *welches* Wissen über den Einzelfall tatsächlich relevant für seine medizinische Repräsentation ist, kann weder anhand der vom Patienten angebotenen Information noch anhand des medizinischen Wissens entschieden werden.[16] Vielmehr handelt es sich im Sinne einer Fertigkeit um *pragmatisches Wissen* darüber, wie Entscheiden und Handeln im einzelnen Fall begründet werden können.[17] Die Betonung der akuten Beschwerden – hier im Zusammenhang mit sexueller Aktivität – entspricht der Besorgnis der Patientin. Die Suche nach den biologischen Ursachen der Beschwerden entspricht dem *Zwang zur Diagnose*. Jedoch wird die Relevanz der einzelnen Informationen und Befunde *situativ*, d. h. nach den in einer Situation gegebenen pragmatischen Gesichtspunkten, und nicht nach streng wissenschaftlichen Begründungsschemata ermittelt. Zwar bilden analytische Krankheitsbegriffe die Basis für eine begründete klinische Praxis, aber sie können immer nur mit Einschränkungen wirksam werden. Dies liegt vor allem daran, dass im situativen Problemlösen das Wissen über den Patienten immer unvollständig und häufig vage ist. Es lässt daher nur im günstigsten und seltensten Fall *kausale Schlüsse* auf ein Krankheitsgeschehen und die vollständige und eindeutige Abbildung der Beschwerden auf analytische Krankheitsbegriffe zu.

16 Vgl. zu diesem Problemfeld Paul (1996).
17 Vgl. auch Wieland (1983) und Wiesing (1993).

2.2 Gesundheit und Krankheit als normative Begriffe in der Medizin

Bei Frau K. stellt sich nach Jahren einer festen Partnerschaft heraus, dass der Wunsch, ein Kind zu bekommen, unerfüllt bleibt. Ihr Hausarzt, der sich gerade neu in der Gegend niedergelassen hat, erkennt den großen Leidensdruck, den die Kinderlosigkeit für seine inzwischen 38 Jahre alte Patientin und ihren Partner bedeutet. Er schlägt die Überweisung zu Kollegen in einem Fertilitätszentrum einer nahe gelegenen Klinik vor. Dort soll abklärt werden, ob ein Verfahren der künstlichen Befruchtung für das Paar in Frage kommt, insbesondere auch, ob der Partner von Frau K. unter einer Einschränkung der Fruchtbarkeit leidet. Der Hausarzt bittet beim Abschied die Patientin noch, ihre Gynäkologin von diesem Schritt zu informieren. Dem guten Erinnerungsvermögen der Gynäkologin ist es zu verdanken, dass sie sich an die Episode mit der Entzündung vor elf Jahren erinnert und vermutet, die Eileiter seien durch die damalige Krankheit in Mitleidenschaft gezogen worden. In der Tat ergibt die weitere Untersuchung, dass die Eileiter offenbar durch ein Entzündungsgeschehen verklebt sind. Jetzt steht die mikrochirurgische Behandlung der Eileiter im Vordergrund, der Besuch der Kinderwunschsprechstunde im Fertilitätszentrum wird vorerst abgesagt.

Die Entscheidung, ob ein Patient krank ist und inwieweit ein Abklärungs- und Behandlungsbedarf besteht, ist offenbar nicht immer eindeutig zu beantworten. Der Krankheitswert der Kinderlosigkeit wird hier sowohl vom Arzt als auch von der Patientin – nicht zuletzt aufgrund des Alters der Frau – als so groß empfunden, dass der direkte Weg zur Abhilfe, die künstliche Befruchtung, als erste Option in Erwägung gezogen wurde. Häufig erlaubt jedoch erst der Informationsgewinn aus einer Reihe von diagnostischen Verfahren oder aus den Effekten einer begonnenen Therapie den medizinisch-wissenschaftlichen Rückschluss auf das Gesundheitsproblem des Patienten im Sinne der ersten Ursache (*Ätiologie*) einer Erkrankung. Auch in diesem Vorgang der so genannten *Differenzialdiagnose*, das heißt des Ausschlusses mehrerer möglicher Krankheitsbilder, muss zwischen den unterschiedlichen Krankheits- und Gesundheitsvorstellungen von Arzt und Patient vermittelt werden. Diese verfügen häufig nicht nur über unterschiedliche Krankheitsbeschreibungen, sondern mit diesen Beschreibungen auch über unterschiedliche

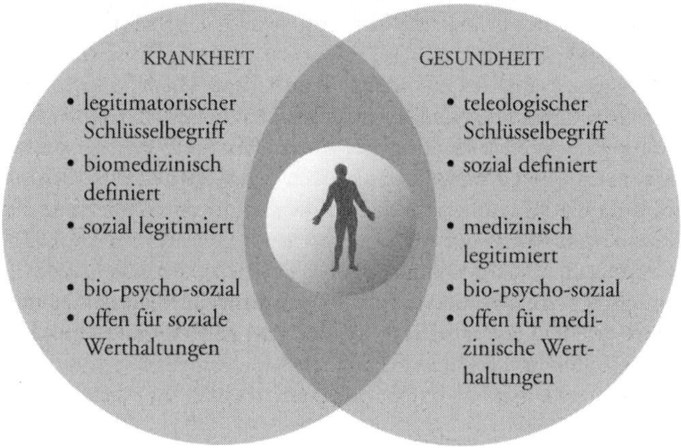

Abbildung 1: Gesundheit und Krankheit als normative Schlüsselbegriffe der Medizin

Krankheitswerte. Der Zwang zur Diagnose einerseits und zur Verständigung zwischen Arzt und Patient andererseits führt hier auf der Ebene der alltäglichen medizinischen Praxis zum beständigen Austausch zwischen der medizinischen und der gesellschaftlichen Konzeption von Gesundheit und Krankheit. Auf diese Weise werden Gesundheit und Krankheit als normative Schlüsselbegriffe im Verhältnis zwischen Arzt und Patient wirksam.[18] Vor diesem Hintergrund ist Gesundheit als teleologischer Schlüsselbegriff zwar sozial definiert, aber medizinisch legitimiert. Er ist offen für medizinische Werthaltungen. Krankheit als legitimatorischer Schlüsselbegriff hingegen ist medizinisch definiert, wird aber sozial legitimiert. Damit ist auch der analytisch-wissenschaftliche Krankheitsbegriff immer offen für soziale Werthaltungen. Sowohl Gesundheit als auch Krankheit sind demnach gleichermaßen in einen biopsychosozialen Kontext eingebettet.

Damit sind die Auswirkungen beschrieben, die sich daraus ergeben, dass an der Nahtstelle zwischen Medizin und Gesellschaft in Gesundheits- und Krankheitsbegriffe soziale Werthaltungen und

18 Vgl. grundlegend Wieland (1986).

Legitimationen einfließen. Zusätzlich werden Erkenntnisse aus anderen Wissenschaften in die Konzepte von Gesundheit und Krankheit integriert. Es entsteht ein schwer zu fassender Austausch zwischen gesellschaftlichen sowie kulturellen Vorstellungen von Krankheit einerseits und naturwissenschaftlichen Krankheitsvorstellungen andererseits. Dies gilt sowohl für die Ebene der Wahrnehmung von einzelnen Krankheiten individueller Patienten als auch für die kategoriale Ebene, auf der entschieden wird, wann ein Organismus, wann ein Mensch überhaupt gesund oder krank genannt werden kann. Ob und wann Kinderlosigkeit eine Krankheit ist, hängt ja sowohl von sozialen Werthaltungen und dem Leidensdruck der Frau oder des Paares ab als auch von biologisch-medizinischen Kriterien – etwa dem Alter der Frau.

3. Fazit

Auch im Zeitalter unserer wertepluralistischen Gesellschaften und der wissenschaftlich-technologischen Medizin gilt, dass keine noch so »richtige« Krankheitsdefinition der Medizin akzeptiert wird, »wenn sie nicht mit den Krankheitsvorstellungen des Zeitalters harmoniert«.[19] Krankheitsdeutungen finden aus historischer Perspektive in einem sich ständig wiederholenden Prozess statt: Über lange Zeiträume gesehen, wird immer wieder versucht, auf unterschiedlichen, aber miteinander verflochtenen Deutungsebenen in Medizin, Kultur und Gesellschaft die Frage »Was ist Krankheit?« neu zu beantworten.[20] Dabei kommt der Medizin der Moderne als Wissenschaft wie als Praxis ein immer größerer Stellenwert zu.

Vor diesem Hintergrund bleibt festzuhalten, dass die Loslösung von einem ontologischen Krankheitsverständnis und die Hinwendung zu einem analytischen Verständnis von Gesundheit und Krankheit in der Medizin des 20. und 21. Jahrhunderts die Trennung von Krankheitsbeschreibung und Krankheitswerten nach sich gezogen hat. Dies war eine wesentliche Voraussetzung dafür, theoretisch gesicherte Annahmen über regelhafte (gesunde) Funktionsweisen des Organismus und mögliche (krankhafte) Abweichungen

19 Rothschuh (1975), S. 2.
20 Vgl. Canguilhem (1974).

formulieren zu können. Vor diesem Hintergrund sind biomedizinisches Wissen und daraus abgeleitete Erklärungsmodelle zum Mittel der Wahl geworden, um die klinische Praxis überprüfbar, kontrollierbar und entsprechend sicherer zu machen. Auch augenscheinlich analytische Krankheitsbegriffe haben daher eine normative Funktion. Darüber hinaus ist festzuhalten, dass medizinisch-wissenschaftliche Vorstellungen von Gesundheit und Krankheit in hohem Maße von gesellschaftlichen Vorstellungen und Werthaltungen abhängig sind. Die Vermittlung zwischen medizinischen und gesellschaftlichen Vorstellungen von Gesundheit und Krankheit ist sowohl auf begrifflicher Ebene als auch auf der Alltagsebene eine zwingende Voraussetzung für die Umsetzung einer gleichermaßen medizinisch sinnvollen, gesellschaftlich akzeptierten und normativ begründbaren medizinischen Praxis.

Literatur

Canguilhem, Georges (1974), *Das Normale und das Pathologische*, München.

Hucklenbroich, Peter (1989), *Künstliche Intelligenz und medizinisches Wissen. Wissenschaftstheoretische Grundfragen von Expertensystemen und wissensbasierter Programmierung*, Habilitationsschrift an der Medizinischen Fakultät der Universität Münster/Westf., Münster.

Jahn, Ferdinand (1842), *Die abnormen Zustände des menschlichen Lebens als Nachbildung und Wiederholung normaler Zustände des Tierlebens*, Eisenach.

Jordanova, Ludmilla (1995), »The Social Construction of Medical Knowledge«, in: *Social History of Medicine* 8, S. 361-381.

Labisch, Alfons/Paul, Norbert W. (1998), »Medizin (zum Problemstand)«, in: *Lexikon der Bioethik*, Bd 2., hg. von Wilhelm Korff u. a., Gütersloh, S. 631-642.

Lachmund, Jens/Stollberg, Gunnar (1992), *The Social Construction of Illness: Illness and Medical Knowledge in Past and Present*, Stuttgart.

Paul, Norbert W. (1996), »Der Hiatus theoreticus der naturwissenschaftlichen Medizin. Vom schwierigen Umgang mit Wissen in der Humanmedizin der Moderne«, in: *Anatomien medizinischen Wissens*, hg. von Cornelius Borck, Frankfurt am Main, S. 171-200.

– (2002), »Genes, Information, Volatile Bodies«, in: *Health and Quality of Life. Philosophical, Medical, and Cultural Aspects*, hg. von Antje Gimmler, Christian Lenk und Gerhard Aumüller, Münster, S. 187-198.

– (2003), »The Representational Framework of Health and Disease«, in: *Traditions of Pathology in Western Europe. Theories, Institutions and Their Cultural Setting*, hg. von Cay-Rüdiger Prüll, Pfaffenweiler, S. 123-138.
Roser, Wilhelm/Wunderlich, Carl August (1842), »Ueber die Mängel der heutigen deutschen Medicin und ueber die Nothwendigkeit einer entschieden wissenschaftlichen Richtung in derselben«, in: *Archiv für physiologische Heilkunde* 1, S. I-XXX.
Rothschuh, Karl Eduard (Hg.) (1975), *Was ist Krankheit? Erscheinung, Erklärung, Sinngebung*, Darmstadt.
Virchow, Rudolf (1858), *Die Cellularpathologie in ihrer Begründung auf physiologische und pathologische Gewebelehre*, Berlin.
– (1869), »Ueber die heutige Stellung der Pathologie«, in: *Tageblatt der 43. Versammlung Deutscher Naturforscher und Ärzte in Innsbruck, 25. Sept. 1869*, Nr. 8, S. 185-195.
– (1930), *Vorlesungen über allgemeine Pathologie und Anatomie aus dem Wintersemester 1855/56 in Würzburg*, hg. vom Vorstand der Deutschen Pathologischen Gesellschaft, Berlin.
Wieland, Wolfgang (1983), »Verbindlichkeit als wissenschaftstheoretisches Problem?«, in: *Verbindlichkeit der medizinisch-diagnostischen und therapeutischen Aussage*, hg. von Erwin Deutsch u. a., Stuttgart, S. 35-42.
– (1986), *Strukturwandel der Medizin und ärztliche Ethik. Philosophische Überlegungen zu Grundfragen einer praktischen Wissenschaft*, Heidelberg.
Wiesing, Urban (1993), »Medizin zwischen Wissenschaft, Technologie und Kunst«, in: *Zeitschrift für medizinische Ethik* 39, S. 121-130.

Norbert W. Paul

Diagnose und Prognose

Die zentrale Stellung der Diagnose für die ärztliche Praxis ist im Selbstverständnis des Arztes viel zu fest verankert, als daß sie durch Grundlagen theoretischer Überlegungen allein erschüttert werden könnte. Für die meisten Ärzte gehört die Diagnose so sehr zu den selbstverständlichen Orientierungspunkten des eigenen Tuns, daß es für sie schwer einzusehen ist, welchen Sinn es haben könnte, sie in einer grundlagentheoretischen Diskussion in Frage zu stellen. Über Selbstverständliches spricht man nicht – so scheint es.
(*Wolfgang Wieland*)[1]

Es scheint mir am besten zu sein, daß sich der Arzt im Voraussehen des Krankheitsausgangs Uebung erwirbt; denn wenn er bei seinem Patienten vorhererkennt und vorhersagt den status praesens, das Vorausgegangene und die Prognose, ferner das, was die Patienten bei dem Berichte über ihren Krankheitszustand weglassen, so wird man das feste Zutrauen zu ihm haben, daß er den Zustand der Patienten besser kenne, und es werden sich infolgedessen die Leute dem Arzte gern anvertrauen. Aber auch die Behandlung wird er am besten durchführen können, wenn er den späteren Ausgang der Krankheiten vorhersieht. Denn alle Kranken gesund zu machen, das ist unmöglich, obwohl dies sicherlich besser wäre als das Voraussehen des späteren Ausganges.
(*Hippokrates*)[2]

Unter einer *Diagnose* ist – grob gefasst – die durch Bezug auf medizinisches Wissen und pathologische Befunde gesicherte Aussage über den gegenwärtigen Zustand eines Patienten zu verstehen. Eine *Prognose* stellt hingegen im Idealfall eine plausible, aber auf den ersten Blick weitaus weniger sichere Aussage über die zukünftige Entwicklung des Gesundheitszustandes des Patienten dar. Es scheint auf der Hand zu liegen: Diagnose und Prognose sind offenkundig wesentliche, selbstverständliche und unproblematische Elemente medizinischen Entscheidens und Handelns. Unter Bezug auf den

1 Wieland (1975), S. 13 f.
2 Hippokrates, *Buch der Prognosen* (*Prognosticon*), Kap. 1, zitiert nach Fuchs (1895), S. 451.

vorangegangenen Beitrag »Gesundheit und Krankheit« soll hier erläutert werden, warum die Rolle von Diagnose und Prognose keineswegs so eindeutig und klar ist, wie sie auf den ersten Blick erscheint.

1. Diagnose und Prognose als unterschiedliche Erkenntnisformen

1.1 Diagnose als Problemlösen

Idealtypisch führen die Untersuchung eines Patienten, die Abklärung seiner Symptome und die an den Symptomen orientierte Erhebung weiterer Befunde dazu, dass Ärztinnen und Ärzte die Beschwerden des Patienten mit einer differenzierten Diagnose in ihrer Fachsprache benennen können. Subjektive Wahrnehmungen des Patienten in Bezug auf seine Beschwerden, individuelle Deutungen der Vor- und Krankengeschichte (*Anamnese*), die Beobachtungen des Arztes, die klinischen Untersuchungen des Patienten sowie zusätzliche Befunde – etwa Ergebnisse von Laboruntersuchungen oder bildgebenden Verfahren – werden durch die Diagnose in einem *analytischen Krankheitsbegriff* kondensiert und objektiviert. Der Patient mit seinen Beschwerden wird als Fall einer bestimmten, medizinisch definierten Erkrankung verstanden und damit mit anderen Fällen vergleichbar. Im Idealfall ist die Diagnose damit eine Erkenntnisform, die den Einzelfall durch das Mittel der Subsumtion (Einordnung) auf die durch Wahrscheinlichkeitsaussagen über größere Patientengruppen (Populationen) generierten (*probabilistischen*) Wissensbestände der Medizin abbildet.[3] Erst durch die Vergleichbarkeit mit anderen Fällen wird es möglich, aus der Diagnose das weitere diagnostische oder therapeutische Vorgehen dem Stand des medizinischen Wissens entsprechend abzuleiten.

Weil die Diagnose die Voraussetzung für alles weitere medizinische Entscheiden und Handeln ist, hat Wolfgang Wieland in diesem Zusammenhang vom »*Zwang zur Diagnose*« gesprochen.[4] Dieser besteht nach Wieland jedoch nicht nur in dem Zwang,

3 Vgl. auch meinen Beitrag »Wissenschaftstheoretische Aspekte medizinischer Forschung« in diesem Band.

4 Vgl. Wieland (1975), S. 13 ff.

Symptome und Befunde auf einen wissenschaftlichen *Krankheitsbegriff* zurückzuführen, um so die Therapieentscheidung zu *legitimieren.*[5] Vielmehr ergeben sich weitere Zwänge aus der Struktur der Versorgungssysteme, durch die medizinische Leistungserbringer in »soziale Systeme der Vorsorge und der verwalteten Krankheit«[6] eingebunden sind. Der auch heute kontrovers diskutierte Zwang, erbrachte medizinische Leistungen zu Abrechnungszwecken an schematisierte Diagnosen zu binden, ist ein aktuelles Beispiel für dieses Phänomen.[7]

Zwang ergibt sich auch durch den Patienten. Seine Symptome beunruhigen ihn in der Regel. Manchmal sind sie bedrohlich, manchmal gar lebensbedrohlich. Der Patient kommt daher mit seinen Beschwerden nicht voraussetzungslos zum Arzt. Auf der Basis einer gesellschaftlichen Wahrnehmung und eines kulturell überformten Vorverständnisses von Krankheit hat der Patient seine Beschwerden bereits bewusst oder unbewusst einer Bewertung unterzogen. Es ist – wie bereits im voranstehenden Beitrag erläutert – die Diagnose, die zwischen dem medizinischen und dem gesellschaftlichen Verständnis von Gesundheit und Krankheit vermittelt. Ohne die fachlich kompetente Zuordnung des Beschwerdebildes zu einer Diagnose wird der Patient nicht nur an der Kompetenz des Arztes zweifeln. Es besteht auch die Gefahr des Scheiterns der im Arzt-Patient-Verhältnis angelegten Vermittlung zwischen der medizinisch-naturwissenschaftlichen und der gesellschaftlich-kulturellen Wahrnehmung von Krankheit.

Abgesehen von diesen Zwängen ergeben sich aus dem Verhältnis von Wissen und Handeln in der modernen Medizin noch viel weiter reichende systematische Fragestellungen bezüglich des Status von Diagnose und Prognose, die hier nur skizziert werden können.[8]

5 Vgl. hierzu ausführlicher meinen Beitrag »Gesundheit und Krankheit« in diesem Band.

6 Wieland (1975), S. 19.

7 Dies geschieht etwa durch die »International Classification of Diseases« (ICD) oder aktuell durch »Diagnosis Related Groups« (DRGs) zur Berechnung von Fallpauschalen zwischen Leistungserbringern und Krankenversicherungen. Unter dem Gesichtspunkt einer diagnosebezogenen Ökonomisierung der Medizin werden durch diesen Zwang zur diagnostischen Klassifikation gegenwärtig erhebliche personelle Ressourcen im Bereich der Krankenversorgung gebunden.

8 Vgl. hierzu meine Einleitung zum Thema »Medizintheorie« im vorliegenden Buch. Siehe auch Labisch/Paul (1998) sowie Paul (1998).

Die Diagnose in ihrer idealen Form, das heißt als Subsumtion des Einzelfalles unter die probabilistischen Wissensbestände der Medizin, ist in der Praxis nur sehr selten realisierbar. Zu unvollständig, vage und unsicher ist die Information, zu einflussreich sind pragmatische Faktoren wie personelle Ressourcen, Zeit und Verfügbarkeit von Wissen, als dass die Diagnose oft mehr sein könnte als eine medizinisch-wissenschaftlich informierte Abwägung von Problemen und die Interpretation eines – oft uneindeutigen – Beschwerdebildes. Der systematische Grund hierfür liegt darin, dass Individualdiagnosen – anders als es das medizinische Wissen suggerieren mag – nicht auf statische Krankheitseinheiten (Krankheitsentitäten) bezogen sind, sondern auf differenzierte und dynamische Krankheitsprozesse, die im Einzelfall erheblich variieren. Damit ist die Diagnose weit davon entfernt, eine wissenschaftlich-analytische Erkenntnisform zu sein. Vielmehr verbinden sich in ihr die Interpretation oder *Erklärung* eines Befundes und die *Handlung* der aktiven Suche nach dieser Erklärung.[9] Die Diagnose ist deshalb erforderlich, weil allein über sie der Weg zu den Indikationen für weiteres medizinisches Eingreifen abgeleitet werden kann. Sie ist notwendigerweise am individuellen Problemfall orientiert, wobei Beschwerden und Symptome als Leitschnur für den möglichen Lösungsweg dienen. *Legitimiert* wird die Diagnose letztlich jedoch *ausschließlich* unter Bezug auf medizinische Krankheitsbegriffe. In diesem Sinne ist die Diagnose ein *Problemlösungsprozess* und weniger ein *Erkenntnisprozess*.

Neben der Tatsache, dass die Diagnose die Voraussetzung für die Begründung weiterer diagnostischer und therapeutischer Maßnahmen ist, ist sie auch die unabdingbare Voraussetzung für die *Prognose*. Noch viel stärker als die Diagnose ist die Prognose mit sozialen Erwartungen, Werthaltungen und Normen verbunden. Als Erkenntnisform bezieht sie sich jedoch auf die gleichen Grundbegriffe und hat es mit den gleichen Problemen zu tun.

9 Vgl. hierzu insbesondere auch Wieland (1975), S. 41 ff.

Die Vorhersage von Krankheitsverläufen erscheint auf den ersten Blick weitaus unsicherer zu sein als die Diagnose. Sie bietet augenscheinlich noch mehr Raum für *Interpretationen*, die von Hoffnungen, Befürchtungen und Zweifeln getragen sein können. Dennoch hat die Prognose gerade für den Patienten erhebliche Bedeutung. Sie ist – anders als die Diagnose – diejenige Aussage, die ihm Auskunft über seine prospektive Lebenssituation und die voraussichtliche Entwicklung seiner Beschwerden gibt. Sie korreliert deshalb noch stärker mit sozialen Werthaltungen, weil sie es – zumindest oberflächlich betrachtet – dem Patienten ermöglicht, abzuschätzen, inwieweit er in der Lage sein wird, sein Leben entsprechend seiner Rolle und Position in der Gemeinschaft in Zukunft zu gestalten bzw. mit welchen Einschränkungen er für welche Dauer zu rechnen hat. Die Prognose ist für den Patienten diejenige Information, an der er in der Regel seinen (sozialen und kulturellen) Umgang mit seiner Krankheit ausrichtet, während die Diagnose die Information ist, an der der Arzt sein weiteres Handeln ausrichtet. Dennoch fußen Diagnose und Prognose auf ganz ähnlichen erkenntnistheoretischen, *epistemologischen* Voraussetzungen. Sowohl für die Diagnose als auch für die Prognose sind medizinische *Krankheitskonzepte* und *-begriffe* die zentralen Bezugspunkte der Erkenntnis bzw. des Problemlösens. Daher haben wir es auch mit vergleichbaren Problemen in Bezug auf die Zuverlässigkeit diagnostischer und prognostischer Aussagen in der Medizin zu tun.

Die Häufigkeit, mit der ein bestimmter Verlauf bei einer diagnostizierten Erkrankung beobachtet wurde, ist die Basis einer Prognose. Damit ist sie ein *Maß für die Wahrscheinlichkeit*, mit der eine bestimmte Entwicklung bei Vorliegen einer definierten Erkrankung in der Gruppe aller an dieser Krankheit Erkrankten eintritt. Die Prognose gibt also eine so genannte *frequente Wahrscheinlichkeit* an – etwa vergleichbar mit der Häufigkeit des Auftretens einer bestimmten Erkrankung in der Bevölkerung, der *Inzidenz*. Aus diesem Grund befasst sich das Gebiet der Statistik und Epidemiologie besonders intensiv mit den Voraussetzungen und Problemen der Prognose.[10]

10 Vgl. u. a. grundlegend Jesdinsky/Trampisch (1985).

In der Interaktion zwischen Arzt und Patient erhält die Prognose jedoch oft – und leider zu Unrecht – den Charakter einer individuellen, so genannten *personalen Wahrscheinlichkeit*. Sie wird also als Aussage darüber missverstanden, mit welcher Wahrscheinlichkeit der individuelle Patient einen bestimmten Krankheitsverlauf zu erwarten hat. So fein der Unterschied zwischen frequenter und personaler Wahrscheinlichkeit zunächst anmutet, so groß sind seine Folgen für die Sicherheit prognostischer Aussagen. Wenn eine wirklich individuelle Diagnose und Voraussage nicht möglich ist, dann ist die Information, an welcher der Arzt sein Handeln und der Patient seinen lebensweltlichen Umgang mit der Krankheit ausrichtet, wesentlich unsicherer, als dies zunächst erscheint. Im Zusammenhang mit diesem Problem ist vermehrt das Schlagwort von der »individualisierten Medizin« zu hören, die hier Abhilfe verspricht. Darauf soll abschließend eingegangen werden.

2. »Individualisierte« Medizin, Diagnose und Prognose

Diagnose, Prognose und der Krankheitsbegriff der Molekularen Medizin

An anderer Stelle in diesem Band bin ich ausführlicher auf den *prädiktiven* Charakter genetischen Wissens eingegangen.[11] Daher soll dieser Gegenstand hier nur kurz im Sinne eines Brückenschlags aufgegriffen und im Hinblick auf das Konzept der so genannten *individualisierten Medizin* vertieft werden. Bisher war davon die Rede, dass Diagnosen und Prognosen auf Krankheitswissen basieren, das *probabilistischer* Natur ist. Sie beziehen sich also immer auf Wahrscheinlichkeitsaussagen. Die Integration genetischen Wissens in die Medizin hat dazu geführt, dass *individuelle genetische Unterschiede* zwischen Patienten mehr und mehr als Basisinformation für Diagnosen und Prognosen dienen.[12] Von der Anfangszeit der modernen molekulargenetischen Diagnostik bis etwa in die Mitte der 1990er-Jahre bestand die Hoffnung, dass Gene eine individuelle Vorhersage

11 Siehe meinen Beitrag »Humangenetik und Medizin: Geschichte, Theorie, Ethik« in diesem Band.

12 Vgl. Paul (2002), (2003a), (2003b) und Paul/Labisch (2002).

der biologischen Zukunft ermöglichen. Anlass hierfür war die Vorstellung, dass ein Gen eindeutig für *ein* Protein codiert und dieses wiederum für *einen* biochemischen Prozess steht, der entweder pathologische oder physiologische Bedeutung hat. Biologische Prozesse galten in einem strengen Sinne als genetisch vorbestimmt, weshalb man diese Sichtweise als *genetischen Determinismus* bezeichnete. In der Tat lassen sich aber nur sehr wenige, so genannte *monogene Erkrankungen* auf eine einzelne Mutation oder Genvariante als Krankheitsursache zurückführen. Das klassische Beispiel hierfür ist *Chorea Huntington* (früher erblicher Veitstanz genannt), eine monogene Erkrankung, die aufgrund der hohen Penetranz ihres Allels mit fast 100-prozentiger Sicherheit im Erwachsenenalter manifest wird. Damit erlaubt ein spezifischer genetischer Test tatsächlich eine individuelle Prognose, ob jemand an Chorea Huntington erkranken wird oder nicht.

Lange Zeit bestand die Überzeugung, dass dies auch für komplexere Erkrankungen oder Erkrankungsrisiken möglich sei. Durch die Fortentwicklung der Gendiagnostik wurde eine ganze Reihe von *genetischen Markern* entdeckt, die mit zufrieden stellender Zuverlässigkeit Hinweise auf das Vorhandensein einer Erkrankung oder einer *Krankheitsprädisposition* liefern.[13] Dabei konnten Krankheiten und Krankheitsrisiken jedoch in der Regel nicht kausal bzw. linear auf genetische Faktoren zurückgeführt werden.[14] Der Grund hierfür liegt zum einen an komplexen Gen-Gen-Interaktionen, die zu einer hohen Flexibilität und Plastizität genetischer Prozesse führen. Zum anderen interagiert das menschliche Genom gerade im Hinblick auf die Krankheitsentstehung in vielfältiger Weise mit anderen biologischen Faktoren im Organismus sowie mit der Umwelt und dem Verhalten des Menschen. Längst ist daher der einstige genetische Determinismus obsolet geworden, und an seine Stelle sind komplexe Deutungsmodelle der genetischen Aktivität in Abhängigkeit von epigenetischen Faktoren, Umwelt und Verhalten, getreten. Immer noch werden genetische Risikofaktoren bestimmt, sie werden jedoch nunmehr im Sinne von Prädispositionen für Erkrankungsrisi-

13 Die Untersuchung von Neugeborenen auf Vorliegen einer Phenylketonurie (PKU), einer autosomal-rezessiven Stoffwechselerkrankung, ist hierfür ein Beispiel.

14 Dies wird etwa für das Beispiel der Krebserkrankungen dargestellt in Paul (2000).

ken verstanden, die auch von einer Vielzahl nichtgenetischer Einflüsse abhängig sind.

Die Beziehung zwischen genetischen Merkmalen und Krankheiten wird durch statistische Korrelationen hergestellt. Dies gilt sowohl für funktionale Gene oder Genabschnitte (Gen-Assoziationen) als auch für genetische Marker (etwa die Unterschiede in einzelnen Säure-Basen-Paaren der DNA, so genannte Single Nucleotide Polymorphisms, SNPs). Solche Korrelationen liefern zwar zusätzliche diagnostische und prognostische Informationen, prinzipiell ist aber auch das genetische Wissen damit probabilistischer Natur. Aus diesem Grund lässt es eine wirklich *individualisierte* Diagnose und Prognose *nicht* zu, sondern es erlaubt lediglich die Verfeinerung der Diagnostik durch zusätzliches differenzialdiagnostisches Wissen bis zu einem gewissen Grad. Genetische Diagnosen und Prognosen sind aufgrund ihres probabilistischen Charakters den gleichen Problemen unterworfen wie die »klassischen« Diagnosen und Prognosen, von Sonderfällen wie der sicheren Vorhersage einer infausten Prognose (der Prognose des tödlichen Krankheitsverlaufs) in der klassischen Medizin oder der Vorhersage des Ausbruchs einer monogenen Erkrankung wie der Chorea Huntington in der Molekularen Medizin einmal abgesehen. Damit werden genetische Informationen auf absehbare Zeit den Status zusätzlicher differenzialdiagnostischer Befunde beibehalten.

3. Schlussbemerkungen

Diagnose und Prognose werden seit der Antike als Dreh- und Angelpunkt der medizinischen Praxis und des Arzt-Patient-Verhältnisses angesehen. Sie haben deshalb immer wieder auch im Mittelpunkt theoretischer und ethischer Reflexion gestanden. Mit dem Aufkommen wissenschaftlich-analytischer Krankheitsbegriffe und der damit einhergehenden Trennung von Krankheitsbeschreibung und Krankheitswert bezogen sich diagnostische und prognostische Aussagen zwangsläufig auf probabilistisches Wissen.[15] Sie machen in der Regel also Aussagen über frequente Wahrscheinlichkeiten, denen Beobachtungen in möglichst großen Patientengruppen

15 Vgl. grundlegend Wieland (1986).

zugrunde liegen. Die logischen und mengentheoretischen Implikationen dieses Umstands haben die Medizintheorie lange Zeit in Atem gehalten. Grob vereinfacht sind Diagnosen und Prognosen ihrem Charakter nach Aussagen des Typs: »*In x Prozent der Fälle hatten Menschen mit den Symptomen s die Krankheit k mit dem Verlauf v.*« Dies macht die Diagnose zwar zum zentralen Ansatz des klinischen Problemlösens und die Prognose zu einer auf die nähere Zukunft gerichteten Problemorientierung; einen wissenschaftlichen *Erkenntnisprozess*, der zu Begründungen für das Vorliegen einer Krankheit führt, oder gar die Erklärung und Sinngebung eines Krankheitsverlaufs vermag die moderne Medizin in Diagnose und Prognose jedoch nicht zu leisten.

Literatur

Fuchs, Robert (Hg.) (1895), *Hippokrates, sämmtliche Werke*. Ins Deutsche übersetzt und ausführlich commentiert von Dr. Robert Fuchs, Bd. 1, München.

Jesdinsky, Hans Joachim/Trampisch, Hans Joachim (Hg.) (1985), *Prognose- und Entscheidungsfindung in der Medizin. Proceedings der 30. Jahrestagung der Deutschen Gesellschaft für Medizinische Informatik, Biometrie und Epidemiologie, Düsseldorf 16.-19. September 1985* (= Medizinische Informatik und Statistik, Bd. 62), Berlin.

Labisch, Alfons/Paul, Norbert W. (1998), »Medizin (zum Problemstand)«, in: *Lexikon der Bioethik*, Bd. 2, hg. von Wilhelm Korff u. a., Gütersloh, S. 631-642.

Paul, Norbert W. (1998), »Incurable Suffering From the ›Hiatus theoreticus‹? Some Epistemological Problems in Modern Medicine and the Clinical Relevance of Philosophy of Medicine«, in: *Theoretical Medicine and Bioethics* 19, S. 229-251.

– (2000), »Die molekulargenetische Interpretation des Krebs: Ein Paradigma, seine Entwicklung und einige Konsequenzen«, in: *100 Years of Organized Cancer Research*, hg. von Wolfang U. Eckart, Stuttgart, S. 95-100.

– (2002), »Molekulare Prädiktion: Ein Weg zur Molekularen Prävention?«, in: *Innovative Aspekte in der Prävention*, hg. von Johannes G. Gostomzyk, München, S. 39-61.

– (2003a), »Genetische Intervention – Genetische Prävention – Genetisches Design? Zu Entwicklung, Optionen und Konsequenzen der Molekularen Medizin«, in: *Moderne Biologie: Möglichkeiten und Risiken, Hoffnung und Bedrohung*, hg. von Michal Andel u. a., Prag, S. 77-85.

– (2003b), *Making Molecular Medicine: Historical, Theoretical, and Ethical Dimensions*, Habilitationsschrift, Medizinische Fakultät der Heinrich-Heine-Universität, Düsseldorf.
–, Labisch, Alfons (2002), »Health is a Crossroad: Natur und Gesellschaft, Individuum und Gemeinschaft in der öffentlichen Gesundheitssicherung«, in: *Das Gesundheitswesen* 64, S. 614-622.
Wieland, Wolfgang (1975), *Diagnose: Überlegungen zur Medizintheorie*, Berlin.
– (1986), *Strukturwandel der Medizin und ärztliche Ethik. Philosophische Überlegungen zu Grundfragen einer praktischen Wissenschaft*, Heidelberg.

Staat, Gesellschaft, Medizin

Christoph Schweickardt
Zur Geschichte des Gesundheitswesens im 19. und 20. Jahrhundert

1. Allgemeines

Die Strukturen unseres heutigen Gesundheitswesens sind in hohem Maße durch Eingriffe des Staates geprägt und ausgestaltet worden. Die Betrachtung längerfristiger Entwicklungsprozesse und gewachsener Strukturen liefert in diesem Zusammenhang einen wesentlichen Beitrag zum Verständnis heutiger Regelungen und aktueller Konflikte. Im Folgenden sollen daher ausgewählte Beispiele für staatliche Maßnahmen und Regelungen im 19. und 20. Jahrhundert vorgestellt werden, die grundlegende Bedeutung für das deutsche Gesundheitswesen hatten.[1]

Den Ausgangspunkt bildet zunächst der Territorialstaat in der frühen Neuzeit, wobei der Staat Preußen hier im Zentrum steht. Der Blick richtet sich danach auf das 1871 gegründete Deutsche Reich, in dem Preußen eine dominierende Stellung innehatte, und auf wichtige Entwicklungslinien bis 1945. Ein weiteres Kapitel ist der Bundesrepublik Deutschland als demjenigen der beiden Nachfolgestaaten des »Dritten Reichs« gewidmet, dessen Strukturen nach der Wiedervereinigung 1990 auf Ostdeutschland übertragen wurden.

Ein wichtiger Gesichtspunkt der Betrachtung ist, auf welcher Ebene – der Stadt bzw. der Kommune, des Landes (nach 1945 in Westdeutschland des Bundeslandes) oder des Reichs bzw. des Bundes – Zuständigkeiten im Gesundheitswesen angesiedelt wurden. Traditionell waren die Kommunen für die Armenfürsorge und die öffentlichen Krankenhäuser zuständig. In der frühen Neuzeit baute der preußische Staat die Medizinalbehörden aus und zog die Verwaltung und Regelung des Medizinalwesens an sich. Mit der Gründung des Deutschen Reichs kam die Medizinalpolizei (Seuchenbe-

1 Zu den Gesundheitsverhältnissen und ihren Wechselwirkungen mit dem Gesundheitswesen siehe den Beitrag »Zur Entwicklung der Gesundheitsverhältnisse im 19. und 20. Jahrhundert« von Jörg Vögele in diesem Band.

kämpfung, Impfwesen, Nahrungsmittelwesen, Fleischbeschau) in die Zuständigkeit des Reiches. Auch die Gewerbeordnung von 1869/1871 mit ihren Bestimmungen über den Arztberuf und die Sozialversicherungen der 1880er-Jahre wurden durch Reichsgesetze geregelt. In der Zeit des Nationalsozialismus zwischen 1933 und 1945 zog die Reichsregierung die Kontrolle über das Gesundheitswesen bis auf die kommunale Ebene an sich, während nach dem Zweiten Weltkrieg in Westdeutschland durch das Grundgesetz von 1949 Zuständigkeiten im Gesundheitswesen wieder stärker auf die Bundesländer verlagert wurden.

2. Frühe Neuzeit: Gesundheit als Aufgabe des Staates und die Schaffung von Medizinalbehörden

Ein öffentliches Gesundheitswesen im modernen Sinne entstand in der frühen Neuzeit. Gedankengut der Aufklärung und der Ausbau der Staatsverwaltung im Absolutismus spielten dabei eine wichtige Rolle. Dem Aufgabenbereich des Staates wurde die Sorge für die Gesundheit seiner Bürger zugeordnet. Gleichzeitig wurde auf den Nutzen für den Staat selbst hingewiesen, da für die Zeitgenossen Wohlstand im Innern und Macht nach außen von der Einwohnerzahl und ihrer Arbeitskraft abhingen. So galt die Aufmerksamkeit aufgeklärter Fürsten und Regierungen der medizinischen Versorgung der Bürger, der Verhütung und Bekämpfung von Seuchen sowie der Anleitung des Einzelnen zu gesundheitsgemäßem Leben. Um die Qualität der medizinischen Versorgung zu sichern und unlautere Geschäftspraktiken zu verhindern, zog der Staat zudem die Beaufsichtigung und Kontrolle der Heilberufe an sich.[2] Diesem Zweck dienten neu geschaffene Medizinalbehörden, die unter anderem dafür zuständig waren, den verschiedenen Heilberufen – Ärzten, Chirurgen, Apothekern, Hebammen etc. – ihre Kompetenzen zuzuweisen. Bereits der kurbrandenburgische Staat, der Vorläufer des späteren preußischen Staates, beanspruchte seit dem Medizinaledikt von 1685 das Recht, die verschiedenen Heilberufe zu approbieren und deren Kompetenzen festzulegen. Die preußische Regierung zog 1725 das Recht zur Erteilung der ärztlichen Approba-

2 Labisch (1992), S. 83.

tion, der Erlaubnis zur Ausübung der Heilkunde, an sich. Sie erkannte die universitäre Doktorprüfung nicht länger als Approbation der Ärzte an, sondern verlangte eine Prüfung vor einer staatlichen Prüfungsbehörde.[3] Bis heute ist das Staatsexamen und die Erteilung der Approbation durch den Staat Voraussetzung für die Ausübung des Arztberufs.

3. Zwischen staatlichem Schutz und liberalen Regelungen – der Aufstieg des Ärztestandes

Die Kompetenzen in der Medizin waren in der frühen Neuzeit noch auf verschiedene Heilberufe verteilt. Die seit dem Mittelalter an den Universitäten akademisch ausgebildeten Ärzte waren für die Innere Medizin zuständig, die handwerklich ausgebildeten Chirurgen bzw. Wundärzte für äußere Erkrankungen und Verletzungen. Die ärztliche Medizinalreformbewegung forderte den Einheitsstand seit dem frühen 19. Jahrhundert. Im Lauf des Jahrhunderts gelang es der Ärzteschaft, diesen zu etablieren und seine Stellung an der Spitze der Heilberufe zu festigen. In Preußen wurde ab 1852 nach dem Studium an der Universität angehenden Ärzten die Approbation zur Ausübung der Medizin, Chirurgie und Geburtshilfe erteilt. Die Chirurgenschulen wurden geschlossen, sodass allmählich die Konkurrenz staatlich ausgebildeter Wundärzte wegfiel.[4]

Die wissenschaftlichen Erfolge in der zweiten Hälfte des 19. Jahrhunderts festigten die Stellung des Arztes als Experte. Die neuen Konzepte der Asepsis sowie die Einführung der Narkose machten immer ausgedehntere Operationen möglich. Neue diagnostische Methoden wie das Fiebermessen und das Röntgen wurden eingeführt. Als gegen Ende des 19. Jahrhunderts die feste Anstellung von Ärzten im Krankenhaus zunehmend zur Regel wurde, beanspruchten die Ärzte, dass ihre fachliche Leitungsfunktion in Krankenhäusern rechtlich verankert wurde, und begründeten dies mit ihrer wissenschaftlichen Fachkompetenz. Ein preußischer Erlass von 1908 trug diesem Anliegen Rechnung.[5]

3 Münch (1995), S. 27-41; Alber (1992), S. 37.

4 Huerkamp (1985), S. 58 f.

5 Vgl. Schmuhl (2003), S. 176 f.

Allerdings erlangten die Ärzte kein Monopol in der Krankenbehandlung. Hierzu trugen liberal gesinnte Ärzte wesentlich bei, als die Gewerbeordnung von 1869 parlamentarisch beraten wurde, die ab 1871 im Deutschen Reich Gültigkeit erlangte. Eine Petition der Berliner Medizinischen Gesellschaft unter Federführung von Rudolf Virchow (1821-1902) hatte zur Folge, dass nur die Berufsbezeichnung »Arzt« geschützt blieb, die heilkundliche Tätigkeit nichtapprobierter Heiler aber ebenfalls zulässig war.[6] Bis zur Jahrhundertwende war diese von ärztlicher Seite als »Kurpfuscherei« bezeichnete Tätigkeit zu einer als überaus lästig empfundenen Konkurrenz herangewachsen, und die Ärzte vertraten seitdem vehement die Forderung, dass nur approbierten Ärzten die gesundheitliche Betreuung der Bevölkerung vorbehalten sein sollte. Die Ärzte konnten das Behandlungsmonopol jedoch nicht mehr auf Dauer zurückgewinnen, selbst nicht mit dem Heilpraktikergesetz von 1939. Dieses garantierte Bestandsschutz für diejenigen Heilpraktiker, die die dort genannten Voraussetzungen erfüllten, verbot aber zukünftig die Ausübung eines Heilberufs ohne ärztliche Approbation. Nach 1945 verloren jedoch diejenigen Paragrafen, die nicht mit der Berufsfreiheit des Grundgesetzes in Einklang standen, ihre Gültigkeit, sodass bis heute Heilpraktiker neben Ärzten zur Patientenversorgung vom Staat zugelassen werden.[7]

4. Der Ausbau staatlicher Fürsorge im Gesundheitswesen: Die gesetzliche Krankenversicherung und ihre Folgen für Ärztestand und Krankenkassen

In den 1880er-Jahren wurden in Deutschland unter Reichskanzler Otto von Bismarck (1815-1898) die ersten obligatorischen Sozialversicherungen gegen die Folgen von Krankheit, Unfall, Invalidität und Alter geschaffen. Deutschland wurde damit zum Pionierland in der Entwicklung eines modernen Systems der sozialen Sicherheit. Der Einfluss des Staates nahm durch diese Gesetzgebung enorm zu. Die von Bismarck bewusst betriebene Ausweitung der Kompetenzen des Reichs stärkte dessen Stellung auf Kosten der Länder. Für

6 Vgl. Huerkamp (1985), S. 256.
7 Gerst (2004), S. 213-219.

die gesetzlich Krankenversicherten wurde die medizinische Versorgung entscheidend verbessert und mit dem Krankengeld eine gewisse Sicherung gegen existenzielle Not im Krankheitsfall eingeführt.

Die Grundsatzentscheidungen in der Entstehungsphase des Sozialstaats prägten dessen weitere Entwicklung. Wesentliche Grundprinzipien wirken bis heute fort. Zu diesen gehören erstens die enge Bindung der Versicherung an die Erwerbstätigkeit mit Beitrittszwang für Arbeiter bzw. Arbeitnehmer unterhalb einer bestimmten Einkommensgrenze, zweitens die Staffelung der Beiträge der Versicherten nach der Lohnhöhe, nicht nach dem Krankheitsrisiko, drittens der Verzicht auf ein Gesundheitsattest beim Eintritt in die Versicherung und viertens die überwiegende Finanzierung durch Beiträge der Arbeitgeber und Arbeitnehmer.[8] Die gesetzliche Krankenversicherung wurde Schritt für Schritt ausgeweitet und entwickelte sich zu einem zentralen Pfeiler des Gesundheitswesens. Rund 90 Prozent der Bevölkerung sind heute gesetzlich krankenversichert.

Die Einführung der staatlichen Sozialversicherungen trug dazu bei, dass sich der Ausbau des Gesundheitswesens beschleunigte. Zudem wurde die wirtschaftliche Existenz von Ärzten in eigener Praxis immer stärker von Kassenpatienten abhängig. Damit verschärfte sich das Spannungsfeld zwischen Ärzteverbänden und Krankenkassen mit ihren bis heute bestehenden Interessensgegensätzen. Die Krankenkassen schlossen mit Ärzten Verträge ab. Sie zielten auf eine »wirtschaftliche« Verordnungsweise und Kontrolle der ärztlichen Tätigkeit bis hin zur Anstellung von Ärzten bei den Krankenkassen. Die Ärzte forderten dagegen höhere Honorare, ärztliche Autonomie und die freie Arztwahl durch die Patienten. Zum Kampf gegen die Krankenkassen und zur Durchsetzung ärztlicher Standesinteressen gründete Hermann Hartmann (1863-1923) im Jahr 1900 den »Verband der Ärzte zur Wahrung ihrer wirtschaftlichen Interessen« (Leipziger Verband, ab 1924 Hartmannbund). Ihm gelang der Aufbau einer schlagkräftigen Vereinigung, die sich im späten Kaiserreich und in der Weimarer Republik heftige Auseinandersetzungen mit den Krankenkassen lieferte und dabei zur Durchsetzung ihrer Interessen Ärztestreiks organisierte.

8 Ritter (1998), S. 27-52.

Im Verlauf der Auseinandersetzungen wurden zwei wichtige Abkommen geschlossen, die die Beziehung zwischen niedergelassenen Ärzten und Krankenkassen regelten. Das Berliner Abkommen von 1913 zwischen dem Leipziger Verband und den zentralen Verbänden der Krankenkassen hob die Zulassungsautonomie der Krankenkassen auf und legte sie in die Hände paritätisch besetzter Ausschüsse. Dies bedeutete eine Mitwirkung der Ärzte bei der Erarbeitung der Individualverträge mit den Krankenkassen.[9] Als die 1929 ausgebrochene Weltwirtschaftskrise zu Sparzwängen im Gesundheitswesen führte, bot der Hartmannbund finanzielle Zugeständnisse gegen Autonomie, was in der Notverordnung von 1931 festgeschrieben wurde. Die Kassenärzte erhielten einen fixen Anteil der Krankenkassenbeiträge und verteilten das Geld in eigener Regie. Hierzu wurden die Kassenärztlichen Vereinigungen gegründet. Statt Individualverträgen gab es nun Kollektivverträge mit den Kassen, wodurch der einzelne Arzt vor der Abhängigkeit von einer Krankenkasse geschützt war. Zudem erhielten die Kassenärztlichen Vereinigungen den Sicherstellungsauftrag für die ambulante Versorgung, also die Verantwortung für die ausreichende ambulante Versorgung der Bevölkerung mit kassenärztlichen Leistungen.[10]

5. Zentralisierung des Gesundheitswesens und Durchsetzung rassenhygienischer Vorstellungen im Nationalsozialismus

Wie andere Bereiche der Gesellschaft wurde nach der »Machtergreifung« der Nationalsozialisten am 30. Januar 1933 auch das Gesundheitswesen zentralisiert und gleichgeschaltet. Länder und Kommunen wurden zugunsten der Zentralregierung entmachtet. Der öffentliche Gesundheitsdienst wurde aufgrund des im April 1935 in Kraft getretenen »Gesetzes zur Vereinheitlichung des Gesundheitswesens« (GVG) neu geordnet und mit erweiterten Zuständigkeiten ausgestattet. Die Gesundheitsämter wurden flächendeckend ausgebaut und der Befehlsgewalt des Reichsinnenministeriums unterstellt. Das Aufgabenspektrum der Gesundheitsämter vereinigte die

9 Herold-Schmidt (1997), S. 95.
10 Wolff (1997), S. 131 f.

bislang von den staatlichen Medizinalverwaltungen betreuten Gebiete Gesundheitsaufsicht und Seuchenpolizei mit der kommunalen Gesundheitspflege und erweiterte sie um erb- und rassenhygienische Tätigkeitsfelder.[11]

Auf dem Feld der Berufspolitik wirkten die nationalsozialistische Regierung und die etablierten Ärzteverbände eng zusammen. Von gemeinsamem Interesse war die Ausschaltung der Krankenkassen als Machtfaktor. Die NS-Regierung erfüllte berufspolitische Forderungen der etablierten Ärzteverbände wie die Schließung der kasseneigenen Ambulatorien, in denen Ärzte bei den Krankenkassen angestellt waren.[12] Durch die Entrechtung und Vertreibung jüdischer Ärzte, die 1933 rund 16 Prozent der Ärzteschaft stellten, verbesserten sich die Karrierechancen »arischer« Ärzte.[13] Für die nationalsozialistische Regierung wiederum waren die Ärzte in ihrer Schlüsselposition wichtig, um rassenhygienisches Gedankengut in die Tat umzusetzen.

Das Gedankengut, auf dem die nationalsozialistische Gesundheitspolitik beruhte, hatte sich seit dem späten 19. Jahrhundert entwickelt und bereits vor 1933 großen Widerhall in der gesundheitspolitischen Diskussion gefunden. Ein Kernelement war die Biologisierung politischen Denkens. Wie Heiner Fangerau und Thorsten Noack in ihrem Beitrag »Rassenhygiene in Deutschland und Medizin im Nationalsozialismus« in diesem Band zeigen, wurde mit dem Siegeszug des Nationalsozialismus die Medizin entsprechend umgestaltet. Die nationalsozialistische Regierung stellte die Bedeutung der Erbanlagen in den Vordergrund und klassifizierte die Kranken nach ihrem Erbgut, wobei die Überlegenheit der »arischen« Rasse behauptet wurde. Nicht mehr das Wohl des einzelnen Kranken, sondern der Zustand der übergeordneten biologischen Einheit, die gesundheitliche Beschaffenheit eines imaginären »Volkskörpers«, bildete den entscheidenden Bezugspunkt gesundheitspolitischen Handelns.[14]

11 Süß (1998), S. 63.

12 Rüther (1997), S. 174; Wolff (1997), S. 119.

13 Rüther (1997), S. 152, 174.

14 Süß (1998), S. 57.

6. Hohe Strukturkontinuität beim Wiederaufbau des Gesundheitswesens in Westdeutschland

Nach der bedingungslosen Kapitulation Deutschlands 1945 lag es im Interesse der Besatzungsmächte, die gesundheitliche Versorgung nicht zusammenbrechen zu lassen. Ihre Sicherstellung genoss höchste Priorität bei den Militärregierungen, die ein Übergreifen von Epidemien auf ihre Truppen befürchteten. Die Funktionsfähigkeit der Sozialversicherung und damit der kassenärztlichen Versorgung nach bestehenden Gesetzen und Verordnungen sollte aus Sicht der US-amerikanischen Besatzer so schnell wie möglich sichergestellt werden. Ärztliche Berufsverbote wurden nur bei Belastungen, die über die NSDAP-Mitgliedschaft hinausgingen, ausgesprochen. Es war ehemaligen Parteigenossen bald wieder erlaubt, sowohl privatärztlich zu praktizieren als auch Kassenpatienten zu behandeln.[15]

Im Zuge der Gründung der Bundesrepublik Deutschland im Jahr 1949 kam es – nach der Zentralisierung im Dritten Reich – zu einer Rückverlagerung von Kompetenzen im Gesundheitswesen auf die Bundesländer.[16] Das Selbstverwaltungsgesetz von 1951 machte die Verwaltungen der verschiedenen Sozialversicherungszweige wieder zu unabhängigen Organen wie vor der NS-Zeit.[17] Die Kassenärzte behielten eine starke Stellung, da im Kassenarztgesetz von 1955 – wie bereits 1931 – der Auftrag, die ambulante gesundheitliche Versorgung sicherzustellen, bei den Kassenärztlichen Vereinigungen angesiedelt wurde. Demgegenüber war ein Funktionsverlust des öffentlichen Gesundheitswesens zu verzeichnen.

Seit dem Ende der 1950er-Jahre setzte sich, begünstigt von der wirtschaftlichen Entwicklung, zunehmend das Prinzip optimaler medizinischer Versorgung unabhängig vom entstehenden Kostenaufwand durch.[18] Seit den 1970er-Jahren sind Versuche, die Kosten zu dämpfen, ein vorrangiges Ziel der Gesundheitspolitik, und Fragen der Verteilungsgerechtigkeit im Gesundheitswesen sind zu einem wichtigen Feld medizinischer Ethik geworden.[19]

15 Vgl. Gerst (2004), S. 20, 45.
16 Süß (1998), S. 96.
17 Alber (1992), S. 55.
18 Süß (1998), S. 62.
19 Siehe den Beitrag von Georg Marckmann »Verteilungsgerechtigkeit in der Gesundheitsversorgung« in diesem Band.

7. Schlussbemerkungen

Staatliche Regelungen führten seit der frühen Neuzeit zu charakteristischen Ausprägungen des deutschen Gesundheitswesens. So spielte der Staat beim Aufstieg des Ärztestandes eine wichtige Rolle, indem er durch Medizinalordnungen die führende Position der Ärzteschaft im Gesundheitswesen rechtlich absicherte. Des Weiteren erwiesen sich sowohl die liberale Gewerbegesetzgebung von 1869 als auch die Einführung der gesetzlichen Krankenversicherung in den 1880er-Jahren als Richtungsentscheidungen von großer Tragweite. Der Ärzteschaft gelang es nach der Liberalisierung von 1869 nicht mehr, das Monopol in der Krankenbehandlung wiederzuerlangen. Mit der Einführung der gesetzlichen Krankenversicherung wurde ein Modell verwirklicht, das von dem eines staatlichen Gesundheitsdienstes nie abgelöst werden konnte. Das deutsche Gesundheitswesen zeigte trotz Verschiebungen in den Machtverhältnissen eine hohe Strukturkontinuität über politische Regimewechsel hinweg.[20] Interessenkonflikte zwischen Ärzteverbänden und Krankenkassen sind im Bismarck'schen System der Krankenversicherung angelegt.

Die nationalsozialistische Epoche zwischen 1933 und 1945 bedeutete für die Ausrichtung des Gesundheitswesens einen tief greifenden kulturellen Bruch. Nach der Konzentration und dem Missbrauch der Macht im NS-Staat wurde in Westdeutschland ein ausgeprägtes System der Gewaltenteilung und der Zersplitterung der Macht etabliert.[21] Hierbei erfolgte ein Rückgriff auf Strukturen der Weimarer Republik vor 1933. Die Richtungsentscheidungen fanden in der gesundheitspolitischen Rekonstruktionsphase zwischen 1949 und 1955 statt.[22] Danach blieben ambulante und stationäre Versorgung von den Finanzierungsströmen her getrennt. Zu den deutschen Besonderheiten gehört die Selbstverwaltung im Gesundheitswesen: Krankenkassen und Kassenärztliche Vereinigungen als öffentlich-rechtliche Körperschaften in einer Zwischenstellung zwischen Staat und Versicherten. Heute, da sich die Grenzen des tradierten Bismarck'schen Modells immer deutlicher zeigen, verstärkt sich das Ringen um eine Neukonzeption, eine strukturelle Neuge-

20 Alber (1992), S. 34.
21 Ritter (1998), S. 126 f.
22 Süß (1998), S. 61.

staltung des Gesundheitswesens mit der Ablösung der durch Bismarck eingeführten Prinzipien, anstatt sich lediglich an Systemkorrekturen abzuarbeiten.

Literatur

Alber, Jens (1992), »Bundesrepublik Deutschland«, in: *Westeuropäische Gesundheitssysteme im Vergleich. Bundesrepublik Deutschland, Schweiz, Frankreich, Italien, Großbritannien*, hg. von Jens Alber und Brigitte Bernardi-Schenkluhn, Frankfurt am Main/New York, S. 31-176.

Gerst, Thomas (2004), *Ärztliche Standesorganisation und Standespolitik in Deutschland 1945-1955*, Stuttgart.

Herold-Schmidt, Hedwig (1997), »Ärztliche Interessenvertretung im Kaiserreich 1871-1914«, in: *Geschichte der deutschen Ärzteschaft. Organisierte Berufs- und Gesundheitspolitik im 19. und 20. Jahrhundert*, hg. von Robert Jütte, Köln, S. 43-95.

Huerkamp, Claudia (1985), *Der Aufstieg der Ärzte im 19. Jahrhundert. Vom gelehrten Stand zum professionellen Experten. Das Beispiel Preußens*, Göttingen.

Labisch, Alfons (1992), *Homo hygienicus. Gesundheit und Medizin in der Neuzeit*, Frankfurt am Main.

Münch, Ragnhild (1995), *Gesundheitswesen im 18. und 19. Jahrhundert. Das Berliner Beispiel*, Berlin.

Ritter, Gerhard (1998), *Soziale Frage und Sozialpolitik in Deutschland seit Beginn des 19. Jahrhunderts*, Opladen.

Rüther, Martin (1997), »Ärztliches Standeswesen im Nationalsozialismus 1933-1945«, in: *Geschichte der deutschen Ärzteschaft. Organisierte Berufs- und Gesundheitspolitik im 19. und 20. Jahrhundert*, hg. von Robert Jütte, Köln, S. 143-193.

Schmuhl, Hans-Walter (2003), »Ärzte in konfessionellen Kranken- und Pflegeanstalten 1908-1957«, in: *Beruf und Religion im 20. Jahrhundert*, hg. von Frank-Michael Kuhlemann und Hans-Walter Schmuhl, Stuttgart, S. 176-194.

Süß, Winfried (1998), »Gesundheitspolitik«, in: *Drei Wege deutscher Sozialstaatlichkeit. NS-Diktatur, Bundesrepublik und DDR im Vergleich*, hg. von Hans Günter Hockerts, München.

Wolff, Eberhard (1997), »Mehr als nur materielle Interessen: Die organisierte Ärzteschaft im Ersten Weltkrieg und in der Weimarer Republik 1914-1933«, in: *Geschichte der deutschen Ärzteschaft. Organisierte Berufs- und Gesundheitspolitik im 19. und 20. Jahrhundert*, hg. von Robert Jütte, Köln, S.97-142.

Jörg Vögele

Zur Entwicklung der Gesundheitsverhältnisse im 19. und 20. Jahrhundert

Nach der viel zitierten Definition der Weltgesundheitsorganisation (WHO) bedeutet Gesundheit einen Zustand völligen körperlichen, seelischen und sozialen Wohlbefindens. Ein solch weit gefasster Gesundheitsbegriff lässt sich allerdings kaum operationalisieren. Das gilt umso mehr für historische Untersuchungen. Hier werden in der Regel Mortalität und Lebenserwartung als Indikatoren herangezogen, die nach verschiedenen Kriterien (z. B. Alter, Geschlecht) ausdifferenziert und über die Zeit verfolgt werden. Dabei zeigen sich grundlegende Veränderungen. So hat sich die durchschnittliche Lebenserwartung in Westeuropa während der letzten 150 Jahre mehr als verdoppelt. Betrug sie etwa bei der Gründung des Deutschen Reiches bei Männern rund 36 Jahre und bei Frauen rund 39 Jahre, so hat sie sich bis zum Jahr 2000 auf etwa 75 Jahre bei Männern und 81 Jahre bei Frauen erhöht. Diese Entwicklung wurde von einem grundlegenden Wandel des Todesursachenpanoramas begleitet. Zahlreiche Krankheiten sind aus den Industrienationen verschwunden, andere haben ihren Charakter verändert, und wiederum andere befinden sich auf dem Vormarsch. Diese Entwicklungen und ihre Ursachen sollen im Folgenden mit dem Modell des »Epidemiologischen Übergangs« vorwiegend am Beispiel Deutschlands beschrieben und analysiert werden.

1. Das Modell des Epidemiologischen Übergangs

Das langfristige Absinken der Sterbeziffern und der Wandel des Todesursachenpanoramas können unter dem von Abdel R. Omran vorgeschlagenen Modell des Epidemiologischen Übergangs zusammengefasst werden.[1] Es verfolgt die Entwicklungstrends der Sterberate und geht von Wechselwirkungen zwischen dem durchschnitt-

1 Omran (1971), (1977).

lichen Gesundheitszustand einer Bevölkerung und dem sozioökonomischen Wandel aus. Drei regelhaft ablaufende Phasen werden unterschieden:

(1) die *Periode der Seuchen und Hungersnöte* ist durch eine hohe und stark schwankende Sterbeziffer gekennzeichnet; die durchschnittliche Lebenserwartung bei der Geburt ist niedrig und liegt zwischen 20 und 40 Jahren;

(2) die eigentliche Übergangsphase, die *Periode der rückläufigen großen Epidemien*; die Sterberate verstetigt sich und nimmt allmählich ab, besonders in dem Umfang, in dem die schweren Epidemien seltener werden und später ganz ausbleiben; die Lebenserwartung bei der Geburt steigt auf rund 50 Jahre;

(3) die bis in die jüngste Zeit andauernde *Periode der degenerativen und gesellschaftlich verursachten Krankheiten* (»man-made diseases«) mit niedriger Sterberate und hoher Lebenserwartung bei der Geburt, die 70 Jahre übersteigen kann.

Dieses Modell wird angesichts der Zunahme neuer, aber auch längst besiegt geglaubter Infektionskrankheiten mittlerweile gelegentlich um weitere Phasen ergänzt.[2] Entsprechend ist das Konzept konkretisiert worden, indem man die wichtige Rolle sozialer und wirtschaftlicher Veränderungen herausgearbeitet hat. So verschwand die Pest schon im späten 17. Jahrhundert aus Mittel- und Westeuropa, und auch die übrigen schweren Seuchen waren aufgrund geringerer Militäraktivitäten und veränderter Militärorganisation rückläufig. Im Zuge wachsender, mit zunehmender Bevölkerungs- und Kommunikationsdichte einhergehender Marktintegration traten neue Seuchen auf, wie etwa die Cholera. Zudem wandelten sich die so genannten »human-crowd diseases« (v. a. Pocken, Masern, Scharlach und Keuchhusten) im Europa des späten 18. und frühen 19. Jahrhunderts von altersunspezifischen zu typischen Kinderkrankheiten. Dieser Prozess war mit einer wachsenden Bedeutung von gastrointestinalen Krankheiten verbunden, die wiederum primär Säuglinge und Kleinkinder bedrohten. Da dieser Krankheitskomplex zudem besonders eng mit den sozioökonomischen Lebensbedingungen verknüpft war, wurde die Lebenserwartung zunehmend durch schichtenspezifische Unterschiede bestimmt.

Mit dem Epidemiologischen Übergang in Deutschland haben

2 Olshansky u. a. (1997).

sich einige Studien beschäftigt.[3] Im Mittelpunkt der Diskussion steht dabei die Phase 2, da der Beginn von Phase 1 und das Ende von Phase 3 offen sind. Als Beginn von Phase 2 galten zunächst die 1870er-Jahre[4] oder die Wende zum 20. Jahrhundert.[5] Geht man aber von der merklichen Verstetigung des Bevölkerungswachstums seit den 20er-Jahren des 19. Jahrhunderts aus (Beginn des »Zeitalters der verdeckten Bevölkerungskrisen« im Gegensatz zu den »offenen Krisen« des Ancien Régime mit seinen Sterbeüberschüssen) und berücksichtigt zudem die Veränderungen des Todesursachenpanoramas (Ausbleiben der »großen Seuchen« im überregionalen Maßstab; Wandel der »human-crowd diseases« zu Kinderkrankheiten; sinkende Häufigkeit der Pocken-, Typhus- und Tuberkulosesterbefälle), so kann das Auslaufen der Phase 1 des Epidemiologischen Übergangs und der Beginn von Phase 2 in Deutschland bereits um 1820/30 datiert werden.[6] Das Ende von Phase 2 wiederum wird je nach Datengrundlage und Gewichtung der einzelnen Kriterien zwischen der Wende zum 20. Jahrhundert und den 1920er-Jahren angesetzt.[7]

2. Entwicklung der Sterblichkeit

In Deutschland verringerte sich die Sterblichkeit in verschiedenen Regionen während des späten 18. und frühen 19. Jahrhunderts.[8] Die rohen Sterbeziffern blieben zwar insgesamt auf hohem Niveau, dennoch ging im ausgehenden 18. Jahrhundert in vielen Gebieten Deutschlands die Häufigkeit der Jahre zurück, in denen die Anzahl der Todesfälle diejenige der Geburten überstieg. Solche Mortalitätskrisen verschwanden zusehends, auch die Intensität der jährlichen Schwankungen in der Sterblichkeit nahm ab, und die durchschnittlichen Sterbeziffern verringerten sich in zahlreichen Teilen Deutschlands. Allerdings wurde der langfristige Rückgang der Sterblichkeit um die Mitte des 19. Jahrhunderts unterbrochen. So

3 Imhof (1981), Rothenbacher (1982), Spree (1992), Vögele (1998), Vögele (2001).
4 Rothenbacher (1982).
5 Imhof (1981).
6 Spree (1992).
7 Imhof (1981).
8 Lee (1980), Marschalck (1984), Imhof (1990), Ehmer (2004).

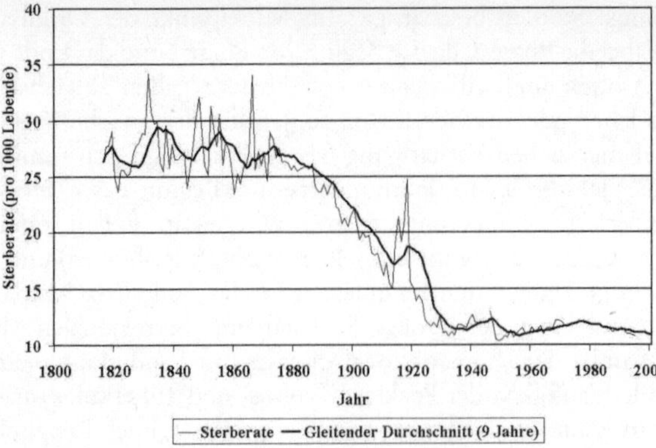

Preußen 1816-1870; Reichsgebiet 1871-1943; westliches Bundesgebiet 1946-1971; ab 1990 gesamtes Bundesgebiet (die geglättete Linie steht für den gleitenden Durchschnitt [9 Jahre])
Quellen: *Quellen zur Bevölkerungs-, Sozial- und Wirtschaftsstatistik Deutschlands 1815-1875*, Bd. 1, hg. von W. Köllmann, Boppard 1980; Statistisches Bundesamt (Hg.), *Bevölkerung und Wirtschaft 1872-1972*, Stuttgart/Mainz 1972; *Daten des Gesundheitswesens*, Schriftenreihe des Bundesministeriums für Gesundheit, Baden-Baden 1991 ff.

Abbildung 1: Die Entwicklung der Sterblichkeit in Deutschland, 1810-1995

hielt sich die Sterblichkeit von den 1830er- bis in die 1880er-Jahre auf hohem Niveau (vgl. *Abbildung 1*). Erst danach war die Sterblichkeitsentwicklung schließlich durch einen bis in die Gegenwart sinkenden Trend gekennzeichnet – ausgenommen sind dabei die demografischen Auswirkungen der Kriegsjahre sowie der Influenza-Epidemie von 1918/19.

3. Alters- und geschlechtsspezifische Entwicklungen

Sowohl das Sterberisiko als auch der säkulare Sterblichkeitswandel fielen altersspezifisch differenziert aus. Im 19. Jahrhundert bildeten die Säuglinge die Hauptrisikogruppe; entsprechend ist die gesteigerte Lebenserwartung zu einem entscheidenden Maß auf den Rückgang der Säuglingssterblichkeit zurückzuführen. Während zur Mitte des 19. Jahrhunderts mehr als 20 Prozent eines Geburtsjahr-

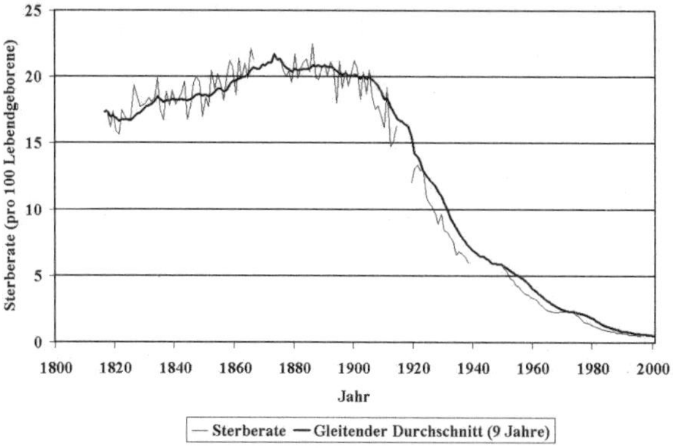

Preußen 1816-1900, Reichsgebiet 1901-1938; bis 1989 westliches Bundesgebiet, ab 1990 gesamtes Bundesgebiet (die geglättete Linie steht für den gleitenden Durchschnitt [9 Jahre])
Quellen: Rothenbacher (1982); *Statistisches Jahrbuch für die Bundesrepublik Deutschland*, Stuttgart 1978-1998.

Abbildung 2: Die Entwicklung der Säuglingssterblichkeit in Deutschland, 1816-1996

ganges nicht den ersten Geburtstag erlebten, liegt die Säuglingssterblichkeit heute unter einem Prozent. Der Verlauf der Säuglingssterblichkeit in den vergangenen 200 Jahren gleicht einer Welle: Nach einem Anstieg zur Mitte des 19. Jahrhunderts setzte gegen Ende des Jahrhunderts ein langfristiges Absinken ein (vgl. *Abbildung 2*). Ein merklicher Rückgang der Sterblichkeit fand ebenfalls bei Kindern, Jugendlichen und etwas weniger ausgeprägt auch in den mittleren Altersgruppen sowie in den Altersklassen über 60 Jahre statt. Heute hat sich der Tod nicht nur aus Kindheit und Jugend, sondern überhaupt aus den Altersstufen bis zum 70. Lebensjahr weitgehend zurückgezogen; dieses Abdrängen des Todes in die allerhöchsten Altersgruppen brachte den Wandel von einer »unsicheren« zu einer »sicheren« Lebenszeit und zur vermeintlichen Planbarkeit des eigenen Lebens.[9] So umfasst das Leben für die meisten Menschen eine identische Zeitspanne,[10] wodurch die Altersphase zu

9 Imhof (1988).
10 Spree (1992).

einer kollektiven Erfahrung und zu einem Element der Sozialstruktur wurde.[11] Die Lebenserwartung der Männer blieb dabei in allen Altersgruppen hinter derjenigen der Frauen zurück; bis in die jüngste Zeit haben sich die geschlechtsspezifischen Unterschiede sogar verstärkt.

4. Wandel des Todesursachenpanoramas

Während das Konzept des Epidemiologischen Übergangs relativ vage und deskriptiv bleibt, lassen sich die Ursachen des Sterblichkeitswandels durch eine Analyse des Todesursachenpanoramas genauer bestimmen. Dabei ist allerdings zu berücksichtigen, dass sich die historischen Medizinalstatistiken einer anderen Nosologie bedienten und dass diese sich zudem im Laufe der Zeit änderte. Eine Interpretation muss deshalb zwar äußerste Vorsicht walten lassen, ist aber dennoch möglich, da das Todesursachenpanorama in den damaligen Statistiken, im Gegensatz zu den heutigen 999 offiziellen Todesursachen nach der ICD (International Classification of Diseases), auf wesentlich weniger Krankheiten beschränkt war, von denen noch weniger eine epidemiologisch bedeutende Rolle spielten. Zu den wichtigsten zählten einerseits die klassischen Infektionskrankheiten und andererseits Verdauungsstörungen, deren Diagnose im Gegensatz zu den modernen degenerativen Todesursachen relativ unproblematisch war und die im Wesentlichen mit spezifischen Krankheitsbildern nach modernem Verständnis interpretierbar sind. Eine saisonale und altersspezifische Ausdifferenzierung gibt zudem weitere Aufschlüsse. So deutet ein Sommergipfel in der Säuglingssterblichkeit auf gastrointestinale Störungen hin, während eine Häufung in den kalten Wintermonaten eher auf Erkrankungen der Atemwege verweist. Und schließlich bietet eine auf Massendaten basierende Analyse nach dem Gesetz der großen Zahl zusätzliche Sicherheit.

Haupttodesursachen der Hochindustrialisierungsphase waren vor allem gastrointestinale Erkrankungen (die besonders Säuglinge betrafen), Erkrankungen der Atmungsorgane (inklusive der Tuberkulose) sowie die klassischen Infektionskrankheiten (meist des Kin-

11 Ehmer (1990).

desalters) (vgl. *Tabelle 1*, S. 172). Diese spielen heute keine Rolle mehr; dominierende Todesursachen sind vielmehr so genannte degenerative Erkrankungen, namentlich Herz-/Kreislauf-Krankheiten und Krebs. Wie ein Vergleich der standardisierten und der rohen Sterbeziffern für das Stichjahr 1995 zeigt, ist dies sowohl durch den Wandel in der Inzidenz einzelner Todesursachen als auch durch Verschiebungen im Altersaufbau der Bevölkerung bedingt:[12] So starben beispielsweise 1995 27 Menschen an bösartigen Neubildungen (pro 10 000 Lebende); legt man die Altersstruktur der Bevölkerung Preußens von 1877 zugrunde, wären es lediglich 11 Menschen gewesen. Bei Herz-/Kreislaufkrankheiten belaufen sich die Raten auf 53 bzw. – wiederum standardisiert – 19 (pro 10 000 Lebende).

5. Mechanismen des Sterblichkeitswandels

Die Mechanismen des säkularen Sterblichkeitsrückgangs sind nach wie vor ungeklärt. Während man diese Entwicklungen traditionell Fortschritten in der medizinischen Technologie zuschrieb, wurde in den letzten Jahrzehnten der Beitrag der kurativen Medizin eher bescheiden bemessen. Wesentliche Impulse gingen hier von den Arbeiten Thomas McKeowns aus.[13] McKeown analysierte den Sterblichkeitswandel vornehmlich am englischen Beispiel; er entwarf ein sehr einfaches Risikomodell mit vier unabhängigen Variablen und gewichtete es für verschiedene Todesursachen. Da zahlreiche Todesursachen bereits entscheidend zurückgegangen waren, bevor spezifische medizinische Therapien zur Verfügung standen, sei als primärer Faktor der steigende Lebensstandard, der über eine sowohl quantitativ als auch qualitativ verbesserte Ernährungssituation wirkte, zu nennen. Dies gelte insbesondere im Hinblick auf die Reduktion der Sterblichkeit an Tuberkulose. An zweiter Stelle betont

12 Da das Sterberisiko abhängig vom Lebensalter ist, müssen die unterschiedlichen Bevölkerungsstrukturen in den ausgewählten Stichjahren kontrolliert werden. Dies geschieht mit der so genannten standardisierten Sterbeziffer (SMR), einer hypothetischen Größe, errechnet aus der altersspezifischen Sterblichkeit bezogen auf den Altersaufbau einer theoretischen oder ausgewählten Bevölkerung. Im vorliegenden Fall wurde die Bevölkerung Preußens im Jahr 1877 als Standardbevölkerung ausgewählt.

13 McKeown (1976).

Todesursache	Standardisierte Sterbeziffern*				Sterbeziffer
	1877	1907	1930	1995	1995
Infektionskrankheiten	35	8	6	1	1
Komplikationen der Schwangerschaft	2	2	1	0	0
Bösartige Neubildungen	3	7	11	11	27
Krankheiten der Verdauungsorgane	71	39	21	2	5
Krankheiten des Nervensystems und der Sinnesorgane	15	11	9	1	2
Krankheiten des Herz-Kreislauf-Systems	10	14	17	19	53
Krankheiten der Atmungsorgane	53	47	22	2	7
Krankheiten der Harn- und Geschlechtsorgane	1	3	3	1	1
Verletzungen und Unfälle	6	6	7	3	5
Sonstige Todesursachen	57	52	15	5	8
Gesamt	252	188	110	45	108

* Standardisiert auf die Bevölkerungsstruktur Preußens von 1877

Quellen: *Preußische Statistik*, Bd. 50, S. 138 ff.; *Preußische Statistik*, Bd. 214, S. 48 f.; *Statistisches Jahrbuch für das Deutsche Reich* 1932 (52), Berlin 1932, S. 38-41; *Statistisches Bundesamt.*

Tabelle 1: Der Wandel des Todesursachenpanoramas in Deutschland, 1877-1995 (Sterbeziffer pro 10 000 Lebende)

McKeown die Rolle der sanitären Reformen, die eine Abnahme der fieberartigen Krankheiten und der Erkrankungen der Verdauungsorgane bewirkt hätten. Sodann verweist er auf Veränderungen in der Virulenz bestimmter Krankheitsorganismen – besonders in Bezug auf den Scharlach. Medizinische Intervention dagegen sei nur im Falle der Kuhpockenimpfung sowie der Serumtherapie gegen Diphtherie effektiv gewesen und habe lediglich marginal zum Sterblichkeitsrückgang beigetragen.

Die Wirkung von McKeowns Publikationen sowohl auf die historische Forschung als auch auf die gegenwärtigen gesundheitspolitischen Maßnahmen ist kaum zu überschätzen. Seine Arbeiten bestimmen bis heute wesentlich die strategischen Konzepte der Weltgesundheitsorganisation (WHO). Die historischen Teile seiner Arbeit lösten eine Welle von Publikationen aus, die sich mit seinen Thesen auseinander setzten.[14] Sein Ansatz ist dabei nach wie vor heftig umstritten; die Kritikpunkte sind mannigfaltig. Auf den Sterblichkeitsrückgang bezogen, wird McKeown dem Beitrag der Medizin sicherlich nicht gerecht, weil er sich in seinen Überlegungen auf kurative medizinische Interventionsstrategien beschränkt, ohne Aspekte der öffentlichen Gesundheitsvorsorge zu berücksichtigen.[15] In diese Richtung deuten auch methodische Schwächen der McKeown'schen Analyse. Brennpunkt der Kritik waren die Vernachlässigung altersspezifischer Sterberaten sowie der deduktive Ansatz. Inwieweit kann etwa die Sterblichkeit an Tuberkulose mit dem Ernährungszustand in Verbindung gebracht werden? Ist sie möglicherweise stärker abhängig von Arbeits- oder Wohnbedingungen? Da der Fokus auf England liegt, gelangt die exorbitante Rolle der gastrointestinalen Erkrankungen auf dem europäischen Kontinent nicht in den Blick. Ferner bleiben durch die Konzentration der Analyse auf die nationalstaatliche Ebene regionale Unterschiede ebenso ausgespart wie die unterschiedlichen Entwicklungen in den Städten und auf dem Land. Erst eine entsprechende Differenzierung erlaubt eine präzise Einschätzung der Einflussfaktoren.

14 Vgl. Harris (2004) mit einem neueren Überblick bezogen auf England.
15 Kearns u. a. (1989), Vögele (1998).

Nicht zuletzt aus diesen Gründen hat sich die Forschung in den letzten Jahren insbesondere den städtischen Verhältnissen zugewandt.[16] Seit Langem schon gelten die Städte im historischen Europa als besonders ungesunde Orte mit extrem hohen Sterberaten. Bereits im 17. Jahrhundert wurde dieses Bild von John Graunt (1662) entworfen und im 18. Jahrhundert von Johann Peter Süssmilch in seine berühmte Schrift über *Die göttliche Ordnung in den Veränderungen des menschlichen Geschlechts* (1741) aufgenommen. Im 19. Jahrhundert machten verschiedene Autoren, zunächst in England, auf Gesundheitsgefährdungen durch die Industrialisierung aufmerksam und verwiesen auf die extrem hohen Sterberaten in den Städten. Mit dem Einsetzen der Industrialisierung in Deutschland übernahmen Statistiker hierzulande diesen Topos. Heutzutage beschäftigt sich die internationale historische Forschung intensiv mit dieser Problematik. Zahlreiche neuere Arbeiten befassen sich inzwischen explizit mit städtischen Sterblichkeitsprofilen und deren Wandel im Verlauf der Industrialisierung in Deutschland.[17] Rapides Bevölkerungswachstum führte zu beengten Wohnverhältnissen und unzureichender gesundheitsbezogener Infrastruktur. Damit wurden die Städte zum idealen Nährboden für Epidemien und Seuchen, die zudem auf eine unzureichend ernährte und durch harte Arbeitsbedingungen geschwächte Bevölkerung trafen. Allerdings ist dabei auf ein wesentliches Entwicklungsmerkmal hinzuweisen: Gegen Ende des 19. und zu Beginn des 20. Jahrhunderts verringerten sich die städtischen Sterberaten deutlich, die überproportionale Sterblichkeit in den Städten ging zurück und verschwand schließlich sogar ganz. Vorreiter dieser Entwicklung waren im Wesentlichen die Großstädte.[18] Offenbar verfügten diese über Möglichkeiten, schnell und effizient auf die hohen Sterbeziffern der Jahrhundertmitte zu reagieren. Deshalb betonen einschlägige Arbeiten die positiven Wechselbeziehungen zwischen Urbanisierung und Bevölkerungsentwicklung.[19] Diese Periode gilt als Blütezeit der kommunalen Selbstverwaltung, in der sich eine um-

16 Labisch/Vögele (1997).
17 Vögele (1998), (2001).
18 Vögele (1998).
19 Kearns u. a. (1989).

fassende Leistungsverwaltung ausbilden konnte, die wesentliche Aspekte des öffentlichen Gesundheitswesens abdeckte. Dieser Umstand legt es nahe, die Auswirkungen der öffentlichen Gesundheitsfürsorge auf den säkularen städtischen Mortalitätsrückgang noch etwas genauer zu bestimmen. Zwei Forschungsschwerpunkte sollen hier beispielhaft angesprochen werden: Die Wirkung der sanitären Reformen auf den Sterblichkeitswandel sowie die Entwicklung der Gesundheitsverhältnisse spezieller städtischer Risikogruppen, insbesondere der Säuglinge.

5.2 Sanitäre Reformen

Bislang vorliegende Studien zur Rolle der sanitären Reformen konzentrierten sich im Wesentlichen auf den Ausbau der zentralen Wasserversorgung und Kanalisation in den deutschen Städten ab den 1870er-Jahren.[20] In diesem Zeitraum vollbrachten die Kommunen, vor allem die Großstädte, technische und finanzielle Pionierleistungen. Sowohl im zeitgenössischen wie auch im heutigen Urteil werden dabei im Allgemeinen die positiven Auswirkungen betont, denn eine adäquate Ausgestaltung solcher Infrastrukturmaßnahmen bot Schutz gegen Epidemien und trug offensichtlich zum Rückgang bestimmter umweltsensitiver Krankheiten bei wie beispielsweise Abdominaltyphus oder Cholera. Andererseits konnten sie die Verbreitung von Seuchen bei unzureichender Ausführung auch begünstigen. In Hamburg etwa wurde das Trinkwasser nicht gefiltert, sodass sich Krankheitserreger durch die zentrale Wasserversorgung besonders leicht über das gesamte Stadtgebiet ausbreiten konnten. Hamburg wurde so in den 1890er-Jahren als einzige Großstadt von der letzten großen westeuropäischen Choleraepidemie heimgesucht.[21] Mit über 8000 Todesfällen binnen weniger Wochen verlief diese Epidemie so dramatisch, dass im Anschluss daran eine Filteranlage in Rekordzeit gebaut wurde.

20 Vögele (1998).
21 Evans (1987).

Epidemiologisch wesentlich bedeutsamer als Cholera und Typhus war im 19. Jahrhundert die enorm hohe Säuglingssterblichkeit. Insbesondere in den heißen Sommermonaten starben Säuglinge (und Kleinkinder) in großer Zahl an gastrointestinalen Störungen. Gleichzeitig ist der Rückgang der Säuglingssterblichkeit eine wesentliche Komponente des säkularen Sterblichkeitswandels. Hierbei ist ein komplexes Geflecht von Determinanten zu berücksichtigen: Ernährungspraktiken, Legitimität der Säuglinge, Fertilität, Witterung und Klima, verbesserte hygienische Bedingungen im Zuge sanitärer Reformen (Wasserversorgung, Milchversorgung, Kanalisation), öffentliche Gesundheitsfürsorge, Wohnsituation und allgemeine Lebensbedingungen, Bildungsgrad, Wohlstand und Beruf der Eltern sowie allgemeine Einstellungen zu Leben und Tod.[22] Versucht man, das Wechselspiel dieser Faktoren in einem Modell darzustellen, so empfiehlt es sich, soziokulturelle, ökonomische, ökologische sowie politisch-institutionelle Einflussfaktoren zu unterscheiden (vgl. *Abbildung 3*). Dabei dürfen aber die vielfältigen Interdependenzen nicht außer Acht gelassen werden. So wird beispielsweise legitim geborenen Säuglingen eine höhere Überlebenschance eingeräumt als illegitim geborenen. Die Zahl der illegitimen Kinder hängt zunächst einmal von den Heiratsmöglichkeiten ab. Diese können politisch beschränkt werden, einerseits durch Gesetze, andererseits durch finanzielle Auflagen, die wiederum in soziale und ökonomische Bereiche führen. Darüber hinaus hängt die Zahl der geschlossenen Ehen auch von kulturellen Einstellungen zur Heirat ab, was beispielsweise an den gegenwärtig sinkenden Eheschließungsquoten in den Industrienationen deutlich abzulesen ist usw.

Für Deutschland werden die traditionellen regionalen Differenzen größtenteils auf unterschiedliche Einstellungen gegenüber Leben und Tod im Bewusstsein der Bevölkerung zurückgeführt.[23] Im Laufe des 19. Jahrhunderts traten jedoch diese regionalen Unterschiede in den Hintergrund, während sich die soziale Ungleichheit

22 Spree (1981), Kintner (1982), Imhof (1994), Spree (1995), Vögele (2001), Haines/Vögele (2000).

23 Imhof (1981).

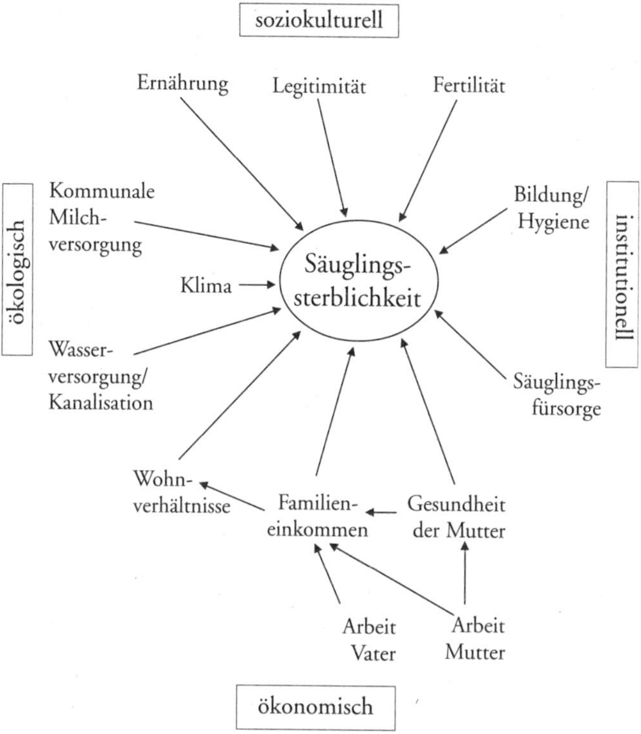

Abbildung 3: Determinanten der Säuglingssterblichkeit im 19. Jahrhundert, vereinfachtes Modell.

vergrößerte.[24] Da diese nicht deckungsgleich mit der sozialökonomischen Schichtenzugehörigkeit verlief, verbietet es sich, den Sterblichkeitswandel in Deutschland nur mit sozialökonomischen Faktoren zu erklären. Als entscheidend gilt vielmehr die Ernährungsweise der Säuglinge,[25] das heißt konkret: die Frage, wie viele Frauen ihre Säuglinge gestillt haben und wann der Übergang zu künstlicher Ernährung erfolgte. Künstliche Ernährung war mit einer hohen Säug-

24 Spree (1981), (1995).
25 Kintner (1982).

lingssterblichkeit verbunden, extensives Stillen dagegen mit niedrigen Sterbeziffern, denn das Stillen der Säuglinge vermindert die Risiken einer Mangelernährung und bietet einen gewissen Schutz vor akuten Infektionskrankheiten.

In Deutschland weisen zeitgenössische lokale Erhebungen darauf hin, dass die Stillhäufigkeit mit steigendem Einkommen tendenziell abnahm und insbesondere in den oberen Schichten wenig verbreitet war. Wesentlich markanter jedoch waren die starken regionalen Unterschiede hinsichtlich der Stillquoten. In den östlichen bzw. südöstlichen Gebieten des Deutschen Reiches ging die hohe Säuglingssterblichkeit mit dem Nichtstillen der Säuglinge in diesen Regionen einher. Nach reichsweiten Schätzungen zu Beginn des 20. Jahrhunderts war die Sterblichkeit der »Flaschenkinder« bis zu sieben Mal höher als diejenige der »Brustkinder«. Selbst unter ungünstigsten wirtschaftlichen und sozialen Bedingungen starben weniger »Brustkinder« als künstlich ernährte Säuglinge in guten wirtschaftlichen Verhältnissen.

Während die hohe Säuglingssterblichkeit traditionell als nicht abzuwendendes Schicksal hingenommen wurde, lösten sinkende Geburtenraten gegen Ende des 19. Jahrhunderts Befürchtungen aus, dass die Zukunft der Nation in wirtschaftlicher und militärischer Hinsicht nicht mehr gewährleistet sei. Insbesondere der direkte Vergleich mit England und Frankreich löste in Wissenschaft und Politik hektische Aktivitäten aus. So wurde einerseits die Versorgung mit adäquater Milch als eine zentrale städtische Aufgabe definiert, andererseits bildeten sich nach der Jahrhundertwende vielerorts Vereine zur Säuglingsfürsorge, deren Ziel vor allem die Hebung der Stillquoten war. Im Jahr 1907 existierten bereits 101 solcher Fürsorgestellen. Die praktische Ausgestaltung der Fürsorge war vor allem auf die Erziehung der Mütter ausgerichtet.[26] Herzstück der Bewegung war die Stillpropaganda, unterstützt durch so genannte Stillprämien.

Die Mütter hatten ihr Einverständnis zu den Hausbesuchen zu geben, sie mussten garantieren, sich wöchentlich bis zumindest vierzehntägig in der Fürsorgestelle einzufinden. Um eine Stillprämie zu erhalten, hatten sie nachzuweisen, dass sie selbst stillten. Dazu mussten sie dies in oft geradezu diskriminierender Weise vor

26 Fehlemann (2004).

dem anwesenden Personal demonstrieren oder den Stuhl ihres Kindes bzw. die gebrauchten Windeln mit in die Fürsorgestelle bringen. Selbst wenn die Mütter diese neuen Einrichtungen und die damit verbundenen neuen Wertvorstellungen akzeptierten, konnten sie deren Potenzial nicht ausschöpfen. Beispielsweise erforderte ein Besuch der Mutter in der Fürsorgestelle der Großstadt häufig Zeit, Beschwernis und Unkosten. Die Wege zu den Stellen waren weit und konnten oft nur mit teuren öffentlichen Verkehrsmitteln zurückgelegt werden. Waren weitere Kinder vorhanden, mussten diese unbeaufsichtigt zu Hause gelassen oder mitgenommen werden. Die angemessene Behandlung der Milch scheiterte häufig an den fehlenden häuslichen Einrichtungen. In den kleinen, oft überfüllten Arbeiterwohnungen gab es keine entsprechend kühle Lagerungsmöglichkeit für die Säuglingsmilch. Die Kochgelegenheiten waren zu beschränkt, um die Milch zu erhitzen oder die Flaschen gründlich zu reinigen. Kurzum, diese Ansätze konnten nicht funktionieren, weil sie die Lebenswelt städtischer Arbeiterschichten ignorierten und weder das familiäre Finanzbudget noch die vielfachen Belastungen der Frauen als Zuverdienerin zum Familieneinkommen, als Hausfrau und Mutter berücksichtigten.

So stellten nach wie vor die heißen Sommermonate ein Risiko für die Säuglinge dar. Insbesondere die künstlich ernährten Säuglinge waren von der extremen Sommersterblichkeit betroffen, während das Stillen einen gewissen Schutz dagegen bieten konnte. Erst in den Jahren des Ersten Weltkriegs ging diese Sommer-Spitze in Deutschland zurück. Zwar professionalisierte sich die Säuglingsfürsorge zunehmend;[27] angesichts des desolaten Versorgungszustandes besonders in den Kriegsjahren ist die Veränderung der Säuglingssterblichkeit allerdings wohl eher auf eine in den Notzeiten einsetzende Trendwende im Stillverhalten der Mütter zurückzuführen, die die Stillquoten langfristig wieder ansteigen ließ.[28]

Selbstverständlich änderte sich im Laufe der Zeit die Gewichtung der einzelnen Faktoren. Während das Stillen im 19. Jahrhundert von immenser Bedeutung war und andere sozioökonomi-

27 Butke/Kleine (2004).

28 Vögele (2001).

sche Faktoren wie etwa das Haushaltseinkommen austarieren konnte, hat heutzutage die Ernährungsfrage zumindest auf die Sterblichkeit der Säuglinge der Industrienationen keinen Einfluss mehr.

6. Schluss

Das klassische dreiphasige Konzept des Epidemiologischen Übergangs beschreibt den Wandel von den traditionellen Sterblichkeitsverhältnissen mit dem Vorherrschen von Seuchen und geringer Lebenserwartung zur modernen Situation mit hoher Lebenserwartung und dominierenden degenerativen Todesursachen. Diese für die westlichen Industrienationen herausgearbeitete Entwicklung verlief keineswegs linear, sondern war von Verwerfungen und Rückschlägen gekennzeichnet. Sie ist auch keineswegs unumkehrbar, wie die gegenwärtige erneute Zunahme längst besiegt geglaubter Infektionskrankheiten deutlich demonstriert. Eine Analyse der Mechanismen und Ursachen dieser historischen Entwicklung trägt deshalb nicht nur zum Verständnis der geschichtlichen Entwicklung bei, sondern mag auch für gegenwärtige Strategien im Kampf gegen Aids, Malaria und andere Bedrohungen der öffentlichen Gesundheit hilfreich sein. Nicht zu unterschätzen sind gleichfalls die Implikationen für Gesundheitswesen, Arbeitsmarktstruktur oder Sozialpolitik – um nur einige Bereiche zu nennen.

Literatur

Butke, Silke/Kleine, Astrid (2004), *Der Kampf für den gesunden Nachwuchs. Geburtshilfe und Säuglingsfürsorge im Deutschen Kaiserreich*, Münster.

Ehmer, Josef (2004), *Bevölkerungsgeschichte und historische Demographie 1800-2000*, München.

– (1990), *Sozialgeschichte des Alters*, Frankfurt am Main.

Evans, Richard (1987), *Death in Hamburg. Society and Politics in the Cholera Years 1830-1910*, Oxford.

Fehlemann, Silke (2004), *»Armutsrisiko Mutterschaft«: Mutter- und Säuglingsfürsorge im Deutschen Reich 1890-1924*, unveröffentlichte Dissertation, Düsseldorf.

Haines, Michael/Vögele, Jörg (2000), *Infant and Child Mortality in Germany, 19th-20th Centuries*, Colgate University, Department of Economics, Working Paper Series 100-10, Hamilton, NY.
Harris, Bernard (2004), »Public Health, Nutrition, and the Decline of Mortality: The McKeown Thesis Revisited«, in: *Social History of Medicine* 17, S. 379-407.
Imhof, Arthur E. (1981), *Die gewonnenen Jahre. Von der Zunahme unserer Lebensspanne seit dreihundert Jahren oder der Notwendigkeit einer neuen Einstellung zu Leben und Sterben. Ein historischer Essay*, München.
– (1988), *Von der unsicheren zur sicheren Lebenszeit: 5 historisch-demographische Studien*, Darmstadt.
– (1990), *Lebenserwartungen in Deutschland vom 17. bis 19. Jahrhundert*, Weinheim.
– (Hg.) (1994), *Lebenserwartungen in Deutschland, Norwegen und Schweden im 19. und 20. Jahrhundert*, Berlin.
Kearns, Gerry, u. a. (1989), »The Interactions of Political and Economic Factors in the Management of Urban Public Health«, in: *Urbanisation and the Epidemiologic Transition*, hg. von Marie C. Nelson und John Rogers, Uppsala, S. 9-81.
Kintner, Hallie J. (1982), *The Determinants of Infant Mortality in Germany from 1871 to 1933*, unveröffentlichte Dissertation, Michigan.
Labisch, Alfons/Vögele, Jörg (1997), »Stadt und Gesundheit. Anmerkungen zur neueren sozial- und medizinhistorischen Diskussion in Deutschland«, in: *Archiv für Sozialgeschichte* 37, S. 396-424.
Lee, William R. (1980), »The Mechanism of Mortality Change in Germany, 1750-1850«, in: *Medizinhistorisches Journal* 15, S. 244-288.
Marschalck, Peter (1984), *Bevölkerungsgeschichte Deutschlands im 19. und 20. Jahrhundert*, Frankfurt am Main.
McKeown, Thomas (1976), *The Modern Rise of Population*, London.
Olshansky, S. Jay, u. a. (1997), »Infectious Diseases – New and Ancient Threats to World Health«, in: *Population Bulletin* 52, S. 12-46.
Omran, Abdel R. (1971), »The Epidemiologic Transition. A Theory of the Epidemiology of Population Change«, in: *Milbank Memorial Fund Quarterly* 49, S. 509-538.
– (1977), »Epidemiologic Transition in the Unites States. The Health Factor in Population Change«, in: *Population Bulletin* 32, S. 1-42.
Rothenbacher, Franz (1982), »Zur Entwicklung der Gesundheitsverhältnisse in Deutschland seit der Industrialisierung«, in: *Wandel der Lebensbedingungen in Deutschland. Wohlfahrtsentwicklung seit der Industrialisierung*, hg. von Erich Wiegand und Wolfgang Zapf, Frankfurt am Main, S. 335-424.
Spree, Reinhard (1981), *Soziale Ungleichheit vor Krankheit und Tod. Zur So-*

zialgeschichte des Gesundheitsbereichs im Deutschen Kaiserreich, Göttingen.
– (1992), *Der Rückzug des Todes. Der Epidemiologische Übergang in Deutschland während des 19. und 20. Jahrhunderts*, Konstanz.
– (1995), *On Infant Mortality Change in Germany Since the Early 19th Century* (= Münchener Wirtschaftswissenschaftliche Beiträge, Nr. 95-03), München.
Vögele, Jörg (1998), *Urban Mortality Change in England and Germany, 1870-1910*, Liverpool.
– (2001), *Sozialgeschichte städtischer Gesundheitsverhältnisse während der Urbanisierung*, Berlin.

Georg Marckmann

Verteilungsgerechtigkeit in der Gesundheitsversorgung

Fast alle westlichen Industrienationen sind mit anhaltend steigenden Gesundheitsausgaben konfrontiert, und dies unabhängig von der konkreten Ausgestaltung der Versorgungssysteme. Der medizinisch-technische Fortschritt eröffnet immer neue, häufig kostspielige Diagnose- und Therapiemöglichkeiten, die den Bedarf an medizinischen Leistungen und damit auch die Gesundheitsausgaben erhöhen. In einem öffentlichen Gesundheitssystem mit begrenzten Mitteln stellt sich die Frage, ob noch alles finanziert werden kann, was nach dem aktuellen medizinisch-technischen Entwicklungsstand sinnvoll machbar wäre. Aus der Diskrepanz zwischen prinzipiell Machbarem und tatsächlich Finanzierbarem resultiert das ethische Grundproblem der Mittelverteilung im Gesundheitswesen: Nach welchen Verfahren und Kriterien sollen die begrenzt verfügbaren medizinischen Ressourcen verteilt werden?

Probleme der Verteilungsgerechtigkeit ergeben sich auf zwei Ebenen.[1] Auf der Systemebene stellt sich zunächst die Frage, nach welchen Grundprinzipien eine gerechte Gesundheitsversorgung zu organisieren ist: Sollen die Gesundheitsgüter auf einem freien Markt oder im Rahmen eines zentral organisierten öffentlichen Gesundheitswesens verteilt werden? Sofern man sich für eine – zumindest teilweise – staatlich regulierte Gesundheitsversorgung entschieden hat, ergibt sich auf einer nachgeordneten Ebene ein zweites Gerechtigkeitsproblem: Wie, d. h. nach welchen Verfahren und Kriterien, können die verfügbaren Mittel innerhalb des Systems gerecht verteilt werden? Vor der Diskussion dieser Gerechtigkeitsprobleme sind zunächst zwei Fragen zu klären:

(1) Worin liegt der Ausgabenanstieg in der Gesundheitsversorgung begründet?

(2) Ist eine normative Begrenzung der Gesundheitsausgaben gerechtfertigt?

1 Vgl. Kersting (2002a).

Während sich die erste Frage auf die empirischen Rahmenbedingungen der Mittelknappheit im Gesundheitswesen bezieht, hat die zweite Frage bereits ethischen Gehalt.

1. Rahmenbedingungen der Mittelknappheit

Eine Knappheit in der Gesundheitsversorgung entsteht, wenn die Nachfrage das Angebot an medizinischen Leistungen übersteigt. Als wichtigste Faktoren für die steigende Nachfrage an Gesundheitsleistungen gelten der medizinisch-technische Fortschritt und der Wandel im Altersaufbau der Bevölkerung (vgl. *Abbildung 1*). Der *medizinisch-technische Fortschritt* liefert ständig neue diagnostische und therapeutische Verfahren, die den Bereich des medizinisch Machbaren erweitern, in vielen Fällen allerdings verbunden mit hohen Kosten. Dabei verändert sich nicht nur das Spektrum der verfügbaren Verfahren, sondern auch das Leistungsvolumen insgesamt, was wesentlich zum Anstieg der Gesundheitsausgaben beiträgt. Meist handelt es sich um ausgabensteigernde Produktinnovationen, das heißt, es kommen Verfahren mit neuen Eigenschaften auf den Markt. Prozessinnovationen oder organisatorische Innovationen, die durch eine Umstrukturierung oder neuartige Kombination der Produktionsprozesse Kostenvorteile erzielen können, spielen hingegen eine untergeordnete Rolle. Darüber hinaus handelt es sich bei den neuen medizinischen Produkten und Verfahren mehrheitlich nicht um Ersatztechnologien (»substitute technologies«), die alte Verfahren substituieren, sondern um Zusatztechnologien (»add-on technologies«), die zusätzlich zu den bereits etablierten Verfahren neue diagnostische und therapeutische Möglichkeiten eröffnen und damit die Gesundheitsausgaben in die Höhe treiben.

Die vielleicht größte Herausforderung für die Gesundheitsversorgung stellt der *demografische Wandel* dar. Die Lebenserwartung ist in Deutschland in den letzten hundert Jahren kontinuierlich gestiegen; sie liegt inzwischen bei ungefähr 81 Jahren für Frauen und 75 Jahren für Männer.[2] Dieser Trend wird sich weiter fortsetzen, allerdings in einem verlangsamten Tempo. Gleichzeitig ist die Ge-

2 Zur demografischen Entwicklung in Deutschland vgl. den Beitrag »Zur Entwicklung der Gesundheitsverhältnisse im 19. und 20. Jahrhundert« in diesem Band sowie die Berechnungen des Statistischen Bundesamtes ⟨www.destatis.de⟩.

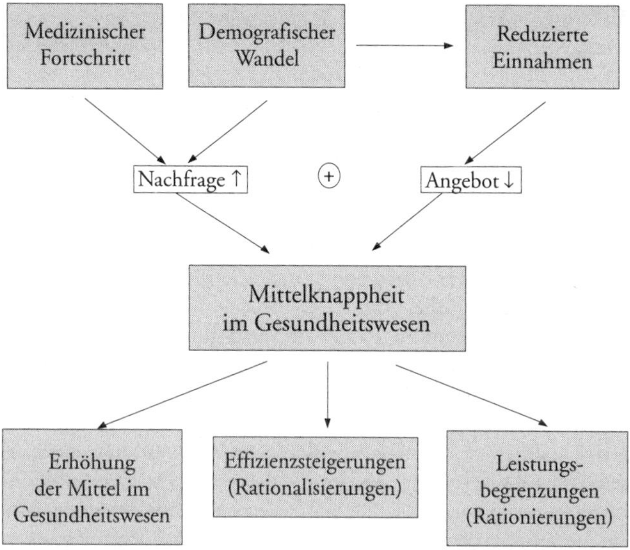

Abbildung 1: Bedingungen der Mittelknappheit im Gesundheitswesen und Strategien zum Umgang damit (weitere Erläuterungen im Text).

burtenrate in den letzten Jahrzehnten auf ein Niveau von durchschnittlich 1,4 lebend geborenen Kindern pro Frau gesunken. Die steigende Lebenserwartung bei anhaltend niedrigen Geburtenraten führen zu einer »doppelten Alterung« der Bevölkerung, bei der nicht nur die absolute Zahl, sondern auch der relative Anteil älterer Menschen an der Gesamtbevölkerung steigt. Für die sozialen Sicherungssysteme ist vor allem der steigende Altenquotient bedeutsam, da immer weniger Personen im erwerbsfähigen Alter die finanziellen und personellen Versorgungsleistungen für die steigende Anzahl von Menschen im Rentenalter aufbringen müssen. Nach wie vor wird kontrovers diskutiert, ob und gegebenenfalls in welchem Ausmaß die steigende Lebenserwartung die Gesundheitsausgaben in die Höhe steigen lässt.[3] Die durchschnittlichen Pro-Kopf-Ausgaben steigen mit zunehmendem Lebensalter erheblich an, der größte Teil der Gesamtausgaben ist den älteren Patienten zuzurechnen.

3 Vgl. Marckmann (2003a).

Allerdings scheint das Alter als *unabhängiger* Faktor wohl eher eine untergeordnete Rolle für den Ausgabenanstieg zu spielen. Empirischen Studien zufolge korrelieren die Gesundheitsausgaben vor allem mit der Nähe zum Tod.[4] Die mit dem Alter steigende Inanspruchnahme medizinischer Leistungen ist vor allem durch den wachsenden Anteil von Menschen bedingt, die sich in ihrer letzten Lebensphase befinden. Dabei sinken die Kosten für die Versterbenden in ihrem letzten Lebensjahr mit zunehmendem Alter. Der Ausgabeneffekt durch die steigende Lebenserwartung könnte deshalb geringer ausfallen als häufig befürchtet. Allerdings erfassen die meisten empirischen Studien nur die Kosten der akutmedizinischen Versorgung, die Aufwendungen für die Versorgung chronisch kranker und pflegebedürftiger Patienten bleiben unberücksichtigt. Gerade hier sind aber erhebliche Steigerungsraten zu erwarten, da ältere Menschen vermehrt an chronisch-degenerativen Erkrankungen leiden, die durch einen meist lebenslangen und damit kostenträchtigen Behandlungsverlauf gekennzeichnet sind. Da viele medizinische Innovationen gerade älteren Patienten zugute kommen, trägt die *Interaktion* von medizinischem Fortschritt und demografischem Wandel erheblich zum Kostendruck im Gesundheitswesen bei.

Eine Mittelknappheit resultiert aus diesen Entwicklungen aber nur dann, wenn die für die Gesundheitsversorgung bereitgestellten Finanzmittel begrenzt werden. Hierfür gibt es, auch aus ethischer Perspektive, verschiedene Argumente. Zunächst konkurriert der Gesundheitssektor mit anderen Bereichen, wie Bildung, Umweltschutz, Bekämpfung von Armut, Arbeitslosigkeit und Wohnungsnot oder der inneren Sicherheit, um prinzipiell begrenzte öffentliche Finanzmittel. Eine weitere Erhöhung der Gesundheitsausgaben kann deshalb nur mit Einschränkungen in anderen sozialstaatlichen Bereichen erkauft werden. Dies wäre nicht nur ethisch wenig wünschenswert, sondern hätte zudem negative Auswirkungen auf die Gesundheit der Bevölkerung, da Faktoren wie sozialer Status, Arbeitsbedingungen, Umweltqualität und Wohnverhältnisse Mortalität und Morbidität erheblich beeinflussen.[5] Zudem sind wir in vie-

4 Zweifel/Felder/Meier (1999) und Felder/Meier/Schmitt (2000).

5 Der Beitrag der Gesundheitsversorgung im engeren Sinne zur Veränderung der Lebenserwartung liegt nach Schätzungen zwischen 10 Prozent und 40 Prozent. Vgl. Sachverständigenrat für die Konzertierte Aktion im Gesundheitswesen, *Bedarfsgerechtigkeit und Wirtschaftlichkeit. Gutachten 2000/2001* (Kurzfassung S. 24).

len Bereichen der medizinischen Versorgung mit einem *abnehmenden Grenznutzen* konfrontiert: Der (oft geringe) Nutzengewinn durch neue Behandlungsverfahren erfordert häufig überproportional hohe Ausgaben. Ein Versorgungsmaximalismus, der alle verfügbaren präventiven, kurativen, palliativen und rehabilitativen Leistungen umfasst, ist folglich weder ökonomisch sinnvoll noch ethisch vertretbar. Eine konkrete Obergrenze der Gesundheitsausgaben lässt sich aus diesem Zusammenhang jedoch nicht ableiten, diese muss vielmehr *normativ* festgelegt werden. Die resultierende Mittelknappheit im Gesundheitswesen ist folglich kein von Natur aus vorgegebener, sich unserer Verfügungsgewalt entziehender Zustand. Sie beruht vielmehr auf Wertsetzungen, die zum einen vom medizinischen Entwicklungsstand und der ökonomischen Leistungsfähigkeit der Gesellschaft abhängen, zum anderen aber auf die grundlegende Frage verweisen, wie viel wir bereit sind für die Gesundheitsversorgung im Vergleich zu anderen Gütern auszugeben.

2. Die Situation der gesetzlichen Krankenversicherung in Deutschland

Besondere Bedeutung wird der Ausgabenentwicklung im Bereich der gesetzlichen Krankenversicherung (GKV) beigemessen, da steigende Beitragssätze die Lohnnebenkosten erhöhen und damit möglicherweise die Wettbewerbsfähigkeit der deutschen Wirtschaft schwächen könnten. Nach dem Grundsatz der einnahmeorientierten Ausgabenpolitik versuchte deshalb die deutsche Gesundheitspolitik in den letzten Jahren mit verschiedenen Eingriffen, die Beitragssätze stabil zu halten. Eine dauerhafte Begrenzung der Gesundheitsausgaben konnte allerdings nicht erreicht werden. Dabei ist zu berücksichtigen, dass die Finanzierungsprobleme der GKV nicht nur auf eine Ausgabenexpansion, sondern auch – und vielleicht sogar vor allem – auf verminderte Einnahmen durch die hohe Arbeitslosigkeit und eine sinkende Lohnquote, d. h. einen sinkenden Anteil der Löhne und Gehälter am Volkseinkommen zurückzuführen ist. Grundsätzlich sollte deshalb auch eine Verbesserung der Finanzierungsbasis der GKV in Erwägung gezogen werden wie z. B. eine Erweiterung der Versicherungspflicht, eine Anhebung der Beitragsbemessungsgrenze, die Berücksichtigung anderer Einkommensarten oder die Ausgliederung versicherungsfremder Leistungen. Dass auf diese Weise eine dauerhafte Konsolidierung der Gesundheitsausgaben erreicht wird, erscheint jedoch eher unwahrscheinlich zu sein, da die ausgabensteigernden Faktoren medizinischer Fortschritt und demografischer Wandel nicht eliminiert werden.

Der demografische Wandel gefährdet in besonderer Weise die finanzielle Stabilität der umlagefinanzierten GKV. Beim Umlageverfahren mit altersunabhängigen Beiträgen entrichten die Erwerbstätigen mehr Beiträge, als sie Leistungen in Anspruch nehmen. Diese Überschüsse werden verwendet, um das Beitragsdefizit in der Versorgung der Rentner auszugleichen. Mit der Alterung der Bevölkerung wird sich diese Umverteilung weiter verschärfen, was im Ergebnis zu einer Benachteiligung der nachfolgenden Generationen führt, die im Gegensatz zu den heutigen Beitragszahlern im Verlaufe ihres Lebens mehr Geld in die GKV einzahlen werden, als sie selbst an Kosten verursachen. Damit wäre nicht nur die finanzielle Stabilität, sondern auch die gesellschaftliche Akzeptanz des gesetzlichen Krankenversicherungssystems einer harten Belastungsprobe unterworfen. Aus diesem Grund scheint eine Begrenzung der Gesundheitsausgaben in der GKV grundsätzlich gerechtfertigt zu sein.

3. Ebenen der Allokation im Gesundheitswesen

Obwohl es kein hierarchisch gegliedertes Allokationssystem gibt, kann man nach Engelhardt bei der Verteilung von Mitteln im Gesundheitswesen vier Ebenen unterscheiden.[6] Auf der *oberen Ebene der Makroallokation* ist zu entscheiden, welches Gewicht Medizin und Gesundheit gegenüber anderen gesellschaftlichen Zielen zukommt, das heißt, wie viel Geld insgesamt (oft gemessen als Anteil des Bruttoinlandsproduktes) in das Gesundheitswesen fließen soll. Auf der *unteren Ebene der Makroallokation* erfolgt die Verteilung des Gesamtbudgets auf die Teilbereiche der medizinischen Versorgung. Dabei geht es z. B. um die relative Gewichtung von Prävention und kurativer Medizin, von ambulanter und stationärer Versorgung oder von medizinischer Basisversorgung und so genannter High-

6 Vgl. Engelhardt (1996).

tech-Medizin. Auf der *oberen Ebene der Mikroallokation* wird geregelt, welche Patientengruppen welche Gesundheitsleistungen erhalten sollen. Dies kann beispielsweise durch Behandlungsleitlinien erfolgen, die Patienten mit bestimmten Krankheitsbildern entsprechende diagnostische oder therapeutische Verfahren zuordnen. Auf der *unteren Ebene der Mikroallokation* wird innerhalb der konkreten Arzt-Patient-Beziehung schließlich über die Zuteilung von Gesundheitsleistungen an einzelne Patienten entschieden.

Diese vier Verteilungsebenen stehen in vielfältigen Wechselbeziehungen zueinander. Allokationsentscheidungen auf der Makroebene (z. B. Budgetierungen) wirken sich bis in die Mikroebenen hinein aus: Für den einzelnen Patienten stehen weniger Ressourcen zur Verfügung, was wiederum auf der oberen Mikroebene ein Anlass für die Aufstellung von Behandlungsstandards sein kann. Umgekehrt hat das ärztliche Verhalten auf der unteren Mikroebene Auswirkungen auf die Mittelverfügbarkeit in den oberen Allokationsebenen.

4. Verteilungsgerechtigkeit auf der Systemebene: Markt vs. Regulierung

In gerechtigkeitsethischer Hinsicht stellt sich auf der Ebene der Systemgestaltung zunächst die Frage, ob und gegebenenfalls inwieweit wir die Verteilung von Gesundheitsressourcen dem freien Markt überlassen sollten. Die Attraktivität einer marktorientierten Verteilung liegt darin, dass – unter den Bedingungen eines vollkommenen Wettbewerbs (!) – die Güter effizient produziert und nach den Präferenzen der Konsumenten, ausgedrückt in ihrer Zahlungsbereitschaft, verteilt werden. Ein ökonomisches und ein gerechtigkeitsethisches Argument sprechen jedoch gegen eine rein marktorientierte Verteilung von Gesundheitsgütern.

Nach dem ökonomischen Argument weisen Märkte für Gesundheitsgüter Eigenschaften auf, die zu einem *Marktversagen* führen. Ohne Regulierung kann deshalb keine optimale Allokation erreicht werden.[7] Ein Versagen des *Marktes für Gesundheitsleistungen* liegt in der eingeschränkten Konsumentensouveränität. Patienten befinden

7 Vgl. Breyer/Zweifel (1999) mit einer ausführlicheren ökonomischen Diskussion der verschiedenen Anlässe des Marktversagens.

sich häufig in einer existenziellen Notlage, die es ihnen nicht erlaubt, verschiedene Angebote zu vergleichen und eine rationale Auswahl zu treffen. In der Regel fällt überdies nicht der Patient selbst, sondern der Arzt die Entscheidung über die Durchführung diagnostischer oder therapeutischer Maßnahmen. Aufgrund der fehlenden Markttransparenz können die Patienten kaum Qualität und Preise verschiedener Anbieter vergleichen. Einige Gesundheitsleistungen weisen zudem positive externe Effekte auf (beispielsweise Impfungen, Behandlung ansteckender Krankheiten) und würden auf einem freien Markt nicht in ausreichender Anzahl in Anspruch genommen. Auf *Krankenversicherungsmärkten* kann ein Marktversagen im »Trittbrettfahrerverhalten« (medizinische Notfälle werden auch ohne Krankenversicherungsschutz behandelt), in der asymmetrischen Information über die Krankheitsrisiken (bei der resultierenden Antiselektion verbleiben nur die »schlechtesten« Risiken im Versicherungspool, die »guten« Risiken erhalten keinen Versicherungsschutz zu risikogerechten Prämien) und in einer Risikoselektion durch die Versicherungsunternehmer begründet sein. Es gibt deshalb gute ökonomische Gründe, die Verteilung von Gesundheitsgütern nicht ausschließlich den Marktmechanismen zu überlassen.

Das gerechtigkeitsethische Argument setzt beim besonderen Charakter des Gutes Gesundheit an. Was auch immer Menschen in ihrem Leben erstreben, sie benötigen die Gesundheit, um ihre Ziele und Pläne zu verwirklichen. Aufgrund ihres Ermöglichungscharakters zählt die Gesundheit zu den transzendentalen oder konditionalen Gütern, für die allgemein gilt: »Sie sind nicht alles, aber ohne sie ist alles nichts.«[8] Gleicher Zugang zur Gesundheitsversorgung und eine gerechte Verteilung knapper medizinischer Ressourcen sind deshalb Grundbedingungen für die Chancengleichheit innerhalb der Gesellschaft.[9] Alle Menschen haben folglich im Krankheitsfall *prima facie* einen ethisch begründeten Anspruch auf Hilfe. Auf einem freien Markt werden Gesundheitsleistungen aber nach der individuellen Zahlungsfähigkeit verteilt, was aufgrund der ungleichen

8 Kersting (2002b). In gewisser Hinsicht überzeichnet dieser Satz aber die Bedeutung der Gesundheit, da sich viele Lebensziele trotz gesundheitlicher Einschränkungen noch verwirklichen lassen.

9 Dieses Argument ist vor allem von Norman Daniels (1985) ausgearbeitet worden. Als deutsche Übersetzung vgl. Daniels (2003).

Einkommensvoraussetzungen zu einer ungleichen Verteilung von Gesundheitsgütern führt. Zumindest eine medizinische Grundversorgung sollte deshalb im Rahmen eines solidarisch finanzierten öffentlichen Gesundheitswesens einkommensneutral zur Verfügung stehen.[10] Es ist gerechter, allen Bürgern einen begrenzten Zugang zu wichtigen Gesundheitsleistungen zu ermöglichen als nur einem Teil der Bevölkerung unbegrenzten Zugang zu allen verfügbaren Leistungen. Darüber hinausgehende, individuell unterschiedliche Versorgungspräferenzen könnten ihren Ausdruck auf einem Markt für private Zusatzversicherungen finden. Die große ethische Herausforderung besteht allerdings darin, den Umfang der aus Gerechtigkeitsgründen gebotenen medizinischen Grundversorgung zu bestimmen, da es hierfür weder ein allgemeines Kriterium noch ein formales Ableitungsverfahren gibt (vgl. hierzu auch Abschnitt 6).

5. Strategien zum Umgang mit der Mittelknappheit

Sofern aus guten ethischen und ökonomischen Gründen die Entscheidung für ein staatlich reguliertes Gesundheitssystem gefallen ist, bieten sich grundsätzlich zwei verschiedene Strategien an, um auf eine Mittelknappheit zu reagieren: (1) Effizienzsteigerungen (Rationalisierungen) und (2) Leistungsbegrenzungen (Rationierungen).

5.1 Effizienzsteigerungen (Rationalisierungen)

Rationalisierungen steigern durch das Ausschöpfen von Wirtschaftlichkeitsreserven die Effizienz der medizinischen Versorgung: Der gleiche medizinische Effekt wird mit weniger oder ein größerer medizinischer Effekt mit den gleichen Mitteln erzielt. Da bei Effizienzsteigerungen die ökonomische und die medizinisch-ethische Rationalität konvergieren, handelt es sich zweifellos um die attraktivste

10 Diese Position wird nicht von allen Ethikern geteilt. Libertäre Kritiker wie beispielsweise H. Tristram Engelhardt (1996) sind der Ansicht, dass eine Gesundheitsversorgung mit Zwangsbeiträgen im Rahmen einer pluralistischen Gesellschaft nicht zu rechtfertigen sei. Als deutsche Übersetzung vgl. Engelhardt (2003).

Strategie im Umgang mit der Mittelknappheit. Wie es ökonomisch rational ist, einen gegebenen Effekt mit einem möglichst geringen Aufwand zu erzielen, so ist es durch das Prinzip des Nichtschadens auch ethisch geboten, mit möglichst wenig diagnostischen und therapeutischen Maßnahmen einen bestimmten Gesundheitszustand zu erzielen.

Allerdings sind Rationalisierungen in der Medizin methodisch nicht einfach umzusetzen: Was im Einzelfall medizinisch rational, d. h. vernünftig ist, lässt sich häufig nur schwer bestimmen. Rationalisierungsbestrebungen stellen die Medizin vor die Herausforderung, immer wieder überprüfen zu müssen, welche medizinischen Maßnahmen bei welcher Indikation sinnvollerweise eingesetzt werden sollten. Dabei geht es nicht nur um die Unterlassung ineffektiver Maßnahmen, sondern auch – und vielleicht sogar vor allem – um die richtige Indikationsstellung bei nachweislich effektiven Maßnahmen. Als mögliche Instrumente zur Rationalisierung seien beispielhaft erwähnt: die evidenzbasierte Medizin, d. h. die konsequente Auswertung und Anwendung klinischer Studienergebnisse, indikationsspezifische Leitlinien für Diagnostik und Therapie, ökonomische Evaluationen sowie Maßnahmen zur Qualitätssicherung. Darüber hinaus kann man versuchen, mit finanziellen Anreizsystemen die Effizienz der medizinischen Versorgung zu steigern. Diese können sowohl bei den Patienten (in Form von Selbstbeteiligungen) oder auch bei den Leistungserbringern (durch bestimmte Vergütungsformen wie Kopfpauschalen oder diagnosebezogene Fallpauschalen [DRGs]) ansetzen.[11] Finanzielle Anreize für Leistungserbringer bergen jedoch die Gefahr, dass die Kostenvorteile nicht durch Effizienzsteigerungen, sondern durch Qualitätsverschlechterungen und das Unterlassen medizinisch notwendiger Maßnahmen erreicht werden.

Obwohl allgemein anerkannt und mit vielen Beispielen belegt ist, dass im deutschen Gesundheitswesen noch erhebliche Wirtschaftlichkeitsreserven vorhanden sind, lässt sich das vorhandene Einsparpotenzial quantitativ nur schwer abschätzen. Überdies lassen sich die vorhandenen Wirtschaftlichkeitsreserven nicht allesamt sofort ausschöpfen, da Rationalisierungen methodisch aufwändig sind

11 Finanzielle Anreize zur Steuerung des Leistungsgeschehens werden vor allem in Managed-Care-Organisationen angewendet. Vgl. hierzu Arnold/Lauterbach/Preuß (1997).

und häufig strukturelle Veränderungen im Versorgungsgeschehen erfordern. Man denke hier beispielhaft an eine bessere Verzahnung von ambulanter und stationärer Versorgung. Rationalisierungen reduzieren deshalb nur mit zeitlicher Latenz und ohne Erfolgsgarantie den Mittelverbrauch. Zudem erlauben sie in der Regel nur einmalige, im Umfang begrenzte Einsparungen, während medizinischer Fortschritt und demografischer Wandel die Ausgaben kontinuierlich weiter in die Höhe treiben. Rationalisierungen werden deshalb ein weiteres Auseinanderklaffen von Machbarem und Finanzierbarem wohl kaum verhindern können. Damit werden Leistungsbegrenzungen unvermeidbar.

5.2 Leistungsbegrenzungen (Rationierungen)

Nach Einschätzung vieler Ärzte sind Rationierungen im deutschen Gesundheitswesen bereits heute an der Tagesordnung.[12] Diese Einschätzung ist allerdings nur eingeschränkt aussagekräftig, da sich bislang keine einheitliche Definition des Begriffs »Rationierung« durchsetzen konnte. Vielfach wird Rationierung verstanden als das Vorenthalten medizinisch notwendiger oder lebenswichtiger Maßnahmen.[13] Diese Definition ist aber insofern problematisch, als sie fälschlicherweise suggeriert, man könne allein auf der Grundlage medizinischen Fachwissens mit wissenschaftlicher Objektivität bestimmen, welche Maßnahmen notwendig und lebenswichtig sind. Hierfür sind jedoch Bewertungen erforderlich, die u. a. davon abhängen, welchen Stellenwert man den Gesundheitsstörungen und den korrespondierenden medizinischen Leistungen beimisst. Der Rationierungsbegriff setzt hier folglich voraus, was eigentlich erst das Ergebnis eines ethischen Diskurses sein kann: die Bestimmung der relativen Wertigkeit verschiedener medizinischer Maßnahmen. Es erscheint deshalb sinnvoll, die anstehenden Wertentscheidungen transparent zu machen und den Begriff weiter zu fassen. Von einer Rationierung sollte man demnach sprechen, wenn einem Patienten (vorübergehend oder dauerhaft) eine medizinische Maßnahme vorenthalten wird, die diesem im Vergleich zu anderen Maßnahmen

12 Kern/Beske/Lescow (1999).
13 Vgl. z. B. Fuchs (1998) und Beske/Hallauer/Kern (1996).

einen Nutzengewinn geboten hätte.[14] Einen Nutzen haben diejenigen Maßnahmen, die die Lebenserwartung und/oder die Lebensqualität eines Patienten verbessern. Auch beim Nutzen handelt es sich selbstverständlich um einen evaluativen, d. h. bewertenden Begriff. Aber die Bewertung präjudiziert im Gegensatz zur medizinischen Notwendigkeit noch nicht, ob die Maßnahme im Rahmen eines öffentlichen Gesundheitssystems angeboten werden sollte. Schließlich handelt es sich um zwei zwar aufeinander bezogene, aber keineswegs deckungsgleiche Fragestellungen: Im einen Fall steht – individualethisch – der Nutzen für den einzelnen Patienten im Vordergrund, im anderen die – gerechtigkeitsethische – Frage der solidarischen Finanzierung der Maßnahme.

Autoren mit ökonomischem Hintergrund schlagen mitunter eine andere Definition vor, die nicht das Vorenthalten, sondern den Aspekt der Zuteilung betont. Rationierung ist demnach ein Vorgang, bei dem medizinische Leistungen zu einem festgelegten Preis unterhalb markträumender Preise in einer geringeren Menge zugänglich gemacht werden, als sie von den Individuen zu diesem subventionierten Preis nachgefragt würden.[15] Diese Begriffsdefinition rückt einen Grundgedanken von Rationierungen in den Vordergrund, der vor allem im nichtmedizinischen Bereich (z. B. Essensmarken im Krieg) geläufig ist: Die staatliche Zuteilung von Rationen zu festen Quantitäten und Preisen soll knappheitsbedingte Preissteigerungen verhindern und damit eine gleichmäßige, bedarfsorientierte Versorgung der Bevölkerung sicherstellen. Sofern Rationierungen zur Erfüllung wichtiger Grundbedürfnisse beitragen, stehen sie durchaus im Einklang mit Konzeptionen einer gerechten Güterverteilung. Auch im Gesundheitswesen können Rationierungen nicht *eo ipso* als ungerecht gelten. In der aktuellen gesundheitspolitischen Debatte ist der Rationierungsbegriff jedoch hochgradig negativ aufgeladen (»Rationierungen sind auf keinen Fall vertretbar«), was neben der definitorischen Vielfalt eine sachliche Diskussion über die bereits vorhandenen und in Zukunft unvermeidlichen Rationierungen erheblich erschwert. Hier könnte es hilfreich sein, auf die weniger kontroverse Bezeichnung »Leistungsbegrenzung« auszuweichen.

14 Vgl. Ubel/Goold (1998).
15 Vgl. z. B. Kliemt (1998) und Breyer (2002).

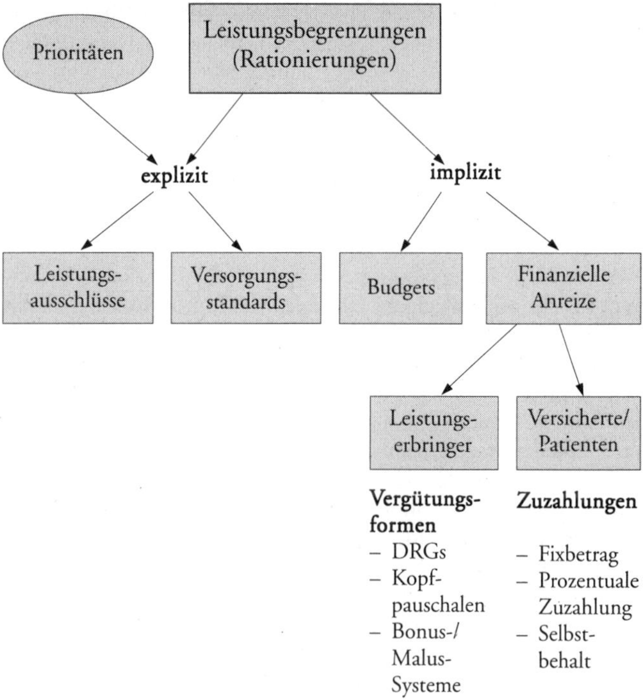

Abbildung 2: Formen der Leistungsbegrenzung (Rationierungen) im Überblick (weitere Erläuterungen im Text).

5.2.1 Grundformen der Leistungsbegrenzung

Leistungsbegrenzungen werfen die zweite Gerechtigkeitsfrage auf: Wer soll nach welchen Kriterien über die Einschränkungen entscheiden? Im vorliegenden Abschnitt sei zunächst diskutiert, *wer* über Leistungsbegrenzungen entscheiden soll, Abschnitt 6 widmet sich dann der Frage, an welchen *Kriterien* sich eine gerechte Verteilung knapper Gesundheitsressourcen orientieren sollte.

In Abhängigkeit von der Verteilungsebene kann man zwei Formen der Leistungsbegrenzung unterscheiden: explizite und implizite Leistungsbegrenzungen (vgl. *Abbildung 2*). *Explizite* Leistungsbegrenzungen erfolgen »oberhalb« der konkreten Arzt-Patient-Interaktion nach ausdrücklich festgelegten, allgemein verbindlichen Kriterien und können entweder zum generellen Ausschluss von Leistungen (Begrenzung des Leistungskatalogs) oder zur Einschränkung von Indikationen (Versorgungsstandards) führen (obere Mikroebene). Dieser Form der Leistungsbegrenzung sollte eine Bestimmung von Versorgungsprioritäten, d. h. der relativen Wichtigkeit unterschiedlicher medizinischer Maßnahmen bzw. Indikationen, vorausgehen.

Bei *impliziten* Leistungsbegrenzungen erfolgt die Zuteilung hingegen nicht nach allgemein verbindlichen Regeln, sondern jeweils im Einzelfall durch die Leistungserbringer – gegebenenfalls unter Beteiligung der Patienten (untere Mikroebene). Implizite Leistungsbegrenzungen resultieren aus Budgetierungen und finanziellen Anreizsystemen für die Leistungserbringer oder für die Patienten. Hierbei tragen letztlich die Ärzte Verantwortung für die Einschränkung medizinischer Maßnahmen, während bei der expliziten Form die Entscheidungen auf der Planungsebene des Gesundheitswesens gefällt werden. In der gesetzlichen Krankenversicherung ist hierfür der gemeinsame Bundesausschuss (G-BA), ein Gremium der gemeinsamen Selbstverwaltung von Ärzten, Krankenkassen und Krankenhäusern, verantwortlich, der über die Zusammensetzung des GKV-Leistungskatalogs entscheidet.[16] Welche Form der Leistungsbegrenzung ist nun zu bevorzugen?

5.2.2 Vor- und Nachteile expliziter Leistungsbegrenzungen

Explizite Leistungsbegrenzungen weisen aus ethischer Sicht mehrere gewichtige Vorteile auf: Sie sichern nicht nur die *Transparenz*, sondern auch die *Konsistenz* von Verteilungsentscheidungen. Wenn in Regeln ausdrücklich festgelegt ist, welcher Patient bei welcher Gesundheitsstörung welche Gesundheitsleistungen erhält, werden die Patienten in vergleichbaren Situationen auch gleich behandelt, womit eine wichtige Gerechtigkeitsforderung erfüllt wäre. Vermutlich würde das Bewusstsein der Gleichbehandlung auch die *Akzeptanz* von Leistungsbegrenzungen bei Versicherten und Patienten er-

16 Weitere Informationen zu den Aufgaben des G-BA bei ⟨www.g-ba.de⟩.

höhen. Zudem entlasten explizite Leistungsbegrenzungen das Arzt-Patient-Verhältnis, da die Zuteilungsentscheidungen nicht im Einzelfall getroffen werden müssen, sondern allgemein verbindlichen Vorgaben folgen. Entscheidungs- und Interessenkonflikte auf ärztlicher Seite lassen sich auf diese Weise reduzieren. Explizite Rationierungen in Form von Standards oder Richtlinien bieten überdies den großen Vorteil, dass Kosten *und* Qualität der Versorgung gleichermaßen beeinflusst und damit bewusst gegeneinander abgewogen werden können. Bei der Erstellung von Versorgungsstandards auf der Grundlage der verfügbaren wissenschaftlichen Evidenz kann man überdies auch kosteneinsparende Qualitätsverbesserungen (d. h. Rationalisierungen) identifizieren.

Widersprechen Versorgungsstandards der ärztlichen Therapiefreiheit? – Vor allem Ärzte fordern häufig, dass Standards und Leitlinien aufgrund der Individualität der Patienten den ärztlichen Entscheidungsspielraum nicht wesentlich einschränken dürfen und deshalb als unverbindliche Empfehlungen gelten sollen. Diese Forderung ist richtig und falsch zugleich.[17] Auf der einen Seite ist es richtig, dass evidenzbasierte Versorgungsstandards immer nur allgemeine Regeln darstellen, die für den Einzelfall interpretiert und unter Berücksichtigung individueller Konstellationen angewendet werden müssen. Diese notwendige Vermittlung kann ihrerseits nicht wieder in Regeln gefasst werden, da dies zu einem infiniten Regress führen würde. Gefordert ist vielmehr die ärztliche Urteilskraft und damit die Fähigkeit, das Besondere unter das Allgemeine zu subsumieren. Folglich können Ärzte mit gutem Grund einen gewissen Beurteilungsspielraum beanspruchen. Auf der anderen Seite handelt es sich bei der ärztlichen Entscheidungsfreiheit im Gegensatz zu den bürgerlichen Freiheiten nicht um einen Selbstzweck, sondern immer um eine *bedingte* Freiheit: Der beanspruchte ärztliche Entscheidungsspielraum ist nur dann gerechtfertigt, wenn er erforderlich ist, um das Wohlergehen eines Patienten zu fördern oder individuelle Präferenzen zu berücksichtigen. Sofern Leitlinien oder Standards die Versorgungsqualität verbessern und damit den Patienten einen Nutzenvorteil bieten, sind diese nicht nur ethisch vertretbar, sondern geboten, auch – oder gerade dann – wenn sie die ärztlichen Entscheidungsspielräume einschränken.

17 Vgl. hierzu ausführlicher Marckmann (2003b).

Eine *pauschale* Ablehnung von Versorgungsstandards lässt sich folglich nicht mit Verweis auf die ärztliche Entscheidungsautonomie begründen. Dennoch haben Ärzte bei standardorientierten Leistungsbegrenzungen im Einzelfall einen geringeren Entscheidungsspielraum als bei impliziten Leistungsbegrenzungen. Es sollte deshalb möglich bleiben, in *begründeten* Ausnahmefällen von den vorgegebenen Standards abzuweichen. Schwierigkeiten bereitet überdies die erforderliche Einigung auf verbindliche Verteilungskriterien. Politisch sind explizite Leistungsbegrenzungen schwieriger durchzusetzen: Zum einen ist die Kooperation der Ärzteschaft bei der evidenzbasierten Erarbeitung von Versorgungsstandards erforderlich, zum anderen provoziert die explizite, offene Ausgliederung von Leistungen in der Regel erhebliche politische Widerstände.

5.2.3 Vor- und Nachteile impliziter Leistungsbegrenzungen

Implizite Leistungsbegrenzungen bieten eine größere Flexibilität, um auf die Besonderheiten des Einzelfalles eingehen zu können. Darüber hinaus sind Budgetierungen oder finanzielle Anreizsysteme, die implizite Rationierungen nach sich ziehen, politisch leichter umzusetzen; sie erfordern weder eine Einigung auf verbindliche Allokationskriterien noch die methodisch äußerst aufwändige Erarbeitung von Versorgungsstandards. Budgetierungen stellen das wohl effektivste und für die Politik am einfachsten zu implementierende Mittel zur kurzfristigen Ausgabenbegrenzung dar. Diesen vor allem pragmatischen Vorteilen stehen jedoch erhebliche medizinische und ethische Bedenken gegenüber. Da für die Zuteilungsentscheidungen im Einzelfall keine allgemein verbindlichen Kriterien vorgegeben sind, besteht die Gefahr, dass medizinische Leistungen nach intransparenten, von Patient zu Patient und Arzt zu Arzt wechselnden Kriterien verteilt werden. Ein solches Vorgehen ist nicht nur medizinisch irrational, sondern auch ungerecht, da es zu einer Benachteiligung der schwächer gestellten Mitglieder der Gesellschaft führt. Der Arzt befindet sich bei impliziten Rationierungen in einem ethischen Konflikt zwischen den Verpflichtungen gegenüber seinem individuellen Patienten und den Verpflichtungen gegenüber anderen (aktuellen oder zukünftigen) Patienten. Für die Abwägung dieser konfligierenden Verpflichtungen besitzen Ärzte weder eine Ausbildung noch verbindliche inhaltliche Vorgaben. Nicht zuletzt erlauben implizite Leistungsbegrenzungen nur eine einseitige Kontrolle der Kosten, die Auswirkungen auf die Versorgungsqualität entziehen sich weitgehend der Einflussnahme.

5.2.4 Explizit vs. implizit: das Dilemma

Wägt man Vor- und Nachteile gegeneinander ab, so erweisen sich explizite Leistungsbegrenzungen aus ethischer Sicht als vorzugswürdig: Sie sind transparent, konsistent, medizinisch rationaler und durch die Gleichbehandlung der Patienten gerechter; sie entlasten die Arzt-Patient-Beziehung und erlauben eine simultane Steuerung von Kosten und Qualität der medizinischen Versorgung. Diese ethisch vorzugswürdige Form der Rationierung ist aber – und hierin besteht das Dilemma – in der Praxis schwer umzusetzen. Hier sind implizite Leistungsbegrenzungen durch Budgetierungen oder finanzielle Anreizsysteme klar überlegen. In ethischer Hinsicht sind diese aber eher bedenklich, da die Leistungen nach intransparenten und häufig inkonsistenten Kriterien verteilt werden. Zusammenfassend kann man festhalten: Explizite Leistungsbegrenzungen sind ethisch zu bevorzugen, aber praktisch nur schwer zu realisieren; implizite Leistungsbegrenzungen lassen sich hingegen leichter umsetzen, werfen aber erhebliche ethische Probleme auf.

6. Gerechte Grenzen der Gesundheitsversorgung

Sowohl bei expliziten als auch bei impliziten Leistungsbegrenzungen stellt sich die Frage, wie die Grenzen der Gesundheitsversorgung auf eine *gerechte* Art und Weise gezogen werden können: Welche Maßnahmen sollen im Grundleistungskatalog der gesetzlichen Krankenversicherung enthalten sein? Welche Verteilungskriterien sollen den Versorgungsstandards bei der expliziten Leistungsbegrenzung zugrunde liegen? An welchen ethischen Prinzipien können sich Ärzte bei impliziten Leistungsbegrenzungen im Einzelfall orientieren?

6.1 Norman Daniels' Theorie einer gerechten Gesundheitsversorgung

Die wohl prominenteste Theorie einer gerechten Gesundheitsversorgung, die an das von John Rawls begründete Prinzip der Chancengleichheit anknüpft, hat der US-amerikanische Bioethiker Norman Daniels entwickelt.[18] Die medizinische Versorgung gehört demnach zu denjenigen gesellschaftlichen Institutionen, die einen Beitrag zur fairen Chancenverteilung leisten sollen. Daniels verwendet einen biologisch-funktionalen Krankheitsbegriff, um die Bedeutung der Gesundheitsversorgung für die Chancenverteilung zu begründen. Er definiert Krankheit als Abweichung von der normalen funktionalen Organisation eines typischen Mitglieds einer Spezies. Eine Beeinträchtigung der normalen arttypischen Funktionsfähigkeit durch Krankheit und Behinderung schränkt die Chancen eines Individuums ein – und zwar im Verhältnis zu dem Anteil am normalen Spektrum an Lebenschancen, der dem Individuum aufgrund seiner Fähigkeiten und Begabungen bei Gesundheit zur Verfügung gestanden hätte. Es ist nun Aufgabe der Gesundheitsversorgung, diejenigen Leistungen zur Verfügung zu stellen, die die normale arttypische Funktionsfähigkeit und damit eine faire Chancengleichheit aufrechterhalten oder wiederherstellen können. Daniels begründet mit seiner Theorie recht überzeugend die moralische Relevanz der Gesundheitsversorgung und liefert damit gute ethische Argumente für einen allgemeinen Zugang zur Gesundheitsversorgung. Einwände richten sich aber gegen die normative Unbestimmtheit der arttypischen Funktionsfähigkeit und des normalen Spektrums an Lebenschancen.

6.2 Vorstellungen des guten Lebens als Grundlage der Prioritätensetzung

Lassen sich aus Daniels' Theorie auch Kriterien für eine Prioritätensetzung innerhalb einer allgemein zugänglichen Gesundheitsversorgung gewinnen? Daniels zufolge hängt die relative Bedeutung medizinischer Maßnahmen von ihren Auswirkungen auf den nor-

18 Daniels (1985), eine deutsche Übersetzung in: Daniels (2003). Vgl. Rawls (1975).

malen Umfang an Lebenschancen ab. Entsprechend sind diejenigen Leistungen als »grundlegend« zu betrachten, die zur »Aufrechterhaltung, Wiederherstellung oder Kompensation des Verlusts der normalen artspezifischen Funktionsfähigkeit [als Voraussetzung einer fairen Chancengleichheit] notwendig sind«.[19] Eine medizinische Grundversorgung müsste folglich fast das gesamte Leistungsspektrum der modernen Medizin umfassen. Aufwändige Intensivmaßnahmen für extreme Frühgeborene ließen sich ebenso rechtfertigen wie Organtransplantationen für über 80-Jährige, Gentherapien zur Heilung angeborener Erkrankungen, künstliche Organe oder computergesteuerte Prothesen für Behinderte. Auch Public-Health-Maßnahmen[20] müsste die Grundversorgung umfassen, da diese die Gesundheit des Einzelnen und damit auch die Lebenschancen verbessern. Lediglich Annehmlichkeiten wie Einzelzimmer oder medizinische Maßnahmen zur Verbesserung von Köperfunktionen (Enhancement) blieben von der Grundversorgung ausgeschlossen. Das liberale Kriterium der Chancengleichheit bietet folglich keine hinreichende Orientierung bei der Definition einer medizinischen Grundversorgung.

Die Grenzen einer Basisgesundheitsversorgung können wir nur unter Berufung auf substanzielle Vorstellungen eines guten und gelingenden Lebens begründen.[21] Damit verlassen wir aber das vergleichsweise sichere Terrain der normativen Ethik und müssen uns in den Bereich der Strebensethik vorwagen. Während die normative Ethik fragt, was moralisch richtig, falsch oder geboten ist, fragt die Strebensethik, was gut, wünschenswert oder wertvoll im Leben ist. Entsprechend gilt es bei der Gesundheitsversorgung zu bestimmen, wie wir angesichts von Krankheit, Leiden und Tod leben wollen. Aus den resultierenden *gesundheitsbezogenen Vorstellungen des guten Lebens* können wir dann entsprechende Prioritäten – und korrespondierende Grenzen – für die solidarisch finanzierte medizinische Versorgung ableiten. Vorstellungen des guten Lebens haben dabei auf unterschiedlichen Ebenen Auswirkungen auf die Gestaltung der Gesundheitsversorgung: Die Bedeutung, die wir der Gesundheit allgemein beimessen, wird sich z. B. in der Gesamtmenge der Res-

19 Daniels (1985), S. 79 (Übersetzung G. M.).

20 Vgl. meinen Beitrag »Public Health und Ethik« in diesem Band.

21 Vgl. Emanuel (1991), eine gekürzte deutsche Fassung der Argumentation in: Emanuel (2003).

sourcen niederschlagen, die wir bereit sind für das Gesundheitssystem auszugeben (obere Makroebene). In analoger Weise werden unterschiedliche Vorstellungen des guten Lebens nicht nur die Allokation auf die Teilbereiche der medizinischen Versorgung (untere Makroebene: Prävention, Gesundheitsförderung, ambulante und stationäre Versorgung, Rehabilitation etc.) beeinflussen, sondern auch die Zuordnung bestimmter medizinischer Maßnahmen zu bestimmten Patientengruppen (Versorgungsstandards auf der oberen Mikroebene).

Was folgt aus diesen Überlegungen konkret für die Gestaltung unseres Gesundheitswesens? Da eine Grenzziehung in der Gesundheitsversorgung nur mit Bezug auf konkrete Konzeptionen eines guten Lebens begründet werden kann, sollte sie nicht allein medizinischen oder ethischen Experten überlassen werden. Notwendig ist vielmehr ein breiter gesellschaftlicher Diskurs, um eine gemeinsame Vorstellung vom guten Leben im Hinblick auf die Versorgung im Krankheitsfall zu entwickeln. Das Problem der Prioritätensetzung erfordert damit eine Verbindung von Ethik und Politik: Die strebensethischen Fragen der Gestaltung unseres Gesundheitswesens müssen in politischen Meinungsbildungsprozessen geklärt werden. Auch Norman Daniels musste inzwischen zugestehen, dass sich viele konkrete Verteilungsfragen im Gesundheitswesen, vor allem Fragen der Leistungsbegrenzung, nicht allein über das Prinzip der Chancengleichheit lösen lassen. »Stattdessen bleibt uns nichts anderes übrig, als uns an faire, öffentlich vertretbare Verfahren zu halten. Nur durch solche Verfahren können nützliche Leistungen auf legitime Weise begrenzt werden.«[22] Auch andere ethische Ansätze stoßen bei konkreten Verteilungsfragen im Gesundheitssystem an ihre Grenzen. Keine allgemeine ethische Theorie ist allein dazu in der Lage, den Inhalt moralischer Ansprüche auf Gesundheitsversorgung hinreichend genau zu bestimmen. Erforderlich sind deshalb *faire politische Entscheidungsverfahren*, um die Leistungsansprüche hinsichtlich Umfang und Qualität der Versorgung zu konkretisieren.[23]

22 Daniels (1996), S. 10 (Übersetzung G. M.).

23 Vgl. die Darstellung unterschiedlicher ethischer Grundpositionen zur Mittelverteilung bei Marckmann/Liening/Wiesing (2003) und eine exemplarische Diskussion, wie die Altersrationierung aus der Sicht verschiedener ethischer Ansätze zu bewerten ist, bei Marckmann (2003a).

Gerechtigkeitserwägungen werden damit jedoch nicht überflüssig. Im Gegenteil: Sie bilden den *normativen* Rahmen für die Entwicklung konkreter gesundheitsbezogener Vorstellungen des guten Lebens. Zum einen geht es dabei um die – formale – Sicherung einer Verfahrensgerechtigkeit, die den Zugang zur öffentlichen Deliberation über Gesundheitsziele und Prioritäten garantiert. Zum anderen ist nicht jede beliebige Prioritätensetzung – material bzw. inhaltlich – mit den Rahmenbedingungen einer gerechten Gesundheitsversorgung vereinbar. Beispielhaft erwähnt sei der vollständige Ausschluss bestimmter Personen oder Personengruppen von der Gesundheitsversorgung oder eine Allokation allein nach Kosten-Nutzen-Erwägungen. Dieser normative Rahmen steht auch im politischen Diskurs nicht zur Disposition, seine Gültigkeit hängt nicht von der Übereinkunft der beteiligten Individuen ab.

6.3 Gerechte Verteilungskriterien

Welche Kriterien können einer gerechten Mittelverteilung im Gesundheitswesen zugrunde liegen? Zunächst ist zwischen formalen und materialen Verteilungskriterien zu unterscheiden. Während die formalen Kriterien die Bedingungen eines fairen Verfahrens zur Leistungsbegrenzung definieren, markieren die materialen Kriterien die ethischen Maßstäbe, an denen sich die Verteilung inhaltlich orientieren sollte. Zu den *formalen* Kriterien einer gerechten Verteilung gehören:[24]

- *Transparenz*: Patienten und Versicherte sollten über Leistungsbegrenzungen und die zugrunde liegenden Kriterien informiert sein.
- *Konsistenz*: Grundsätzlich sollten bei allen Patienten die gleichen Zuteilungsregeln und -kriterien angewendet werden, sodass Patienten in vergleichbaren medizinischen Situationen auch die gleiche Behandlung erhalten, sofern dem nicht individuelle Patientenpräferenzen entgegenstehen.
- *Legitimität*: Verteilungsentscheidungen sollten durch demokratisch legitimierte Institutionen erfolgen.

24 Vgl. Daniels/Sabin (2002) und Emanuel (2000).

- *Begründung*: Jede Leistungsbegrenzung sollte auf einer nachvollziehbaren, relevanten Begründung beruhen, die den betroffenen Patienten und Versicherten zugänglich ist.
- *Evidenzbasierung*: Jedes Allokationsschema sollte die verfügbare Evidenz hinsichtlich des gesundheitlichen Nutzens und der zu erwartenden Kosten berücksichtigen.
- *Partizipationsmöglichkeiten*: Da sich Leistungsbegrenzungen nicht hinreichend konkret aus einer ethischen Theorie ableiten lassen, sollten für Bürger und Patienten Möglichkeiten zur Partizipation am Entscheidungsprozess zur Verfügung stehen.
- *Minimierung von Interessenkonflikten*: Allokationsentscheidungen unter Knappheitsbedingungen sollten so geregelt sein, dass sie Interessenkonflikte möglichst vermeiden. Problematisch sind in dieser Hinsicht vor allem finanzielle Anreize für die Leistungserbringer.
- *Widerspruchsmöglichkeiten*: Im Einzelfall sollten Patienten, denen der Zugang zu einer von ihnen gewünschten Leistung verwehrt wird, Widerspruchsmöglichkeiten offen stehen.
- *Regulierung*: Durch eine freiwillige oder staatliche Regulierung sollte sichergestellt sein, dass die formalen Bedingungen einer gerechten Verteilung auch tatsächlich eingehalten werden.

Folgende *materiale* Verteilungskriterien, die sich auch im politischen Prozess der Prioritätensetzung in verschiedenen Ländern durchsetzen konnten, scheinen ethisch am besten begründbar zu sein:[25]

- *Medizinische Bedürftigkeit*: Erste Priorität sollten diejenigen Patienten genießen, die am meisten der medizinischen Hilfe bedürfen, gemessen an der Dringlichkeit der Behandlung und dem Schweregrad ihrer Erkrankung.
- *Erwarteter medizinischer Nutzen*: Darüber hinaus ist aber auch der zu erwartende medizinische Nutzen zu berücksichtigen. Wenn Leistungsbegrenzungen vorgenommen werden müssen, sollten diese zunächst bei denjenigen Maßnahmen und Indikationen ansetzen, die für den Patienten nur einen geringen Nettonutzen bieten.
- *Kosten-Nutzen-Verhältnis*: Unter Knappheitsbedingungen ist auch das Verhältnis von Ressourcenaufwand zu erwartetem medi-

25 Zu den internationalen Erfahrungen mit der Prioritätensetzung vgl. Ham (1997).

zinischen Nutzen für die Allokation hinzuzuziehen, um mit den verfügbaren Mitteln insgesamt einen möglichst großen gesundheitlichen Effekt, gemessen am Zugewinn an Lebensqualität und Lebenszeit, erzielen zu können.[26]

Als Metakriterium ist überdies der *Evidenzgrad* des erwarteten Nutzens und der Kosten zu berücksichtigen: Zunächst sollte man auf diejenigen Maßnahmen verzichten, deren Nutzen durch Studien nur schlecht belegt ist.

Ethisch am ehesten vertretbar erscheint eine Kombination der drei Verteilungskriterien, die neben der Dringlichkeit und dem Schweregrad der Erkrankung den erwarteten medizinischen Nutzen und die Kosteneffektivität der Maßnahmen berücksichtigt. Zunächst sollte man auf solche Leistungen verzichten, die im Vergleich zur kostengünstigeren Alternative einen nur geringen Nutzengewinn bei erheblichen Zusatzkosten bieten. Bei fehlender Alternative sollten jedoch auch Leistungen mit einem ungünstigeren Kosten-Nutzen-Verhältnis finanziert werden, um »teure« Patienten nicht vollständig von der medizinischen Versorgung auszuschließen. Die große ethische Herausforderung besteht dabei darin, das relative Gewicht der drei Kriterien bei der Mittelverteilung zu bestimmen, da sich dieses nicht aus einer übergeordneten ethischen Theorie ableiten lässt.

7. Zusammenfassung

Aller Voraussicht nach werden medizinischer Fortschritt und demografischer Wandel die Finanzierungsschwierigkeiten im Gesundheitswesen weiter verschärfen. Ökonomische wie gerechtigkeitsethische Argumente sprechen dafür, ein zumindest teilweise staatlich organisiertes und solidarisch finanziertes Gesundheitssystem aufrechtzuerhalten. Eine Begrenzung der Gesundheitsausgaben ist auch aus ethischer Perspektive grundsätzlich gerechtfertigt; »mehr Geld ins System« ist auf Dauer keine Lösung. Dies bedeutet: Der verantwortungsvolle Umgang mit knappen Gesundheitsressourcen wird uns als medizinische, ethische und ökonomische He-

26 Vgl. Marckmann/Siebert (2002) mit einer ausführlicheren Diskussion des Kriteriums »Kosten-Nutzen-Verhältnis«.

rausforderung auf absehbare Zeit erhalten bleiben. Die primäre Verpflichtung besteht ohne Zweifel darin, trotz methodischer Schwierigkeiten und akutem Kostendruck noch vorhandene Wirtschaftlichkeitsreserven (Rationalisierungen) so konsequent wie irgend möglich auszuschöpfen. Auch strukturelle Veränderungen der Versorgung wie z. B. eine stärkere Integration von ambulanter und stationärer Versorgung sind dabei in Betracht zu ziehen. Trotz aller Rationalisierungsbemühungen werden sich Leistungsbegrenzungen kaum vermeiden lassen. Explizite Leistungsbegrenzungen weisen gegenüber impliziten einige ethische Vorteile auf: Sie sind transparenter, konsistenter und damit gerechter, und sie entlasten die Arzt-Patient-Beziehung. Als Instrumente bieten sich vor allem Standardisierungen an, da sie eine simultane Steuerung von Kosten und Qualität der Versorgung erlauben. Die zugrunde liegenden Verteilungskriterien sollten auf expliziten Versorgungsprioritäten beruhen und prozeduralen Mindeststandards genügen. Aufgrund des akuten Kostendrucks werden sich aber implizite Formen der Leistungsbegrenzung, wie sie durch Budgetierungen oder finanzielle Anreize für Leistungserbringer und Patienten hervorgerufen werden, wohl kaum gänzlich vermeiden lassen. Dies zeigen auch die Erfahrungen anderer Länder (z. B. Norwegen), die bereits seit mehreren Jahren einen öffentlichen Diskurs über die explizite Prioritätensetzung führen.[27]

Literatur

Arnold, Michael/Lauterbach, Karl W./Preuß, Klaus-Jürgen (Hg.) (1997), *Managed Care. Ursachen, Prinzipien, Formen und Effekte*, Stuttgart.

Beske, Fritz/Hallauer, Johannes F./Kern, Axel Olaf (1996), *Rationierung im Gesundheitswesen? Zur Weiterentwicklung der gesetzlichen Krankenversicherung: Leistungskatalog, Selbstverwaltung, Fremdleistungen*, Kiel.

Breyer, Friedrich (2002), »Ökonomische Grundlagen der Finanzierungsprobleme im Gesundheitswesen: Status quo und Lösungsmöglichkeiten«, in: *Gesundheit – Ethik – Ökonomie*, hg. von Detlef Aufderheide und Martin Dabrowski, Berlin, S. 11-27.

–, Zweifel, Peter (1999), *Gesundheitsökonomie*, Berlin.

Coulter, Angela/Ham, Chris (Hg.) (2000), *The Global Challenge of Health Care Rationing*, Buckingham.

Daniels, Norman (1985), *Just Health Care*, Cambridge.

– (1996), »Justice, Fair Procedures, and the Goals of Medicine«, in: *Hastings Center Report* 26,6, S. 10-12.
– (2003), »Bedarf an medizinischer Versorgung und Verteilungsgerechtigkeit«, in: *Gerechte Gesundheitsversorgung. Ethische Grundpositionen zur Mittelverteilung im Gesundheitswesen*, hg. von Georg Marckmann, Paul Liening und Urban Wiesing, Stuttgart, S. 15-47.
–, Sabin, James E. (2002), *Setting Limits Fairly*, Oxford.
Emanuel, Ezekiel J. (1991), *The Ends of Human Life: Medical Ethics in a Liberal Polity*, Cambridge, MA.
– (2000), »Justice and Managed Care. Four Principles for the Just Allocation of Health Care Resources«, in: *Hastings Center Report* 30,3, S. 8-16.
– (2003), »Gerechte Gesundheitsversorgung aus liberal-kommunitaristischer Perspektive«, in: *Gerechte Gesundheitsversorgung. Ethische Grundpositionen zur Mittelverteilung im Gesundheitswesen*, hg. v. Georg Marckmann, Paul Liening und Urban Wiesing, Stuttgart, S. 128-169.
Engelhardt, H. Tristram Jr. (1996), *The Foundations of Bioethics*, New York/ Oxford.
– (2003), »Das Recht auf Gesundheitsversorgung, soziale Gerechtigkeit und Fairness bei der Verteilung medizinischer Leistungen: Frustrationen im Angesicht der Endlichkeit«, in: *Gerechte Gesundheitsversorgung. Ethische Grundpositionen zur Mittelverteilung in der Gesundheitsversorgung*, hg. von Georg Marckmann, Paul Liening und Urban Wiesing, Stuttgart, S. 54-95.
Felder, Stephan/Meier, Markus/Schmitt, Horst (2000), »Health Care Expenditure in Last Months of Life«, in: *Health Economics* 19, S. 679-695.
Fuchs, Christoph (1998), »Was heißt hier Rationierung?«, in: *Rationalisierung und Rationierung im deutschen Gesundheitswesen*, hg. von Eckhard Nagel und Christoph Fuchs, Stuttgart, S. 42-51.
Ham, Chris (1997), »Priority Setting in Health Care: Learning from International Experience«, in: *Health Policy* 42, S. 49-66.
Kern, Axel Olaf/Beske, Fritz/Lescow, Hanna (1999), »Leistungseinschränkung oder Rationierung im Gesundheitswesen?«, in: *Deutsches Ärzteblatt* 96, S. A 113-117.
Kersting, Wolfgang (2002a), »Gerechtigkeitsethische Überlegungen zur Gesundheitsversorgung«, in: *Gesundheitsökonomische Evaluationen*, hg. von Oliver Schöffski und J.-Matthias von der Schulenburg, Berlin, S. 25-49.
– (2002b), *Kritik der Gleichheit. Über Grenzen der Gerechtigkeit und der Moral*, Weilerswist.
Kliemt, Hartmut (1998), »Gesundheitsversorgung bei Ressourcenknappheit – Ethische Aspekte«, in: *Rationalisierung und Rationierung im deut-*

schen Gesundheitswesen, hg. von Eckhard Nagel und Christoph Fuchs, Stuttgart, S. 109-114.

Marckmann, Georg (Hg.) (2003a), *Gesundheitsversorgung im Alter. Zwischen ethischer Verpflichtung und ökonomischem Zwang*, Stuttgart.

– (2003b), »Leitlinien zwischen Qualitätsverbesserung und Kostenkontrolle«, in: *Standardisierung in der Medizin. Qualitätssicherung oder Rationierung?*, hg. von Frank Dietrich, Michael Imhoff und Hartmut Kliemt, Stuttgart, S. 237-252.

–, Liening, Paul/Wiesing, Urban (Hg.) (2003), *Gerechte Gesundheitsversorgung. Ethische Grundpositionen zur Mittelverteilung im Gesundheitswesen*, Stuttgart.

–, Siebert, Uwe (2002), »Kosteneffektivität als Allokationskriterium in der Gesundheitsversorgung«, in: *Zeitschrift für medizinische Ethik* 48, S. 171-190.

Rawls, John (1975), *Eine Theorie der Gerechtigkeit*, Frankfurt am Main.

Ubel, Peter A./Goold, Susan D. (1998), »›Rationing‹ Health Care. Not All Definitions Are Created Equal«, in: *Archives of Internal Medicine* 158, S. 209-214.

Zweifel, Peter/Felder, Stefan/Meier, Markus (1999), »Aging of Population and Health Care Expenditure: A Red Herring?«, in: *Health Economics* 8, S. 485-496.

Georg Marckmann
Public Health und Ethik

Gerechtigkeit im Zusammenhang mit Gesundheit und Krankheit wird in der Regel nur im Hinblick auf die Verteilung knapper Ressourcen in der Gesundheitsversorgung diskutiert. Dieser Fokus ist aufgrund der aktuellen und für viele Patienten unmittelbar spürbaren Finanzierungsprobleme im Gesundheitswesen durchaus verständlich. Zwei wichtige Aspekte drohen dabei jedoch aus dem Blick zu geraten: Zum einen ist der Gesundheitszustand eines Menschen nur zum Teil von der medizinischen Versorgung im engeren Sinne abhängig. Die erhebliche Zunahme der Lebenserwartung in den Industrienationen im letzten Jahrhundert ist beispielsweise unter anderem auf verbesserte sozioökonomische und hygienische Bedingungen zurückzuführen.[1] Zum anderen bestehen auch bei einem allgemein verfügbaren, uneingeschränkten Zugang zur medizinischen Versorgung erhebliche Diskrepanzen im Gesundheitszustand der Menschen, was aufgrund des besonderen Status der Gesundheit für die Chancengleichheit der Menschen auch ethisch relevant ist. Gerechtigkeitsüberlegungen im Zusammenhang mit Gesundheit und Krankheit dürfen sich folglich nicht auf den Zugang zur medizinischen Versorgung beschränken.

In *empirisch-deskriptiver* und *methodisch-pragmatischer* Hinsicht versuchen die Public-Health-Disziplinen diesen Zusammenhängen gerecht zu werden: »Public Health umfasst alle Analysen und Management-Ansätze, die sich vorwiegend auf ganze Populationen oder größere Subpopulationen beziehen, und zwar organisierbare Ansätze bzw. Systeme der Gesundheitsförderung, der Krankheitsverhütung und der Krankheitsbekämpfung unter Einsatz kulturell und medizinisch angemessener, wirksamer, ethisch und ökonomisch vertretbarer Mittel.«[2] Public-Health-Forschung ist durch einen multidisziplinären Ansatz gekennzeichnet, bei dem die Epidemiologie, d. h. die systematische Analyse der Bestimmungsfaktoren

1 Vgl. hierzu den Beitrag »Zur Entwicklung der Gesundheitsverhältnisse im 19. und 20. Jahrhundert« von Jörg Vögele in diesem Band.

2 Schwartz (2003).

von Gesundheit und Krankheit in sozialen Gruppen oder Populationen, einen zentralen Stellenwert einnimmt. Auf der Grundlage dieser Erkenntnisse lassen sich Interventionen entwickeln, um in bestimmten Bevölkerungsgruppen die Gesundheit der Menschen zu verbessern und Krankheiten zu verhindern. In *ethisch-normativer* Hinsicht ist zu untersuchen, wie die Ungleichheiten im Gesundheitszustand verschiedener sozialer Gruppen moralisch zu bewerten sind und welche Verpflichtungen zur Behebung dieser Disparitäten sich daraus ableiten lassen. Insbesondere ist dabei das Verhältnis zwischen individueller und gesellschaftlicher Verantwortung für Gesundheit und Krankheit zu klären.

1. Individuelle und gesellschaftliche Determinanten von Gesundheit und Krankheit

Der Gesundheitszustand eines Menschen unterliegt verschiedenen individuellen und systemischen Einflussfaktoren: Neben einer genetischen Disposition spielen sowohl das individuelle Gesundheitsverhalten als auch gesellschaftliche Einflüsse eine wesentliche Rolle. In den letzten 100 Jahren hat sich das Morbiditäts- und Mortalitätsspektrum in den Industrieländern erheblich gewandelt.[3] Nicht mehr akute Infektionen, sondern chronische Erkrankungen des Herz-Kreislauf-Systems, der Atmungsorgane oder des Stoffwechsels (Diabetes) sowie Krebserkrankungen bestimmen in den Industrieländern die Morbidität und Mortalität. Viele dieser Erkrankungen hängen nicht nur von einer genetischen Veranlagung ab, sondern auch und vor allem von gesundheitsrelevanten Verhaltensweisen: Hierzu zählt zum einen die Förderung von gesundheitlichen *Schutzfaktoren* wie körperlicher Aktivität oder einer ausgewogenen Ernährung und zum anderen die Vermeidung von gesundheitlichen *Risikofaktoren* wie Fehlernährung, Bewegungsmangel oder übermäßigem Konsum von Genussmitteln. Will man folglich die Krankheitslast verringern, erscheint es geboten, auf primärpräventive Maßnahmen zurückzugreifen, die den Einzelnen zu einer gesundheitsförderlichen Einstellung und Lebensweise anhalten. Hierbei ist

3 Vgl. hierzu den Beitrag »Zur Entwicklung der Gesundheitsverhältnisse im 19. und 20. Jahrhundert« von Jörg Vögele in diesem Band.

allerdings zu berücksichtigen, dass das individuelle gesundheitsrelevante Verhalten erheblich von der Sozialisation, von den Einkommens-, Arbeits-, Wohn- und Lebensverhältnissen sowie vom sozialen Beziehungsgefüge beeinflusst ist. Neben die Verhaltensprävention muss folglich die Verhältnisprävention treten, die versucht, über eine Gestaltung des soziokulturellen Umfelds die Voraussetzungen für einen gesundheitsförderlichen Lebensstil zu verbessern. In ethischer Hinsicht ergeben sich hier zwei Fragenkomplexe: (1) Maßnahmen zur Krankheitsprävention und Gesundheitsförderung, die bei den Lebensverhältnissen der Menschen ansetzen, können mit den Interessen des Einzelnen an einer freien und selbstbestimmten Lebensgestaltung kollidieren. Ob und gegebenenfalls welche Einschnitte in die Freiheit des Individuums ethisch vertretbar sind, diskutiert Abschnitt 3. (2) Welche Verantwortung trägt der Einzelne für die eigene Gesundheit? Inwieweit kann er für Erkrankungen verantwortlich gemacht werden, an deren Entstehung er durch ein gesundheitsschädigendes Verhalten beteiligt war? Diesen Fragen, die derzeit unter dem Schlagwort »Eigenverantwortung« gesundheitspolitisch kontrovers diskutiert werden, widmet sich Abschnitt 4. Zunächst aber seien im folgenden Abschnitt der empirische Zusammenhang zwischen sozialer Ungleichheit und Krankheit sowie die daraus resultierenden ethischen Implikationen näher beleuchtet.

2. Soziale Ungleichheit und Krankheit

Aus ethischer Sicht sind vor allem diejenigen Ungleichheiten bei Gesundheit und Krankheit bedenklich, die nicht aus der »natürlichen Lotterie« resultieren (z. B. genetischer Veranlagung), sondern auf sozioökonomischen Voraussetzungen beruhen, die zumindest potenziell durch politische Maßnahmen beeinflussbar sind. Inzwischen wurde in verschiedenen sozialepidemiologischen Untersuchungen nachgewiesen, dass soziale Ungleichheiten – gemessen an den Kriterien Bildung, Einkommen und beruflicher Status – einen wesentlichen Einfluss auf den Gesundheitszustand und damit die Verwirklichung von Lebenschancen haben.[4] Demnach besteht ein

4 Zur Übersicht vgl. Siegrist/Möller-Leimkühler (2003).

systematischer Zusammenhang zwischen dem sozioökonomischen Status und der Mortalität: Je ungünstiger der soziale Status, desto höher die Sterblichkeit. Dabei sind nicht nur die Mitglieder der untersten sozialen Schichten gegenüber dem Rest der Gesellschaft benachteiligt. Es existiert vielmehr ein sozialer Gradient über alle gesellschaftlichen Schichten hinweg. Die wegweisende britische Whitehall-Studie konnte bei Beschäftigten im öffentlichen Dienst auch für chronische Erkrankungen einen sozialen Schichtgradienten nachweisen.[5] Die Sterblichkeit infolge einer koronaren Herzkrankheit ist bei leitenden Beamten deutlich geringer als bei angelernten Angestellten. Diese Diskrepanz kann dabei nur etwa zu einem Viertel durch klassische Risikofaktoren wie Bluthochdruck, Rauchen oder erhöhten Cholesterinspiegel erklärt werden. Offenbar haben mit dem Berufsstatus verbundene psychosoziale Einflussfaktoren wie die relative soziale Ungleichheit oder Benachteilung erhebliche Auswirkungen auf den individuellen Gesundheitszustand. Hierfür existieren stresstheoretische Erklärungsmodelle.[6] Besorgnis erregend ist dabei, dass der soziale Gradient für die koronare Herzkrankheit in Großbritannien in den letzten 30 Jahren deutlich steiler wurde. Beim Rauchen manifestiert sich ein ähnlicher Trend: Während der Anteil der Raucher in der reichsten Bevölkerungsschicht von über 40 auf unter 20 Prozent fiel, blieb der Anteil in der ärmsten Bevölkerungsschicht mit leicht steigender Tendenz bei über 70 Prozent. Auch für Deutschland ist der Zusammenhang zwischen sozioökonomischem Status und Gesundheitszustand der Menschen empirisch nachgewiesen.

Ist dieser soziale Schichtgradient bei Mortalität und Morbidität unvermeidlich? Internationale Vergleiche zeigen, dass es keinen direkten Zusammenhang zwischen dem Wohlstand eines Landes – gemessen am Bruttoinlandsprodukt (BIP) – und den gesundheitlichen Outcomes gibt.[7] Ein Beispiel mag dies verdeutlichen: Das Pro-Kopf-BIP der USA übertrifft dasjenige von Costa Rica um ungefähr $ 21 000, während die Lebenserwartung in Costa Rica höher ist als in den USA (76,6 versus 76,4 Jahre). Der soziale Gradient bei Morbidität und Mortalität ist folglich keine notwendige Folge der ökonomischen Entwicklung, sondern Resultat soziokultureller Fakto-

5 Marmot (2004), Siegrist/Möller-Leimkühler (2003).

6 Siegrist/Möller-Leimkühler (2003).

7 Daniels/Kennedy/Kawachi (2004).

ren und politischer Entscheidungen. Die internationalen Untersuchungen belegen: Je größer die Einkommensunterschiede in der Bevölkerung sind, desto steiler ist der soziale Gradient. Dabei erscheint der *relative* sozioökonomische Status als Gesundheitsdeterminante ebenso wichtig zu sein wie das absolute Einkommensniveau. US-Staaten mit einer ungleichen Einkommensverteilung investieren weniger in öffentliche Bildung und soziale Sicherungssysteme, was die schlechteren gesundheitlichen Outcomes erklären könnte.[8] Mit großen Einkommensdiskrepanzen gehen häufig eingeschränkte politische Partizipationsmöglichkeiten einher, in deren Folge die Regierungen weniger auf die Gesundheitsbedürfnisse armer Bevölkerungsschichten reagieren.

Wie ist der Zusammenhang zwischen sozialen Ungleichheiten und Krankheit *ethisch* zu bewerten? Grundsätzlich sind hier zwei Argumentationslinien denkbar. Sofern die sozialen Ungleichheiten selbst eine Ungerechtigkeit darstellen, sind auch die damit verbundenen gesundheitlichen Diskrepanzen ungerecht. Alternativ kann die Argumentation am besonderen Status des Gutes Gesundheit ansetzen: Die Gesundheit stellt eine Grundvoraussetzung für die Verwirklichung von Lebenszielen und damit für eine Chancengleichheit in der Gesellschaft dar. Folgt man der Argumentation von Norman Daniels im Anschluss an die Gerechtigkeitstheorie von John Rawls, so ist es aus Gerechtigkeitsgründen geboten, die Voraussetzungen für den Erhalt und die Wiederherstellung der Gesundheit zu gewährleisten.[9] Legt man die hier vorgestellten Forschungsergebnisse zu den gesellschaftlichen Determinanten von Gesundheit zugrunde, sprechen überzeugende gerechtigkeitsethische Argumente dafür, nicht nur einen allgemeinen, einkommensunabhängigen Zugang zur medizinischen Versorgung zu gewährleisten, sondern auch bevölkerungsbezogene Maßnahmen zu ergreifen, die darauf abzielen, soziale Ungleichheiten und Benachteiligungen zu reduzieren, die nachweislich mit schlechteren Gesundheitschancen verbunden sind. Dabei erscheint es weder praktikabel noch ethisch zwingend erforderlich zu sein, *alle* sozial bedingten Ungleichheiten im Gesundheitszustand zu eliminieren. Soziale Ungleichheiten sollten dann nicht weiter reduziert werden,

8 Kaplan u. a. (1996), Daniels/Kennedy/Kawachi (2004).

9 Vgl. hierzu ausführlicher meinen Beitrag »Verteilungsgerechtigkeit in der Gesundheitsversorgung«, Abschnitt 6.1., in diesem Band.

wenn dies die gesamtgesellschaftliche Produktivität so stark beeinträchtigt, dass nicht mehr genügend Ressourcen für die Beseitigung gesundheitlicher Disparitäten übrig bleiben. Sozioökonomische Ungleichheiten und die damit verbundenen gesundheitlichen Disparitäten ließen sich folglich ethisch rechtfertigen, wenn sie den am wenigsten Begünstigten einen Vorteil bieten.

Die sozialempirischen Befunde und gerechtigkeitsethischen Überlegungen haben politische Implikationen: Eine effektive und gerechte Gesundheitspolitik muss intersektoral ausgerichtet sein und einkommens-, arbeitsmarkts- und bildungspolitische Maßnahmen umfassen.[10] Nur auf diese Weise lassen sich gesellschaftliche Determinanten der Gesundheit wie die relative Benachteilung von Bevölkerungsschichten beeinflussen und damit die sozial bedingten Ungleichheiten bei Gesundheit und Krankheit verringern. Erforderlich sind insbesondere Frühfördermaßnahmen für Kinder (Bildung und Ernährung), Verbesserungen der Arbeitsbedingungen und ein Ausgleich der Einkommensverteilung (Bekämpfung von Armut).

3. Konflikte zwischen Individuum und Gesellschaft

Verschiedene Public-Health-Interventionen, wie z. B. die Gurtpflicht für Autofahrer oder Rauchverbote in öffentlichen Gebäuden, schränken staatlich sanktioniert die Handlungsfreiheit der Bürger ein. Sind diese Eingriffe in die Autonomie des Einzelnen ethisch vertretbar? Ziel der Maßnahmen ist eine Reduktion der – im vorliegenden Beispiel durch Verkehrsunfälle oder durch das (Passiv-)Rauchen bedingten – Morbidität und Mortalität innerhalb der Bevölkerung, die im Sinne eines Paternalismus letztlich auch dem Einzelnen zugute kommen soll. Allerdings verändern sich die ohnehin niedrigen Gesundheitsrisiken für den Einzelnen nur in einem geringen Ausmaß, auch wenn auf die Gesamtbevölkerung bezogen viele Todesfälle und schwere Erkrankungen verhindert werden können. Bei dieser *Bevölkerungsstrategie* müssen viele Personen an Präventionsmaßnahmen teilnehmen, obwohl nur wenige einen direkten Nutzen durch eine verlängerte Lebenszeit haben.[11] Mit

10 Schwartz (2003).
11 Walter/Schwartz (2003).

Präventionsmaßnahmen für Hochrisikopopulationen (*Risikogruppenstrategie*) könnte man die Risikoreduktion für den Einzelnen zwar steigern, insgesamt wäre der Effekt auf die Morbidität und Mortalität in der Bevölkerung jedoch deutlich geringer, da die meisten Erkrankungs- und Todesfälle bei durchschnittlichen Risiken auftreten. Die Risikogruppenstrategie weist in der Regel ein günstigeres Kosten-Nutzen Profil auf und ist ethisch weniger problematisch, da der Präventionsaufwand für den Einzelnen häufig mit einem Nutzen verbunden ist. Bei der Bevölkerungsstrategie fallen Aufwand und Nutzen der Präventionsmaßnahmen hingegen nur selten zusammen, sodass der gesundheitsbezogene Anreiz für den Einzelnen gering bleibt, an den Präventionsmaßnahmen teilzunehmen. Oft sind deshalb gesetzliche Regelungen erforderlich (z. B. Gurtpflicht), die dann in die Handlungsfreiheit des Einzelnen eingreifen. Hierbei sollten folgende ethische Legitimationsvoraussetzungen erfüllt sein:

(1) Die Wirksamkeit der Präventionsmaßnahmen in Bezug auf die Morbidität und Mortalität ist wissenschaftlich mit hinreichender Sicherheit nachgewiesen.
(2) Geringen Belastungen und Risiken für die Teilnehmer an den Präventionsmaßnahmen steht ein großer populationsbezogener Nutzen in Form einer reduzierten Morbidität und Mortalität gegenüber (z. B. im Fall von Sicherheitsgurten im Straßenverkehr).
(3) Das Kosten-Nutzen-Verhältnis der Präventionsmaßnahmen hält sich – angesichts der knappen öffentlichen Ressourcen – in einem vertretbaren Rahmen.
(4) Bevor die Präventionsmaßnahmen gesetzlich vorgeschrieben werden, sollte man versuchen, durch (finanzielle) Anreize und Steuerungsinstrumente eine sekundäre Motivation zur Teilnahme zu schaffen, da dies dem Einzelnen einen größeren Freiraum für subjektive Abwägungen lässt.
(5) Die Präventionsmaßnahmen sind in einem fairen, demokratisch legitimierten Entscheidungsverfahren eingeführt worden. Dies ist notwendig, da vor allem die Bedingungen (2) und (3) individuelle Bewertungen und Abwägungen erfordern (Belastung, Risiko, Nutzen, Kosten), für die es keinen aus der ethischen Theorie ableitbaren Standard gibt. Sofern Präventionsmaßnahmen durch die Vermeidung von Folgekosten bei der

Behandlung manifester Erkrankungen die Gesundheitsausgaben insgesamt senken, wäre der Einzelne aus gerechtigkeitsethischen Gründen verpflichtet, Gesundheitsförderung und Krankheitsvorbeugung zu betreiben.

4. Gesundheitliche Eigenverantwortung

Da das individuelle gesundheitsbezogene Verhalten die Entstehung und den Verlauf von Erkrankungen beeinflusst, stellt sich die Frage, inwieweit der Einzelne Verantwortung für die eigene Gesundheit tragen kann bzw. soll. Die gesundheitliche Eigenverantwortung genießt in der aktuellen gesundheitspolitischen Debatte eine besondere Popularität. Man beklagt eine »Überstrapazierung« des Solidarprinzips, eine »Vollkasko-Mentalität« bei Versicherten und Patienten sowie einen durch den umfassenden Versicherungsschutz bedingten nachlässigen Umgang mit der eigenen Gesundheit und fordert als dringend notwendige Gegensteuerung eine vermehrte Eigenverantwortung von Versicherten und Patienten. Auch in wissenschaftlichen Publikationen wird inzwischen zunehmend darüber diskutiert, welche Rolle das Kriterium der Eigenverantwortung bei der Verteilung knapper Gesundheitsressourcen spielen kann bzw. spielen sollte.[12]

4.1 Prospektive und retrospektive Bedeutung von Verantwortung

Betrachtet man den allgemeinen Satz »Eine Person P ist verantwortlich für X« etwas näher, so kann man zwei unterschiedliche Verwendungen der Begriffe »Verantwortung« und »Verantwortlichkeit« differenzieren.[13] In der *prospektiven* Bedeutung drückt der Satz aus, dass P gewisse Verpflichtungen in Bezug auf X besitzt, wobei X hier für Personen, Gegenstände oder Zustände stehen kann. Diese prospektive Verantwortung kann auch als Aufgaben- oder Zuständig-

12 Vgl. z. B. Dietrich (2001), Wikler (2005) und Buyx (2005). Eine ausführlichere Fassung der folgenden Argumentation findet sich bei Marckmann (2005).

13 Werner (2002).

keitsverantwortung bezeichnet werden, die auf zukünftig zu Leistendes ausgerichtet ist. Verantwortung im *retrospektiven* Sinne blickt hingegen zurück und bezieht sich auf Handlungen, Handlungsergebnisse und Handlungsfolgen, die P zugerechnet werden, für die P Rechenschaft ablegen muss. Diese kann man als Zurechnungs- oder Rechenschaftsverantwortung umschreiben. Prospektive und retrospektive Verantwortung sind nicht unabhängig voneinander, sondern stehen in einer über *normative Standards* vermittelten Korrespondenzbeziehung. Nur wenn jemand eine über bestimmte normative Vorgaben ausgewiesene prospektive Verantwortung für eine Person oder einen Zustand besitzt, kann er auch retrospektiv zur Rechenschaft gezogen werden, wenn er die Verpflichtungen nicht den vorgegebenen Standards gemäß erfüllt hat.

Auch im Gesundheitsbereich kann man zwischen einer Verantwortung im prospektiven und einer Verantwortung im retrospektiven Sinn unterscheiden. Die *prospektive* Verantwortung ist im Sozialgesetzbuch V verankert: »Die Versicherten sind für ihre Gesundheit mit verantwortlich.« Sie sind damit – im Sinne einer Zuständigkeitsverantwortung – verpflichtet, für ihren Gesundheitszustand Sorge zu tragen. Wie in Abschnitt 1 ausgeführt, vermag der Einzelne aber nur für diejenigen Determinanten der Gesundheit sinnvoll Verantwortung zu tragen, die er durch sein eigenes Verhalten und seine Lebensführung beeinflussen kann. Die Wahrnehmung von Verantwortung ist dabei notwendig an den Zugang zu Information über Handlungsoptionen und deren Folgen gebunden. Nur derjenige, der über Gesundheitsrisiken hinreichend informiert ist, kann sie – zumindest potenziell – auch vermeiden. Der Schlüssel zu einer Stärkung der *prospektiven* Eigenverantwortung liegt damit in einer vermehrten gesundheitlichen Aufklärung und in Maßnahmen zur Förderung gesundheitsbewussten Verhaltens.

Von Eigenverantwortung im *retrospektiven* Sinn kann man in der Gesundheitsversorgung sprechen, wenn Patienten für eine selbstverschuldete Gesundheitsstörung im Nachhinein verantwortlich gemacht werden. Der Verweis auf das Eigenverschulden ist häufig mit der Forderung verbunden, die verursachten Kosten sollten nicht von der Solidargemeinschaft, sondern von den Betroffenen selbst getragen werden. Diese retrospektive Verantwortungszuschreibung erscheint philosophisch *prima facie* gerechtfertigt, da die meisten egalitaristischen Gerechtigkeitstheorien nur den Ausgleich *unverdienter* Ungleichheiten fordern.[14] Bei der konkreten Anwendung ergeben sich allerdings mindestens drei ethisch bedeutsame Schwierigkeiten: Zunächst gilt es im Einzelfall nachzuweisen, dass die Gesundheitsstörung tatsächlich *kausal* auf ein gesundheitsschädigendes Verhalten des Betroffenen zurückzuführen ist (*Problem der kausalen Verursachung*). Im Anschluss ist zu zeigen, dass die Voraussetzung der Handlungsfreiheit gegeben ist: Beruht das gesundheitsschädigende Verhalten auf einer freien, selbstbestimmten und damit auch selbst zu verantwortenden Entscheidung (*Problem der Entscheidungsautonomie*)? Dabei handelt es sich um zwei notwendige, aber nicht hinreichende Bedingungen der Verantwortungszuschreibung: Erforderlich ist darüber hinaus ein normativer Standard, der festlegt, für welche der kausal verursachten und autonom entschiedenen Handlungen jemand in welchem Ausmaß Verantwortung trägt (*Problem der normativen Standards*).

4.2 Problem der kausalen Verursachung

Eine zentrale Herausforderung bei der retrospektiven Zuschreibung von Verantwortung ist die Differenzierung zwischen selbst gewählten und nicht selbst gewählten Risiken, da hier die Grenze zwischen der individuellen und der gesellschaftlichen Verantwortungssphäre verläuft.[15] Sofern sich ein gesundheitliches Ereignis *kausal* auf eine willentliche Entscheidung eines Menschen zurückführen lässt, liegt ein Eigenverschulden vor, dessen Folgen von dem Betroffenen selbst zu verantworten sind. Demnach wäre z. B. der Beinbruch eines Skifahrers den selbst gewählten Gesundheitsrisiken und damit der Eigenverantwortung zuzuordnen. Wenn eine Erkrankung hingegen ursächlich nicht auf einer bewusst getroffenen Entscheidung beruht, fiele eine eventuell notwendige finanzielle Entschädigung in den Verantwortungsbereich der Solidargemeinschaft. In vielen Fällen lässt sich jedoch nicht eindeutig klären, ob eine Gesundheitsstörung tatsächlich kausal auf eine individuelle Entscheidung zurückzuführen ist. Die meisten Erkrankungen beruhen auf einem multifaktoriellen Ursachengeflecht, bei dem sich die relative Bedeu-

14 Vgl. z. B. Rawls (1975), Cohen (1989).
15 Dietrich (2001).

tung von (1) genetischer Veranlagung, (2) nicht oder nur sehr eingeschränkt beeinflussbaren Umweltfaktoren und (3) dem gesundheitsrelevanten Verhalten des Individuums *ex post* nicht genau bestimmen lässt. Über unfallbedingte Gesundheitsstörungen hinaus dürfte es deshalb nur wenige Fälle geben, in denen sich eine kausale Verursachung *eindeutig* nachweisen lässt. Darüber hinaus entzieht sich das gesundheitsrelevante Verhalten bzw. Fehlverhalten weit gehend einer retrospektiven Überprüfung, was den Nachweis eines Selbstverschuldens zusätzlich erschwert. Zumindest wären hierfür kaum akzeptable Eingriffe in die Privatsphäre der Betroffenen erforderlich.

4.3 Problem der Entscheidungsautonomie

Die retrospektive Zuschreibung von Verantwortung setzt nicht nur eine kausale Verursachung, sondern auch Entscheidungsautonomie voraus: Die zu verantwortenden Handlungen müssen auf einer freien, selbstbestimmten Entscheidung beruhen, die in Kenntnis möglicher Alternativen und deren voraussichtlicher Folgen gefällt wurde. Es ist folglich nur dann gerechtfertigt, Patienten für ein gesundheitsschädigendes Verhalten zur Verantwortung zu ziehen, wenn ihre Entscheidungsfreiheit nicht durch Krankheit, sozioökonomische Sachzwänge oder andere äußere Einflüsse eingeschränkt war. Ein wichtiger Prädiktor für ungesundes Verhalten stellt aber z. B. Armut in der Kindheit dar, die sich fast gänzlich einer Einflussnahme durch die Betroffenen entzieht.[16] Gesundheitsschädigendes Verhalten im Erwachsenenalter scheint damit mehr durch nicht beeinflussbare Umgebungsfaktoren als durch selbstbestimmte Entscheidungen bedingt zu sein. Auch bei Alkoholikern erscheint die Eigenverantwortung zumindest fraglich, da es sich beim Alkoholismus nach weithin geteilter Auffassung um eine Suchterkrankung handelt, bei der *per definitionem* die Fähigkeit zur Selbstkontrolle eingeschränkt ist. Darüber hinaus setzt eine autonome Entscheidung voraus, dass die Betroffenen in einer verständlichen Art und Weise über die gesundheitlichen Risiken aufgeklärt wurden und damit zumindest potenziell die Chance hatten, ihr Verhalten zu

16 Lynch/Kaplan/Salonen (1997).

modifizieren. Zwischen dem prospektiven und dem retrospektiven Aspekt der Eigenverantwortung besteht folglich ein konstitutives Bedingungsverhältnis, aus dem sich klare gesundheitspolitische Prioritäten ergeben: Nur wenn die Voraussetzungen für eine prospektive Wahrnehmung von gesundheitlicher Verantwortung geschaffen sind, ist es vertretbar, Patienten und Versicherte retrospektiv für solche Erkrankungen verantwortlich zu machen, die auf einem gesundheitsschädlichen Verhalten beruhen.

4.4 Das Problem der normativen Standards

Wie bereits erwähnt, handelt es sich bei der kausalen Verursachung und der Entscheidungsautonomie um zwei notwendige, aber keineswegs hinreichende Bedingungen der Zuschreibung von Eigenverantwortung. Zusätzlich muss mittels normativer Standards festgelegt werden, für welche der selbstbestimmt verursachten Gesundheitsstörungen jemand zur Verantwortung gezogen werden soll, gegebenenfalls verbunden mit der Verpflichtung, die resultierenden finanziellen Kosten selbst zu tragen. Grundsätzlich scheint es wenig sinnvoll zu sein, *alle* selbst verursachten Gesundheitsstörungen ausnahmslos aus der gesetzlichen Regelversorgung auszuschließen. So lassen sich zum Beispiel die basalen Unfallrisiken des Alltags (wie der Sturz auf einer Treppe), die ohne Zweifel auf das eigene Verhalten zurückzuführen sind, auch bei größter Vorsicht nicht mit Sicherheit vermeiden, sodass es wenig plausibel erscheint, den Einzelnen für die gesundheitlichen und finanziellen Folgen zur Rechenschaft zu ziehen. Man benötigt folglich einen normativen Standard, welche Gesundheitsrisiken als »normale«, mit zumutbaren Maßnahmen nicht vermeidbare Risiken des täglichen Lebens anzusehen sind (man müsste zum Beispiel ganz auf Treppensteigen verzichten, um Unfälle sicher auszuschließen) und welche mit vertretbarem Aufwand vermeidbar und damit selbst zu verantworten sind. Dass es hierbei keine scharfe, aus einer allgemeinen Gerechtigkeitstheorie ableitbare Grenze gibt, erscheint offensichtlich. Vielmehr wird man eine – vermutlich wenig erfreuliche – politische Diskussion darüber führen müssen, was gesellschaftlich akzeptierte Lebensstile (mit entsprechenden Gesundheitsrisiken) sind und welche Präventionsmaßnahmen man dem Einzelnen zumuten kann.

Eine gerade unter Gerechtigkeitserwägungen problematische Diskriminierung von gesellschaftlich wie politisch schwächer positionierten Gruppen scheint hierbei vorprogrammiert zu sein. Hinzu kommt, dass die Auswirkungen bestimmter Lebensstile auf die Gesundheit durchaus ambivalent sein können: Viele Sportarten gehen zwar mit einem erhöhten Verletzungsrisiko einher, haben aber einen durchaus positiven präventionsmedizinischen Effekt auf die Risiken für Herz-Kreislauf-Erkrankungen.

4.5 Gesundheitliche Eigenverantwortung: Fazit

Neben diesen praktischen Problemen müsste sich eine konsequente retrospektive Anwendung des Kriteriums der Eigenverantwortung den Vorwurf der Inhumanität gefallen lassen, da Menschen in selbstverschuldeter (gesundheitlicher) Not von einer sozial finanzierten Hilfe ausgeschlossen bleiben. Die gesundheitspolitischen Bemühungen sollten sich deshalb vor allem auf eine Stärkung der *prospektiven* Eigenverantwortung durch gesundheitliche Aufklärung, Förderung gesundheitsbewussten Verhaltens und Anbieten von Früherkennungsmaßnahmen konzentrieren. Anstatt Menschen retrospektiv für gesundheitsschädliches Verhalten zu bestrafen, sollte man prospektiv die Eigenverantwortung und Gesundheitsmündigkeit der Versicherten stärken (im Sinne eines »Empowerment«) – nicht nur der Solidargemeinschaft zuliebe, sondern im wohlverstandenen Eigeninteresse des Einzelnen.

Literatur

Anand, Sudhir/Peter, Fabienne/Sen, Amartya (Hg.) (2004), *Public Health, Ethics, and Equity*, Oxford/New York.

Beauchamp, Dan E./Steinbock, Bonnie (1999), *New Ethics for the Public's Health*, New York.

Buyx, Alena (2005), »Eigenverantwortung als Verteilungskriterium im Gesundheitswesen«, in: *Ethik in der Medizin* 17, S. 269-283.

Cohen, Gerald (1989), »On the Currency of Egalitarian Justice«, in: *Ethics* 99, S. 906-944.

Daniels, Norman/Kennedy, Bruce/Kawachi, Ichiro (2004), »Health and

Inequality, or, Why Justice is Good for Our Health«, in: *Public Health, Ethics, and Equity*, hg. von Sudhir Anand, Fabienne Peter und Amartya Sen, Oxford, S. 63-91.

Danis, Marion/Clancy, Carolyn/Churchill, Larry R. (Hg.) (2002), *Ethical Dimensions of Health Policy*, Oxford/New York.

Dietrich, Frank (2001), »Eigenverantwortung als medizinisches Rationierungskriterium«, in: *Zeitschrift für medizinische Ethik* 47, S. 371-385.

Kaplan, George A./Pamuk, Elsie R./Lynch, John W./Cohen, Richard D./Balfour, Jennifer L. (1996), »Inequality in Income and Mortality in the United States: Analysis of Mortality and Potential Pathways«, in: *British Medical Journal* 312, S. 999-1003.

Lynch, John W./Kaplan, George A./Salonen, Jukka T. (1997), »Why Do Poor People Behave Poorly? Variation in Adult Health Behaviours and Psychosocial Characteristics by Stages of the Socioeconomic Life-Course«, in: *Social Science & Medicine* 44, S. 809-819.

Marckmann, Georg (2005), »Eigenverantwortung als Rechtfertigungsgrund für ungleiche Leistungsansprüche in der Gesundheitsversorgung?«, in: *Gleichheit und Gerechtigkeit in der modernen Medizin. Interdisziplinäre Perspektiven*, hg. von Oliver Rauprich, Georg Marckmann und Jochen Vollmann, Paderborn, S. 301-315.

Marmot, Michael (2004), »Social Causes of Social Inequalities of Health«, in: *Public Health, Ethics, and Equity*, hg. von Sudhir Anand, Fabienne Peter und Amartya Sen, Oxford, S. 37-61.

Rawls, John (1975), *Eine Theorie der Gerechtigkeit*, Frankfurt am Main.

Schwartz, Friedrich Wilhelm (2003), »Public Health - Zugang zu Gesundheit und Krankheit der Bevölkerung, Analysen für effektive und effiziente Lösungsansätze«, in: *Das Public Health Buch. Gesundheit und Gesundheitswesen*, hg. von Friedrich Wilhelm Schwartz, Bernhard Badura, Reinhard Busse, Reiner Leidl, Heiner Raspe, Johannes Siegrist und Ulla Walter, München/Jena, S. 2-6.

–, Badura, Bernhard/Busse, Reinhard/Leidl, Reiner/Raspe, Heiner/Siegrist, Johannes/Walter, Ulla (Hg.) (2003), *Das Public Health Buch. Gesundheit und Gesundheitswesen*, München/Jena.

Siegrist, Johannes/Möller-Leimkühler, Anne Maria (2003), »Gesellschaftliche Einflüsse auf Gesundheit und Krankheit«, in: *Das Public Health Buch. Gesundheit und Gesundheitswesen*, hg. von Friedrich Wilhelm Schwartz, Bernhard Badura, Reinhard Busse, Reiner Leidl, Heiner Raspe, Johannes Siegrist und Ulla Walter, München/Jena, S. 125-138.

Walter, Ulla/Schwartz, Friedrich Wilhelm (2003), »Prävention«, in: *Das Public Health Buch. Gesundheit und Gesundheitswesen*, hg. von Friedrich Wilhelm Schwartz, Bernhard Badura, Reinhard Busse, Reiner Leidl,

Heiner Raspe, Johannes Siegrist und Ulla Walter, München/Jena, S. 189-214.
Werner, Micha H. (2002), »Verantwortung«, in: *Handbuch Ethik*, hg. von Marcus Düwell, Christoph Hübenthal und Micha H. Werner, Stuttgart, S. 521-527.
Wikler, Daniel (2005), »Personal and Social Responsibility for Health«, in: *Gleichheit und Gerechtigkeit in der modernen Medizin. Interdisziplinäre Perspektiven*, hg. von Oliver Rauprich, Georg Marckmann und Jochen Vollmann, Paderborn, S. 269-297.

Heiner Fangerau und Thorsten Noack

Rassenhygiene in Deutschland und Medizin im Nationalsozialismus

Kaum eine Bewegung des späten 19. und des 20. Jahrhunderts verflocht Medizin, Wissenschaft, Politik und soziale Kontrolle in einem so hohen Maße wie die Eugenik oder Rassenhygiene. In den Jahren nach der Jahrhundertwende vom 19. zum 20. Jahrhundert gelang es ihr, international über die Parteigrenzen hinweg Politiker für ihre Unterstützung zu aktivieren,[1] bis sie in Deutschland zuletzt unter den Nationalsozialisten zum biopolitischen Staatsziel erklärt wurde. Die Rassenhygiene stellte einen der Faktoren dar, die Ärzte ideologisch an die nationalsozialistischen Machthaber koppelten. Daneben trugen eine Sinnkrise der Medizin und die berufspolitische Situation der Ärzte vor 1933 dazu bei, dass Mediziner sich in großer Zahl dem neuen Regime anschlossen. Aus dieser unheilvollen Verbindung von Ideologie, Wissenschaft, Medizin und Politik erwuchsen zuletzt »Verbrechen gegen die Menschlichkeit«, die in der Ermordung von Patienten einen Höhepunkt fanden. Unter Aussparung der Verbrechen medizinischer Forscher, die an anderer Stelle in diesem Band berücksichtigt werden,[2] soll hier zunächst die Entwicklung der Rassenhygiene als ideologische Grundlage der nationalsozialistischen Medizin vorgestellt werden. Im Anschluss daran wird die Verstrickung der deutschen Ärztinnen und Ärzte in das nationalsozialistische System unter verschiedenen Perspektiven thematisiert. Nach einer Übersicht über die Wege der deutschen Ärzteschaft ins »Dritte Reich« werden die in weiten Teilen von Ärzten getragenen und organisierten, als »Euthanasie« euphemisierten Patientenmorde der Jahre 1939 bis 1945 mit ihren Vorbedingungen dargestellt.

1 Barrett/Kurzman (2004), S. 504.

2 Vgl. den Beitrag »Medizinische Forschung am Menschen im 19. und 20. Jahrhundert« von Stefan Schulz in diesem Band.

1. Eugenik

Die Geschichte der Eugenik ist umfassend untersucht und beschrieben worden. Als internationales Phänomen des frühen 20. Jahrhunderts bot das Thema neben zahlreichen einzelstaatlichen Darstellungen[3] Raum für transnationale Vergleichsstudien.[4] Die Geschichte der deutschen rassenhygienischen Bewegung fand hierbei unter verschiedenen Gesichtspunkten Berücksichtigung.[5] Unterschiedliche forschungsleitende Hypothesen führten zu differenzierenden Interpretationen der Entwicklung, Institutionalisierung und Umsetzung rassenhygienischer Ideen. Während die ältere Historiografie eher ideengeschichtlich rassenhygienisches und eugenisches Denken in Deutschland analysierte, ergänzen neuere Untersuchungen sozialgeschichtliche, politische und wissenschaftstheoretische Aspekte.[6] Zunächst bestehende widersprüchliche Einseitigkeiten lösten sich mit der Zeit auf. Im Folgenden werden zunächst die eugenischen Konzepte und dann ihre Realisierung im deutschen Sprachraum als Rassenhygiene thematisiert.

1.1 Konzepte

Eugeniker versuchten, gesellschaftliche Turbulenzen in den Staaten Westeuropas und den USA zu Beginn des 20. Jahrhunderts mit dem Zunehmen einer defekten Biologie zu erklären.[7] Zentrale Idee war dabei die Annahme, dass eine Reihe sozialer Verhaltensweisen, In-

3 Adams (1990), McLaren (1990), Broberg/Roll-Hansen (1996). Am besten untersucht sind Großbritannien (u. a. Farrall [1971], MacKenzie [1976]), die USA (u. a. Ludmerer [1969], Allen [1987], Allen [1997]) und Deutschland.

4 Vor allem für die Zeit vor 1933 gefordert von Harwood (1989), vollzogen u. a. von Garver/Garver (1991), Kühl (1997), Sofair/Kaldijan (2000).

5 Eine Bibliografie hat Christoph Beck erstellt (Beck [1995]). Ausführliche monografische Schriften zu diesem Themenkomplex erschienen u. a. von Schmuhl (1987), Becker (1988), Proctor (1988), Weingart/Kroll u. a. (1988), Weindling (1989a), Becker (1990). Einer kürzeren Orientierung dienen u. a. Mann (1978), Lilienthal (1979), Weiss (1987), Weindling (1989b), Weingart (1989).

6 Einen kurzen aktuelleren historiografischen Überblick liefert Kröner (1998). Eine ältere Analyse der Literatur findet sich bei Farrall (1979).

7 Eine pointierte Einordnung der Eugenik in die anderen Strömungen der Biologie findet sich bei Allen (2002).

telligenz, Persönlichkeitsprofile, Kriminalität, Behinderungen oder Krankheiten vererbbar seien. Das soziale Verhalten eines Individuums war nach eugenischer Lehre wie eine große Zahl von Krankheiten durch Erbanlagen determiniert, weshalb nur eine Erbselektion effektiv soziale und gesundheitspolitische Probleme bekämpfen konnte. Ziel der Eugeniker war es nun, in ihrem Sinne defekte Gruppen von der Fortpflanzung und damit von Vererbungsprozessen auszuschließen, um auf diese Weise die Weitergabe degenerierter Erbanlagen an kommende Generationen zu verhindern (so genannte »negative Eugenik«). Eine weitere Möglichkeit, einer vermeintlich zunehmenden Zahl krankhafter Erbanlagen zu begegnen, sahen sie in der Förderung der Vermehrung günstiger Anlagen (»positive Eugenik«). Auf diese Weise sollten Krankheiten eingedämmt und Gesellschaften sozial sowie moralisch aufgewertet werden.

Verkürzt zusammengefasst, fußt die Eugenik auf vier Theorien des 19. Jahrhunderts. Neben Charles Darwins (1809-1882) Evolutionstheorie kommen August Weismanns (1834-1914) Theorie »Über den Rückschritt in der Natur« und seiner »Keimplasmatheorie« besondere Bedeutung zu. Ebenfalls eine große Rolle in den Begründungsansätzen der Eugenik spielen Johann Gregor Mendels (1822-1884) Versuche zu den Gesetzmäßigkeiten der Vererbung einzelner Merkmale.

Die Argumentation der Eugeniker für ihr Programm folgte einem einfachen logischen Schema: Da der von Darwin beschriebene »Kampf ums Überleben« durch die Zivilisation ausgeschaltet worden sei, komme es zu einer ungehemmten Vermehrung von »Untüchtigen«, deren Defekte sich in Krankheiten und sozialen Devianzen äußerten.[8] Dies führe, wie Weismann es mit seiner Theorie eines möglichen, der aufstrebenden Evolution entgegenwirkenden Rückschritts in der Natur postulierte, zur kontinuierlichen Absenkung des »Durchschnittswertes« der Menschheit.[9] Als Konsequenz sei der degeneratorische Einfluss der Zivilisation durch biologische Planung zu umgehen. Da die Keimplasmatheorie die Trennung von Körper- und Keimzellen postuliere, seien körperliche Ertüchtigung oder Schulbildung langfristig ineffektiv; allein die Förderung der

8 Als Sozialdarwinismus bezeichnet man die Übertragung der Evolutionstheorie auf menschliche Gesellschaften.

9 Zum Degenerationskonzept siehe den Beitrag »Psychische Erkrankungen und geistige Behinderung« von Heiner Fangerau in diesem Band.

Erbanlagen führe zum Ziel. In Analogie zu Mendels Versuchen sollte es zuletzt möglich sein, menschliche Phänotypen auszudifferenzieren und damit gezielt erblich zu steuern. In der für Zeitgenossen gegebenen Plausibilität dieser Argumentation lag eine Stärke der rassenhygienischen Theorie, die in dieser Geschlossenheit von Darwins Vetter Francis Galton (1822-1911) 1883 unter dem Begriff »Eugenik« zusammengefasst worden war.

1.2 Rassenhygiene in Deutschland

Als erste deutsche rassenhygienische Schrift gilt das preisgekrönte Werk des Gynäkologen Wilhelm Schallmayer (1857-1919) mit dem Titel *Über die drohende körperliche Entartung der Kulturmenschheit und die Verstaatlichung des ärztlichen Standes* aus dem Jahre 1891, in der Schallmayer vor allem die durch Zivilisation ausgeschaltete »Fortpflanzungsauslese« und die darauf folgende »Entartung« durch Erbkrankheiten thematisierte (»Deszendenztheorie«).

Der Ausdruck »Rassenhygiene« als deutsches Pendant zum englischen »Eugenics« wurde von Alfred Ploetz (1860-1940) in seinem vier Jahre später erschienenen Buch *Die Tüchtigkeit unserer Rasse und der Schutz der Schwachen* eingeführt. Die in Ploetz' Werk geleistete konzeptionelle Vorarbeit führte dazu, dass er von vielen Anhängern der rassenhygienischen Bewegung als Begründer der deutschen Bewegung angesehen wurde. Unter »Rassenhygiene« verstand Ploetz die Lehre von den optimalen Erhaltungs- und Entwicklungsbedingungen einer Rasse. Den Begriff Rasse verstand Ploetz »einfach als Bezeichnung einer durch Generationen lebenden Gesammtheit von Menschen im Hinblick auf ihre körperlichen und geistigen Eigenschaften«.[10] Sein rassenhygienisches Programm sollte ganzen Populationen zugute kommen und nicht nur Teilen eines Volkes im Sinne eines spezifischen Rassentypus. Der sprachliche Bezug auf die »Rasse« jedoch deutet schon die Vermischung der geschilderten Ideen mit Rassentheorien und Vorstellungen von der unterschiedlichen Wertigkeit verschiedener Menschengruppen an. Diese begrifflich insinuierte Vermischung führte innerhalb der deutschsprachigen Bewegung immer wieder zu Diskussionen um den Gebrauch der beiden Ausdrücke »Eugenik« und »Rassenhygiene«.

10 Ploetz (1895), S. 2.

Eugenische Ideen wurden in allen politischen Lagern vertreten. Auch Kommunisten, Sozialisten, Katholiken (mit dem herausragenden Vertreter Hermann Muckermann [1877-1962]) und Liberale vertraten rassenhygienische Konzepte. Ihre Ausrichtung allerdings orientierte sich eher an sozialen und nosologischen Kategorien. Die Übertragung der Eugenik auf Rassentheorien wurde vornehmlich von so genannten »völkisch« orientierten Kreisen vorangetrieben. Ausgehend von der Rassenlehre des Grafen Joseph Arthur Gobineau (1816-1882), der in seiner Schrift *Versuch über die Ungleichheit der Menschenrassen* eine Skalierung der unterschiedlichen Wertigkeit verschiedener Völker vorgenommen hatte, ging diese Richtung der Rassenhygiene zusätzlich davon aus, dass anthropologisch zu definierende Menschenrassen mit rassenhygienischen Methoden rein zu halten seien. Nur durch Reinhaltung sei das Überleben der höherwertigen Rassen zu sichern. An der Kulturbegabung einer Rasse wurde ihr Wert gemessen, wobei der Referenzpunkt in den »zivilisierten« Staaten Westeuropas und Amerikas lokalisiert wurde. In der Konstruktion ihrer Argumentation benutzten diese Eugeniker eine taxonomische Hierarchie (anthropologische Kriterien), um auf deren Grundlage eine an Werturteilen orientierte evaluative Hierarchie zu entwickeln.[11]

1.3 Institutionalisierung der Rassenhygiene

Ihre Blütezeit erlebte die Rassenhygiene im deutschen Sprachraum in den ersten Jahren des 20. Jahrhunderts, als Degeneration, Dekadenz, die Wahrnehmung einer Proletarisierung und die Sorge um das Überleben der abendländischen Kultur den Zeitgeist bestimmten. Soziodemografische Befunde und nationalstaatliche Identifikationen verschafften den Folgerungen der Eugenik quantitative Legitimation, nationale Relevanz, Glaubwürdigkeit und Breitenwirkung. Nach rassenhygienischer Theorie konnte sozialer Status auf Biologie zurückgeführt werden. Die bevölkerungswissenschaftliche Beobachtung einer höheren Geburtenrate der sozial schwäche-

11 Zur rassenhygienischen Praxis, verschiedene Hierarchien zur Untermauerung ihrer Thesen zu missbrauchen, siehe Allen (1983). Breitenwirkung erzielte Gobineaus Vorstellung einer Stufenleiter verschiedener Menschenrassen in Deutschland vor allem nach ihrer Popularisierung durch Ludwig Schemann (1852-1938).

ren Bevölkerungskreise im Vergleich zu besser gestellten Schichten beispielsweise rief folglich die Forderung hervor, im nationalstaatlichen Interesse zur Hebung der Qualität des eigenen Volkes sozial Schwächere von der Fortpflanzung auszuschließen und die Vermehrung sozial Stärkerer zu fördern. Die Kopplung eines Kindergeldes an das zu versteuernde Einkommen sollte zum Beispiel eine in diese Richtung wirkende Maßnahme darstellen. Auf dieser Basis konnte vor allem nach dem verlorenen Ersten Weltkrieg das politische Programm der Rassenhygiene zu einer »Wissenschaft« institutionalisiert werden.

Der Professionalisierungsprozess der Rassenhygiene von einer politischen Bewegung zu einer universitären Wissenschaft in Deutschland stellt ein klassisches Beispiel für das Muster dar, nach dem Institutionalisierungsprozesse in retrospektiver Betrachtung vielfach verlaufen.[12] Schematisierend lässt sich der Prozess in sieben Schritte gliedern.

1. Eingeleitet wurde die Institutionalisierung durch die Gründung einer Fachzeitschrift. Alfred Ploetz, der Ethnologe Richard Thurnwald (1869-1954) und der Psychiater Ernst Rüdin (1874-1952) riefen 1904 das *Archiv für Rassen- und Gesellschaftsbiologie* ins Leben.[13]
2. Bereits kurz nach der Begründung dieser Zeitschrift folgte im Jahre 1905 als zweiter Schritt der Aufbau einer Fachgesellschaft, der »Gesellschaft für Rassenhygiene« durch Alfred Ploetz und Richard Thurnwald in Berlin.
3. In einem dritten Schritt trat die Gesellschaft auf der Dresdener Hygieneausstellung 1911 das erste Mal öffentlich mit einem Katalog und einer Fachgruppe in Erscheinung.
4. 1913 wurde die Gesellschaft für Rassenhygiene als Mitglied in die medizinische Hauptgruppe der »Gesellschaft Deutscher Naturforscher und Ärzte« aufgenommen und damit im medizinischen Umfeld akademisch etabliert.
5. Im politischen Diskurs konnte die Rassenhygiene vor allem in den frühen 1920er-Jahren Fuß fassen, als durch die Finanzkrise des Staates das Sozial- und Wohlfahrtssystem als erheblicher Kos-

12 Überzeugende Übersichten finden sich bei Kroll (1983) und Günther (1982).

13 Ein Lehrbuch, das das gesamte Wissensgebiet der Rassenhygiene zusammenfassend darstellen sollte, erschien ab 1921 in fünf Auflagen (siehe hierzu z. B. Fangerau [2001]).

tenfaktor in den Mittelpunkt des öffentlichen Interesses rückte und nach Wegen gesucht wurde, diese Kosten zu senken. Hier wurde beispielsweise im Jahre 1920 im Preußischen Innenministerium ein »Ausschuss für Rassenhygiene und Bevölkerungswesen« gegründet, der als beratendes Gremium dem Preußischen Landgesundheitsrat zugeordnet war. Dieser Ausschuss empfahl 1922 die Förderung rassenhygienischer Forschungsanstalten und die Gründung einer »Reichsanstalt für menschliche Vererbungslehre und Bevölkerungskunde«.

6. 1927 wurde diese Idee realisiert, indem das »Kaiser-Wilhelm-Institut für Anthropologie, menschliche Erblehre und Eugenik« (KWI) unter der Leitung von Eugen Fischer gegründet wurde. Mit der Schaffung dieses Institutes der angesehenen Kaiser-Wilhelm-Gesellschaft wurde die Rassenhygiene endgültig in den Rang einer Wissenschaft gehoben.[14]
7. Nach der Gründung des KWI schien ein Damm gebrochen. Bis 1933 entstanden in Deutschland mehr als 30 universitäre und vor allem freie Forschungsinstitute, die sich mit dem Gebiet der Rassenhygiene beschäftigten.

1.4 Rassenhygiene im Nationalsozialismus

Als die Nationalsozialisten 1933 an die Macht kamen, wurden rassenhygienische Programme in gesetzgeberische Praxis umgesetzt. Über eine wechselseitige Wertbindung hatten eugenische Programme entscheidenden Einfluss auf die nationalsozialistische Weltanschauung, weshalb die Nationalsozialisten nach der Machtübertragung die Eugenik als politisches Staatsziel formulierten. Die Schaffung eines »völkischen Staates« und die »Reinhaltung der Rasse« wurden zu Leitlinien politischen Handelns. Das erste rassenhygienische Gesetzeswerk, das unter den Nationalsozialisten am 1. Januar 1934 in Kraft trat, war allerdings schon in der Weimarer Republik vorbereitet und nur aufgrund der Regierungskrisen der letzten Jahre der Republik trotz wohl vorhandener Reichstagsmehrheit nie umgesetzt worden.[15] Dieses auf Krankheiten und soziale

14 Schmuhl (2005).

15 Diskussionen zur Sterilisationsgesetzgebung vor 1933 beschreibt u. a. Müller (1985).

Devianzen ausgerichtete Gesetz ging auf einen Entwurf des amerikanischen Eugenikers Harry Hamilton Laughlin (1880-1943) sowie auf seit 1907 in einigen Staaten der USA bestehende Gesetze zur Zwangssterilisierung geistig Behinderter und psychisch Kranker zurück.[16] Das »Gesetz zur Verhinderung erbkranken Nachwuchses« (GzVeN) sah die Zwangssterilisierung von Personen vor, die an »angeborenem Schwachsinn«, »Schizophrenie«, »manisch-depressivem Irrsein«, »erblicher Fallsucht« (Epilepsie), »erblichem Veitstanz« (Chorea Huntington), »erblicher Blindheit«, »erblicher Taubheit«, »schweren körperlichen Mißbildungen« oder »schwerem Alkoholismus« litten.[17] Im Rahmen dieses Gesetzes wurden Erbgesundheitsgerichte geschaffen, die über etwaige Sterilisierungen zu entscheiden hatten. Rassenhygieniker und der Erblichkeitslehre kundige Ärzte fungierten an den Gerichten als Gutachter und erhielten so neben einer Professionalisierung ihrer »Zunft« eine medizinische Definitionsmacht über rassenhygienische Fragen.[18]

Das »Gesetz zur Vereinheitlichung des Gesundheitswesens« (GVG) vom 3. Juli 1934 bildete einen weiteren Eckpfeiler der praktischen Umsetzung der Rassenhygiene im Nationalsozialismus.[19] Im Rahmen dieses Gesetzes wurde ein staatlich organisierter medizinischer Beamtenapparat errichtet mit dem Ziel, eine ausgedehnte Bevölkerungs- und Gesundheitspolitik zu betreiben, in der Erb- und Rassenpflege ein integraler Bestandteil sein sollte. In Gesundheitsämtern wurden »Beratungsstellen für Erb- und Rassenpflege« eingerichtet, die die erbbiologische Erfassung der ganzen Bevölkerung zur Aufgabe hatten.

Als rassenhygienische Gesetze mit rassentheoretischem Hintergrund sollten das »Gesetz zum Schutze des deutschen Blutes und der deutschen Ehre«, das Eheschließungen und außerehelichen Geschlechtsverkehr zwischen »Juden und Staatsangehörigen deutschen oder artverwandten Blutes« verbot (Teil der »Nürnberger Gesetze«), und das »Ehegesundheitsgesetz« vom 18. Oktober 1935,

16 Vgl. u. a. Garver/Garver (1991), S. 1114 – hier findet sich ein kurzer Vergleich der Sterilisationsgesetze Deutschlands und der USA.

17 Reichsgesetzblatt 1933, Teil 1, Berlin 1933, S. 529-531.

18 Zur Durchführung des GzVeN und für weitere Literaturhinweise siehe u. a. Ley (2004).

19 Reichsgesetzblatt 1934, Teil 1, Berlin 1934, S. 531 f. Zur Geschichte dieses Gesetzes vgl. Labisch/Tennstedt (1985).

das die Eheschließung »erbungesunder Ehen« verhindern sollte, folgen.[20]

Die postulierte Erblichkeit geistiger Eigenschaften, sozialer Verhaltensweisen und bestimmter somatischer Leiden im Konzept der Eugenik führten zu den genannten Gesetzen, die die Diskriminierung und Verstümmelung eines nicht geringen Teils der deutschen Bevölkerung nach sich zogen.[21] Als es im Krieg zu den »Euthanasieprogrammen« und zum Morden an »Juden« und »Zigeunern« kam, konnten die Täter diese Morde zunächst unter Berufung auf die »wissenschaftliche« Rassenhygiene als therapeutische Maßnahme zur Erhaltung der Gesundheit des Volkskörpers rechtfertigen.

2. Ärzte im Nationalsozialismus

Nicht zuletzt die intellektuelle Vorarbeit und tatkräftige Mitwirkung von Ärzten hat die erfolgreiche Durchführung der rassenhygienischen Gesetze und der folgenden Euthanasie gewährleistet. Dabei entfernten sich Mediziner so weit von den ärztlichen Handlungsprinzipien des »Nicht-Schadens« und der im Arzt-Patient-Verhältnis verankerten Sorge für den einzelnen Patienten,[22] dass in der historischen Aufarbeitung oftmals die Frage auftaucht, wie eine solche Abkehr von ureigensten ethischen Prinzipien des ärztlichen Handelns möglich sein konnte. Ein Großteil der deutschen Ärzteschaft war in die Vertreibung jüdischer Kollegen, die Zwangssterilisation von Patienten, in Patiententötungen und Menschenversuche involviert. Auch strukturell bestand eine enge Verbindung zwischen der deutschen Ärzteschaft und dem Nationalsozialismus: Etwa 70 Prozent der deutschen Ärzte waren freiwillig Mitglied in der NSDAP bzw. in einer anderen Parteigliederung wie SS und SA.[23]

20 Reichsgesetzblatt 1935, Teil 1, Berlin 1935, S. 1146 f., S. 1246.

21 Innerhalb von zwei Jahren sind ca. ein Prozent der 17- bis 24-Jährigen sterilisiert worden. Sterilisationen wurden in den 1930er-Jahren zu einer der größten medizinischen Industrien.

22 Zu den ethischen Fragen vgl. den Beitrag »Die Arzt-Patient-Beziehung« von Tanja Krones und Gerd Richter in diesem Band.

23 Kater gibt – bei einer Stichprobe von 4177 aus knapp 79 000 im Dritten Reich praktizierenden Ärzten – 69,2 Prozent an (NSDAP: 45 Prozent, SA 26 Prozent, SS 7 Prozent; Kater [1989]), Zimmermann bei einer Auszählung sämtlicher Ärzte

Ihr Organisationsgrad lag damit deutlich über dem sozialstrukturell vergleichbarer Berufsgruppen wie Lehrern und Juristen.

Die Ursachen für die Wege der Ärzte ins »Dritte Reich« sind vielfältig.[24] Der proletarische Habitus der Nationalsozialisten erschwerte zunächst eine Annäherung. Doch wurden ihre antisemitische und autoritative Grundeinstellung, ihr Nationalismus, ihr Antirepublikanismus und die Idee der Volksgemeinschaft von einem großen Teil der Ärzteschaft – wie von anderen bürgerlichen Funktionseliten – prinzipiell geteilt. Eine wichtige *ideologische Vorbedingung* stellte zudem die Rassenhygiene dar, die in ihrer Extremform genuiner Bestandteil nationalsozialistischer Ideologie gewesen ist.[25] Die *berufspolitische Situation* der Ärzte in der Weimarer Republik lieferte eine weitere Begründung für den Zulauf der Ärzte zur NSDAP.

2.1 *Ideologische Vorbedingungen und berufspolitische Situation*

Die Rassenhygiene hatte ein neues Denken in die Medizin hineingetragen. Sie präsentierte sich als prophylaktische Medizin und sorgte über eine Biologisierung sozialer Verhältnisse für eine Verschiebung der Stoßrichtung prophylaktischer Aktivitäten. Aus der am Patienten orientierten Individualhygiene wurde eine am Volk orientierte Erbhygiene. Das ethische Prinzip des »salus aegroti suprema lex« (das Wohl des Kranken sei das höchste Gesetz) wurde zum »salus populi suprema lex« (das Wohl des Volkes sei das höchste Gesetz) umgewidmet. Die Nationalsozialisten richteten ihre Ideologie an der Rassenhygiene aus und machten sie zum Kern ihrer Gesundheitspolitik. Damit wurde den sich für die Rassenhygiene zuständig fühlenden Ärzten innerhalb des nationalsozialistischen Programms eine zentrale Rolle zugewiesen, die einer gebeutelten, sich in einer Krise wähnenden Profession neue Perspektiven erschloss.

im Rheinland 74 Prozent (NSDAP 56 Prozent, SA 23 Prozent, SS 4 Prozent; zitiert nach Rüther [2001]).

24 Becker (1988).

25 So wurde die Rassenhygiene nicht nur als »medizinisches« Erbhygienekonzept im Deutschen Reich umgesetzt, sondern diente im Krieg in den besetzten Gebieten auch als ideologische Grundlage für »ethnische Säuberungen« und Siedlungspläne (siehe Heinemann [2003]).

Keineswegs fühlte sich nur die Ärzteschaft vor 1933 in der Krise. Dieser in der Weimarer Republik inflationär gebrauchte vielschichtige Begriff drückte vor allem ein Unbehagen an der rasant fortschreitenden kulturellen Modernisierung aus und stellte so auch kein medizinspezifisches Phänomen dar. Es gab eine Krise der Politik, der Wirtschaft, der Justiz, des Buchs, des modernen Menschen usw. Die »Krise der Medizin« äußerte sich unter anderem in einer *inneren Spaltung* der Ärzteschaft sowie in *äußeren Konflikten* mit den Krankenkassen.[26] Die innere Spaltung beruhte auf den unterschiedlichen Interessen der niedergelassenen Praktiker, der Universitätsmediziner und der nicht zu den Kassen zugelassenen jüngeren Ärzte (»Jungärzte«). Insbesondere die Praktiker waren mit der akademischen Medizin unzufrieden. Diese war ihrer Meinung nach einseitig naturwissenschaftlich ausgerichtet und entfernte sich immer mehr vom Patienten. Darüber hinaus standen die älteren Kassenärzte in Konflikt mit den jüngeren nicht zugelassenen Ärzten. Die einen fürchteten um ihren Besitzstand, die anderen um ihre Zukunft. Die Konflikte mit den Krankenkassen fußten in einer zunehmenden ökonomischen Abhängigkeit der Ärzte von den Kassen. Als es in den Jahren 1923/1924 daraufhin zu Ärztestreiks kam, reagierten die Kassen mit der Gründung eigener Versorgungseinrichtungen. Im Zuge der Weltwirtschaftskrise spitzte sich der Verteilungskampf immer mehr zu, bis die Reichsregierung 1932 mittels einer Notverordnung eingriff und die ärztliche Selbstverwaltung in Form von regionalen »Kassenärztlichen Vereinigungen« einführte, die die Verhandlungen mit den Kassen für die Ärzte übernahmen.

2.2 Gleichschaltung der Ärzteschaft und Vertreibung jüdischer Kollegen

Nach dem 30. Januar 1933 wurde die ideologisch schon weitgehend vorbereitete Ärzteschaft institutionell »gleichgeschaltet«. Dabei wurden auch viele Forderungen der Ärzte nach mehr Einfluss und Schwächung der Krankenkassen umgesetzt. Die Gleichschaltung erfolgte unter Federführung des Nationalsozialistischen Deutschen Ärztebundes (NSDÄB) auf drei Ebenen. Sukzessive erhielten Ärz-

26 Klasen (1984), Hubenstorf (1993).

teorganisationen, Ärztekammern und staatliche Medizinalbehörden – zum Teil unter Zwang, zum Teil im Zuge einer »Selbstgleichschaltung« – eine neue nationalsozialistische Führung.[27] Folgende Etappen auf dem Weg zur Gleichschaltung waren entscheidend:

(1.) Die ärztlichen Spitzenverbände, der Deutsche Ärztevereinsbund und der Verband deutscher Ärzte (Hartmannbund) wurden mit dem NSDÄB zusammengeschlossen, die regionalen Ärztekammern binnen eines Jahres aufgelöst. Gleichzeitig traten immer mehr Ärzte in den NSDÄB ein. Parallel erfolgte eine Stärkung der Ärzteschaft durch die Zentralisierung ihrer Organisationen und die Erfüllung einiger ihrer alten berufspolitischen Forderungen.

(2.) So wurde die Position der gesetzlichen Krankenkassen gegenüber den Ärzten im Nationalsozialismus erheblich geschwächt. 1933 gründete sich die Kassenärztliche Vereinigung Deutschlands, die nunmehr der einzige Ansprechpartner seitens der Ärzteschaft für die Kassen war. Diese mussten darüber hinaus ihre eigenen medizinischen Versorgungseinrichtungen aufgeben, die in der Weimarer Republik zu den niedergelassenen Ärzten in scharfer Konkurrenz gestanden hatten. 1936 wurde die Reichsärztekammer eingerichtet, der alle Ärzte angehörten.

(3.) Mit Hilfe des »Gesetz(es) zur Vereinheitlichung des Gesundheitswesens« (GVG) wurden die staatlichen und kommunalen Einrichtungen des öffentlichen Gesundheitswesens gleichgeschaltet. Ziel war es, die nationalsozialistische Gesundheitspolitik auf allen Ebenen des Gesundheitswesens durchzusetzen. Über ein Netz von Gesundheitsämtern mit Amtsärzten als Medizinalbeamten sollten so die Kernaufgaben staatlicher Sanitätsaufsicht und Gesundheitsfürsorge mit den neuen rassenhygienischen Leitlinien verknüpft werden.[28]

Bereits 1930 hatte die NSDAP wenig verklausuliert verkündet, dass die »Nöte des deutschstämmigen ärztlichen Nachwuchses« sofort behoben seien, wenn im »kommenden Dritten Reich deutsche Volksgenossen sich nur von deutschstämmigen Ärzten behandeln ließen«.[29] Die Ausschaltung der jüdischen Kollegen vollzog die

27 Hierzu siehe z. B. Lilienthal (1985), Schwoch (2001).

28 Siehe u. a. Labisch/Tennstedt (1985).

29 Zitiert nach der Übersichtsarbeit von Kümmel (1993), S. 71. Dieser folgt auch die folgende Darstellung.

deutsche Ärzteschaft dann nach 1933 sowohl in eigener Regie als auch unter staatlichem Zwang.

In eigener Regie beschloss das Bündnis aus ärztlichen Spitzenverbänden und NSDÄB schon zehn Tage nach seinem Zusammenschluss die Entfernung von »Juden und Marxisten« aus allen Vorständen und Ausschüssen. Dass die organisierte Ärzteschaft staatlichen Maßnahmen zuvorkam, lag nicht nur in ihrem vorauseilenden Gehorsam begründet, sondern vor allem darin, dass sie den Säuberungen zustimmte. Nach dem 1. April 1933, dem Tag des allgemeinen Judenboykotts, an dem SA- und SS-Männer die Eingänge von Praxen jüdischer Ärzte, Büros jüdischer Anwälte sowie Geschäften jüdischer Kaufleute blockiert hatten, folgte eine Vielzahl staatlicher Eingriffe in die Berufsfreiheit jüdischer Ärzte. Das »Gesetz zur Wiederherstellung des Berufsbeamtentums« vom 7. April 1933 bestimmte, dass »nichtarische Beamte« in den Ruhestand zu versetzen waren. Eine Verordnung des Reichsarbeitministeriums vom 22. April 1933 untersagte Ärzten »nichtarischer Abstammung« die Neuzulassung zu den Krankenkassen. Im August verbot der Kommissar für die ärztlichen Spitzenverbände arischen Ärzten die Zusammenarbeit mit jüdischen Kollegen, die durch zahlreiche weitere Maßnahmen in den folgenden Jahren vollständig ausgeschlossen wurden. Ab 1938 durften noch knapp 700 jüdische Ärzte als so genannte Krankenbehandler praktizieren und mussten sich auf die Behandlung jüdischer Patienten beschränken. 8000 bis 9000 jüdische Ärzte wurden so aus dem Beruf gedrängt, 5000 von ihnen konnten in den 1930er-Jahren noch emigrieren, die Hälfte von ihnen floh in die Vereinigten Staaten; nach Palästina gelangten 22,4 und nach Großbritannien 12 Prozent.[30] Die Vertreibung der jüdischen Kollegen löste auf diese Weise innerhalb kurzer Zeit das drängende Problem des arbeitslosen ärztlichen Nachwuchses und bewahrte die Profession so vor anhaltenden internen Interessenkonflikten.

30 Kröner (1993).

3. »Euthanasie«

3.1 Vorgeschichte

In den Diskussionen um eine Legalisierung der aktiven Sterbehilfe, die in der Bundesrepublik seit den 1970er-Jahren in der Öffentlichkeit geführt werden, wird immer wieder, historisch argumentierend, auf die Entwicklungen in der ersten Jahrhunderthälfte verwiesen. Hier waren in Deutschland, wie in anderen Industriestaaten, von Beginn an ökonomisch-utilitaristische Denkmuster, die eine Tötung »Minderwertiger« auch ohne deren Einverständnis legitimiert sahen, mit einem liberalen Selbstbestimmungsrechtsdiskurs (»das Recht auf den eigenen Tod«) verknüpft.[31]

Eine Schrift mit diesem Titel veröffentlichte 1895 der 21-jährige Göttinger Student der Mathematik und Philosophie Adolf Jost.[32] Sie stellte eine Form der Auseinandersetzung mit dem Suizid seines Vaters dar. Entsprechend ging es dem Autor vor allem darum, den Suizidversuch und die assistierte Selbsttötung zu entkriminalisieren. Beiläufig kam Jost auch auf die Frage zu sprechen, ob unheilbar kranke Menschen, die nicht mehr einwilligungsfähig sind, unter Umständen getötet werden dürften. Er bejahte dies und nannte zwei Motive, die in den Diskussionen bis 1945 miteinander verknüpft blieben, zum einen das der christlichen Tradition entlehnte Motiv des Mitleids mit dem Kranken, zum anderen das der Verschwendung ökonomischer Ressourcen für Unheilbare. Josts Auffassung folgte wenig später Ernst Haeckel, der den Darwinismus in Deutschland popularisierte, in seinem auflagenstarken Buch *Die Lebenswunder*. Am wirkungsmächtigsten war die 1920 veröffentlichte und nur 62 Seiten umfassende Schrift *Die Freigabe der Vernichtung lebensunwerten Lebens. Ihr Maß und ihre Form* von Karl Binding und Alfred Hoche.[33] Binding war ein bekannter 79-jähriger Rechtsprofessor und Begründer einer der beiden großen Strafrechtstheorien in Deutschland; Hoche, Mitte fünfzig, leitete die Universitätsnervenklinik in Freiburg. Beide gehörten also zur »guten Gesellschaft« im Reich, waren universitär etabliert

31 Benzenhöfer (1999), für England siehe Kemp (2002), für die USA Dowbiggin (2003), für Frankreich Carol (2004).

32 Jost (1895).

33 Binding/Hoche (1920).

und bisher nicht durch provokante Positionen bekannt geworden.

Die Motive, die die Autoren für die Legitimität von Tötungen angaben, waren die aus der Diskussion vor dem Ersten Weltkrieg bereits bekannten. Neu war allerdings die menschenverachtende Diktion: Begriffe wie »Ballastexistenzen« und »geistig tot« waren nun in die Debatte geworfen. Die Auffassungen von Binding und Hoche wurden in der ersten Hälfte der 1920er-Jahre allgemein diskutiert, so auch in der Ärzteschaft, und, wie 1921 auf dem deutschen Ärztetag, mit großer Mehrheit abgelehnt. Inwieweit ein verschwiegenes Einverständnis mit dem Tabubruch gesellschaftlich verbreitet war, bleibt offen. Anders als beim Thema der eugenisch begründeten Sterilisierung gab es allerdings kaum Stimmen, die eine Legalisierung der Tötung »Lebensunwerter« explizit befürworteten. In den parlamentarischen Debatten um eine juristische Regelung der Sterbehilfe Ende der 1920er-Jahre blieb die Schrift von Binding und Hoche als negativer Referenzpunkt präsent.[34]

3.2 Im Wartestand

Die Politik der NS-Regierung hinsichtlich des Themas Euthanasie wurde entscheidend durch die Erfahrungen des Jahres 1933 geprägt, als das preußische Justizministerium unter Federführung seines Staatssekretärs Roland Freisler eine Denkschrift für das kommende nationalsozialistische Strafrecht publizierte. Vor allem die deutlich rassistischen und völkischen Elemente, die die Nürnberger Gesetze vorwegnahmen, aber auch die Ausführungen des Memorandums zur Euthanasie führten zu negativen Reaktionen in- und außerhalb des Reichs.[35] In Anknüpfung an Binding und Hoche sah die Denkschrift eine staatlich gewollte »Vernichtung lebensunwerten Lebens« nicht als Tötung an und befürwortete die aktive Sterbehilfe bei chronisch Kranken mit Einwilligung der Betroffenen oder – im Hinblick auf psychisch Kranke – nur der »näheren Angehörigen«.

34 Große-Vehne (2005).

35 Schreiben des Auswärtigen Amtes an das Reichsjustizministerium vom 31. 12. 1934, Bundesarchiv Berlin R22/852, Bl. 71 f.; zur Rezeption in den USA siehe u. a. Steele (1933), Emerson (1933).

Die negative Rezeption der Denkschrift verdeutlichte die Widerstände, auf die eine solche Tötung in den 1930er-Jahren (noch) stoßen sollte. Sie führte dazu, dass sich der Staat vor dem Krieg juristisch auf das Sterilisierungsgesetz, sozialpolitisch auf die Kürzung der Pflegesätze sowie propagandistisch auf die Stigmatisierung psychisch kranker und behinderter Menschen beschränkte.[36] Zudem wies das Reichspropagandaministerium die Presse regelmäßig an, das Thema Euthanasie nicht zu diskutieren.[37] Damit war zunächst die Position des Reichsjustizministeriums gestärkt, das unter Leitung des Katholiken Franz Gürtner im Gegensatz zu vielen NS-Parteijuristen eine Legalisierung der Sterbehilfe sowie die Tötung »Minderwertiger« ablehnte. Gesetzesentwürfe wurden schließlich von einigen Akteuren der Euthanasieaktion 1940 entwickelt, von Hitler jedoch aufgrund taktischer Erwägungen auf die Zeit nach Kriegsende verschoben.[38] Keiner der Gesetzesvorschläge im Nationalsozialismus befürwortete die Legalisierung einer Sterbehilfe, die ausschließlich auf der freien Willensentscheidung des Kranken beruhte. Als letzte Entscheidungsinstanz waren stets beamtete Ärzte vorgesehen, die nach Maßgabe der Interessen der Volksgemeinschaft über das Sterben des Kranken entscheiden sollten.

3.3 Die Umsetzung der Patientenmorde

Vor dem Hintergrund des Krieges wurden schließlich die mindestens seit Mitte der 1930er-Jahre von Hitler geplanten Tötungen realisiert.[39] Im August 1939 begann die Erfassung »unheilbar« erkrankter Kinder in den Anstalten durch das Innenministerium. Mit der Planung und Koordination der Kindereuthanasie beauftragte Hitler jedoch eine konkurrierende Institution, die Kanzlei des Führers, die mit ihren kurzen informellen Entscheidungswegen eine immer größere Rolle im Herrschaftsapparat spielte. Über die Tötungen entschieden drei Gutachter nach Aktenlage, der Leiter der

36 Zu den Kürzungen der Pflegesätze vgl. Faulstich (1998), zur Propaganda im Film siehe Rost (1987), Schmidt (2002).

37 Bohrmann (1985), S. 529; ders. (1987), S. 854; ders. (1993), S. 1424; ders. (1998), S. 321, S. 751.

38 Schmuhl (1992), S. 296 f.; Roth/Aly (1984).

39 Winau (1993).

Brandenburger Heil- und Pflegeanstalt Hans Heinze, der Leipziger Pädiater Professor Werner Catel und Ernst Wentzler, Leiter einer privaten Kinderklinik in Berlin. Mindestens 5000, wahrscheinlich über 10 000 Kinder wurden in »Kinderfachabteilungen« ermordet.[40]

Die Ermordung erwachsener Patienten gliederte sich in zwei Phasen. Für die Zeit zwischen 1939 und 1941 spricht man von der »Aktion T4«, benannt nach der Adresse der organisierenden Behörde, der »Reichsarbeitsgemeinschaft für Heil- und Pflegeanstalten« in der Berliner Tiergartenstraße 4. Die zweite Phase, die dezentrale oder regionale Euthanasie, verlief vermutlich von 1941 bis Kriegsende. Die Forschung geht davon aus, dass insgesamt 200 000 bis 300 000 Menschen ermordet wurden.[41]

In der Aktion T4 erfolgte eine strikte Arbeitsteilung zwischen erfassenden, begutachtenden und tötenden Ärzten: Alle Patienten psychiatrischer Anstalten wurden ab Ende 1939 von den behandelnden Ärzten in den Anstalten auf Meldebögen erfasst, die an die Berliner Zentrale geschickt wurden. Über die Tötungen entschieden ärztliche Gutachter, wiederum nach Aktenlage. Wie bei der Kindereuthanasie war man um einen medizinischen Anstrich und um eine »objektive Auswahl« der Opfer bemüht: Sammellisten wurden zusammengestellt und die Patienten über zur Tarnung dienende Zwischenanstalten in eine der sechs abseits gelegenen Tötungsanstalten Sonnenstein, Hadamar, Bernburg, Brandenburg, Hartheim oder Grafeneck transportiert. Die ärztlich geleitete Ermordung erfolgte mit Kohlenmonoxid – eine Methode, die zuerst an psychisch Kranken aus Pommern und Westpreußen kurz nach dem Überfall auf Polen in Poznan erprobt und später in den Vernichtungslagern übernommen wurde.[42] Nach der Ermordung wurden die Leichen verbrannt und den Angehörigen fingierte Todesursachen mitgeteilt.

Noch im Jahr 1940 breiteten sich Gerüchte über die Anstaltsmorde in Deutschland aus, wobei vor allem Kirchenvertreter, anders als später im Holocaust, eine wichtige Rolle spielten und in Eingaben an die Reichsbehörden protestierten. Britische Radiosendungen und Flugblätter berichteten seit Anfang 1941 geschickt über die kur-

40 Zur Kindereuthanasie siehe den Überblick bei Schmuhl (1987), S. 182-189.

41 Faulstich (2000).

42 Rieß (1995), Bernhardt (1994).

sierenden Gerüchte.[43] So hoben sie hervor, dass auch nicht mehr arbeitsfähige Kriegsverletzte und alte Menschen getötet würden – verdiente Mitglieder der Volksgemeinschaft also, die nicht wie die stigmatisierten Geisteskranken und Behinderten aus ihr herausgefallen waren. Das Propagandaministerium stufte vor allem diese Gerüchte als besonders gefährlich ein.[44] Die Berichte von Kirchenvertretern ließen die britischen Flugblätter, die im Juni 1941 millionenfach über Norddeutschland abgeworfen wurden, nicht mehr als bloße Feindpropaganda erscheinen.[45]

Der von Hitler verordnete Stopp der Aktion T4 Ende August 1941 erfolgte aus taktischen Gründen, wobei mehrere Faktoren zusammenspielten.[46] Das Scheitern des Blitzkriegkonzepts im Osten, eine hiermit einhergehende passagere pessimistische Einschätzung der Kriegssituation auch in der Bevölkerung, die einen längerfristigen Zweifrontenkrieg befürchtete, sowie die konfessionellen Proteste gegen die Euthanasie trugen hierzu bei. Eine wichtige Rolle nahm dabei der Münsteraner Bischof Clemens Graf von Galen ein, der als Reaktion auf den forcierten Kirchenkampf des Regimes in einer Predigt im August explizit die Tötungen verurteilte.[47]

Die zweite Phase der Patientenmorde erfolgte dezentralisiert und damit erheblich unauffälliger. Sie dauerte bis zur Befreiung an und forderte vermutlich weitaus mehr Opfer als die Aktion T4. Die Initiative für die regionalisierte Euthanasie wurde auf lokaler Ebene ergriffen, nicht auf Geheiß, wohl aber mit Wissen der Berliner T4-Stelle. Für mehr als 30 Anstalten konnte eine direkte Beteiligung an den Tötungen nachgewiesen werden.[48] Dabei spielten bei der Selektion der Patienten weniger »medizinische« Kriterien wie in der ersten Phase der Tötungen eine Rolle, sondern vor allem Arbeitsfähigkeit und Angepasstheit der Patienten an das Klinikmilieu. Die ausgewählten Kranken wurden meist durch eine Kombination aus Aushungern und einer toxischen Dosis von Barbituraten direkt in

43 Mitschriften dreier Radiosendungen finden sich in: Bundesarchiv Berlin, R22/5021, Blatt 92 f.

44 Konferenz im Reichspropagandaministerium vom 23. April 1941, Bundesarchiv Berlin, R55/20001g, S. 72 f.

45 Kirchner (1978), S. 226, 230, 306, 354.

46 Süß (2003), S. 127-151.

47 Nowak (1980).

48 Klee (1992), S. 2.

den Kliniken getötet. Ähnlich wie in der ersten Phase entstanden regelrechte Tötungszentren wie die im heutigen Westpolen gelegene Heil- und Pflegeanstalt Obrawalde, das hessische Hadamar, Kaufbeuren und das bei Linz gelegene Hartheim.[49] Hierhin wurden psychiatrische Patienten, wenn die Anstalten etwa nach Städtebombardierungen für Verwundete evakuiert wurden, verlegt.

Literatur

Adams, Mark B. (1990), *The Wellborn Science: Eugenics in Germany, France, Brazil and Russia*, New York/Oxford.

Allen, Garland E. (1983), »The Misuse of Biological Hierarchies: The American Eugenics Movement, 1900-1940«, in: *History and Philosophy of the Life Sciences* 5, S. 105-128.

– (1987), »The Role of Experts in Scientific Controversy«, in: *Scientific Controversies. Case Studies in the Resolution and Closure of Disputes in Science and Technology*, hg. von H. T. Engelhardt jr. und A. L. Caplan, Cambridge/London/New York, S. 169-202.

– (1997), »The Social and Economic Origins of Genetic Determinism: A Case History of the American Eugenics Movement 1900-1940 and Its Lessons for Today«, in: *Genetica* 99, S. 77-88.

– (2002), »The Changing Image of Biology in the Twentieth Century«, in: *The Changing Image of the Sciences*, hg. von Ida H. Stamhuis, Teun Koetsier und Cornelis de Pater, Dordrecht u. a., S. 43-83.

Barrett, Deborah/Kurzman, Charles (2004), »Globalizing Social Movement Theory: The Case of Eugenics«, in: *Theory and Society* 33, S. 487-527.

Beck, Christoph (1995), *Sozialdarwinismus, Rassenhygiene, Zwangssterilisation und Vernichtung ›lebensunwerten‹ Lebens: eine Bibliographie zum Umgang mit behinderten Menschen im ›Dritten Reich‹ – und heute*, Bonn.

Becker, Peter E. (1988), *Zur Geschichte der Rassenhygiene: Wege ins ›Dritte Reich‹*, Stuttgart.

– (1990), *Sozialdarwinismus, Rassismus, Antisemitismus und Völkischer Gedanke: Wege ins ›Dritte Reich‹*, Teil II, Stuttgart.

Benzenhöfer, Udo (1999), *Der gute Tod? Euthanasie und Sterbehilfe in Geschichte und Gegenwart*, München.

Bernhardt, Heike (1994), *Anstaltspsychiatrie und ›Euthanasie‹ in Pommern 1939 bis 1945. Die Krankenmorde an Kindern und Erwachsenen am Beispiel der Landesheilanstalt Ueckermünde*, Frankfurt am Main.

49 Süß (2003).

Binding, Karl/Hoche, Alfred (1920), *Die Freigabe der Vernichtung lebensunwerten Lebens. Ihr Maß und ihre Form*, Leipzig.
Bohrmann, Hans (1984-2001), *NS-Presseanweisungen der Vorkriegszeit*, 7 Bände, München.
Broberg, Gunnar/Roll-Hansen, Nils (1996), *Eugenics and the Welfare State: Sterilization Policy in Denmark, Sweden, Norway and Finland*, East Lansing.
Carol, Anne (2004), *Les médecins et la mort, XIXe-XXe siècle*, Paris.
Dowbiggin, Ian Robert (2003), *A Merciful End: The Euthanasia Movement in Modern America*, Oxford/New York.
Emerson, Haven (1933), »Who Is Incurable? A Query and Reply«, in: *The New York Times*, 22. 10. 1933, S. XX5.
Fangerau, Heiner (2001), *Etablierung eines rassenhygienischen Standardwerkes 1921-1941. Der ›Baur-Fischer-Lenz‹ im Spiegel der zeitgenössischen Rezensionsliteratur*, Frankfurt am Main.
Farrall, Lyndsay A. (1971), *The Origins and Growth of the English Eugenics Movement 1865-1925*, Ann Arbor.
– (1979), »History of Eugenics – Bibliographical Review«, in: *Annals of Science* 36, S. 111-123.
Faulstich, Heinz (1998), *Hungersterben in der Psychiatrie 1914-1949. Mit einer Topographie der NS-Psychiatrie*, Freiburg im Breisgau.
– (2000), »Die Zahl der ›Euthanasie‹-Opfer«, in: *Euthanasie und die aktuelle Sterbehilfe-Debatte. Die historischen Hintergründe medizinischer Ethik*, hg. von Andreas Frewer und Clemens Eickhoff, Frankfurt am Main, S. 218-234.
Garver, Kenneth L./Garver, Bettylee (1991), »Historical Perspectives – Eugenics – Past, Present, and the Future«, in: *American Journal of Human Genetics* 49, S. 1109-1118.
Große-Vehne, Vera (2005), *Tötung auf Verlangen (§ 216 StGB), ›Euthanasie‹ und Sterbehilfe. Reformdiskussion und Gesetzgebung seit 1870*, Berlin.
Günther, Maria (1982), *Die Institutionalisierung der Rassenhygiene an den deutschen Hochschulen vor 1933*, Univ. Diss., Mainz.
Harwood, Jonathan (1989), »Genetics, Eugenics and Evolution – A Special Issue in Commemoration of Bernard Norton (1945-1984) – Introduction«, in: *British Journal for the History of Science* 22, S. 257-265.
Heinemann, Isabel (2003), *›Rasse, Siedlung, deutsches Blut‹. Das Rasse- und Siedlungshauptamt der SS und die rassenpolitische Neuordnung Europas*, Göttingen.
Hubenstorf, Michael (1993), »Von der ›freien Arztwahl‹ zur Reichsärzteordnung – Ärztliche Standespolitik zwischen Liberalismus und Nationalsozialismus«, in: *Medizin im ›Dritten Reich‹*, hg. von Johanna Bleker und Norbert Jachertz, Köln, S. 43-53.

Jost, Adolf (1895), *Das Recht auf den Tod: Sociale Studie*, Göttingen.
Kater, Michael H. (1989), *Doctors under Hitler*, Chapel Hill/London.
Kemp, Nick D. A. (2002), *›Merciful Release‹. The History of the British Euthanasia Movement*, Manchester/New York.
Kirchner, Klaus (1978), *Flugblattpropaganda im 2. Weltkrieg. Flugblätter aus England 1939-1941*, Bd. 1, Erlangen.
Klasen, Eva-Maria (1984), *Die Diskussion über eine ›Krise‹ der Medizin in Deutschland zwischen 1925 und 1935*, Univ. Diss., Mainz.
Klee, Ernst (1992), *Dokumente zur ›Euthanasie‹*, Frankfurt am Main.
Kroll, Jürgen (1983), *Zur Entstehung und Institutionalisierung einer naturwissenschaftlichen und sozialpolitischen Bewegung. Die Entwicklung der Eugenik, Rassenhygiene bis zum Jahre 1933*, Univ. Diss., Tübingen.
Kröner, Hans-Peter (1993), »Die Emigration von Medizinern unter dem Nationalsozialismus«, in: *Medizin im ›Dritten Reich‹*, hg. von Johanna Bleker und Norbert Jachertz, Köln, S. 78-86.
– (1998), *Von der Rassenhygiene zur Humangenetik: das Kaiser-Wilhelm-Institut für Anthropologie, menschliche Erblehre und Eugenik nach dem Kriege*, Stuttgart.
Kühl, Stefan (1997), *Die Internationale der Rassisten: Aufstieg und Niedergang der internationalen Bewegung für Eugenik und Rassenhygiene im 20. Jahrhundert*, Frankfurt/New York.
Kümmel, Werner Friedrich (1993), »›Die Ausschaltung‹ – Wie die Nationalsozialisten die jüdischen und die politisch mißliebigen Ärzte aus dem Beruf verdrängten«, in: *Medizin im ›Dritten Reich‹*, hg. von Johanna Bleker und Nobert Jachertz, Köln, S. 70-77.
Labisch, Alfons/Tennstedt, Florian (1985), *Der Weg zum »Gesetz über die Vereinheitlichung des Gesundheitswesens« vom 3. Juli 1934: Entwicklungslinien und -momente des staatlichen und kommunalen Gesundheitswesens in Deutschland*, Düsseldorf.
Ley, Astrid (2004), *Zwangssterilisation und Ärzteschaft. Hintergründe und Ziele ärztlichen Handelns 1934-1945*, Frankfurt am Main.
Lilienthal, Georg (1979), »Rassenhygiene im Dritten Reich. Krise und Wende«, in: *Medizinhistorisches Journal* 14, S. 114-134.
– (1985), »Der nationalsozialistische deutsche Ärztebund (1929-1943/1945): Wege zur Gleichschaltung und Führung der deutschen Ärzteschaft«, in: *Ärzte im Nationalsozialismus*, hg. von Fridolf Kudlien, Köln.
Ludmerer, Kenneth M. (1969), »American Geneticists and the Eugenics Movement: 1905-1935«, in: *Journal of the History of Biology* 2, S. 337-362.
MacKenzie, Donald (1976), »Eugenics in Britain«, in: *Social Studies of Science* 6, S. 499-532.
Mann, Gunter (1978), »Neue Wissenschaft im Rezeptionsbereich des Dar-

winismus: Eugenik – Rassenhygiene«, in: *Berichte zur Wissenschaftsgeschichte* 1, S. 101-111.
McLaren, Angus (1990), *Our Own Master Race: Eugenics in Canada, 1885-1945*, Toronto.
Müller, Joachim (1985), *Sterilisation und Gesetzgebung bis 1933*, Husum.
Nowak, Kurt (1980), *›Euthanasie‹ und Sterilisierung im ›Dritten Reich‹. Die Konfrontation der evangelischen und katholischen Kirche mit dem Gesetz zur Verhütung erbkranken Nachwuchses und der ›Euthanasie‹-Aktion*, Göttingen.
Ploetz, Alfred (1895), *Die Tüchtigkeit unserer Rasse und der Schutz der Schwachen: Ein Versuch über Rassenhygiene und ihr Verhältnis zu den humanen Idealen, besonders zum Socialismus*, Berlin.
Proctor, Robert (1988), *Racial Hygiene: Medicine under the Nazis*, Cambridge, MA.
Rieß, Volker (1995), *Die Anfänge der Vernichtung ›lebensunwerten Lebens‹ in den Reichsgauen Danzig-Westpreußen und Wartheland 1939/40*, Frankfurt am Main.
Rost, Karl Ludwig (1987), *Sterilisation und Euthanasie im Film des »Dritten Reiches«: nationalsozialistische Propaganda in ihrer Beziehung zu rassenhygienischen Maßnahmen des NS-Staates*, Husum.
Roth, Karl Heinz/Aly, Götz (1984), »Das ›Gesetz über die Sterbehilfe bei unheilbar Kranken‹. Protokolle der Diskussion über die Legalisierung der nationalsozialistischen Anstaltsmorde in den Jahren 1938-1941«, in: *Erfassung zur Vernichtung. Von der Sozialhygiene zum ›Gesetz über Sterbehilfe‹*, hg. von Karl Heinz Roth, Berlin, S. 101-179.
Rüther, Martin (2001), »Ärzte im Nationalsozialismus«, in: *Deutsches Ärzteblatt* 98, S. A 3264-3265.
Schmidt, Ulf (2002), *Medical Films, Ethics and Euthanasia in Nazi Germany. The History of Medical Research and Teaching Films of the Reich Office for Educational Films/Reich Institute for Films in Science and Education 1933-1945*, Husum.
Schmuhl, Hans-Walter (1987), *Rassenhygiene, Nationalsozialismus, Euthanasie: von der Verhütung zur Vernichtung ›lebensunwerten Lebens‹, 1890-1945*, Göttingen (2. Aufl. 1992).
– (2005), *Grenzüberschreitungen: das Kaiser-Wilhelm-Institut für Anthropologie, menschliche Erblehre und Eugenik 1927-1945*, Göttingen.
Schwoch, Rebecca (2001), *Ärztliche Standespolitik im Nationalsozialismus: Julius Hadrich und Karl Haedenkamp als Beispiele*, Husum.
Sofair, Andre/Kaldijan, Lauris C. (2000), »Eugenic Sterilization and a Qualified Nazi Analogy: The United States and Germany, 1930-1945«, in: *Annals of Internal Medicine* 132, S. 312-319.

Steele, Rufus (1933), »Germany Adopts Euthanasia«, in: *The Christian Science Monitor*, 9. 10. 1933, S. 1.

Süß, Winfried (2003), *Der ›Volkskörper‹ im Krieg. Gesundheitspolitik, Gesundheitsverhältnisse und Krankenmord im nationalsozialistischen Deutschland 1939-1945*, München.

Weindling, Paul (1989a), *Health, Race, and German Politics between National Unification and Nazism, 1870-1945*, Cambridge/New York.

– (1989b), »The ›Sonderweg‹ of German Eugenics: Nationalism and Scientific Internationalism«, in: *British Journal for the History of Science* 22, S. 321-333.

Weingart, Peter (1989), »German Eugenics between Science and Politics«, in: *Osiris* 5, S. 260-282.

–, Kroll, Jürgen/Bayertz, Kurt (1988), *Rasse, Blut und Gene: Geschichte der Eugenik und Rassenhygiene in Deutschland*, Frankfurt am Main.

Weiss, Sheila (1987), »The Race Hygiene Movement in Germany«, in: *Osiris* 3, S. 193-236.

Winau, Rolf (1993), »Die Freigabe der Vernichtung ›lebensunwerten Lebens‹«, in: *Medizin im ›Dritten Reich‹*, hg. von Johanna Bleker und Norbert Jachertz, Köln, S. 162-174.

Forschung

Stefan Schulz
Medizinische Forschung am Menschen im 19. und 20. Jahrhundert

Das Interesse an eigenständigen Geschichten zur ethischen Problematik der medizinischen Forschung am Menschen wuchs in den 1980er Jahren zeitgleich mit der größeren Aufmerksamkeit, die medizinethischen Problemen im Allgemeinen entgegengebracht wurde. Parallel intensivierte sich die Auseinandersetzung mit den menschenverachtenden Forschungen in den Konzentrationslagern des Dritten Reiches, hier im Kontext einer zweiten Phase der Aufarbeitung der Medizin im Nationalsozialismus.[1]

Für das 19. und frühe 20. Jahrhundert sind seitdem vielfältige Geschichten der »medizinischen Forschung« geschrieben worden. Besondere Aufmerksamkeit wurde hier der Implementierung der »numerischen Methode« und den Veränderungen des Arzt-Patient-Verhältnisses gewidmet, die neue Wahrnehmungsrahmen der ethischen Problematik und neue Argumentationsstrategien generierten. Auf juristischer Ebene analysierte man die Entstehungs- und Rezeptionsbedingungen der Regelwerke, die seit dem späten 19. Jahrhundert erlassen wurden. Studien zur Nachkriegsgeschichte sind seltener.[2] Schwerpunkte sind hier beispielsweise die Geschichte der Aufarbeitung der NS-Medizin inklusive der Rezeptionsgeschichte des Nürnberger Kodex,[3] die Entstehung von Ethik-Kommissionen[4] und die Implementierung des »Informed-Consent«-Konzepts.[5] Die Grenzen zu aktuellen ethischen Arbeiten, in denen die jüngere Vergangenheit nicht mit spezifisch historischen Methoden bearbeitet wird, sind dabei fließend.

Die für eine Einführung sinnvolle Fokussierung auf einzelne Aspekte dieser vielfältigen »Forschungsgeschichten« wird sich an den

1 Vgl. Jachertz (1997), bes. S. 280-286.

2 Vgl. den Überblick bei Maio (2002), S. 26-36 und S. 291-312.

3 Vgl. die Sammelbände von Tröhler/Reiter-Theil (1997), Kolb/Seithe (1998), Frewer/Neumann (2001), Roelcke/Maio (2004).

4 Toellner (1990), Wiesing (2003).

5 Faden/Beauchamp (1986), Vollmann (2000).

genannten Schwerpunkten orientieren und dabei der gegenwärtig häufig benutzten, aber oft kritisierten Unterscheidung zwischen therapeutischen Studien und nichttherapeutischen Versuchen besondere Aufmerksamkeit widmen.[6] Ein Rekurs auf die NS-Zeit wird sich den Motiven einzelner Täter zuwenden und so den Zusammenhang mit dem im vorigen Beitrag dieses Bandes bearbeiteten Thema »Medizin und Nationalsozialismus« herstellen. Für die Nachkriegszeit sei gleichfalls auf den Beitrag »Ethik der medizinischen Forschung« verwiesen.

1. Einzelfall versus Statistik: Die numerische Methode

Zahlreiche der aktuell als ethisch problematisch eingeschätzten Aspekte der medizinischen Forschung am Menschen sind eng mit einer bestimmten Methode der Erkenntnisgewinnung verbunden: der statistischen Analyse von größeren Kollektiven, die nach spezifischen »Versuchsbedingungen« verlangt und bei klinischen Studien die individuelle, therapeutische Arzt-Patient-Beziehung einem »Studiendesign« unterordnet.

Statistische Analysen verbreiteten sich ab den 1830er-Jahren[7] ausgehend von der Pariser Hospitalmedizin in der kontinentalen Universitätsmedizin. Lang tradierte Therapien wie etwa der Aderlass gerieten unter den neuen Standards in Misskredit, Diagnosen und Krankheitsentitäten änderten sich. Über die Ausgestaltung der statistischen Analysen indes wurde heftig gestritten, insbesondere über die Frage, inwieweit theoretische Überlegungen zu berücksichtigen seien und in welchem Verhältnis Theorie, statistische Empirie und Einzelfall zueinander stehen. Ursache, Begleiterscheinung und auch Folge dieser Verwerfungen war an vielen Orten eine tief greifende therapeutische Skepsis, die die Ärzteschaft spaltete. Zugespitzt zur Negativfolie wurde diese Haltung zum Vorwurf des »therapeuti-

6 Vgl. den Beitrag »Ethik medizinischer Forschung« von Heiner Fangerau in diesem Band.

7 Quantitative Analysen in einem weiten Sinne wurden im 18. Jahrhundert etwa von James Lind im Bereich der Skorbutprophylaxe in der Schiffsmedizin angestrengt (*A Treatise of the Scurvy*, Edinburgh 1753). Auch die Aufsehen erregenden Versuche von Anton Störck in Wien sind dafür ein Beispiel, vgl. Schweppe (1976).

schen Nihilismus«; obgleich die kritisierten Ärzte durchaus nicht jede Form der Therapie ablehnten.[8]

Einen exemplarischen Einblick in die ärztliche Wahrnehmung der Ausgestaltung, der Chancen und der Grenzen der neuen Methode eröffnet der medizinische Reisebericht des späteren Tübinger Professors für Medizin, Carl August Wunderlich (1815-1877). Wunderlich hatte in den späten 1830er-Jahren während einer Studienreise die großen Krankenhäuser in Paris besucht. Dort wurden statistische Analysen seit Kurzem zu Forschungszwecken eingesetzt. Wunderlich selbst stand der neuen »numerischen Methode« wie viele seiner Zeitgenossen, ambivalent gegenüber. Einerseits hielt er sie durchaus für geeignet, in einigen Bereichen, wie der Semiotik (Zeichenlehre), die vagen Einschätzungen von »oft«, »selten« und »bisweilen« durch eine neue Form der Sicherheit zu ersetzen – wenn die grundsätzlichen Voraussetzungen für eine gute Statistik erfüllt seien, wie Wunderlich betonte, nämlich 1. eine großen Zahl von 2. glaubwürdigen und 3. zu einer Wahrscheinlichkeitsrechnung tauglichen Beobachtungen. Andererseits schien es ihm aber kaum möglich, aus quantitativen Untersuchungen tragfähige Kausalerklärungen für pathologische oder therapeutische Prozesse abzuleiten – dafür seien diese Vorgänge zu komplex bzw. die Methode zu schematisch und eindimensional. Was sei überdies gewonnen, fragte der junge Mediziner, wenn man einen individuellen Patienten zu behandeln hätte und wüsste, dass eine bestimmte Therapie in 70 Prozent der Fälle helfe und in 30 Prozent nicht? Man müsse doch wissen, ob der Patient, der vor einem stünde, in die eine oder andere Gruppe gehört![9] Diese Kritik war typisch für zahlreiche Ärzte der Zeit. Das belegt ein Blick in andere Schriften. Wilhelm Griesinger (1817-1868) bemühte etwa in ähnlicher Absicht wie Wunderlich den Vergleich eines statistisch orientierten Heilkundigen mit einem Schuhmacher, der 1000 Füße ausmisst, einen Durchschnittswert berechnet, auf dieser Basis einen Durchschnittsleisten fertigt und aus diesem Schuhe produziert; Schuhe, die dann nur einigen wenigen passen und den meisten Trägern Beschwerden verursachen.[10]

8 Vgl. Elkeles (1996), bes. S. 13-32; zu den sozialgeschichtlichen Hintergründen vgl. bes. Wiesemann (1991) und (1993); vgl. auch allgemein Lenarz (1986) und Wiesing (1995).

9 Wunderlich (1841, Nachdruck 1974), S. 40-43.

10 Griesinger (1848), S. 18.

Auch die nun notwendigen Forschungsprojekte bewertete Wunderlich als moralisch bedenklich: Es könne nicht angehen, dass man mit »eiserner Konsequenz bis zum Tode« etwa thyphöse Kranke in drei Gruppen einteile, von denen die eine mit Blutentziehungen, die andere mit Abführmitteln und die dritte gar nicht behandelt würde! Seine Patienten – so Wunderlich – müssten dem Arzt »heiliger sein« als dem Insektenforscher die Käfer, die er zu Studienzwecken erbarmungslos aufspieße.[11] Trotz dieser von ärztlicher Fürsorge geprägten Passagen kommen die von den Versuchen betroffenen Patienten in Wunderlichs Text nicht zur Sprache; von einer Freiheit, über den eigenen Körper, über die eigene Gesundheit und Krankheit selbst bestimmen zu können, ist keine Rede. »Schaden« und »Nutzen« des ärztlichen Handelns für den Patienten zu bestimmen ist hier Sache des Arztes. Diese paternalistische Grundhaltung ist typisch für viele Ärzte in dieser Zeit. Überhaupt war die medizinische Forschung damals hauptsächlich ein Thema unter Medizinern und Naturforschern. Spezifische Regelwerke zur statistischen Forschung am Menschen gab es nicht.

2. Der Weg in die Öffentlichkeit

Doch die Diskussion um die medizinische Forschung am Menschen blieb nicht lange auf die Wissenschaftler und Ärzte beschränkt. Im Kontext der allgemeinen sozialen Verwerfungen der Zeit gerieten die Ärzte als Teil der Bürgerschaft in Konfrontation mit der Arbeiterklasse und ihren aus der Bourgeoisie stammenden Anwälten. Die »armen Patienten«, die »unbemittelten Klassen« wurden als »Unterrichts-, resp. Versuchsmaterial« der Ärzte wahrgenommen, das in den Krankenhäusern vernachlässigt und missbraucht wurde – im Unterschied zu den wohlhabenden Privatpatienten. Die zeitgenössische medizinische Forschung am Menschen kritisierte man als »moralischen Irrsinn« und als strafrechtliches Desiderat und bewertete sie als Herausforderung für die Aufsichts- und Fürsorgepflicht der staatlichen Institutionen. Exemplarisch dafür ist die Artikelserie »Arme Leute in Krankenhäusern«, die seit 1898 in der *Münchener Freien Presse*, einem linksliberalen Tageblatt,

11 Wunderlich (1841, Nachdruck 1974), S. 42 f.

erschien und 1900 als eigenständige Broschüre publiziert wurde. Herausgeber des kleinen Heftes war der Historiker, Pazifist, linksliberale Politiker und spätere Friedensnobelpreisträger Ludwig Quidde (1858-1941). Die Autoren forderten, Forschung am Menschen nur dann zu gestatten, wenn sie »zum Wohle des betreffenden Patienten selbst« unternommen würde, und zwar mit »ausdrücklicher und freier Zustimmung« des Kranken. Forschungen, die nicht direkt den betroffenen Personen nutzen, mit ihrem Leiden nichts zu tun haben oder sie sogar den Risiken neuer Erkrankungen aussetzen, müssten unterbleiben. Utilitaristische Rechtfertigungen, etwa einen Einzelnen zugunsten vieler tausender zu gefährden, wurden *expressis verbis* abgelehnt.[12] Aus dem Entstehungskontext heraus wird der defensive Charakter dieser Forderungen deutlich: Sie sollten den Einzelnen in Arzt-Patient-Beziehungen schützen, in denen es keinen sicheren gemeinsamen Wertehorizont mehr gab, in denen sich Arzt und Patient insofern als »Fremde« oder sogar als »Feinde« begegneten – insbesondere in den Krankenhäusern, die eben der Ort nicht nur therapeutischer Anstrengungen, sondern auch medizinischer Forschungen waren. In der Forderung, dass Forschungen den betroffenen Patienten direkt nützen sollten, ist die erst später explizit fassbare Trennung von therapeutischen und nichttherapeutischen Versuchen spürbar. Damit steht diese Differenzierung selbst in der Tradition des Patientenschutzes bei Forschungsvorhaben.

3. Der Fall Neisser

Einer der durch die Münchener Freie Presse in die Öffentlichkeit gebrachten »Forschungsskandale« war der so genannte »Fall Neisser«[13] – ein Fall, der zu einem Politikum avancierte und ein deutliches Beispiel dafür ist, wie unterschiedlich die Problemwahrnehmung im Kreis der forschenden Ärzte und in bestimmten Kreisen der Öffentlichkeit war.

Ausgangspunkt für die 1892 von Albert Neisser (1855-1916) durchgeführten und 1898 publizierten Versuche war die Frage, ob eine so genannte Serumtherapie der Syphilis möglich sei. Damit knüpfte

12 Vgl. *Arme Leute in Krankenhäusern* (1900), bes. S. 8, S. 21-27.

13 Vgl. zum Fall Neisser bes. Elkeles (1996), S. 180-217.

der Breslauer Professor für Dermatologie an die erfolgreiche Immunisierung von Tieren gegen Tetanustoxin an, die 1890 gelungen war. Hintergrund des neuen Ansatzes war ein rasch verlaufendes, komplexes Wechselspiel von sich ändernden Krankheitskonzepten, klinisch-statistischen Studien und bakteriologischen Forschungen, das neue Krankheitsentitäten, Diagnosen und therapeutische Ansätze generierte. Spezifische Mikroorganismen wurden charakteristisch für die Geschlechtskrankheiten. Neisser selbst hatte einige Jahre vor seinen Syphilis-Versuchen den Erreger der Gonorrhö beschrieben. Auch für die Syphilis wurde ein spezifischer Erreger postuliert. Der Nachweis war aber noch nicht gelungen.[14]

Um die Frage nach der Serumtherapie der Syphilis zu beantworten, injizierte Neisser vier seiner Patientinnen Serum von Syphiliskranken unter die Haut, vier weiteren in die Venen. Einige dieser Frauen waren zum Zeitpunkt der Experimente noch minderjährig, alle waren zur Behandlung anderer Leiden in seiner Klinik. Fünf Frauen litten an anderen Geschlechtskrankheiten und galten als Prostituierte, darunter die vier Patientinnen, denen er intravenös Serum verabreichte. Nach den Injektionen wurden die Versuchspersonen geraume Zeit nachbeobachtet. Die vier Prostituierten, denen er das Serum intravenös verabreicht hatte, erkrankten später an Syphilis. Nach Neissers Urteil war es offensichtlich nicht gelungen, diese Frauen zu immunisieren. Ob sie sich kurz vor oder nach den Injektionen infiziert hatten, musste offen bleiben.

Ganz anders war die Problemwahrnehmung in der *Münchener Freien Presse*: Hier wurde Neisser vorgeworfen, dass er nicht so sorgfältig wie möglich für zellfreies Serum gesorgt habe, um das Risiko für seine Patientinnen zu minimieren. Wer könne daher ausschließen, dass Neisser selbst die erkrankten Versuchspersonen über das Serum mit Syphilis infiziert habe? Außerdem prangerte man an, dass er die Frauen weder über die Versuche unterrichtet noch ihre Einwilligung eingeholt hatte. Dieser letzte Vorwurf hatte allerdings mit dem mentalitätsbildenden Umstand zu kämpfen, dass die Zwangsbehandlung von Prostituierten rechtlich verankert war – auch wenn es sich bei den Injektionen nicht um eine bereits erprobte Therapie handelte. Neisser selbst fehlte jede Einsicht in die moralische Problematik seines Vorgehens – er hielt eine Einwilligung der

14 Vgl. Fleck (2002).

Versuchspersonen grundsätzlich für nicht nötig. Eine wichtiges Argument für diese Haltung war ihm die mangelnde Sachkenntnis der Frauen: Wenn er gewollt hätte, wäre es ihm leicht möglich gewesen, durch Überredung die Einwilligung seiner Patientinnen zu erhalten. Diese Haltung teilte Neisser mit vielen seiner Kollegen. Aus einer anderen Perspektive beurteilt, kam dadurch auch das »Beweismaterial« gegen diese Forscher zusammen: Sie publizierten ihre Studien in medizinischen Fachjournalen und denunzierten sich aus der Sicht der Presse damit selbst.[15]

Die Diskussion kochte heftig auf verschiedenen Ebenen. Versuchsbezogene Argumente vermengten sich mit zahlreichen anderen Diskussionssträngen wie der Frage nach der Freiheit medizinisch-wissenschaftlicher Forschung. Auch antisemitische Strömungen spielten eine Rolle. Schließlich wurde Neisser für seine Experimente vom »Königlichen Disziplinarhof für Nicht-Richterliche Beamte« mit einer Geldbuße von 300 Mark und einem Verweis bestraft. Strafrechtlich konnte er nicht mehr belangt werden, da seine Versuche bereits verjährt waren.

4. Die Preußischen Anweisungen: Inhalt und Kritik

Zeitgleich mit Neissers Verurteilung erfolgte eine politische Reaktion:[16] Das preußische Kultusministerium verabschiedete eine »Anweisung« an die »Vorsteher an Kliniken, Polikliniken und sonstigen Krankenanstalten«.[17] Nach diesen Anweisungen waren »medicinische Eingriffe zu anderen als diagnostischen, Heil- und Immunisierungszwecken (...) unter allen Umständen« ausgeschlossen, wenn es sich um eine minderjährige oder sonst nicht »vollkommen ge-

15 *Arme Leute in Krankenhäusern* (1900), S. 10.

16 Soweit bisher bekannt, ist die Zustimmung von Patienten nur einmal vorher in Preußen rechtlich verankert worden. Der Kontext war hier aber ein anderer. In einem Zirkular aus dem Jahre 1891 wurde die Behandlung von Gefängnisinsassen mit Tuberkulin gegen ihren Willen untersagt, vgl. Sauerteig (2000), S. 311 f.; zu den Tuberkulin-Versuchen vgl. auch Elkeles (1996), bes. S. 133-151; Gradmann (2000) und (2001).

17 Zentralblatt für die Gesamte Unterrichtsverwaltung in Preußen (1901), S. 188 f.; Text auch bei Moll (1902), S. 566; Elkeles (1996), S. 209; Ley/Ruisinger (2001), S. 27.

schäftsfähige Person« handelte, die Person dem Eingriff nicht »in unzweideutiger Weise« zugestimmt hatte und nicht eine sachgemäße Belehrung über die möglicherweise eintretenden »nachtheiligen Folgen« vorausgegangen war. Außerdem wurde festgelegt, dass die »Vorsteher« der Kliniken die Verantwortung trugen und die Erfüllung der Voraussetzungen auf dem Krankenblatt zu vermerken sei.

Umgehend wurden diese Anweisungen kritisiert, auch von ärztlichen Gegnern der angeprangerten Forschungspraktiken wie dem Berliner Arzt Albert Moll (1862-1939). In seinem Handbuch der »Ärztlichen Ethik«[18] bemängelte Moll etwa, dass die Schwere der Fälle nicht berücksichtigt werde. Nach Lage des Textes bestehe kein Unterschied zwischen der Entnahme einer Haarprobe und einer gefährlichen Operation. Außerdem stimme die schematische Orientierung an der »Volljährigkeit« nicht mit anderen Rechtsbereichen überein, wenn etwa 16-jährige Mädchen »fast in jeder Beziehung ihre sexuelle Freiheit haben und über ihren Körper verfügen können«, ihnen die Teilnahme an gefahrlosen Forschungsvorhaben aber untersagt sei.

5. Politische Norm und ärztliche Forschungspraktiken

Zwischen den politischen Reglementierungsanstrengungen und der Forschungspraxis klaffte weiterhin eine große Lücke. Exemplarisch belegen dies die Ereignisse um die Testung des Salvarsans und seiner Vorläuferverbindungen um das Jahr 1910 herum: Ein spezifisches Problembewusstsein für die Aufklärung und Einwilligung der Probanden lässt sich hier nicht nachweisen. Ähnlich wie im Fall Neisser wurden die neuen Substanzen zur Infektionsbekämpfung etwa an sozialen Randgruppen getestet, und zwar an psychiatrischen Patienten.[19]

Die politischen Diskussionen zur medizinischen Forschung am Menschen liefen daher weiter. Aufbauend auf einem Entwurf des Reichsgesundheitsrats publizierte der Reichsminister des Inneren dann 1931 »Richtlinien für neuartige Heilbehandlung und für die

18 Vgl. Moll (1902), S. 566-569.
19 Vgl. Sauerteig (2000), bes. S. 312-320.

Vornahme wissenschaftlicher Versuche am Menschen«.[20] Ähnlich wie bei den Preußischen Anweisungen handelte es sich bei diesen Richtlinien nicht um ein eigentliches »Gesetz«, sondern man versuchte eine Regelung der Forschungen über das »Dienstrecht«. Alle in »Anstalten« tätigen Ärzte sollten bei »ihrem Eintritt« auf diese Richtlinien verpflichtet werden. Voraussetzung dafür war, dass die Richtlinien von den einzelnen deutschen Ländern übernommen und umgesetzt wurden, was etwa in Preußen durch das Ministerium für Volkswohlfahrt noch im gleichen Jahr geschah.[21] In den »Richtlinien« wurde jetzt *expressis verbis* unterschieden zwischen »neuartigen Heilbehandlungen« und »wissenschaftlichen Versuchen«, die der Heilbehandlung im einzelnen Fall *nicht* dienten.

Für *neuartige Heilbehandlungen* forderte man u. a. eine Nutzen-Risikoanalyse, um der unterschiedlichen Schwere der Fälle Rechnung zu tragen. Tierversuche wurden als Voraussetzung vorgeschrieben. Die Zustimmung des Patienten bzw. Probanden oder des gesetzlichen Vertreters wurde festgeschrieben, nur in »Notfällen« sollte unter bestimmten Umständen ein Verzicht möglich sein.

Für *wissenschaftliche Versuche* wurden zusätzliche Regeln formuliert: Sie waren »unter allen Umständen« untersagt, wenn keine Zustimmung vorlag. Wissenschaftliche Versuche am Menschen waren zu verwerfen, wenn sie durch Tierversuche ersetzt werden konnten. Bei Kindern oder Jugendlichen mussten sie unterbleiben, sobald nur die geringste Gefährdung zu erwarten stand – wobei aber offen blieb, ab wann von einer solchen Gefährdung auszugehen sei.

6. Verbrecherische Forschungen in den Konzentrationslagern

Die Regelwerke zur medizinischen Forschung am Menschen konnten die Forschungsverbrechen in den Konzentrationslagern der Nationalsozialisten nicht verhindern. Die Liste der Anklagepunkte im so genannten Nürnberger Ärzteprozess, der von 1946 bis 1947 direkt im Anschluss an den Hauptkriegsverbrecherprozess stattfand, ist

20 Reichsminister des Innern (1931); abgedruckt auch in: Ley/Ruisinger (2001), S. 28-31; Mitscherlich/Mielke (2001), S. 350-353.

21 Ministerium für Volkswohlfahrt (1931).

lang.[22] 20 der 23 Angeklagten waren Mediziner. Damit standen in Nürnberg nur einige wenige Täter vor Gericht. In späteren Prozessen, die vor verschiedenen Gerichten – auch im Ausland – stattfanden, wurden viele weitere Ärzte verurteilt.[23]

Beginnend mit der 1947 erschienenen Prozessdokumentation von Alexander Mitscherlich (1908-1982) und Fred Mielke (gest. 1959),[24] sind die in Nürnberg verhandelten medizinischen Verbrechen intensiv analysiert worden.[25] Die Ergebnisse dieser Forschungen und ihre Rezeption vollständig wiederzugeben kann nicht Sinn und Zweck dieses Beitrages sein. Hier sollen stattdessen – wie bereits angekündigt – die Motive einiger Täter hinterfragt werden, an Forschungsverbrechen teilzunehmen.

6.1 Die Sulfonamidversuche

Wegen der Teilnahme an den verbrecherischen Versuchen mit der Sulfonamidtherapie von Wundinfektionen waren in Nürnberg drei Ärzte angeklagt:[26] der Sportmediziner und Professor für Orthopädie in Berlin, Karl Gebhardt (1897-1948), sein klinischer Assistent Fritz Fischer (geb. 1912) und die Ravensbrücker Lagerärztin Herta Oberheuser (1911-1978). Alle drei wurden nicht nur für ihre Teilnahme an den Sulfonamidversuchen verurteilt, sondern auch wegen der Teilnahme an Knochenverpflanzungsversuchen; Fischer und Gebhardt außerdem wegen der Mitgliedschaft in einer verbrecherischen Organisation; Gebhardt schließlich auch wegen der Teilnahme an Meerwasser- und Sterilisierungsversuchen.[27]

Während der Sulfonamidversuche wurden zwischen Juli 1942 und August 1943 im Frauenkonzentrationslager Ravensbrück polnischen Frauen Wunden zugefügt und teilweise künstlich infiziert, u. a. mit

22 Vgl. Mitscherlich/Mielke (2001), Oppitz (1999), S. 44 f.

23 Zur Diskussion um die Zahl der Täter vgl. Oppitz (1999), S. 73 f.

24 Mitscherlich/Mielke (1947) und (2001), dort besonders S. 18 f.

25 Zur Geschichte des Nationalsozialismus insgesamt vgl. die Bibliografie von Ruck (2000); zu den in Nürnberg verhandelten Forschungsverbrechen besonders den Sammelband von Ebbinghaus/Dörner (2001); vgl. auch den Beitrag »Rassenhygiene in Deutschland und Medizin im Nationalsozialismus« in diesem Band.

26 Vgl. zu den folgenden Schilderungen bes. Ebbinghaus (2001), Ebbinghaus/Roth (2001a), Ley (2001), Mitscherlich/Mielke (2001), S. 171-200.

27 Oppitz (1999), S. 44 f.

Gasbranderregern. Fremdkörper wurden in die Wunden eingebracht. Anschließend »behandelte« man die Opfer mit Sulfonamiden oder auch chirurgisch, einige blieben als »Kontrollgruppe« unversorgt. Den Opfern war nicht bekannt, was mit ihnen geschah. Psychoterror, schwere Schmerzen und den Tod der Frauen nahmen die Täter skrupellos in Kauf. Mehrere Frauen starben während der Versuche, andere wurden kurz vor der Befreiung des Konzentrationslagers Ravensbrück erschossen, um die Zeugen zu beseitigen. Einen Einblick in das schreckliche Schicksal der Frauen geben die Interviews, die Loretta Walz Mitte der 1990er-Jahre mit drei Überlebenden geführt hat.[28] Was bewog die drei Ärzte, an diesen Verbrechen teilzunehmen?

6.2 Karl Gebhardt

Karl Gebhardt[29] war als Begleitarzt Heinrich Himmlers (1900-1945) und beratender Chirurg der Waffen-SS bereits in die Vorgeschichte der Sulfonamidexperimente verwickelt. Reinhard Heydrich (1904-1942), Chef der Sicherheitspolizei und stellvertretender Reichsprotektor in Böhmen, war im Juni 1942 durch ein Attentat verletzt worden und anschließend an einer Wundinfektion verstorben. Gebhardt war an der nicht erfolgreichen Behandlung beteiligt gewesen und anschließend in die Kritik geraten, auch wegen des fehlenden Einsatzes von Chemotherapeutika.

Die Therapie von Wundinfektionen mit Chemotherapeutika war spätestens seit den hohen Verlusten im Winter 1941/1942 an der »Ostfront« ein wichtiges militärärztliches Thema. Im Mai 1942 hatte man darüber auf der »Ersten Arbeitstagung Ost der beratenden Feldärzte« diskutiert. Das erste Sulfonamid, das *Prontosil*, war 1935 auf den Markt gekommen und hatte sich gegen zahlreiche Infektionen als wirksam erwiesen. Der Einsatz bei Wundinfektionen war allerdings umstritten. Besonders von chirurgischer Seite wurden Zweifel angemeldet.

Um die Leitung der Sulfonamidversuche bemühte sich Gebhardt

28 Walz (2001); vgl. auch den Film »Man nannte uns Kaninchen«, Drehbuch und Regie Loretta Walz, Loretta Walz Videoproduktion 1995, Länge: 55 min.; vgl. auch Ebbinghaus (2001).

29 Zu Gebhardt vgl. auch Beckenbauer (1974), Ebbinghaus/Roth (2001b), S. 628.

selbst. Während des Nürnberger Ärzteprozesses gab er später zu Protokoll, er habe verhindern wollen, dass Himmler die Experimente »irgendeinem Internisten« oder »irgendeinem unbekannten KZ-Arzt« übertrug. Gleichzeitig war ihm wichtig gewesen, den Reichsarzt-SS und Inspekteur des Sanitätswesens der Waffen-SS, den Internisten Ernst Grawitz (1899-1945) – einen entschiedenen Anhänger der Sulfonamidtherapie –, als persönlichen Konkurrenten auszuschalten. Schließlich fürchtete er einen Kompetenzverlust der Chirurgen im Feld durch die medikamentöse Therapie von Wundinfektionen. Gebhardt bediente sich also der verbrecherischen Möglichkeiten des NS-Lagersystems, um sich zu profilieren und seine Karriere sowie sein Fach zu fördern.

6.3 Fritz Fischer

Fritz Fischer[30] führte als klinischer Assistent Gebhardts zahlreiche der Operationen durch. Fischer war im November 1933 in die SS eingetreten, seit Mai 1933 war er Mitglied der NSDAP. Seit Ende 1939 arbeitete er in der SS-Abteilung der Heilanstalt Hohenlychen unter Gebhardt. Im Unterschied zu seinem Vorgesetzten beteuerte Fischer später, dass er die Experimente an sich für illegitim gehalten und nur auf Befehl durchgeführt habe. Dass er sich den Befehlen seines Vorgesetzten nicht widersetzt habe, führte Fischer auf dessen starke Persönlichkeit und die Umstände des Krieges zurück, unter denen das Schicksal der Nation »bedingungslosen Gehorsam« gefordert hätte. Tatsächlich vermittelte Fischer während seiner Vernehmung insgesamt den Eindruck eines geborenen Befehlsempfängers – ob er sich so allein aus einer Verteidigungsstrategie heraus präsentierte, muss dabei offen bleiben.

30 Zu Fischer vgl. auch Schmidt (2001), Ebbinghaus/Roth (2001b), S. 627 f.

6.4 *Herta Oberheuser*

Unterstützt wurden Gebhardt und Fischer durch die Lagerärztin Herta Oberheuser,[31] die einzige Frau, die im Nürnberger Ärzteprozess später angeklagt wurde. Die im Mai 1937 der NSDAP beigetretene Oberheuser beobachtete u. a. den Infektionsverlauf, notierte die Effekte der verschiedenen Maßnahmen und erstattete den Ärzten aus Hohenlychen regelmäßig Bericht. Nach eigener Auskunft hatte sie die Tätigkeit als Lagerärztin 1940 aus finanziellen Schwierigkeiten angenommen, habe sich dort aber von Anfang an unwohl gefühlt. Die Schwestern und anderen Ärzte seien eine gegen sie eingestellte SS-Clique gewesen. Ihre Arbeitssituation habe sich erst verbessert, nachdem Gebhardt und Fischer in das Lager gekommen waren. Nun habe sie endlich wieder klinisch fachlich arbeiten können: »Ich arbeitete wieder mit einem Klinikchef und einem klinischen Assistenten, und sie erkannten mich als Stationsärztin an.« Oberheuser war augenscheinlich die Mitarbeit bei den verbrecherischen Sulfonamidversuchen »angenehmer« als ihre Arbeit als Lagerärztin. Glaubt man ihren Schilderungen – wobei hier durchaus Skepsis angebracht ist –, dann nahm sie die Gesamtsituation offensichtlich nur aus ihrer sehr persönlichen Binnenperspektive wahr.

6.5 *Täter-Motive*

Wie die Motive der drei Täter zeigen, wurden die verbrecherischen Experimente in Ravensbrück im Schnittpunkt einer bestimmten »medizinischen« Fragestellung und eines kriegsbedingten Handlungsdrucks im Kontext des NS-Regimes, seiner Rassenideologie und seines Repressionsapparats – einschließlich des Konzentrationslagersystems – sowie auf der Basis einer inneren Tatbereitschaft der handelnden Ärzte begangen. Letztere war unterschiedlich akzentuiert: Karl Gebhardt war offenbar ein skrupelloser Karrierist, Fischer erscheint als Befehlsempfänger, der Verantwortung nach oben abschob, Oberheuser schließlich fehlte jede Empathie für die Opfer, sie empfand die Experimente als willkommene »Abwechslung« und Aufwertung der eigenen Person. Eine wichtige Basis der

31 Zu Oberheuser vgl. auch Ebbinghaus (1987), Ebbinghaus/Roth (2001b), S. 637.

verbrecherischen Versuche war aber auch die in der Medizin etablierte Forschungsmethode. Unter dem Eindruck der in Nürnberg verhandelten Verbrechen war die Sensibilität für diesen Aspekt besonders hoch. Viktor von Weizsäcker (1886-1957) etwa sah neben den Angeklagten auch den »Geist der Medizin (...), der den Menschen nur als Objekt wahrnimmt« und den »Menschen betrachtet wie ein chemisches Molekül oder einen Frosch oder ein Versuchskaninchen«, auf der Anklagebank.[32]

6.6 Die Strafen

Gebhardt, Fischer und Oberheuser wurden in Nürnberg schuldig gesprochen. Als Strafmaß wurde festgesetzt: Gebhardt – Todesstrafe, Fischer – lebenslängliche Freiheitsstrafe, Oberheuser – 20 Jahre Freiheitsstrafe. Das Todesurteil für Gebhardt wurde in Landsberg am Lech am 2. Juni 1948 vollstreckt. Fischer und Oberheuser mussten dagegen ihre Strafen nicht vollständig verbüßen, vielmehr wurden diese 1951 auf 20 bzw. 10 Jahre reduziert; 1952 bzw. 1954 wurden beide vorzeitig aus der Haft entlassen.[33] Die Reduzierung der Strafen im Jahr 1951 hatte der amerikanische Hochkommissar John McCloy im Anschluss an eine Überprüfung der Entscheidungen des Militärgerichts beschlossen.[34] Diese – auf den ersten Blick nur schwer nachvollziehbare – Entscheidung spielte sich im Kontext des beginnenden Kalten Krieges ab, in dem die Amerikaner stark an einer deutschen Wiederbewaffnung und an der Kooperation mit Westdeutschland interessiert waren. Gleichzeitig hatte sich in den Westzonen bzw. der BRD eine besondere Form der »Vergangenheitspolitik« etabliert, in der man versuchte, die Subjekte der NS-Vergangenheit in den neuen demokratischen Staat zu integrieren.[35] Damit wurde in der Ära Adenauer eine Sicht auf die NS-Vergangenheit eingeübt, der zufolge nur eine kleine Hand voll »wirklicher« NS-Verbrecher wahrgenommen wurde.

32 Weizsäcker (1947/1948), S. 68 und 102.
33 Oppitz (1999), S. 46-48.
34 Vgl. ebd., S. 47.
35 Frei (2001), S. 178-180.

7. Der Nürnberger Kodex

Der Nürnberger Ärzteprozess ging aber nicht nur mit Urteilen über die Schuld der Angeklagten zu Ende. Als Versuch, zulässige und unzulässige Experimente an Menschen voneinander zu trennen, wurde vom Militärgerichtshof in Nürnberg im August 1947 in seiner Urteilsbegründung der so genannte Nürnberger Kodex publiziert.[36] Das Material für den Nürnberger Kodex hatten hauptsächlich zwei Zeugen der Anklage geliefert, und zwar der ursprünglich aus Österreich stammende Neuropsychiater Leo Alexander (1905-1985) und der amerikanische Physiologe Andrew Conway Ivy (1893-1978).[37]

Im so genannten Nürnberger Kodex wird betont, dass medizinische Experimente am Menschen nur ethisch gerechtfertigt seien, wenn sie innerhalb klar festgelegter Grenzen erfolgten. Diese Grenzen werden dann in zehn Absätzen beschrieben; es wird u. a. gefordert:

- die freiwillige Zustimmung der Versuchsperson ist unbedingt (!) erforderlich;
- alle unnötigen körperlichen und geistigen Leiden müssen ausgeschlossen werden; Tierversuche müssen vorausgehen;
- die Experimentatoren müssen wissenschaftlich kompetent sein;
- die Versuchspersonen können ihre Zusage jederzeit zurückziehen;
- neu auftretende Gesichtspunkte sind immer sofort zu berücksichtigen.

Für die weitere Diskussion um die Forschung am Menschen wurde der Nürnberger Kodex als immer wieder herangezogener, wenn auch umstrittener Referenzpunkt bedeutsam,[38] gerade auch im Zusammenhang mit medizinischen Forschungen an nicht oder nur begrenzt einwilligungsfähigen Personen, wie sie unter bestimmten Bedingungen etwa nach der aktuellen Fassung der Deklaration von Helsinki möglich sind.

36 Abgedruckt (in deutschen Übersetzungen) etwa bei Mitscherlich/Mielke (2001), S. 354 f.; Tröhler/Reiter-Theil (1997), S. 517 f.

37 Zu Leo Alexander vgl. Schmidt (2001), zu Andrew Conway Ivy vgl. Seidel (2001).

38 Vgl. die Beiträge in Tröhler/Reiter-Theil (1997), Kapitel »Ethik-Kodizes in der Medizin«, S. 19-272; vgl. auch Wunder (2001).

Arme Leute in Krankenhäusern (1900) [hg. von Ludwig Quidde], München.

Beckenbauer, Alfons (1974), »Eine Landshuter Jugendfreundschaft und ihre Verwicklungen in die NS-Politik (Gebhardt und Himmler)«, in: *Verhandlungen des Historischen Vereins für Niederbayern* 100, S. 5-22.

Ebbinghaus, Angelika (1987), »Die Ärztin Herta Oberheuser und die kriegschirurgischen Experimente im Frauen-Konzentrationslager Ravensbrück«, in: *Opfer und Täterinnen. Frauenbiographien des Nationalsozialismus*, hg. von Angelika Ebbinghaus, Nördlingen, S. 250-273.

– (2001), »Zwei Welten. Die Opfer und die Täter der kriegschirurgischen Experimente«, in: *Vernichten und Heilen. Der Nürnberger Ärzteprozess und seine Folgen*, hg. von Angelika Ebbinghaus und Klaus Dörner, Berlin, S. 219-240.

–, Dörner, Klaus (2001), *Vernichten und Heilen. Der Nürnberger Ärzteprozess und seine Folgen*, Berlin.

–, Roth, Karl Heinz (2001a), »Kriegswunden. Die kriegschirurgischen Experimente in den Konzentrationslagern und ihre Hintergründe«, in: *Vernichten und Heilen. Der Nürnberger Ärzteprozess und seine Folgen*, hg. von Angelika Ebbinghaus und Klaus Dörner, Berlin, S. 177-218.

–, Roth, Karl Heinz (2001b), »Ausgewählte Kurzbiografien zum Ärzteprozess«, in: *Vernichten und Heilen. Der Nürnberger Ärzteprozess und seine Folgen*, hg. von Angelika Ebbinghaus und Klaus Dörner, Berlin, S. 617-645.

Eckart, Wolfgang (1988), »Arzneimittelerprobung in der ehemaligen deutschen Kolonie Togo«, in: *Forum Wissenschaft* 1, S. 29-35.

Elkeles, Barbara (1985), »Medizinische Menschenversuche gegen Ende des 19. Jahrhunderts und der Fall Neisser«, in: *Medizinhistorisches Journal* 20, S. 135-148.

– (1989), »Die schweigsame Welt von Arzt und Patient. Einwilligung und Aufklärung in der Arzt-Patienten-Beziehung im späten 19. und 20. Jahrhundert«, in: *Medizin, Gesellschaft und Geschichte* 8, S. 63-91.

– (1990), »Der Tuberkulinrausch von 1891«, in: *Deutsche Medizinische Wochenschrift* 115, S. 472-474.

– (1996), *Der moralische Diskurs über das medizinische Menschenexperiment im 19. Jahrhundert*, Stuttgart/Jena/New York.

– (2001), »Wissenschaft, Medizinethik und gesellschaftliches Umfeld: Die Diskussion um den Heilversuch um 1900«, in: *Medizingeschichte und Medizinethik – Kontroversen und Begründungsansätze 1900-1950*, hg. von Andreas Frewer und Josef Neumann, Frankfurt am Main/New York, S. 21-43.

Faden, Ruth R./Beauchamp, Tom L. (1986), *A History and Theory of Informed Consent*, New York/Oxford.

Fleck, Ludwik (2002), *Entstehung und Entwicklung einer wissenschaftlichen Tatsache. Einführung in die Lehre vom Denkstil und Denkkollektiv*, 5. Aufl., Frankfurt am Main (Erstausgabe 1935).

Frei, Norbert (Hg.) (2001), *Karrieren im Zwielicht*, Frankfurt am Main/New York.

Frewer, Andreas/Neumann, Josef N. (2001), *Medizingeschichte und Medizinethik. Kontroversen und Begründungsansätze 1900-1950*, Frankfurt am Main/New York.

Gradmann, Christoph (2000), »Money and Microbes: Robert Koch, Tuberculin and the Foundation of the Institute for Infectious Diseases in Berlin in 1891«, in: *History and Philosophy of the Life Sciences* 22, S. 59-79.

– (2001), »Robert Koch and the Pressures of Scientific Research: Tuberculosis and Tuberculin«, in: *Medical History* 45, S. 1-32.

Griesinger, Wilhelm (1848), »Zur Revision der heutigen Arzneimittellehre. Zweiter Artikel. Principienfragen. Die Statistik«, in: *Archiv für physiologische Heilkunde* 7, S. 1-24.

Hockerts, Hans-Günther (2001), »Wiedergutmachung in Deutschland. Eine historische Bilanz 1945-2000«, in: *Vierteljahrshefte für Zeitgeschichte* 49, S. 167-214.

Jachertz, Norbert (1997), »Phasen der ›Vergangenheitsbewältigung‹ in der deutschen Ärzteschaft nach dem Zweiten Weltkrieg«, in: *Geschichte der deutschen Ärzteschaft*, hg. von Robert Jütte, Köln, S. 275-288.

Jütte, Robert (Hg.) (1997), *Geschichte der deutschen Ärzteschaft*, Köln.

Kolb, Stephan/Seithe, Horst (Hg.) (1998), *Medizin und Gewissen. 50 Jahre nach dem Nürnberger Ärzteprozeß – Kongressdokumentation*, Frankfurt am Main.

Lederer, Susan E. (1984), »The Right and Wrong of Making Experiments on Human Beings: Udo J. Wile and Syphilis«, in: *Bulletin of the History of Medicine* 58, S. 380-397.

– (1985), »Hideyo Noguchi's Luetin Experiments and the Antivivisectionists«, in: *Isis* 76, S. 31-48.

– (1995), *Subjected to Sciences. Human Experimentation in America before the Second World War*, Baltimore.

Lenarz, Thomas (1986), *Heilkunde im 19. Jahrhundert zwischen medizinischer Wissenschaft und ärztlicher Kunst*, Med. Diss., Heidelberg.

Ley, Astrid (2001), »Wissenschaftlicher Fortschritt, äußerer Druck und innere Bereitschaft. Zu den Bedingungen verbrecherischer Menschenversuche in der NS-Zeit«, in: *Gewissenlos – gewissenhaft. Menschenversuche im Konzentrationslager*, hg. von Astrid Ley und Marion Maria Ruisinger, Erlangen, S. 35-51.

–, Ruisinger, Marion Maria (Hg.) (2001), *Gewissenlos – gewissenhaft. Menschenversuche im Konzentrationslager*, Erlangen.

Maio, Giovanni (2002), *Ethik der Forschung am Menschen*, Stuttgart-Bad Cannstatt.

Ministerium für Volkswohlfahrt (1931), »Runderlass des Ministeriums für Volkswohlfahrt vom 18. 4. 1931 [bzw. vom 11. 6. 1931], betreffend Vornahme wissenschaftlicher Versuche am Menschen«, in: *Volkswohlfahrt* 12, S. 471-473 bzw. S. 607-609.

Mitscherlich, Alexander/Mielke, Fred (1947), *Das Diktat der Menschenverachtung: eine Dokumentation*, Heidelberg.

–, Mielke, Fred (2001), *Medizin ohne Menschlichkeit*, 15. Aufl., Frankfurt am Main.

Moll, Albert (1902), *Ärztliche Ethik. Die Pflichten des Arztes in allen Beziehungen seiner Thätigkeit*, Stuttgart.

Oppitz, Ulrich-Dieter (1999), »Der Prozess gegen Karl Brandt und andere (›Ärzteprozess‹) (Fall 1)«, in: *Medizinverbrechen vor Gericht. Das Urteil im Nürnberger Ärzteprozess gegen Karl Brandt und andere sowie aus dem Prozess gegen Generalfeldmarschall Milch*, hg. von Andreas Frewer und Claudia Wiesemann, Erlangen/Jena, S. 25-98 (= Erlanger Studien zur Ethik in der Medizin 7).

Reichsminister des Innern (1931), »Rundschreiben des Reichsministers des Innern betr. Richtlinien für neuartige Heilbehandlung und für die Vornahme wissenschaftlicher Versuche am Menschen. Vom 8. Februar 1931. Auszug«, in: *Reichsgesundheitsblatt* 6, S. 174-175.

Roelcke, Volker/Maio, Giovanni (Hg.) (2004), *Twentieth Century Ethics of Human Subjects Research. Historical Perspectives on Values, Practices, and Regulations*, Stuttgart.

Ruck, Michael (Hg.) (2000), *Bibliographie zum Nationalsozialismus*, Darmstadt.

Sauerteig, Lutz (2000), »Ethische Richtlinien, Patientenrechte und ärztliches Verhalten bei der Arzneimittelerprobung (1892-1931)«, in: *Medizinhistorisches Journal* 35, S. 303-334.

Schmidt, Ulf (2001), »Die Angeklagten Fritz Fischer, Hans W. Romberg und Karl Brandt aus der Sicht des medizinischen Sachverständigen Leo Alexander«, in: *Vernichten und Heilen. Der Nürnberger Ärzteprozess und seine Folgen*, hg. von Angelika Ebbinghaus und Klaus Dörner, Berlin, S. 374-404.

Schweppe, Karl-Werner (1976), *Experimentelle Arzneimittelforschung in der Älteren Wiener Schule und der Streit um den Schierling als Medikament in der Zeit von 1760-1771*, Med. Diss., München.

Seidel, Ralf (2001), »Die Sachverständigen Werner Leibbrand und Andrew C. Ivy«, in: *Vernichten und Heilen. Der Nürnberger Ärzteprozess und seine Folgen*, hg. von Angelika Ebbinghaus und Klaus Dörner, Berlin, S. 358-373.

Toellner, Richard (1990), »Problemgeschichte – Entstehung der Ethik-Kommissionen«, in: *Medizin-Ethik* 1, S. 3-18.

Tröhler, Ulrich (1988), »The Crooked Path towards Objectivation of Therapeutic Experience«, in: *Recent Results in Cancer Research* 111, S. 1-5.

–, Reiter-Theil, Stella (Hg.) (1997), *Ethik und Medizin 1947-1997 – Was leistet die Kodifizierung von Ethik?*, Göttingen.

Vollmann, Jochen (2000), »Das ›Informed-Consent‹-Konzept als Politikum in der Medizin. Patientenaufklärung und Einwilligung aus historischer und medizinethischer Perspektive«, in: *Angewandte Ethik als Politikum*, hg. von Michael Kettner, Frankfurt am Main, S. 253-279.

Walz, Loretta (2001), »Gespräche mit Stanislawa Bafia, Władysława Marczewska und Maria Plater über die medizinischen Versuche in Ravensbrück«, in: *Vernichten und Heilen. Der Nürnberger Ärzteprozess und seine Folgen*, hg. von Angelika Ebbinghaus und Klaus Dörner, Berlin, S. 241-274.

Weizsäcker, Viktor von (1947/1948), »Euthanasie und Menschenversuche«, in: *Psyche* 1, S. 68-102.

Wiesemann, Claudia (1991), *Josef Dietl und der therapeutische Nihilismus*, Frankfurt am Main/New York/Paris (= Marburger Schriften zur Medizingeschichte 28).

– (1993), »Der Aufstand in der Fakultät. Zur rhetorischen Funktion des ›therapeutischen Nihilismus‹ im vormärzlichen Wien«, in: *History of Philosophy and Life-Science* 15, S. 181-204.

Wiesing, Urban (1995), *Kunst oder Wissenschaft? Konzeptionen der Medizin in der deutschen Romantik*, Stuttgart-Bad Cannstatt.

– (2003), *Die Ethik-Kommissionen. Neuere Entwicklungen und Richtlinien*, Köln.

Winau, Rolf/Vollmann, Jochen (1996), »Informed Consent in Human Experimentation before the Nuremberg Code«, in: *British Medical Journal* 313, S. 1445-1447.

Wunder, Michael (2001), »Der Nürnberger Kodex und seine Folgen«, in: *Vernichten und Heilen. Der Nürnberger Ärzteprozess und seine Folgen*, hg. von Angelika Ebbinghaus und Klaus Dörner, Berlin, S. 476-490.

Wunderlich, Carl (1841/1974), *Wien und Paris. Ein Betrag zur Geschichte und Beurteilung der gegenwärtigen Heilkunde*, Stuttgart 1841 (Nachdruck Bern, Stuttgart, Wien = Hubers Klassiker der Medizin und der Naturwissenschaften 13).

Norbert W. Paul

Wissenschaftstheoretische Aspekte medizinischer Forschung

1. Medizinische Forschungspraktiken, die Rolle des Experiments und die Dynamik der Wissenschaftsentwicklung

1.1 Ausgangspunkte

Medizinische Forschung findet sowohl im Bereich der Grundlagenforschung als auch in der anwendungsbezogenen und patientennahen klinischen Forschung in einem interdisziplinären Raum statt. Medizinische Forschungspraktiken umfassen daher eine Vielzahl von Ansätzen, Methoden und Technologien. Der Schwerpunkt dieses Beitrages soll auf Fragen der natur- und lebenswissenschaftlichen Forschung in der Medizin liegen, da sich hier aus wissenschaftstheoretischer Sicht die grundlegenden systematischen Fragestellungen finden, von denen dann wiederum andere Bereiche – etwa derjenige der klinischen Forschung – abhängen.[1] Dreh- und Angelpunkt medizinischer Forschung im Sinne naturwissenschaftlicher Forschung ist das *Experiment*.[2] Dieser Beitrag handelt von der Bedeutung des Experiments in der medizinischen Forschung sowie von dem grundlegenden Wandel, der sich aus wissenschaftstheoretischer Sicht in diesem Bereich vollzieht. Eine Kernthese des Beitrages lautet, dass Wechselbeziehungen zwischen den Bereichen Wissenschaft, Technologie, Medizin und Gesellschaft sich auf die Forschungspraxis auswirken und diese nachhaltig verändern.[3] Dies

1 Die Rolle medizinischen Wissens wird in diesem Band ausführlich in meiner Einführung zum Thema »Medizintheorie« behandelt. Fragen der klinischen Forschung werden insbesondere im Beitrag »Ethik medizinischer Forschung« von Heiner Fangerau thematisiert.

2 Zu diesem Bereich gibt es eine Vielzahl neuerer Studien, auf die hier leider nicht ausführlich eingegangen werden kann. Als erster Zugang sei hingewiesen auf Brandt (2004), Fleck (1935), Knorr-Cetina (1999), Rheinberger (1997).

3 Auch hier kann lediglich auf eine knappe Literaturauswahl hingewiesen werden,

wird insbesondere am Wandel von klassischen Ansätzen der forschenden, naturwissenschaftlichen Medizin zur aktuellen *biomedizinischen Forschung* deutlich. Im Folgenden werden die fortbestehenden, klassischen Ansätze der medizinischen Forschung mit modernen Ansätzen einer vorwiegend daten- und technologiegetriebenen biomedizinischen Forschung kontrastiert. Den Ausgangspunkt bildet die Beobachtung, dass sich die klassische naturwissenschaftliche Forschung in der Medizin, wie wir sie seit dem 19. Jahrhundert kennen, in den letzten vier Dekaden aufgrund von Verschiebungen in den Praktiken und im Kontext der Wissensproduktion einschneidend verändert hat. Diesem Prozess wird anhand der Lebenszyklen von biomedizinischen Forschungsfeldern nachgespürt.

1.2 Lebenszyklen wissenschaftlicher »Paradigmen« in der biomedizinischen Forschung

Was kann unter dem *Lebenszyklus* biomedizinischer Forschungsfelder verstanden werden? Bereits Thomas Kuhn hatte in den 1960er-Jahren darauf hingewiesen, dass es in den Wissenschaften immer wieder zum Wechsel grundlegender Forschungsprinzipien, so genannten Paradigmenwechseln, kommen kann, die revolutionären Charakter haben können.[4] Im Folgenden soll der Lebenszyklus von Forschungsfeldern in vier Phasen eingeteilt werden, um so einen systematischen Zugang zu dem aktuellen, sehr grundlegenden – wenn auch nicht revolutionär verlaufenden – Wandel der medizinischen Forschung herzustellen.

Die erste und zweite Phase eines solchen Lebenszyklus sind durch a) das Entstehen neuer Forschungsgegenstände und b) ihre Integration in bestehende disziplinäre Zusammenhänge gekennzeichnet. Damit stellen diese ersten beiden Phasen eher unspezifische Stadien wissenschaftlichen Wandels dar. Die dritte und vierte Phase jedoch markieren den Übergang zu einer im Wesentlichen technologie-

die einen ersten Zugang zum Thema erschließt: Biagioli (1999), Cole (1992), Gibbons/Limoges u. a. (1994), Giere (1999), Gieryn (1999), Kuhn (1996), Merton (1973), Nowotny/Scott u. a. (2001), Pickering (1992), Radder (1996), Sassower (1995), Sismondo (1996).

4 Das Konzept findet sich in dem bekannten Buch Kuhn (1996).

und datengetriebenen Wissensproduktion. Im Folgenden wird gezeigt, wie sich im Ablauf der vier Phasen im Lebenszyklus eines Forschungsfeldes eine spezifische Dynamik ergibt, durch die die »natürlichen« Gegenstände der medizinischen Forschung mehr und mehr in den Hintergrund treten und die Entwicklung technologischer Anwendungen sowie die Interpretation von Daten in den Vordergrund rückt.

2. Die Phasen der Lebenszyklen biomedizinischer Forschung

2.1 Wie neue Gegenstände medizinischer Forschung entstehen (Phase 1)

Forschungsfelder, die zu Recht als neue »Paradigmen« bezeichnet werden können, entstehen üblicherweise dann, wenn neue Gegenstände in das Blickfeld von Wissenschaftlern geraten oder bekannte Gegenstände sich so grundlegend neu darstellen, dass sie vorhandene und akzeptierte Methoden und Erklärungen in Frage stellen. Auch in der medizinischen Forschung werden neue Gegenstände durch einen Wandel der Forschungsinteressen, neue Sichtweisen bzw. Überzeugungen oder aber durch den *disruptiven* Wechsel von Methoden, Technologien und Laborpraktiken generiert. In der initialen Lebensphase eines medizinischen Forschungsfeldes stellen daher empirische Befunde, die durch einen Wechsel von Perspektiven oder Verfahren entstehen, in der Regel eine ernste Herausforderung für bestehende und akzeptierte Erklärungsmodelle dar. Sie müssen durch Anpassung in den disziplinären Kontext integriert werden, um den Fortbestand und die Integrität des entsprechenden Forschungsfeldes zu gewährleisten.

Die Konzentration der biomedizinischen Experimentalforschung auf Gene und Moleküle beispielsweise ergab sich aufgrund der neuen Überzeugung, dass das menschliche Genom letztlich nicht nur die entscheidende Grundlage des Lebens, sondern auch die stoffliche und informationelle Basis von Gesundheit und Krankheit sei. Ein Beispiel für das Entstehen neuer Forschungsgegenstände durch disruptive technologische Innovation ist die Einführung von Restriktionsenzymen und rekombinanter DNA durch die Arbeitsgruppe von Stanley Cohen, Herb Boyer, Annie Chang und Paul Berg in den frühen 1970er-Jahren oder die Einführung der PCR (Polymerase Chain Reaktion) in die Genomforschung.[5]

Solche durch Interessen und Überzeugungen ausgelöste oder durch technologische Entwicklungen hervorgerufene Übergänge zu neuen Forschungsgegenständen können auch in der ersten, *gegenstandsgetriebenen* Phase des Zyklus früher medizinischer Experimentalforschung – etwa im Zusammenhang mit bakteriologischen Deutungsmodellen oder bei der Einführung der Mikroskopie – beobachtet werden. Eine Reihe von Studien weist darauf hin, dass gerade die Bakteriologie hier Analogien zur Dynamik von Paradigmenwechseln aufweist, wie sie heute typischerweise im Zusammenhang mit der modernen biomedizinischen Forschung thematisiert werden.[6]

2.2 Die Rekonfiguration biomedizinischer Forschungsfelder (Phase 2)

Die zweite Phase im Leben eines Paradigmas kann als Rekonfiguration derjenigen Theorien und Erklärungsmodelle charakterisiert werden, die für die disziplinäre Identität eines Forschungsfeldes wesentlich sind. Auch diese Phase ist im Rahmen »klassischer« naturwissenschaftlicher Forschung in der Medizin anzutreffen. Als im 20. Jahrhundert die medizinischen Experimentalwissenschaften begannen, sich nicht nur viel stärker biologisch, sondern vor allem auch molekular auszurichten, und letztlich das Forschungsfeld der Molekularen Medizin hervorbrachten, ging dies mit einem dramatischen Wandel der zentralen wissenschaftlichen Dogmen medizinischer Forschung einher. Gene wurden von der Experimentalforschung als letzte (und entscheidende) Bausteine des Lebens betrachtet, die für *jeden* beobachtbaren physiologischen oder pathologischen Prozess verantwortlich gemacht wurden. Schnell wurde daher die Forderung laut, die gesamte Medizin müsse eine »Molekulare Medizin« werden. In der Tat ist heute die Mehrzahl der medizinischen Forschungspraktiken – vom A der molekularen Anatomie bis zum Z

5 Rabinow (1996).

6 Labisch (2002), Paul/Labisch (2002). Aus historischer Perspektive vgl. insbes. Gradmann (2005).

der proteinchemisch inspirierten Zytologie – deutlich vom Paradigma der Molekularen Medizin beeinflusst, wenn nicht gar davon bestimmt.

Die Umgestaltung der medizinischen Forschungslandschaft auf der Basis molekularbiologischer Erkenntnisse begann historisch gesehen in den 1960er-Jahren. Als diese Entwicklung mit dem ersten, von Joshua Lederberg gegründeten Labor für Molekulare Medizin an der Stanford University ihren Anfang nahm,[7] lagen die Objekte und Methoden für das neue Forschungsfeld der Molekularen Medizin bereits längere Zeit vor. 1948 hatten Linus Pauling und Harvey Itano als Erste die Sichelzellenanämie als molekulare Krankheit beschrieben und ein Modell der molekularen Komplementarität vorgelegt, das dem des DNA-Doppelstranges von James D. Watson und Francis Crick aus dem Jahr 1953 nicht unähnlich war. Aus *wissenschaftstheoretischer* Sicht führte die molekulare Sichtweise von Gesundheit und Krankheit zu einem Aufbrechen disziplinärer Grenzen sowie zu einer stärkeren Betonung biologisch-experimenteller Methoden und Techniken in der medizinischen Forschung. In der sich anschließenden zweiten Phase des Lebenszyklus der biomedizinischen Forschung rief die Konzentration auf Moleküle und Gene eine substanzielle Transformation der disziplinären Organisation der Experimentalforschung hervor, wie Timothy Lenoir hervorhebt:

> […] at the core is biology's switch from having been an observational science, limited primarily by the ability to make observations, to being a databound science limited by its practitioner's ability to understand large amounts of information derived from observations. To understand the data the tools of information science have not only become necessary handmaidens to theory: they have also fundamentally changed the picture of biological theory itself. A new picture of theory radically different from even the biophysicists' model of theory has come into view. Disciplinarily, biology has become an information science.[8]

In einem Zeitraum von etwa 15 Jahren war die molekulare Sicht des Lebens zum zentralen Dogma der biomedizinischen Forschung geworden. Dies traf sowohl für die Grundlagenforschung als auch für die anwendungsbezogene Forschung zur Entwicklung neuer diagnostischer und therapeutischer Verfahren zu. Es gibt kaum noch

7 Lederberg (1961a), (1961b), (1962) und (1963).
8 Lenoir (1999), hier S. 32.

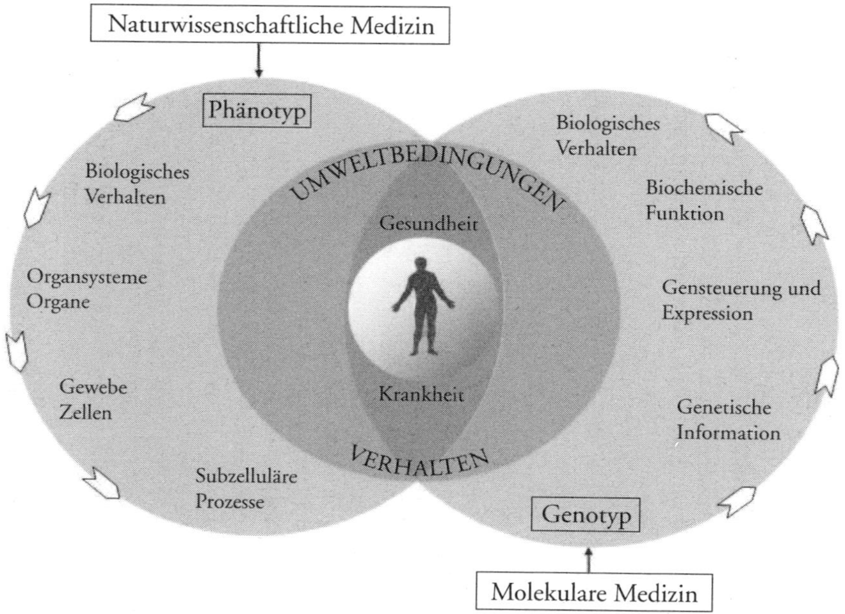

Abbildung 1: Die klassische naturwissenschaftliche Medizin Vergleich zur Molekularen Medizin

eine Krankheit, kaum noch ein diagnostisches oder therapeutisches Verfahren, das heute ohne Bezugnahme auf molekulare Aspekte erforscht wird. Es gibt kaum noch eine klinische Studie, in der nicht molekulare Eigenschaften von Patienten (molekulare Marker) und eine eingehende molekulare Diagnostik zu den Ein- bzw. Ausschlusskriterien und zu den Kriterien der Erfolgskontrolle gehören. Mit der neuen Ausrichtung der medizinischen Forschung veränderte sich auch der Blick auf den grundlegenden Forschungsgegenstand, den menschlichen Körper. War dieser bis dahin quasi von außen nach innen betrachtet worden, stellt die Sicht von Genen auf Moleküle, Proteine und ihre biochemische Funktion einen Blick von innen nach außen dar (vgl. *Abbildung 1*).

In der klassischen naturwissenschaftlichen Medizin wurden zunächst die Symptome einer Krankheit betrachtet, dann wurde die anatomische Lokalisation der Krankheit gesucht, um die Pathophysiologie der betroffenen Organsysteme und Organe zu identifizieren, die Veränderungen an Geweben und Zellen zu untersuchen und schließlich die Krankheitsmechanismen zwischen Zellen, in Zellen und sogar unterhalb der Ebene von Zellen zu analysieren. In dieser Sicht von außen nach innen ist Gesundheit oder Krankheit eng mit der materiellen Erscheinungsform des Körpers, dem Phänotyp, verbunden. Der »klinische Blick«, wie er auch von Michel Foucault beschrieben wird, machte die pathologischen Veränderungen sichtbar, tastbar und durch Skalpell und Mikroskop erreichbar.[9] So wurden Form und Funktion, Morphologie und Physiologie bzw. Pathophysiologie des Körpers untrennbar miteinander verbunden.

Im Kontrast zu dieser eng an den Körper gebundenen Perspektive, die von außen nach innen blickt, begegnet uns in der molekularmedizinischen Forschung der Blick von innen nach außen. Das Verstehen genetischer Information steht hier an erster Stelle. In der Perspektive von innen nach außen wird, ausgehend von den Genen, danach gefragt, wie genetische Information gespeichert, verarbeitet, verändert wird, wie sie molekulare Strukturen und biochemische Funktionen hervorbringt und schließlich wie konstante Ströme biologischer Information Leben, Gesundheit und Krankheit erzeugen. »Fehler« im genetischen Code oder in der biologischen Informationsverarbeitung sind damit nicht nur ein Äquivalent für

9 Foucault (1996).

Krankheit, sie sind die Krankheit selbst, die – ganz wie der menschliche Körper – nun in erster Linie als informationeller Prozess angesehen wird.[10] Vergleichbar mit der bakteriologischen Neuordnung der medizinischen Forschung, kommt es nun zu einer molekularen Neuordnung der zentralen Dogmen und Perspektiven der medizinischen Experimentalwissenschaften. Dies führt zwangsläufig zur Bildung ganz neuer Hypothesen. In dieser »*hypothesengetriebenen*« Phase der Forschung wird sichergestellt, dass sich neue Ideen, Perspektiven und Befunde nicht übermäßig destabilisierend auf einen Forschungsbereich auswirken. Die Gefahr einer Destabilisierung und damit die Gefahr des Untergangs eines Forschungsfeldes, das nicht in der Lage ist, neue Gegenstände zu integrieren, ist jedoch erst mit der dritten Phase des Lebenszyklus, der »*technologiegetriebenen*« Phase gebannt.

2.3 Technologiegetriebene Forschung (Phase 3)

Die Prozesse, die in der zweiten Phase des Lebenszyklus von Paradigmen ablaufen, sind häufig – wenn nicht gar regelmäßig – eng mit denen der dritten Phase verknüpft. In dieser kommt es zu einer *technologiegetriebenen* und selbstreferenziellen Verfeinerung von Methoden. Häufig ist dabei eine Ausdehnung von Methoden in angrenzende Forschungsgebiete zu beobachten, die dann ebenfalls von der Dynamik des technologiegetriebenen Wandels betroffen sind.[11] Während der Übergang von der gegenstandsbezogenen zur hypothesengetriebenen Forschung auch noch für die klassische naturwissenschaftlich-medizinische Forschung gilt, lässt die technologiegetriebene Phase die Grundzüge dessen erkennen, was heute unter dem Schlagwort »Technoscience« diskutiert wird. Dabei ist durchaus zu hinterfragen, ob frühe Experimentalpraktiken, die ohne Basistechnologien wie etwa die Mikroskopie nicht denkbar gewesen wären, als erste Beispiele für den Übergang zur technologiegetriebenen medizinischen Forschung angesehen werden können. Ein wesentlicher Unterschied zwischen diesen Ansätzen – etwa

10 Eine umfassendere Darstellung bietet Paul (2002).
11 Clarke/Fujimura (1992).

wiederum der Bakteriologie – und der gegenwärtigen Situation besteht jedoch darin, dass sich biomedizinische Forschungsfelder unter Bezug auf transdisziplinäre technologische Plattformen organisieren und nicht unter Bezug auf gegenstandsbezogene Deutungsmodelle sowie disziplinäre Methoden, Abgrenzungen und Organisationsstrukturen. Dies mag erklären, warum moderne Experimentalsysteme, die letztlich technologische Plattformen sind, heute viel häufiger auf andere Forschungsgebiete übertragen und dort verändert werden.

Ein weiteres interessantes Phänomen der dritten Phase ist die zunehmende *Selbstreferenzialität* der medizinischen Forschung. Ein und dasselbe technologische Verfahren – wie etwa rekombinante DNA-Technologien, die bereits erwähnte PCR oder Hochdurchsatz-Genomanalysen – bringt neue Forschungsgegenstände hervor, ermöglicht ihre Beobachtung und die Formulierung von Hypothesen und Erklärungsmodellen, schafft die Voraussetzungen für die spezifische Repräsentation des Gegenstandes und schließlich auch die technologische Plattform für die Entwicklung von Anwendungen. *Externe* Kriterien, insbesondere der Bezug auf »natürlich gegebene« Gegenstände im Sinne von Verifikation oder Falsifikation,[12] verlieren dabei ihre traditionelle normative Funktion. In der Konsequenz werden klassische Maßstäbe wissenschaftlicher Geltung (»Wahrheit«) in Frage gestellt. Dies führt zu einem folgenschweren Wandel in der Bedeutung empirischer Evidenz. Technologiegetriebene biomedizinische Forschung schafft sich ihre eigenen Gegenstände und evaluiert sie mit den gleichen Werkzeugen, die zur technologischen Konstruktion ebendieser Gegenstände verwendet wurden. Damit ist Wissen nicht länger eine Frage der durch Wahrnehmung vermittelten, experimentell überprüften empirischen Evidenz in einem disziplinär akzeptierten Kontext, sondern es ist die durch die Technologien eines Forschungsfeldes erzeugte Information. Vor diesem Hintergrund ist die im 20. Jahrhundert zu beobachtende rasante Zunahme des Designs neuartiger biologischer Entitäten, Lebensformen und Prozesse zu sehen, die ohne technologiegetriebene Wissenschaft nicht existieren würden. Die Standardisierung von Experimentalsystemen ist für die Existenz

12 Karl Popper hat das Ideal der Verifikation von Theorien kritisiert und das Verifikationskriterium durch ein Falsifikationskriterium ersetzt, vgl. Popper (1959), (1966), Popper/Bartley (1983).

dieser »Biofakte«[13] der dritten Forschungsphase eine immanente Voraussetzung. Damit verschwimmt nicht nur die Grenze zwischen Gegenstand und Methode, sondern auch diejenige zwischen der Sphäre des Biologischen und der Sphäre des Technologischen.

Dies geht nun in der Tat weit über das hinaus, was in der klassischen naturwissenschaftlichen Forschung im Bereich der Medizin als »Politik der Standardisierung« verstanden wird. Deren Ziel ist es gewesen, medizinische Experimentalsysteme zu schaffen, die zuverlässig und reproduzierbar die empirische Überprüfbarkeit von Hypothesen ermöglichten. Jetzt ist das vornehmliche Ziel der Standardisierung von Technologien und Organismen die Transferierbarkeit von Experimentalsystemen zwischen Forschungsfeldern, die sich jetzt eben nicht mehr durch Bezug zu einem externen Objekt – wie etwa Bakterien und Mikroben – definieren, sondern durch die technologische Plattform, die genutzt wird, um Erkenntnis- und Anwendungsprobleme in einem spezifischen Gebiet, einer so genannten Domäne, zu lösen.

In der dritten Phase des Lebenszyklus von biomedizinischen Forschungsfeldern entsteht daher als neues Kriterium für die Validität der Forschungsergebnisse das Kriterium der »Performabilität«. Inwieweit Wissen und Technologien zur Konstruktion neuer Problemlösungen beitragen, inwieweit sie zu neuen sinnvollen Gegenständen und Anwendungen führen, das unterscheidet akzeptiertes von verworfenem biowissenschaftlichen Wissen. Es ist offensichtlich, dass hier der Begriff des »sinnvollen« Gegenstandes oder der »sinnvollen« Anwendung einen Konsens reflektiert, der weit über die Grenzen der Wissenschaft hinausweist.[14] Fragen der »Qualitätskontrolle« in der medizinischen Forschung werden nun zusätzlich zu einer wissenschaftsinternen Rechenschafts- und Verantwortungspflicht – etwa durch institutionalisierte Verfahren der fachlichen Kontrolle und Begutachtung – auch in eine viel breiter angelegte, soziale Rechenschafts- und Verantwortungspflicht eingebettet.[15] Dies ist vor allem dem Umstand geschuldet, dass durch das Kriterium der Anwendbarkeit biomedizinisches Wissen und neue

13 Einen Überblick über das Thema »Biofakte« gibt Karafyllis (2003).

14 Hier sei zur Vertiefung auf das Konzept der sozialen Rechenschaftspflicht hingewiesen, das in meinem Beitrag »Humangenetik und Medizin: Geschichte, Theorie, Ethik« im vorliegenden Band behandelt wird.

15 Gibbons/Limoges (1994), besonders S. 7-8, 31-33, 65-68.

Technologien recht leichtfüßig unser tägliches Leben erreichen, wo letztendlich die entscheidende Prüfung ihrer Anwendbarkeit erfolgt. Zwar war die Anwendbarkeit bereits ein Schlüsselkriterium für den Erfolg früherer medizinischer Experimentalforschung, jedoch findet die Analogie dort ihr Ende, wo klassische Forschungsansätze wie die Bakteriologie auf ihren Gegenstand bezogen waren und durch diesen definiert wurden, während die moderne biomedizinische Forschung sich zunehmend durch die zur Anwendung kommenden Technologien definiert.

2.4 Datengetriebene medizinische Forschung (Phase 4)

In der vierten Phase eines biomedizinischen Forschungsfeldes erfolgt der Übergang von der *technologiegetriebenen* Forschung zur *datengetriebenen* Forschung. Die technologisch konstruierten Experimentalsysteme generieren eine unvorstellbare Menge an Daten. Diese überdecken ab einer gewissen Komplexität die ursprünglichen Gegenstände und Hypothesen.[16] Wenn also etwa industrialisierte Verfahren der technologischen Wissensproduktion wie die Hochdurchsatz-Genomsequenzierung in vollautomatisierten Labors Millionen von Datensätzen – etwa über Genomsequenzen, Variabilität in einzelnen Säure-Basen-Paaren (SNPs), Genexpressionsmuster etc. – erzeugen, werden spezifische Technologien gebraucht, die in der Lage sind, die Daten zu *interpretieren*. Durch diesen Schritt werden die experimentellen Praktiken, die in der ersten Phase ein Forschungsfeld etabliert haben, selbstreferenziell. Daten werden nun durch Technologien interpretiert, die neue Daten über diese Daten generieren. Dadurch geraten die ursprünglichen Gegenstände der Forschung, etwa Gene, Moleküle und Proteine, mehr und mehr aus dem Blick. Es scheint daher opportun anzunehmen, dass die vierte Phase zugleich die letzte Phase im Lebenszyklus eines biomedizinischen Paradigmas ist. In dieser Phase sind neue Sichtweisen, Perspektiven oder disruptive Technologien erforderlich, um die unablässige Skalierung der Datenproduktion zu unterbrechen und ein neues Feld für die experimentelle biomedizinische Forschung zu erschließen.

16 Hamlett (2003), Sassower (1995).

3. Schlussbemerkungen

Am Ende dieses Kapitels sollen drei zentrale Thesen herausgehoben und kurz diskutiert werden.

1. Die medizinische Forschung wurde traditionell durch ihre Gegenstände, Hypothesen und Methoden bestimmt, wobei Methoden und Technologien sich am Gegenstand orientierten. Die biomedizinische Forschung der Gegenwart bewegt sich von gegenstandsbezogenen und hypothesengetriebenen Ansätzen hin zu technologiegetriebenen und datengetriebenen Ansätzen. Sie wird daher zunehmend durch Methoden und Technologien bestimmt, und der Bezug zu (natürlichen) Gegenständen wird sekundär.

Diese erste, zugegeben starke These soll verdeutlichen, wie grundlegend der Wandel ist, der sich gegenwärtig im Bereich der medizinischen Forschung auf breiter Front vollzieht. Die normative Funktion, die in der klassischen empirischen Forschung der Bezug zu externen, »natürlichen« Gegenständen hatte, wird zunehmend abgelöst durch Kriterien der Performabilität und Anwendbarkeit.[17]

2. Die zunehmende technologische Konstruktion von Gegenständen in der medizinischen Forschung – bis hin zur Schaffung neuartiger biologischer Entitäten und Prozesse – hat zu einem tief greifenden Wandel der Forschungspraxis sowie der Forschungsbewertung geführt.

Diese ebenfalls weit reichende These setzt eine geradezu idealtypische Entwicklung der medizinischen Forschung in den oben beschriebenen vier Phasen voraus. In der Realität wird dieser Wandel jedoch nie so systematisch und nie so klar verlaufen. Aufgabe dieses Beitrages war es, den prinzipiellen Wandel der medizinischen Forschungslandschaft aus wissenschaftstheoretischer Sicht zu skizzieren. Die hier nur holzschnittartig dargestellte Dynamik wissenschaftlichen Wandels in der Medizin wird jedoch im Fach »Geschichte, Theorie und Ethik der Medizin« aktuell beforscht, sodass hier in absehbarer Zeit ausführlichere und weiter reichende Analysen zu erwarten sind.

3. Durch den Umstand, dass die Gegenstände der biomedizinischen Forschung in zunehmendem Maße technologisch konstruiert

17 Zu den forschungsethischen Konsequenzen dieses Prozesses vgl. den Beitrag »Ethik medizinischer Forschung« von Heiner Fangerau in diesem Band.

sind, verlieren der menschliche Körper, seine Organsysteme, Organe, Gewebe und Zellen ihre privilegierte Stellung als Ausgangs- und Bezugspunkt aller wissenschaftlichen Konzepte.

Die Konsequenzen dieser dritten These sind heute noch nicht absehbar. Als Michel Foucault in seinem Buch »Die Geburt der Klinik« beschrieb, wie der menschliche Körper geradezu zum Substrat der medizinischen Forschung wurde, befand sich die biomedizinische Forschung in ihren Anfängen. Auch heute ist der Körper mit seinen Strukturen noch immer die materiale Grundlage für weite Bereiche der klassischen medizinisch-naturwissenschaftlichen Forschung. Aber selbst in Disziplinen wie der Anatomie, die streng am Substrat orientiert sind, hält – etwa mit Lehrstühlen für molekulare Anatomie – eine genuin biomedizinische, technologie- und datengetriebene Sichtweise Einzug und öffnet durch einen grundlegenden Wandel von Perspektiven und durch disruptive Technologien auch für als abgeschlossen geltende Forschungsfelder neue Perspektiven. Parallel lösen sich alte disziplinäre Grenzen zunehmend auf, und neue, transdisziplinäre Forschungsgebiete entstehen rund um technologische Plattformen, wie gegenwärtig im Bereich der medizinischen Nanotechnologie ablesbar ist. Die Struktur wissenschaftlicher Revolutionen,[18] in der ein Paradigma das Terrain der disziplinären Auseinandersetzung mit einem Gegenstand beschrieb, wird zunehmend abgelöst durch die Dynamik wissenschaftlicher Evolution, in der durch den Austausch von Experimentalsystemen und Technologien zwischen Forschungsfeldern eine unablässige Verwandlung von Gegenständen, Fragestellungen und Methoden erfolgt. Gegenwärtig scheint es, als würde sich die medizinische Forschung dadurch grundlegend und nachhaltig verändern.

Literatur

Baker, Robert, »Bioethics and History«, in: *Journal of Medicine and Philosophy* 27 (2002), S. 447-474.

Biagioli, Mario (Hg.) (1999), *The Science Studies Reader*, New York.

Brandt, Christina, *Metapher und Experiment. Von der Virusforschung zum genetischen Code*, Göttingen 2004.

18 Kuhn (1996).

Clarke, Adele/Fujimura, Joan H. (Hg.) (1992), *The Right Tools for the Job: At Work in Twentieth-Century Life Sciences*, Princeton/NJ.
Cole, Stephen (1992), *Making Science: Between Nature and Society*, Cambridge, MA.
Fleck, Ludwik (1935), *Entstehung und Entwicklung einer wissenschaftlichen Tatsache: Einführung in die Lehre vom Denkstil und Denkkollektiv*, Basel (Neuausgabe Frankfurt am Main 2002).
Foucault, Michel (1996), *Die Geburt der Klinik. Eine Archäologie des ärztlichen Blicks*, Frankfurt am Main.
Gibbons, Michael/Limoges, Camille, u. a. (1994), *The New Production of Knowledge. The Dynamics of Science and Research in Contemporary Societies*, London.
Giere, Ronald N. (1999), *Science without Laws*, Chicago.
Gieryn, Thomas F. (1999), *Cultural Boundaries of Science: Credibility on the Line*, Chicago.
Gradmann, Christoph (2005), *Krankheit im Labor: Robert Koch und die medizinische Bakteriologie*, Göttingen.
Hamlett, Patrick W. (2003), »Technology Theory and Deliberative Democracy«, in: *Science, Technology & Human Values* 28, S. 112-140.
Karafyllis, Nicole C. (Hg.) (2003), *Biofakte. Versuch über den Menschen zwischen Artefakt und Lebewesen*, Paderborn.
Knorr-Cetina, Karin (1999), *Epistemic Cultures: How the Sciences Make Knowledge*, Cambridge, MA.
Kuhn, Thomas S. (1996), *The Structure of Scientific Revolutions*, Chicago (1. Aufl. 1962); (deutsch: *Die Struktur wissenschaftlicher Revolutionen*, Frankfurt am Main 1976).
Labisch, Alfons (2002), »Health in the Era of Molecular Medicine: A Historical Perspective«, in: *Health and Quality of Life. Philosophical, Medical, and Cultural Aspects*, hg. von Antje Gimmler, Christian Lenk und Gerhard Aumüller, Münster, S. 199-217.
Lederberg, Joshua (1961a), *Unpublished Letter to R. Sargent Shriver jr.*, Rocksville, MD, 26. Oktober 1961.
– (1961b), *Unpublished Typescript: The Joseph P. Kennedy jr. Laboratories for Molecular Medicine: Grant Proposal 1st of December 1961*, Palo Alto/Stanford.
– (1962), *Unpublished Typescript: Program in Molecular Neurobiology: Submission to National Institute for Neurological Diseases and Blindness, 8/30/62, NB04270-01*, Stanford University.
– (1963), »Molecular Biology, Eugenics, and Euphenics«, in: *Nature* 198, S. 428 f.
Lenoir, Timothy (1999), »Shaping Biomedicine as an Information Science«, in: *Proceedings of the 1998 Conference on the History and Heritage of Science*

Information Systems, hg. von Mary Ellen Bowden, Trudi Bellardo Hahn und Robert V. Williams, Medford, NJ, S. 27-45.
Merton, Robert K. (1973), *The Sociology of Science: Theoretical and Empirical Investigations*, Chicago.
Nowotny, Helga/Scott, Peter, u. a. (2001), *Re-Thinking Science: Knowledge and the Public in an Age of Uncertainty*, Cambridge/Oxford.
Paul, Norbert W. (2002), »Genes, Information, Volatile Bodies«, in: *Health and Quality of Life. Philosophical, Medical, and Cultural Aspects*, hg. von Antje Gimmler, Christian Lenk und Gerhard Aumüller, Münster, S. 187-198.
–, Labisch, Alfons (2002), »Health is a Crossroad: Natur und Gesellschaft, Individuum und Gemeinschaft in der öffentlichen Gesundheitssicherung«, in: *Das Gesundheitswesen* 64, S. 614-622.
Pickering, Andrew (Hg.) (1992), *Science as Practice and Culture*, Chicago.
Popper, Karl R. (1959), *The Logic of Scientific Discovery*, New York.
– (1966), *Logik der Forschung*, Tübingen.
–, Bartley, William W. (1983), *Realism and the Aim of Science*, London.
Rabinow, Paul (1996), *Making PCR: A Story of Biotechnology*, Chicago.
Radder, Hans (1996), *In and About the World: Philosophical Studies of Science and Technology*, Albany.
Rheinberger, Hans-Jörg (1997), *Toward a History of Epistemic Things: Synthesizing Proteins in the Test Tube*, Stanford, CA.
Sassower, Raphael (1995), *Cultural Collisions: Postmodern Technoscience*, New York.
Sismondo, Sergio (1996), *Science without Myth: On Constructions, Reality, and Social Knowledge*, Albany.

Heiner Fangerau
Ethik der medizinischen Forschung

Unter dem Titel »Scientists behaving badly« erschien im Jahr 2005 eine Studie in der Fachzeitschrift *Nature*, in der etwa ein Drittel von mehr als 3200 befragten Wissenschaftlern zugab, in den letzten drei Jahren mindestens einmal in Bezug auf ihre Forschung gelogen, betrogen oder sich anderer fragwürdiger Methoden bedient zu haben.[1] Diese Daten erregten bei ihrer Veröffentlichung einiges Aufsehen, zeigten sie doch, wie anfällig das System »Wissenschaft« für Betrug ist; ein System, in dem Robert K. Merton (1910-2003) etwa 60 Jahre zuvor noch »Uneigennützigkeit« als zentrales Prinzip erkannt zu haben glaubte. Der vermeintliche Eklat jedoch kam keineswegs überraschend. Kaum jemand glaubte nach den herben Verletzungen moralischer Grenzen im Zusammenhang mit Forschung im Laufe des späten 19. und des gesamten 20. Jahrhunderts noch an einen Altruismus der Wissenschaftler zum Wohle der Menschheit.[2] Eher überraschte die Freizügigkeit, mit der Wissenschaftler ihr fragwürdiges Verhalten offen legten, zeigte dies zwar ein Bewusstsein für das eigene Fehlverhalten, das aber doch nicht weit genug reichte, die Taten schamvoll zu verbergen. Der Soziologe Peter Weingart hatte schon einige Zeit vorher eine Erosion des wissenschaftlichen Ethos diagnostiziert, die er darauf zurückführte, dass die für die Wissenschaft üblichen Verhaltensregeln durch die Gesetze des Marktes verdrängt worden seien. Die Ökonomisierung der Wissenschaft, so Weingart, lasse »Cleverness« gegenüber dem Streben nach wissenschaftlicher Solidität als sinnvollere Eigenschaft erscheinen.[3]

Doch nicht nur ökonomische Gründe haben Wissenschaftler zum Überschreiten ethischer Grenzen ihrer Forschung verleitet.[4] Auch die Suche nach Ruhm und Ehre, Druck von Vorgesetzten, die Erfüllung einer »Funktion« oder die »Ästhetik« eines hypothesenkonfor-

1 Martinson/Anderson u. a. (2005).

2 Vgl. den zynischen Kommentar in: Bär (1992).

3 Weingart (2004), S. 43 f.

4 Zu den unterschiedlichen Motiven von Wissenschaftlern, ethische Grenzen zu überschreiten, siehe den Beitrag von Stefan Schulz »Medizinische Forschung am Menschen im 19. und 20. Jahrhundert« in diesem Band.

men Ergebnisses regten und regen Forscher zum Ignorieren grundsätzlicher Voraussetzungen der Forschung mit Menschen (und Tieren) an. Zwar gibt es in pluralistischen Gesellschaften keine einheitliche Ethik, doch haben sich die meisten Gesellschaften, die sich an der internationalen Wissenschaft beteiligen, auf moralische Standards geeinigt, die die Grundlage für Experimente und Studien in der Medizin darstellen. Im Folgenden wird ein Einblick in die Problemfelder gegeben, die sich bei der Planung, der Durchführung und zuletzt bei der Publikation der Ergebnisse von medizinischer Forschung mit Menschen eröffnen. Ebenso wie diese drei Forschungsetappen sich überlappen und ineinander greifen, so ergeben sich innerhalb der sie betreffenden ethischen Themen Überschneidungsbereiche.

1. Studienplanung

In der medizinischen Forschung mit Menschen entscheidet die Planung einer Studie oder eines Experiments, ihr so genanntes »Design«, darüber, ob der anschließende Menschenversuch ethischen Standards genügt oder nicht.[5] Es herrscht unter den meisten Juristen, Ethikern und Medizinern Einigkeit darüber, dass nicht erst das Ergebnis einer Studie ihre moralische Bewertung bestimmt. Der Zweck eines Forschungsergebnisses, das vielleicht vielen Menschen helfen wird, heiligt also keinesfalls die Mittel unredlicher und unethischer Forschungspraxis. Grundsätzlich wird davon ausgegangen, dass die moralischen Prinzipien des Wohltuns (*beneficence*), der Nichtschädigung (*nonmaleficence*), der Gerechtigkeit und der Autonomie, die in der ärztlichen Heiltätigkeit gelten, auch und vor allem für die medizinische Forschung zur Anwendung kommen.[6] Fast alle gegenwärtigen normativen Texte und Kodizes zum Thema beziehen sich im Kern auf diese aus historischen Kodizes entwickelten Prinzipien. Zu wichtigen gängigen Richtlinien, die ethische Normen innerhalb der medizinischen Forschung auf internationalem Niveau definieren, gehören die vom Weltärztebund beschlossene »Deklaration von Helsinki« (die derzeitige Fassung aus dem Jahr 2000 wurde

5 Beecher (1966).

6 Siehe z. B. Council for International Organizations of Medical Sciences (CIOMS) (2002).

in Edinburgh beschlossen und ist mittlerweile um zwei »Notes of Clarification« erweitert worden)[7] sowie das »Übereinkommen zum Schutz der Menschenrechte und der Menschenwürde im Hinblick auf die Anwendung von Biologie und Medizin« (Bioethikkonvention) des Europarates (die Artikel 15 bis 18 befassen sich mit Forschung).[8]

Wie in der ärztlichen Praxis gilt es auch in der medizinischen Forschung, das Gleichgewicht zwischen den vier sich zum Teil widersprechenden Prinzipien zu wahren. Aus der am Wohltun orientierten Prämisse, dass medizinische Forschung für das Verstehen von Krankheiten und therapeutische Weiterentwicklungen unerlässlich ist, lässt sich also keinesfalls ableiten, dass für einzelne Probanden diese Regeln zum Wohl eines Kollektivs von Patienten außer Kraft gesetzt werden könnten. Dennoch werden die Prinzipien im Kontext der Forschung, je nach Art des geplanten Experiments, unterschiedlich gewichtet. Es ergibt sich in der Bewertung ein Kontinuum, das von größtmöglichem Wohltun – im Rahmen eines Heilversuches bei einem individuellen Patienten mit einer bisher nicht standardisierten Therapie – bis zur größtmöglichen Wahrung von Autonomie und Nicht-Schadens-Gebot bei experimenteller, nicht auf eine direkte Therapie zielender Grundlagenforschung reicht. Die individuellen Interessen der Probanden und der Schutz ihrer Rechte werden dabei unausweichlich gegen das forscherische und kollektive Interesse an einem größtmöglichen wissenschaftlichen Nutzen abgewogen.

Zur Charakterisierung dieses Spannungsbogens haben sich in unterschiedlichen Zusammenhängen verschiedene Ansätze entwickelt, auf Menschen bezogene Forschung nach ihren beabsichtigten Handlungsabläufen zu sortieren. In der ethischen Diskussion, der Rechtsprechung und der medizinischen Sichtweise herrscht dabei eine Begriffsvielfalt, die bei dem Versuch, Klarheit zu erzeugen, vielerorts eher zur Verwirrung führt. Ärztliches Handeln wird forscherischem gegenübergestellt, Heilversuche und Humanexperimente werden differenziert und »fremdnützige« mit »eigennütziger« Forschung verglichen. Viele dieser Dichotomien werden aus unterschiedlichen Gründen kritisiert, auch werden je nach Schwer-

7 ⟨http://www.wma.net/e/policy/b3.htm⟩ (zuletzt aufgerufen am: 1. 6. 2006).

8 ⟨http://conventions.coe.int/treaty/en/treaties/html/164.htm⟩ (zuletzt aufgerufen am: 1. 6. 2006).

punkt der Diskussion Modifizierungen vorgeschlagen.[9] Dennoch unterscheidet man auf der Skala medizinischen Erprobungshandelns im Wesentlichen sinnvoll zwischen den beiden Polen der therapeutischen und wissenschaftlichen Versuche sowie denen der eigen- und fremdnützigen Experimente. Dabei liegen diese beiden Differenzierungen auf unterschiedlichen Ebenen. Während die Unterteilung nach »therapeutischer« bzw. »wissenschaftlicher« Forschungshandlung neben einem möglichen Behandlungserfolg während der Forschung auch den wissenschaftlichen Ergebniswert und die Interessen des Forschenden fokussiert, stellt die am Eigen- oder Fremdnutzen orientierte Aufteilung vor allem den Beitrag des Probanden und seine unmittelbaren Interessen in den Mittelpunkt. Keine der beiden Ebenen kommt dabei ohne die andere aus, denn in die moralische Betrachtung medizinischer Forschung muss sowohl die Frage Eingang finden, ob es sich um Grundlagenforschung oder angewandte Forschung handelt, als auch die, ob der Proband sich von einer Teilnahme an der Forschung einen Behandlungserfolg verspricht oder versprechen kann.

1.1 Vom Heilversuch zum rein wissenschaftlichen Experiment

Das Kontinuum[10] zwischen therapeutischen und wissenschaftlichen Versuchen gestaltet sich demnach wie folgt:

Jede Standardbehandlung eines Patienten stellt eigentlich einen Beitrag zur »therapeutischen« Forschung dar, da auch etablierte Therapien durch das Schaffen positiver Evidenz ihrer Wirksamkeit Behandlungsoptionen weiter verfestigen oder durch negative Evidenzen in Frage stellen. Im »Heilversuch« werden neuartige Therapien im individuellen Fall überprüft, wenn alle gängigen Heilmethoden versagt haben und das Testen einer neuen Methode die letzte Heilungschance darstellt. Die Grenzen zwischen Standardbehandlung und individuellem »Heilversuch« sind fließend, weil »Standard« und »neuartig« nicht immer eindeutig zu identifizieren sind. Bei Heilbehandlungen und Heilversuchen stehen das individuelle Interesse des Patienten und seine Hoffnung auf Heilung im Vordergrund. Zwar können beide auch mit einem Forschungsinte-

9 Vgl. z. B. Vollmann (2000), Bender (2005).

10 Vgl. u. a. Taupitz (2005).

resse verbunden sein, jedoch ist der wissenschaftliche Wert bei »Einzelbeobachtungen« eher als gering einzuschätzen. Individuelle und soziale Werte (Autonomie, Gerechtigkeit, Freiheit etc.) überwiegen bei diesen Formen des Experimentes gegenüber den wissenschaftlichen. Bei einem definitionsgemäß vorwiegenden eigenen Nutzen für den Patienten können Heilversuche auch einen Fremdnutzen aufweisen, wenn aus ihnen gewonnene Erkenntnisse einer Gruppe von Patienten zu Gute kommen, die an ähnlichen Erkrankungen leiden. Gesetzlich ist der Heilversuch nicht definiert, es wird aber mit dem Begriff nur die einzelne Erprobung einer Methode gefasst, die nicht gänzlich neuartig ist und bei der zumindest die Wahrscheinlichkeit der Wirksamkeit besteht. Motiv und Zweck müssen in jedem Fall die Heilung eines Erkrankten sein. In anderen Fällen läge ein Experiment vor.

Die Grenzen vom Heilversuch zum »klinischen Versuch« oder zur »klinischen Studie« sind ebenfalls nur unscharf zu definieren, weil sich zum einen aus vielen Heilversuchen eine Studie ergeben und umgekehrt eine systematische Studie sich aus mehreren Heilversuchen konstituieren kann. Ein klinischer Versuch ist dadurch charakterisiert, dass zu den individuellen Einzelbehandlungen eine systematische Anordnung vieler gleich gelagerter Einzelfälle und eine forschungsorientierte Auswertung erhobener Daten hinzutreten. Je nach Studiendesign besteht im Idealfall ein ausgewogenes Verhältnis zwischen wissenschaftlichen, individuellen sowie sozialen Werten. Dennoch kann je nach Studiendesign eine der Seiten ein Übergewicht erlangen. Zum therapeutischen oder diagnostischen Nutzen für den einzelnen Patienten tritt in der klinischen Studie auch ein Nutzen für die Allgemeinheit oder eine Patientengruppe, denn das Ziel der Erkenntnis steht mindestens gleichrangig neben dem Ziel des Heilungserfolgs.

Innerhalb klinischer Studien gibt es verschiedene Protokolle (Studienpläne), die ihrerseits unter ethischen Gesichtspunkten mehr oder weniger problematisch sind, weil sie im Rahmen ihrer Ausgestaltung eventuell den Patientennutzen dem Erkenntnisinteresse opfern und/oder gegebenenfalls in »ungerechter« Art und Weise einer Patientengruppe schlechtere Therapien zukommen lassen als einer anderen.[11] Im Sinne eines Erkenntnisgewinns werden zum Bei-

11 Eine detailliertere Übersicht findet sich z. B. bei Brody (1998), S. 139-160.

spiel verschiedene Therapeutika an unterschiedlichen Patientengruppen geprüft. Dies ermöglicht den Vergleich der Effektivität unterschiedlicher Therapien oder den Wirksamkeitsnachweis einer Therapie gegenüber einer nichtwirksamen Scheinbehandlung (Placebo). Den »Goldstandard« stellt dabei die kontrollierte randomisierte Doppelblindstudie dar, in der Probanden per Zufallszuordnung zwei oder mehr Gruppen zugeteilt werden, die sich idealerweise hinsichtlich prognostischer Faktoren ähneln. Eine Gruppe erhält die Experimentalbehandlung, die auf ihre Wirksamkeit hin untersucht werden soll, die andere erhält eine Kontrollbehandlung. Diese kann keine Behandlung, eine Placebobehandlung oder eine bekannte Standardbehandlung sein. In der Doppelblindstudie wissen weder Arzt noch Patient, welcher Proband welche Therapie erhält. So sollen z. B. Suggestiveffekte vermieden werden. Therapieerfolge und Nebeneffekte werden erfasst, verglichen und kausal interpretiert. Vor dem Hintergrund ethischer Richtlinien, die von klinisch-therapeutischen Versuchen fordern, dass sie sich an den Heilungsaussichten für den Patienten orientieren sollen, erschließt sich unmittelbar das ethische Dilemma: Einer Patientengruppe wird eventuell bei einer Placebobehandlung eine notwendige oder wirksame Therapie vorenthalten, einer anderen eventuell durch unbekannte Nebenwirkungen geschadet, sodass die Lasten und mögliche Heilungserfolge ungerecht verteilt sind. Hier können wissenschaftliches und therapeutisches Interesse aufeinander stoßen, wie die Debatte um eine »Note of Clarification« zum Paragrafen 29 der Deklaration von Helsinki zeigt. Hieß es in der ursprünglichen Fassung von 2000 unter Punkt 29, dass neue Verfahren gegen die »derzeit besten« abgewogen werden und Placebos nur zum Einsatz kommen sollen, wenn keine erprobten Verfahren existieren, so brachte die Klärungsnote zwei Ausnahmen von dieser Regel mit sich. Die Gabe von Placebos wird nun auch für statthaft erklärt, wenn es »aus zwingenden und wissenschaftlich begründeten methodischen Gründen erforderlich ist« oder wenn »die Patienten, die die Placebos erhalten, nicht der zusätzlichen Gefahr eines ernsten oder irreversiblen Schadens ausgesetzt werden«. Im Grunde heißt dieser Zusatz nichts anderes, als dass das Prinzip, klinische Versuche unter der Prämisse einer Heilungsabsicht anzustellen, aufgeweicht wird. Da es in Deutschland kein Forschungskontrollgesetz gibt und im Rahmen von Arzneimittelstudien nur das »Arzneimittelgesetz« und das

»Medizinproduktegesetz« Forschung regeln, kommt Richtlinien wie der Deklaration von Helsinki eine besondere Bedeutung auch für Rechtsanwender zu. Aus diesem Grund ist diese Ergänzung doppelt problematisch, da sie eventuell zusätzlich ein Recht auf die beste mögliche Behandlung verletzt. Zumindest ist zu fordern, dass die Tatsache der Zufallszuordnung zu einer Gruppe Probanden im Falle einer Randomisierung bekannt sein muss, da sie als Patienten sonst zusätzlich in ihrer Autonomie beeinträchtigt würden. Auch sind Risiko und Nutzen der einen oder anderen Vorgehensweise sorgfältig abzuwägen und Versuche gegebenenfalls abzubrechen.

Dies gilt umso mehr für wissenschaftliche Experimente, die keine Therapieabsicht verfolgen, sondern allein dem Erkenntnisideal verpflichtet sind. Auch hier ist der Übergang von klinischen Studien zu nichttherapeutischen Versuchen fließend, da zum einen auch rein wissenschaftliche Experimente einen (vielleicht zukünftigen) therapeutischen Nutzen für Probanden aufweisen können und zum anderen die therapeutischen Absichten in klinischen Studien, wie am Beispiel der »Note of Clarification« gezeigt, unterschiedlich stark ausgeprägt sein können. Da an rein wissenschaftlichen Experimenten in der Regel nur gesunde Probanden teilnehmen, werden sie als eher »fremdnützig« eingestuft. Der unmittelbare Nutzen für die Probanden ist in ihnen nicht ersichtlich. Teilnehmer an solchen Experimenten müssen über die Ziele, das Vorgehen und die Risiken des Versuchs eingehend informiert werden und einer Teilnahme ohne Zwang ausdrücklich zustimmen. Dies gilt selbstverständlich im Rahmen des Konzeptes der informierten Zustimmung (»Informed Consent«) auch für Standardbehandlungen, Heilversuche und klinische Studien, was die Frage der fremdnützigen Forschung an nicht einwilligungsfähigen Personen nach sich zieht.[12]

1.2 Forschung mit nicht einwilligungsfähigen Probanden

Auch bei der Forschung mit nicht einwilligungsfähigen Personen unterscheidet man zwischen
1. Studien, von denen die Probanden selbst profitieren könnten,
2. Studien, von denen der Proband nicht selbst, aber seine Alters-

12 Vgl. die Beiträge von Thorsten Noack und Heiner Fangerau, »Zur Geschichte des

gruppe (z. B. Säuglinge und Kinder) oder ähnlich erkrankte bzw. betroffene Patienten einen Nutzen haben können, und
3. ausschließlich fremdnütziger Forschung.[13]

Während unter angemessener Abwägung von Risiken und Nutzen für den Patienten eigennützige Versuche eher unproblematisch erscheinen, wenn es gelingt, den mutmaßlichen Willen des Betreffenden zu ermitteln oder Stellvertreterentscheidungen herbeizuführen, so ist man auf den ersten Blick versucht, ausschließlich fremdnützige Forschung an Einwilligungsunfähigen abzulehnen. Sie gelten als »vulnerable« Personengruppe, da sie aufgrund ihrer fehlenden Einverständnisfähigkeit eventuell gegen ihren Willen für Forschung herangezogen werden.[14] Doch ebenso problematisch und individuell wie die Differenzierung zwischen »minimalem« und »hohem Risiko« gestaltet sich die generelle Ablehnung der fremdnützigen Forschung:

Während in der Risikoabschätzung z. B. ein Neurologe dazu neigen kann, eine Liquorpunktion als unbedenkliche Routine einzustufen, kann für einen Psychiater ein psychologischer Test bereits ein großes Risiko (z. B. für die Exazerbation einer Psychose) bedeuten. Durch ein generelles Verbot von fremdnützigen Experimenten und Studien mit Personen wiederum, die aufgrund einer vorübergehenden oder dauerhaft eingeschränkten Einsichts- und/oder Zustimmungsfähigkeit kein informiertes Einverständnis geben können, würden solche Gruppen von der Teilhabe an medizinischem Fortschritt ausgeschlossen. Sie werden zu »Waisenkindern« der medizinisch-therapeutischen Entwicklung. Ähnliches gilt auch für Schwangere, für die sich der Schutz ihrer selbst und ihres ungeborenen Kindes zum Nachteil auswirkt, wenn ihnen eine bestimmte Therapie verweigert wird, weil ihre Effekte auf Mutter und Kind nie während einer Schwangerschaft getestet worden sind. Aus die-

Verhältnisses von Arzt und Patient in Deutschland«, Stefan Schulz, »Medizinische Forschung am Menschen im 19. und 20. Jahrhundert« und Heiner Fangerau, »Psychische Erkrankungen und geistige Behinderung« in diesem Band.

13 Zur grundsätzlichen Debatte siehe vor allem Merkel (2005), zur Forschung mit Kindern und Jugendlichen vgl. u. a. Wiesemann (2000).

14 Als »vulnerabel« gelten auch Personengruppen, die eventuell aus ihrer strukturellen Position heraus gegen ihren Willen leichter zur Forschungsteilnahme gezwungen werden können als andere, z. B. Strafgefangene, Heiminsassen, Soldaten oder vom Versuchsleiter abhängige Studenten oder Doktoranden.

sem Grund gestatten z. B. die Bioethikkonvention des Europarates, die aktuelle Version der Deklaration von Helsinki oder die 12. Novelle des Deutschen Arzneimittelrechts von 2004 nichttherapeutische, fremdnützige Forschung, wenn sie an einem Gruppennutzen orientiert und aufgrund spezifischer Besonderheiten (wie bei Säuglingen, in der Demenzforschung etc.) nicht mit einwilligungsfähigen Personen durchgeführt werden kann. Allerdings ergeben sich allein aus dem Grundrecht der Menschenwürde bestimmte Minimalstandards, die derartige Forschung an eine enge (wenn auch wie oben angedeutet problematische) Risiko-Nutzen-Abwägung sowie den unbedingten Respekt vor Willensäußerungen der Betroffenen koppeln. So sind eventuell bei der Studiendurchführung z. B. elterliche Stellvertreterentscheidungen zur Teilnahme an einem Versuch zu Gunsten einer unmissverständlichen Teilnahmeverweigerung eines nicht einwilligungsfähigen Kindes auszusetzen.

2. Studiendurchführung

2.1 Ethikkommissionen

Wenn auch während laufender Studien die Einhaltung ethischer Standards in den seltensten Fällen extern überprüft wird und die Verantwortung für Versuchsdurchführungen beim Versuchsleiter liegt, so muss doch jeder Arzt, der medizinische Forschung mit Menschen betreiben will, das Votum einer Ethikkommission einholen.[15] In Deutschland verpflichten hierzu das ärztliche Berufsrecht, das Arzneimittelgesetz und das Medizinproduktegesetz. Ethikkommissionen gibt es an allen Universitäten und Landesärztekammern. Ihre Aufgabe besteht darin, vor Studienbeginn das geplante Versuchsprotokoll eines Forschers auf die Einhaltung ethischer und rechtlicher Standards hin zu überprüfen. Dabei erfüllen die Kommissionen keine polizeiliche Funktion, vielmehr sollen sie beratend eine Hilfestellung bei Risiko-Nutzen-Abwägungen, zur Aufklärung der potenziellen Probanden und zu anderen ethischen Fragen leisten. Verweigern sie ihre Zustimmung, muss der Forscher sein Proto-

15 Ein Vergleich der Arbeit von Ethikkommissionen in Deutschland, Österreich und der Schweiz findet sich u. a. bei Druml (2003).

koll überarbeiten. Eine Forderung an Ethikkommissionen ist ihre Unabhängigkeit, die bei der gegenwärtigen Besetzung nur in Teilen gegeben zu sein scheint. Ihre Zusammensetzung ist, gemessen an ihrem Zweck, gelegentlich problematisch.[16] Da sich die Probanden in der Regel aus der Gruppe nichtmedizinischer Laien rekrutieren, erscheint es wünschenswert, dass ebendiese zu einem gewissen Teil in Ethikkommissionen vertreten sind. In der Realität stellen Bürgervertreter jedoch eine Minderheit in den Kommissionen dar, die sich zum größten Teil aus Angehörigen der Ärzteschaft zusammensetzen. Forscher kontrollieren also Forschende, ein Umstand, der Ethikkommissionen gelegentlich der Kritik mangelnder Ungebundenheit aussetzt. Innerhalb der Scientific Community können aus der Zusammensetzung der Kommission heraus Zwänge entstehen, bestimmte Ethikvoten zu erteilen. Sollen im Rahmen einer Studie zum Beispiel Gene für eine die Untersuchung finanzierende Pharmafirma patentiert werden, könnte ein ablehnendes Votum durch Druck auf die Mitglieder der Kommission in ein positives umgewandelt werden. Die Drohung, Kommissionsbeteiligten, die selber Wissenschaftler sind, Forschungsgelder zu entziehen, könnte eventuell ausreichen, moralische Bedenken zu minimieren. Sie geraten in einen Interessenkonflikt, den sie eigentlich durch ihre Arbeit aufdecken, verhindern oder zumindest abschwächen sollten.

2.2 *Interessenkonflikte*

Da der medizinische Forscher in der Regel eine Doppelfunktion als Forscher und ärztlicher, therapeutischer Patientenbetreuer erfüllt, stellt ein unredlicher Umgang mit Interessenkonflikten nicht nur ein wissenschaftliches Fehlverhalten (»scientific misconduct«) dar, sondern kann auch für Probanden schädlich sein.

Dies ist zum Beispiel schon der Fall, wenn deren Bereitschaft zur Teilnahme an einem Experiment dazu missbraucht wird, in unwissenschaftlicher Art und Weise Daten zu erzeugen. Studiendesign, Durchführung und Ergebnis können durch Interessenkonflikte in einer solchen Weise beeinträchtigt werden, dass sie mit ethischen Richtlinien und wissenschaftlichen Anforderungen nicht mehr in

16 Vgl. z. B. Neitzke (2000).

Einklang zu bringen sind. Ein aktuelles Beispiel derartiger Interessenkonflikte offenbart sich im Umgang von Wissenschaftlern mit der Tabakindustrie während der letzten Jahre. Das Interesse an finanzieller Förderung stand hier gegen das Interesse an wissenschaftlicher Bonität. Forschungsprojekte zum Zusammenhang zwischen Rauchen und öffentlicher Gesundheit sind in Deutschland offenbar durch ein umfangreiches Netzwerk aus Wissenschaftlern und Tabakindustrie gesteuert worden. Finanzielle Interessen der Forscher und die geldwerte Unterstützung ihrer Arbeit durch die Tabaklobby haben einen Verflechtungsgrad zwischen Industrie und Wissenschaft erzeugt, der dazu führte, dass für die Tabakindustrie ungünstige Ergebnisse spätestens seit Mitte der 1970er-Jahre unterdrückt, verwässert, verschwiegen, überlagert oder manipuliert wurden.[17]

Finanzielle Interessenkonflikte stellen aber nur einen möglichen Konfliktfall dar. Ebenso können auch Altruismus, hierarchische Strukturen und der Wunsch nach Anerkennung der eigenen Forschungsleistung einen unredlichen Umgang mit Interessenkonflikten im Forscher herbeiführen: Aus dem Wunsch heraus, einem Patienten möglichst Gutes zu tun, kann ein Arzt das Protokoll einer randomisierten Doppelblindstudie unterlaufen, um einem Teilnehmer die seiner Ansicht nach beste Therapie, zum Beispiel die neue experimentelle Therapie, zukommen zu lassen. Sein Interesse, dem Patienten zu nutzen, konfligiert mit der Einhaltung wissenschaftlicher Standards. Zuletzt kann Karrieredenken dazu verleiten, Probandeninteressen oder die wissenschaftliche Bonität zu Gunsten »erwünschter« Ergebnisse aufzugeben.[18] Um Interessenkonflikten zu begegnen, fordern viele wissenschaftliche Zeitschriften ihre Autoren zur Offenlegung von »conflicts of interest« auf. Ob dies allerdings zu deren Eindämmung beiträgt, erscheint zumindest fraglich.

17 Grüning/Gilmore u. a. (2006).
18 Ein Überblick findet sich bei Loue (2000), S. 99-112.

2.3 *Rekrutierung*

Auch auf Probandenseite können Interessenkonflikte bestehen, die den Grundsatz, dass Zwang bei der Rekrutierung für Forschung in jedem Fall vermieden werden muss, konterkarieren. Zum Beispiel können sich bei der Rekrutierung von Familien für Familienstudien Zwangselemente aus der wechselseitigen Beeinflussung von Familienmitgliedern ergeben, die möchten, dass möglichst viele ihrer Angehörigen an der Studie teilnehmen. In ähnlicher Weise kann auch der durchführende Wissenschaftler durch Vergütungen oder in Aussicht gestellte Vorteile einen gewissen Druck zur Teilnahme erzeugen.[19] Der vertrauliche Umgang mit Probandeninformationen kann unter Umständen ebenfalls durch Familienrekrutierungen kompromittiert werden. Dies ist z. B. der Fall, wenn den kontaktierten Familienmitgliedern die Auswahl gerade ihrer Familie für eine Studie erklärt wird und dabei das Vorliegen bestimmter krankhafter Merkmale beim Indexpatienten[20] implizit offenbart wird.

2.4 *Biobanken*

Die bisher beschriebenen Aspekte der Ethik medizinischer Forschung lassen einen wesentlichen neuen Aspekt der medizinischen Wissenschaft unberücksichtigt. Die Verschiebung im Interessenfeld genetischer Forschung von monogenen Erkrankungen zu den großen multifaktoriellen Volkskrankheiten, die neben genetischen Faktoren auch Lebensumstände mitberücksichtigt, verlangt z. B. die Mehrfachverwertung einmal gesammelten Biomaterials sowie die Kopplung biologischer und sozialer Parameter. Dies ruft vor allem Fragen in Bezug auf eine besondere Einwilligung bei Daten- bzw. Materialspeicherung hervor.[21]

19 Vgl. z. B. Holtzman/Andrews (1997).

20 Das heißt dem erstkontaktierten Probanden.

21 Zu diesem Komplex siehe die Analyse von Helgesson/Johnsson (2005), Kommentar zu deutschen Stellungnahmen zu Biobanken bei Mand (2005).

2.4.1 Forschungsziel und informiertes Einverständnis

Die Zielsetzung beim Aufbau einer Datenbank, die biologische und epidemiologische Informationen für medizinische Forschung verbindet, ist grundsätzlich klar definiert. Für eine Erkrankung soll das Zusammenwirken mehrerer Faktoren bei ihrer Entstehung entschlüsselt werden. Theoretisch könnten jedoch mit den in einer Bio-Datenbank vorhandenen Informationen je nach Reichweite der erfassten Variablen auch andere Zusammenhänge untersucht werden als diejenigen, die primär untersucht werden sollten. Hier schließt sich die Frage an, ob man es Probanden zumuten kann, eine generelle Zustimmung zur Erforschung einer noch nicht konkretisierten Fragestellung zu erteilen. Dem Prinzip des »informierten Einverständnisses« würde dies widersprechen, denn eine Information über Untersuchungsziele könnte nicht adäquat erfolgen. Allerdings kann die Einholung einer Einwilligung zu mehreren unabhängigen Untersuchungen möglich sein, wenn die Untersuchungen dasselbe Untersuchungsziel verfolgen. Auch »Re-Teste« und die Anwendung neuer Methoden sind möglich, wenn sie der Verfolgung des Untersuchungsziels dienen, dem zugestimmt wurde. Eine grundsätzliche Änderung des Untersuchungsziels hingegen erfordert die erneute Aufklärung und Einwilligung der Probanden. In Abschwächung dieses Grundsatzes sind die US-amerikanischen National Institutes of Health (NIH) und das Center for Disease Control and Prevention (CDC) der Meinung, dass die Einholung eines neuen Einverständnisses bei einer Änderung des Untersuchungsziels unter Umständen nicht nötig sei, wenn es sich um komplett anonymisierte Informationen und Proben handele.[22] Diese Empfehlung stellt unter Verweis auf die »Verhältnismäßigkeit« eine Konzession an Wissenschaftler dar, um weiter gehende Forschung nicht zu behindern.

In diesem Kontext erlangt das Modell des »Beitrags eines Probanden« zur Erreichung eines Forschungsziels (»contribution model«) eine besondere Bedeutung.[23] Es vertritt die Meinung, dass ein Proband durch den Forschungsbeitrag, den er infolge seiner Studienteilnahme leistet, in dem Fall in einen Konflikt geraten könnte, in

22 Clayton/Steinberg u. a. (1995).
23 Wendler (2002).

dem er unwillentlich einem Forschungsziel dient, welches er aus religiösen oder anderen Gründen ablehnt. Ein solches Modell verlangt natürlich auch bei der Verwendung anonymer Informationen und Materialien größte Vorsicht, wenn ein Studienziel angestrebt wird, für das das Material nicht originär gesammelt und dem nicht explizit zugestimmt wurde.

Eine so begründete Notwendigkeit zur Rekontaktierung eines Probanden bei einer Änderung des Forschungsziels löst das Problem aus, dass die Vertraulichkeit von Informationen gegebenenfalls gefährdet ist. Will der Proband rekontaktiert werden? Erreicht man ihn direkt oder nur über andere Personen? Muss er über neue Ergebnisse, die eine Änderung des Forschungsziels begründen, informiert werden? Müssen ihm dabei seine individuellen konkreten Ergebnisse mitgeteilt werden, oder werden dadurch eventuell Angst und Schaden erzeugt? Aufgrund solcher und anderer Effekte, die eine Rekontaktierung für den Probanden haben kann,[24] ist es eventuell unumgänglich, Probanden im Rahmen des »Informed Consent« über die Möglichkeit der Rekontaktierung zu informieren und ihre Zustimmung dazu einzuholen. Dabei müssen sie darauf hingewiesen werden, dass eine Rekontaktierung nur bei einer Aufbewahrung und Speicherung ihrer Adressen und der Information über ihre Studienteilnahme möglich ist.

2.4.2 Lagerung von Daten und Proben

Hier schließt sich die Frage nach der Lagerung von Daten- und Biomaterial sowie deren Anonymisierung an. Einfache Methoden der »De-identifikation« wie die Löschung von Namen und Adressen sind unter Umständen nicht ausreichend, um Vertraulichkeit und Datenschutz zu gewährleisten. Ist nach der Löschung personenbezogener Informationen noch eine Re-Identifizierung von Personen möglich, liegen die Daten zwar *anonymisiert* vor, sind aber nicht *anonym*. Auf diesen Unterschied und die sich daraus theoretisch ergebenden Möglichkeiten des Datenmissbrauchs sollten Studienteilnehmer hingewiesen werden. Je mehr Informationen über Studienteilnehmer vorhanden sind, desto eher kann eine weiterführende

24 Vgl. die ausführliche Problematisierung von Hunter/Sharpe u. a. (2001).

Verknüpfung mit zusätzlichen Informationen die Rekonstruktion von Identitäten ermöglichen. Dennoch sollten möglichst viele Variablen untersuchbar sein, um das Forschungsziel nicht zu gefährden. Auch können Probanden bei vollständig anonymen Proben nicht über Untersuchungsergebnisse oder neue Therapieerkenntnisse informiert werden. Ihr »Eigennutz« an der Studienteilnahme verringert sich.

Überdies ist im Einzelfall zu klären, für welchen Zeitraum Daten und Proben voraussichtlich aufbewahrt werden sollen. Informationen an die Probanden über die Aufbewahrungsdauer und den Aufbewahrungsort sollten ebenso transparent sein wie diejenigen über die Benutzer und Inhaber von Zugriffsrechten auf die Datenbank. Zugriffsrechte (zum Beispiel von Sponsoren oder staatlichen Stellen) und sich daraus ergebende Missbrauchsmöglichkeiten sind auch zur Offenlegung möglicher Interessenkonflikte unumgänglich. In Publikationen von Ergebnissen verbietet sich im Rahmen des Datenschutzes sowieso in jedem Fall die Nennung von Patientennamen.

3. Publikation von Studienergebnissen

Am Ende jeder medizinischen Forschung sollte ihre Publikation stehen, da nur so der Zweck des Erkenntnisgewinns erfüllt werden kann. Doch auch bei der Veröffentlichung von Ergebnissen kann es zur Verletzung moralischer Standards kommen. Motive für wissenschaftliches Fehlverhalten auf diesem Gebiet wurden in der Einleitung skizziert. Sie reichen vom Erfolgsdruck, möglichst viele Beiträge in hochrangigen Journalen publizieren zu müssen (»publish or perish«), bis hin zu finanziellen Anreizen vonseiten der Sponsoren, um die Publikation erwünschter Ergebnisse zu lancieren. Das System der Wissenschaft als Reputationssystem wird so in seinem Kernziel, der Suche nach valider Erkenntnis, gestört.

Da es sich bei der Wissenschaft auch um eine soziale Organisation handelt, gehören nicht nur das Frisieren von Daten, das Weglassen ungewünschter Ergebnisse, die Irreführung von Lesern durch verschleiernde Darstellungen oder Fahrlässigkeit bei der Auswertung von Daten zu möglichem Fehlverhalten. Auch die Verletzung geistigen Eigentums oder die Entgegennahme von Anerkennung für die

Arbeit eines anderen stellen unmoralische Handlungen dar. Ist die Publikation von Ergebnissen eines anderen Forschers, in deren Kenntnis man z. B. im Zuge eines Begutachtungsverfahrens gelangt ist, fraglos ein Diebstahl geistigen Eigentums und somit moralisch nicht zu vertreten, so gestaltet sich das Problem der Anerkennung der Arbeiten anderer komplizierter. In den letzten Jahrzehnten hat innerhalb der medizinischen Forschung die Zahl der Co-Autorenschaften erheblich zugenommen. Ein Faktor hierbei ist sicherlich der Wandel der Forschungspraxis, die zunehmend auf datenintensive Multicenterstudien und Teamarbeit setzt.[25] Ein anderer Faktor konstituiert sich aber aus der Sorge einzelner Wissenschaftler um ihre Karriere. Diese führt mitunter zum sozialen Zwang, Vorgesetzte in die Autorenliste einer Publikation mit aufzunehmen, weil diese wiederum dem akademischen Druck ausgesetzt sind, möglichst viel zu publizieren. Darüber hinaus werden auch »Ehren-« oder »Geisterautorenschaften« vergeben, da sich die originären Autoren davon einen Vorteil für eine eventuelle Annahme ihrer Publikation in einer Zeitschrift versprechen, wenn der so Geehrte einen hohen Reputationsstatus genießt. Verschiedene Richtlinien setzen sich mit solchen oder ähnlichen Fällen von »misconduct« im Zusammenhang mit Publikationen auseinander.[26]

Letzten Endes müssen Forschungsplanung und -durchführung sowie die Publikation ihrer Ergebnisse den ethischen Richtlinien unserer Gesellschaft folgen, wenn die medizinische Forschung nicht ihr Ansehen und ihre Unterstützung durch die Gesellschaft verlieren will. Die Wahrung ethischer Grundstandards und »gute« (d. h. wissenschaftlichen Standards entsprechende) medizinische Forschung sind dabei untrennbar miteinander verknüpft: Nur durch gute Forschung wird der Beitrag der Probanden angemessen gewürdigt, nur durch Einhaltung ethischer Normen werden Probanden in ihren Interessen geschützt. Medizinische Forschung darf nicht alles, doch in dem, was sie darf, hat sie ein vielleicht in Teilen anachronistisches wissenschaftliches Ethos zu wahren.

25 Siehe den Beitrag »Wissenschaftstheoretische Aspekte medizinischer Forschung« von Norbert W. Paul in diesem Band.

26 Z. B. auch die Deutsche Forschungsgemeinschaft (DFG). Eine aktuelle Übersicht bietet Grieger (2005).

Bär, Siegfried (1992), *Forschen auf Deutsch: Der Machiavelli für Forscher – und solche, die es werden wollen*, Frankfurt am Main.

Beecher, Henry K. (1966), »Ethics and Clinical Research«, in: *New England Journal of Medicine* 274, S. 1354-1360.

Bender, Denise (2005), »Heilversuch oder klinische Prüfung? Annäherung an eine diffuse Grenze«, in: *Medizinrecht* 23, S. 511-516.

Brody, Baruch A. (1998), *The Ethics of Biomedical Research. An International Perspective*, New York.

Clayton, Ellen Wright/Steinberg, Karen K., u. a. (1995), »Informed Consent for Genetic Research on Stored Tissue Samples«, in: *Journal of the American Medical Association* 274, S. 1786-1792.

Council for International Organizations of Medical Sciences (CIOMS) (2002), *International Ethical Guidelines for Biomedical Research Involving Human Subjects*, Genf.

Druml, Christiane (2003), »Arbeit und Effizienz von Ethikkommissionen«, in: *Der Onkologe* 9, S. 1349-1354.

Grieger, Maria Christina Anna (2005), »Authorship: an Ethical Dilemma of Science«, in: *São Paulo Medical Journal* 123, S. 242-246.

Grüning, Thilo/Gilmore, Anna B., u. a. (2006), »Tobacco Industry Influence on Science and Scientists in Germany«, in: *American Journal of Public Health* 96, S. 20-32.

Helgesson, Gert/Johnsson, Linus (2005), »The Right to Withdraw Consent to Research on Biobank Samples«, in: *Medicine, Health Care and Philosophy* 8, S. 315-321.

Holtzman, Neil A./Andrews, Lori B. (1997), »Ethical and Legal Issues in Genetic Epidemiology«, in: *Epidemiological Revue* 19, S. 163-174.

Hunter, Alasdair G./Sharpe Neil, u. a. (2001), »Ethical, Legal, and Practical Concerns About Recontacting Patients to Inform Them of New Information: the Case in Medical Genetics«, in: *American Journal of Medical Genetics* 103, S. 265-276.

Loue, Sana (2000), *Textbook of Research Ethics. Theory and Practice*, New York.

Mand, Elmar (2005), »Biobanken für die Forschung und informationelle Selbstbestimmung«, in: *Medizinrecht* 23, S. 565-575.

Martinson, Brian C./Anderson Melissa S., u. a. (2005), »Scientists Behaving Badly«, in: *Nature* 435, S. 737 f.

Merkel, Reinhard (2005), »Fremdnützige klinische Forschung an Einwilligungsunfähigen? Rechtsethische Grundlagen«, in: *Forschung am Menschen. Ethische Grenzen medizinischer Machbarkeit*, hg. von Gerd Brudermüller, Max E. Hauck, Peter W. Lücker, Kurt Seelmann und Martin Westhofen, Würzburg, S. 137-173.

Neitzke, Gerald (2000), »Mitglieder Deutscher Ethik-Kommissionen – Wer sind sie und wer sollen sie sein?«, in: *Ethik in der medizinischen Forschung*, hg. von Urban Wiesing, Alfred Simon und Dietrich von Engelhardt, Stuttgart, S. 108-125.

Taupitz, Jochen (2005), »Forschung an nicht einwilligungsfähigen Patienten«, in: *Forschung am Menschen. Ethische Grenzen medizinischer Machbarkeit*, hg. von Gerd Brudermüller, Max E. Hauck, Peter W. Lücker, Kurt Seelmann und Martin Westhofen, Würzburg, S. 123-136.

Vollmann, Jochen (2000), »›Therapeutische‹ versus ›nicht-therapeutische‹ Forschung – eine medizinethisch plausible Differenzierung?«, in: *Ethik in der Medizin* 12, S. 65-74.

Weingart, Peter (2004), »Öffentlichkeit der Wissenschaft – Betrug in der Wissenschaft«, in: *Wissenschaftliches Fehlverhalten – Erfahrungen von Ombudsgremien: Tagungsbericht*, hg. von Deutsche Forschungsgemeinschaft und Ombudsmann der DFG, Weinheim, S. 41-49.

Wendler, David (2002), »What Research with Stored Samples Teaches Us about Research with Human Subjects«, in: *Bioethics* 16, S. 33-54.

Wiesemann, Claudia (2000), »Die ethische Bewertung fremdnütziger Forschung in der Kinder- und Jugendmedizin«, in: *Ethik in der medizinischen Forschung*, hg. von Urban Wiesing, Alfred Simon und Dietrich von Engelhardt, Stuttgart S. 71-81.

Klinik und Praxis

Stefan Schulz

Person oder Keim?

Der moralische Status des Ungeborenen in der Geschichte der Abtreibungsdiskussion

Die Frage, welchen moralischen Status ungeborene Menschen besitzen, wird in unserem Kulturkreis seit Langem diskutiert. Der Rahmen, in dem diese Frage jeweils aufgeworfen, das zugrunde liegende Problem wahrgenommen und über Lösungen nachgedacht wurde, war dabei weit reichenden Veränderungen unterworfen.

Prominente Kontexte, in denen die *Statusfrage* gestellt wurde, waren der Schwangerschaftsabbruch und die Frage nach der vorgeburtlichen Entwicklung des Menschen. Diese Themen werden daher im Zentrum der folgenden Darstellung stehen, die in ideengeschichtlicher Akzentuierung[1] über Wechselwirkungen zwischen Theologie, Philosophie, Naturkunde, Medizin und Recht bis in die Zeit des deutschen Nationalsozialismus hinein berichtet und mit einem kurzen Ausblick auf die Diskussion in der Nachkriegszeit endet. Die dabei rekonstruierten Wechselwirkungen demonstrieren, wie die Repräsentationen des Ungeborenen und die Entfaltung seines moralischen Status in bestimmten Denkkollektiven funktionierten, nämlich als sich immer wieder neu austarierendes Gleichgewicht zwischen tradierten Deutungen, unbewusst transportierten oder bewusst reflektierten Haltungen und Argumentationen.

1. Fristenregelungen in der Antike

»Fristenregelungen« in einem weiten Sinne finden sich bereits in antiken christlichen Quellen. In der Septuaginta, einer im 3. Jahrhundert v. Chr. entstandenen griechischen Bibelübersetzung, werden unterschiedlich schwere Strafen für die (unbeabsichtigte) Abtreibung von »ungeformten« (Buße) und »geformten« Ungeborenen (»Seele für Seele«) gefordert. In der so genannten Vulgata, einer

1 Vgl. meinen Beitrag »Medizingeschichte(n)« in diesem Band.

späteren lateinischen Bibelfassung, fehlt dagegen diese Unterscheidung.[2] Wie sind diese unterschiedlichen Textversionen zu erklären? Eine Deutung geht davon aus, dass die Autoren der Septuaginta den Versuch unternommen hatten, aktuelle naturkundliche Vorstellungen zu berücksichtigen, wie sie in der »Embryologie« und »Beseelungslehre« des Aristoteles (4. Jahrhundert v. Chr.) vorlagen.[3] Der griechische Philosoph hatte für eine stufenweise erfolgende Beseelung des Menschen (Sukzessivbeseelung) argumentiert, in deren Folge die spezifisch menschliche Vernunftseele erst dann zum Körper hinzutrat, nachdem dieser menschliche Formen ausgebildet hatte. Diese Theorie entsprach der christlichen Schöpfungsgeschichte, der zufolge Gott Adam ebenfalls erst Leben einhauchte, nachdem dieser seine Gestalt erhalten hatte.[4]

Die Abtreibungsregelung der Septuaginta wurde in der Folgezeit zur dominierenden Auffassung im Strafrecht der Kirche und setzte sich gegen andere Haltungen durch, etwa gegen die Vorstellungen Tertullians (um 200 n. Chr.). Tertullian ging von einer Übertragung der Seele durch den Samen aus (Traduzianismus) und entkoppelte damit Körperform und Seele. Zudem entwertete er die moralische Relevanz des Beseelungszeitpunktes, indem er jede Abtreibung als einen *vorweggenommenen* Mord bewertete.[5]

2. Frühes kirchliches und weltliches Recht

Die unterschiedliche Bestrafung von Schwangerschaftsabbrüchen wird greifbar im so genannten *Decretum Gratiani*, einer frühen Sammlung des kirchenrechtlichen Stoffs (abgeschlossen um 1140). Hier stellt der Text auch *expressis verbis* einen Zusammenhang zwischen Körperform, Beseelung und Schöpfungsgeschichte her.[6] Ähnlich ist es im weltlichen Recht: In der *Peinlichen Gerichtsordnung*

2 2. Mose 21, 22-23; Übersetzung der Septuaginta-Fassung Müller (2000), S. 4; vgl. auch Jerouschek (1988), S. 28 f.

3 Jerouschek (1988), S. 34.

4 Vgl. den Überblick bei Schulz (2005).

5 Jerouschek (1988), S. 35 f.; Müller (2000), S. 5-7; Jütte (1993) und Jerouschek (1993); dort finden sich auch Informationen zur anderen Auffassung des Römischen Rechts.

6 Jerouschek (1988), S. 82; Müller (2000), S. 13-16.

von Kaiser Karl V. aus dem Jahre 1532 wird bei der Strafbemessung zwischen der Abtreibung »noch nicht lebendiger« und »lebendiger« Leibesfrüchte (»Todesstrafe«) unterschieden.[7] Diese Übereinstimmung zwischen den beiden Rechtsebenen ist nicht zufällig: Sie verweist auf die christliche Tradition, die sie untereinander und mit der theologisch-anthropologischen Diskussion verbindet.

3. Terminierungsstrategien

Für Gerichtsverfahren war das Kriterium der Körperform allerdings nur begrenzt brauchbar: Regelmäßig fehlten nämlich die abgetriebenen Körper. Eine Strafbemessung war unter diesen Umständen nur möglich, wenn man sich am Schwangerschaftsbeginn orientierte und gleichzeitig über konkrete Zeitangaben zum Beseelungszeitpunkt verfügte. Solche Terminierungen finden sich etwa in einem Rechtskommentar zum *Decretum Gratiani* aus dem Jahre 1232: 40 Tage für das männliche und 80 Tage für das weibliche Geschlecht. Hinter diesen Fristen standen aber nicht etwa Beobachtungen an abgetriebenen Körpern, sondern sie funktionierten wieder auf der Basis von Bibelauslegungen. Nach dem 3. Buch Mose ist nämlich nach der Geburt eine Reinigungsfrist einzuhalten.[8] Die Dauer dieser Reinigungsfristen bewertete man im Analogieschluss als Spiegelbild der »unreinen« Schwangerschaftsdauer, nämlich der Zeit vor der spezifisch menschlichen Beseelung.

Die im Kommentar zum *Decretum Gratiani* nachweisbaren Zeitpunkte dominierten in der Folgezeit, verschiedene Denker vertraten aber auch andere Positionen. Augustinus (um 400) argumentierte etwa mittels einer Analogie zur Bauzeit des Tempels in Jerusalem für eine Frist von 45 Tagen, Thomas von Aquin (13. Jahrhundert) auf der Basis (pseudo)aristotelischer Vorstellungen für Fristen von 40 bzw. 90 Tagen.[9]

7 Vgl. Jerouschek (1988), S. 141-145.

8 3. Mose 12, 2-5. Der unterschiedliche Beseelungszeitpunkt beim männlichen und weiblichen Geschlecht verweist auf die Inferiorisierung der Frau im Kontext der autoritativen Texte. Vgl. Jerouschek (1988), S. 70 f., S. 86, S. 99-100.

9 Jerouschek (1988), S. 42, S. 99 f.; Müller (2000), S. 24.

4. Visualisierungen zwischen Text und Objekt

Die theologisch fundierten Terminierungen wirkten auch in den naturkundlichen Schriften des 16. und 17. Jahrhunderts. In einem Hebammenlehrbuch des Zürcher Wundarztes Jakob Rueff aus dem 16. Jahrhundert finden sich beispielsweise Illustrationen, nach denen der Körper des Ungeborenen aus einer ungeformten Masse Schritt für Schritt entsteht, um im Alter von 45 Tagen die Gestalt eines Neugeborenen anzunehmen.[10] Die Beziehung zwischen diesen Abbildungen und dem Text des Buches waren im Vergleich zu den uns heute vertrauten Verhältnissen genau umgekehrt: Der Text erklärte nicht etwa primär ein im Abbild repräsentiertes »Objekt«, sondern die Visualisierungen erläuterten den Text. Berücksichtigt man diesen Umstand, so werden die Illustrationen als Repräsentationen der aristotelischen Entwicklungstheorie und der Beseelungsfrist Augustinus' lesbar.

Im 17. Jahrhundert wuchs unter dem Einfluss lutherischen Gedankenguts bei vielen Gelehrten die Bereitschaft, den Beseelungszeitpunkt auf den Moment der Empfängnis oder kurz danach zu verlegen.[11] Da gleichzeitig der Zusammenhang von Beseelung und menschlicher Form noch Überzeugungskraft hatte, wurden immer jüngere Ungeborene mit den Körpern von Neugeborenen visualisiert. So sind in einem 1639 erschienenen Werk von Severinus Pinaeus (gest. 1619) 12 und 25 Tage alte Ungeborene mit den Körpern von Neugeborenen abgedruckt.[12] 1694 publiziert Nicolaas Hartsoecker (1656-1725) die mikroskopische Abbildung eines menschlichen Spermiums, die ein winziges, aber bereits kindlich geformtes Geschöpf erkennen lässt, das im Inneren des Spermienkopfes kauert und auf seine Entwicklung im weiblichen Uterus wartet.[13] Die Partei der Präformisten, der Hartsoecker angehörte, verlängerte mit Hilfe des Mikroskops die personale Natur des ungeborenen Lebens über den Zeitpunkt der Empfängnis hinaus in den Raum außerhalb

10 Abbildung aus einer Ausgabe Zürich 1569 bei Schulz/Gräsel/Müller (2005), S. 42; vgl. auch Fischer-Homberger (1983), S. 236 f.

11 Vgl. Müller (2000), S. 153-160.

12 Abbildung bei Schulz/Müller/Gräsel (2005), S. 43; Fischer-Homberger (1983), S. 236 f.

13 Abbildung bei Schulz/Gräsel/Müller (2005), S. 49.

des weiblichen Körpers. Eine autoritative Unterstützung erhielten solche Vorstellungen durch den Traduzianismus. Die Beseeltheit der winzigen »Samenmenschen« wurde durch ihre Gestalt repräsentiert.

5. Recht im 16. bis 19. Jahrhundert

Die Frage des Beseelungszeitpunktes bzw. der Körperform verlor allerdings im weltlichen Recht bald ihre Bedeutung. Rechts- bzw. verfahrensimmanente Perspektiven wurden wichtiger. In den so genannten *Kursächsischen Konstitutionen* von 1572 fungierte beispielsweise die Mitte der Schwangerschaft als pragmatische Grenze zwischen »lebendigen« und »nichtlebendigen« Ungeborenen. Ab der Mitte der Schwangerschaft, so die Überzeugung, seien Kindsbewegungen zweifelsfrei spürbar. Im Fall einer Anklage könne sich eine fragliche Täterin dann nicht mehr dadurch entschuldigen, von ihrer Schwangerschaft nichts gewusst zu haben. Die »Fristenregelung« der *Kursächsischen Konstitutionen* wurde über den kursächsischen Rechtskreis hinaus verbreitet und für längere Zeit tradiert. Man findet die Frist der Schwangerschaftsmitte beispielsweise fast 200 Jahre später im *Codex Iuris Bavarici Criminalis* von 1751 und in der österreichischen *Constitutio Criminalis Theresiana* von 1768.[14]

Im Kontext der weiteren »Verweltlichung« der mitteleuropäischen Gesellschaften und der wachsenden Bedeutung ökonomischer Strategien für das Staatswohl wurden die Ungeborenen Ende des 18. Jahrhunderts vermehrt als *zukünftige Bürger* wahrgenommen, von denen das Wohl des Staats abhing. Diese Qualität zeichnete die Ungeborenen zu jeder Zeit der Schwangerschaft aus. Ein klassisches Beispiel für diese Sichtweise sind die Verhältnisse in Wien. Dort bedrohte konsequenterweise das 1787 unter Joseph II. erlassene *Allgemeine Gesetz über Verbrechen und deren Bestrafung* Schwangerschaftsabbrüche unabhängig von der Schwangerschaftsdauer, damit unabhängig von der Entwicklung des Ungeborenen. Eine Differenzierung der Strafen erfolgte aber mit Blick auf die Motive und die soziale Stellung der Täterinnen: Verheiratete Frauen wurden schär-

14 Vgl. Jerouschek (1988), S. 173, 223 f., 257 f.

fer bestraft als ledige. Die Todesstrafe, die dem Staat auch noch die Frauen raubte, war nicht mehr vorgesehen.[15]

Auch im *Preußischen Strafgesetzbuch* von 1851 werden in den Paragrafen 181 ff. Schwangerschaftsabbrüche unabhängig von der Schwangerschaftsdauer mit Strafe bedroht. Über das Strafrecht des Norddeutschen Bundes wanderten die Strafbestimmungen des *Preußischen Strafgesetzbuches* in die Paragrafen 218 ff. des *Strafgesetzbuches für das Deutsche Reich* von 1871 ein. Der Schutz der intrauterinen *Entwicklung zum Leben nach der Geburt hin* war die Hauptabsicht dieses Abtreibungsrechts. Da man aber den systematischen Ort dieses Rechts – nämlich unter den Tötungsdelikten – beibehielt, wurde dem Missverständnis Vorschub geleistet, der Paragraf 218 bezwecke primär den Schutz bereits *spezifisch menschlichen Lebens*.[16]

Im Kirchenrecht wurde die abgestufte Bestrafung von Schwangerschaftsabbrüchen – mit Ausnahme eines kurzen Intermezzos Ende des 16. Jahrhunderts – trotz zunehmender Kritik an der Sukzessivbeseelung bis weit in das 19. Jahrhundert hinein fortgeschrieben. 1869 dehnte Papst Pius IX. die Totschlagsqualität der Abtreibung auf die gesamte Schwangerschaftsdauer aus. Als wichtiges Motiv dafür gelten die damaligen Diskussionen um die unbefleckte Empfängnis Mariens, die kurz vorher als Dogma verkündet worden war und als Beleg für eine Beseelung im Augenblick der Empfängnis gewertet wurde.[17]

6. Die Entschleierung des Embryo

Zeitlich parallel zur Entwertung von »Körperform und Seele« im Abtreibungsrecht verloren die präformistischen,[18] an »Körperform und Seele« gekoppelten Vorstellungen in der Embryologie des Menschen ihre Deutungskraft. Ein exponiertes Beispiel für die sich nun etablierende Wahrnehmung des embryonalen menschlichen Körpers zeigen die *Icones embryonum humanorum* (*Abbilder menschli-*

15 Jerouschek (1988), S. 259 f.; Schulz/Gräsel/Müller (2005), S. 13 f. Vgl. dazu die verwandten Diskussionen im Kontext der »Schweren Geburt« in Wien, Schulz (2000).

16 Jerouschek (1988), S. 272-275; vgl. auch Seidler (1993), Putzke (2003), S. 3-14.

17 Vgl. Ranke-Heinemann (1992).

cher Embryonen) des Anatomen Samuel Thomas Soemmerring (1755-1830), erschienen 1799 in Frankfurt am Main. Tafel 1 dieses Werkes zeigt knapp 20 individuelle ungeborene Körper. In chronologischer Ordnung als prototypische Körper aneinander gereiht, sind hier erst allmählich Formen erkennbar, die an Neugeborene erinnern. Soemmerrings Kritik an älteren Darstellungen von Embryonen zielte besonders auf die Ästhetik, mit der ihre Körper früher betrachtet worden seien. Die vorkindlichen Formen seien fälschlicherweise mit Abscheu und als verdorbene, postmortal veränderte oder auch missgebildete Körpers eingestuft worden. Um die »subjektive« Wirkung dieser unpassenden Ästhetik zu neutralisieren, stellte Soemmerring daher ein geometrisches Verfahren an die Stelle der älteren perspektivischen Darstellungsmethoden: Die embryonalen, individuellen Körper wurden vermessen und als Aufriss, wie aus großer Ferne betrachtet, abgebildet.[19] Barbara Duden hat diesen Prozess als die »Verwandlung des Ungeborenen in den öffentlichen Fötus« rekonstruiert[20] – als einen Prozess, in dem die spezifisch »embryonale« Form des Menschen erst entdeckt wurde.

Auf das Abtreibungsrecht hatte diese neue Sichtweise zunächst keine direkten Auswirkungen, wie die oben beschriebene Rechtsgeschichte belegt. Rechtsinterne und politische Perspektiven waren weitaus wichtiger als die Frage nach der Körperform. Einige Jahrzehnte später wurde die Körperform der frühen menschlichen Ungeborenen dann aber unter umgekehrten Vorzeichen zu einem Argument *gegen* eine Sonderstellung des Menschen. Ernst Haeckel (1834-1919), Arzt, Naturforscher und Anhänger der Evolutionstheorie Darwins, formulierte auf dem Boden embryologischer Studien das so genannte »Biogenetische Grundgesetz«, das einen Zusammenhang zwischen individueller Embryonalentwicklung und Artentwicklung postulierte. Haeckel meinte anhand embryologischer Studien zeigen zu können, dass die frühen Entwicklungsstadien des Menschen und anderer Säugetiere äußerlich kaum Unterschiede erkennen lassen, da sich in diesen auch die entwicklungsgeschichtlichen *gemeinsamen* »Vorfahren« widerspiegelten, also eben »nicht-

18 Zum Problemkreis »Präformation«/»Epigenese« vgl. Bäumer-Schleinkofer (1993), S. 165-212; Bayer (1993), S. 181 f.; zur Rezeption in der Rechtsgeschichte Jerouschek (1988), S. 181 f.

19 Abbildung bei Duden (1993), S. 33 f.; Schulz/Gräsel/Müller (2005), S. 56.

20 Duden (1991), bes. S. 42-50.

menschliche« Wesen.[21] Haeckel wurde dafür zwar von verschiedenen Seiten heftig kritisiert, etwa von dem Anatomen Wilhelm His (1831-1904), der mit Hilfe anderer Präpariertechniken und besonderer Zeichenmethoden für die »specifische Physiognomie« auch der jüngeren Embryonen argumentierte.[22] Doch auch die von His abgebildeten Körper hatten in den frühen Stadien keine Ähnlichkeit mit der Gestalt von Neugeborenen. His' Visualisierungen wurden vielfach abgedruckt und damit verbreitet. Nichtmenschlich aussehende menschliche Embryonen wurden nun auch breiteren Bevölkerungskreisen bekannt, etwa durch das in hoher Auflage verlegte Buch *Die Frau als Hausärztin* (1. Auflage 1901) von Anna Fischer-Dückelmann (1856-1917).[23]

7. Zwischen Bevölkerungsrückgang, Frauenbewegung und Rassenhygiene

In der öffentlichen Diskussion traten um die Wende vom 19. zum 20. Jahrhundert immer vehementer Fragen des Bevölkerungsrückgangs, der Frauenemanzipation und Fragen der Ausbeutung der arbeitenden Klasse durch die Abtreibungsverbote in den Vordergrund, wenngleich über Statusfragen weiter diskutiert wurde.[24] Die Freigabe des Schwangerschaftsabbruchs in der Sowjetunion 1917 heizte die Diskussion noch einmal an, auch im Kreis der Ärzte und Naturforscher. Eingebettet in die allgemein wachsende Kraft biologisierender Deutungen gesellschaftlicher und anthropologischer Fragen in dieser Zeit, wurden die biologischen Eigenschaften und die biologische Entwicklung des Ungeborenen zur dominierenden Folie, vor der für die »Eigenständigkeit«, aber auch für das »Nicht-Mensch-Sein« des Ungeborenen argumentiert wurde. Argumente für die Selbstständigkeit, gegen den Eingeweidecharakter des Ungeborenen waren etwa sein Kreislauf, sein Stoffwechsel und seine Wärmeproduktion. In diesem Kontext wurde auch das Argument der »menschenunähnlichen Körperform« *expressis verbis* genutzt.

21 Exemplarische Abbildungen aus verschiedenen Schriften Haeckels bei Schulz/Gräsel/Müller (2005), S. 57 f.; Gursch (1981), Hopwood (2002).

22 Vgl. Hopwood (2002).

23 Abbildung bei Schulz/Gräsel/Müller (2005), S. 60.

24 Vgl. Hailer (1986), Seidler (1993), Dienel (1993), Onstein (1996), Putzke (2003).

Befürworter von Fristenregelungen verglichen etwa die frühen Embryonen mit Larven oder Engerlingen, die man bei anderer Gelegenheit ohne Skrupel zertrete. Das wichtigste Argument in Statusfragen war aber die biologische Entwicklung des Gehirns. Gegner von Fristenregelungen verwiesen auf die Potenz der Ungeborenen, ein menschlich strukturiertes Gehirn und damit Bewusstsein zu entwickeln. Die Befürworter von Fristenregelungen verwiesen dagegen auf die strukturellen Unterschiede zwischen den Gehirnen verschiedener Entwicklungsstadien, die ein fehlendes Bewusstsein und Schmerzempfinden in frühen Entwicklungsphasen nahe legten. Teilweise wurden sogar – der allgemeinen Geschichte des Gehirns folgende – histologische Hirnanalysen in diese Argumentation integriert.[25]

Auf der Ebene des in Deutschland geltenden Rechts änderte sich aber trotz dieser Diskussionen bis zur Machtergreifung durch die Nationalsozialisten nichts. Die politische Diskussion um den Schwangerschaftsabbruch geriet jetzt ganz unter den Einfluss der Rassenhygiene, nun dominierte auch hier die »biomedizinische Vision« der Nationalsozialisten. 1943 wurde die Todesstrafe für Täter durchgesetzt, die durch Abtreibungen der Volksgemeinschaft fortgesetzt schaden. Gleichzeitig wurden massenhafte Zwangsabtreibungen bei osteuropäischen Frauen vorgenommen. Nicht das individuelle Leben des Ungeborenen und das seiner Mutter, sondern »die deutsche Volkskraft« stand im Mittelpunkt.[26]

25 Vgl. zu diesen Argumentationen exemplarisch Lewin (1904), Ahlfeld (1906), Guttzeit (1911), Wachtel (1922), Brupbacher (1924); vgl. Putzke (2003), S. 129-190.

26 Vgl. Gante (1993); Putzke (2003), S. 336-353; vgl. den Beitrag »Rassenhygiene in Deutschland und Medizin im Nationalsozialismus« von Heiner Fangerau und Thorsten Noack in diesem Band.

8. Die Nachkriegszeit: ein Ausblick

Nach dem Ende des Zweiten Weltkriegs[27] stand die rechtliche Regelung des Schwangerschaftsabbruchs zunächst unter dem Einfluss der massenhaften Vergewaltigungen, die in allen Besatzungszonen geschehen waren. Vor dem Hintergrund, dass die formale Rechtslage nach dem Ende des Dritten Reichs unklar war, stieg die Bereitschaft, Schwangerschaftsabbrüche zu tolerieren, besonders bei so genannter »kriminologischer« Indikation. Aufgrund der territorialen Teilung in verschiedene Einflusssphären verlief die Entwicklung auf der Rechtsebene in den beiden neuen deutschen Staaten verschieden: In der DDR wurde schließlich eine Fristenregelung, in der BRD eine Indikationenregelung implementiert. Nach der Wiedervereinigung wurde über mehrere Schritte ein gemeinsames deutsches Abtreibungsrecht beschlossen, das zwar grundsätzlich jeden Schwangerschaftsabbruch nach der »Einnistung« als illegitim bewertet, unter bestimmten Umständen aber auf eine Bestrafung verzichtet. Der konfliktträchtige Bereich der Embryonenforschung wurde in einem eigenen Gesetz geregelt.

Die öffentliche Diskussion um den moralische Status der Ungeborenen stand in der Nachkriegszeit unter dem Einfluss bedeutender gesellschaftspolitischer Prozesse wie dem Streit um das Selbstbestimmungsrecht der Frauen und der sexuellen Revolution. Die Deutungsmacht von Biologie und Medizin blieb bestehen und ist in Statusfragen weiterhin groß, wie es die Auseinandersetzungen um den so genannten Speziesismus, das Identitäts- und Kontinuitätsargument, um sentientistische Positionen und das Potenzialitätsargument belegen.[28] Auch die Unterscheidung von konservativen und liberalen Positionen wird vor diesem Hintergrund diskutiert. Gleichzeitig wurden und werden in Biologie und Medizin aber auch bedeutende Probleme generiert, die zu Statusfragen Anlass geben, wie es etwa die Diskussionen um die Embryonen- und Stammzellforschung, um die Präimplantationsdiagnostik und um die intensivmedizinische Betreuung sehr früh geborener Kinder belegen. Die »menschliche Körperform« hat dabei in den vergangenen

27 Vgl. zur Nachkriegsgeschichte Dienel (1993), Gante (1993); zu den Visualisierungen Schulz/Gräsel/Müller (2005).

28 Vgl. den Beitrag »Ethische Probleme am Lebensbeginn« von Klaus Steigleder in diesem Band.

Jahrzehnten eine gewisse Argumentationskraft behalten, wie die überragende Rezeptionsgeschichte der Fotografien von Lennard Nilsson und schließlich auch verschiedene politische Aktionen, etwa mit Plastikmodellen von Embryonen, zeigen; oder auch – mit umgekehrten Vorzeichen – die Diskussionen um die Stammzellforschung. Überzeugen kann dieses Argument aber regelmäßig nur dann, wenn man den eindimensionalen, artifiziellen Charakter der präsentierten Formen als »objektive Natur« missversteht und so nicht nur in überaus fragwürdiger Weise von einem Sein auf ein Sollen geschlossen wird, sondern auch die (historische) Konstruktion der »natürlichen Gestalt« unreflektiert bleibt.[29]

Literatur

Ahlfeld, Johann Friedrich (1906), *Nasciturus: eine gemeinverständliche Darstellung des Lebens vor der Geburt und der Rechtsstellung des werdenden Menschen für Juristen, Mediziner und gebildete Laien*, Leipzig.

Bäumer-Schleinkofer, Änne (1993), *Die Geschichte der beobachtenden Embryologie. Die Hühnchenentwicklung als Studienobjekt über zwei Jahrtausende*, Frankfurt am Main u. a..

Bayer, Vera (1993), *Der Griff nach dem ungeborenen Leben. Zur Subjektgenese des Embryos*, Pfaffenweiler (= Schnittpunkt Zivilisationsprozeß 4).

Brupbacher, Fritz (1924), *Wann ist die ärztliche Abtreibung rechtswidrig?*, Zürich.

Dienel, Christiane (1993), »Das 20. Jahrhundert (I). Frauenbewegung, Klassenjustiz und das Recht auf Selbstbestimmung der Frau«, in: *Geschichte der Abtreibung. Von der Antike bis zur Gegenwart*, hg. von Robert Jütte, München, S. 140-168.

Duden, Barbara (1991), *Der Frauenleib als öffentlicher Ort. Vom Mißbrauch des Begriffs Leben*, München.

– (1993), »›Ein falsch Gewächs, ein unzeitig Wesen, gestocktes Blut‹. Zur Geschichte von Wahrnehmung und Sichtweise der Leibesfrucht«, in: *Unter anderen Umständen. Zur Geschichte der Abtreibung*, hg. von Gisela Staupe und Lisa Vieth, Dresden, S. 27-35.

– (2002), »Zwischen ›wahrem Wissen‹ und Prophetie: Konzeptionen des Ungeborenen«, in: *Geschichte des Ungeborenen – Zur Erfahrungs- und Wissenschaftsgeschichte der Schwangerschaft, 17.-20. Jahrhundert*, hg. von

29 Vgl. dazu etwa Duden (1991), S. 22-37; vgl. die Abbildungen der Modelle und Visualisierungen bei Schulz/Gräsel/Müller (2005).

Barbara Duden, Jürgen Schlumbohm und Patrice Veit, Göttingen, S. 12-48.
–, Schlumbohm, Jürgen/Veit, Patrice (2002), *Geschichte des Ungeborenen – Zur Erfahrungs- und Wissenschaftsgeschichte der Schwangerschaft, 17.-20. Jahrhundert*, Göttingen (= Veröffentlichungen des Max-Planck-Instituts für Geschichte 170).
Dunstan, Gordon R./Seller, Mary J. (Hg.) (1990), *The Status of the Human Embryo*, London.
Fischer-Dückelmann, Anna (1901), *Die Frau als Hausärztin*, 1. Aufl., Stuttgart.
Fischer-Homberger, Esther (1983), *Medizin vor Gericht. Gerichtsmedizin von der Renaissance bis zur Aufklärung*, Bern/Stuttgart/Wien.
Gante, Michael (1993), »Das 20. Jahrhundert (II): Rechtspolitik und Rechtswirklichkeit 1927-1976«, in: *Geschichte der Abtreibung. Von der Antike bis zur Gegenwart*, hg. von Robert Jütte, München, S. 169-207.
Gursch, Reinhard (1981), *Die Illustrationen Ernst Haeckels zur Abstammungs- und Entwicklungsgeschichte: Diskussionen im wissenschaftlichen und nichtwissenschaftlichen Schrifttum*, Frankfurt am Main (= Marburger Schriften zur Medizingeschichte 1).
Guttzeit, Johannes (1911), *Ein dunkeler Punkt*, 4. Aufl., Leipzig.
Hailer, Dieter (1986), *Ärztliche Stellungnahmen zum Schwangerschaftsabbruch in der Weimarer Zeit*, Med. Diss., Freiburg.
Hopwood, Nick (2002), »Embryonen ›auf dem Altar der Wissenschaft zu opfern‹«, in: *Geschichte des Ungeborenen – Zur Erfahrungs- und Wissenschaftsgeschichte der Schwangerschaft, 17.-20. Jahrhundert*, hg. von Barbara Duden, Jürgen Schlumbohm und Patrice Veit, Göttingen, S. 237-272.
Jerouschek, Günter (1988), *Lebensschutz und Lebensbeginn*, Stuttgart (= Medizin in Recht und Ethik 17).
– (1993), »Mittelalter. Antikes Erbe, weltliche Gesetzgebung und kanonisches Recht«, in: *Geschichte der Abtreibung. Von der Antike bis zur Gegenwart*, hg. von Robert Jütte, München, S. 44-67.
Jütte, Robert (1993), »Griechenland und Rom. Bevölkerungspolitik, Hippokratischer Eid und antikes Recht«, in: *Geschichte der Abtreibung. Von der Antike bis zur Gegenwart*, hg. von Robert Jütte, München, S. 169-207.
Lewin, Louis (1904), *Die Fruchtabtreibung durch Gifte und andere Mittel: ein Handbuch für Ärzte und Juristen*, 2. Aufl., Berlin.
Müller, Wolfgang P. (2000), *Die Abtreibung. Anfänge der Kriminalisierung 1140-1650*, Köln/Weimar/Wien (= Forschungen zur kirchlichen Rechtsgeschichte und zum Kirchenrecht 24).
Needham, Joseph (1959), *A History of Embryology*, Cambridge.
Onstein, Herbert (1996), *Die Entwicklung der Straftatbestände der Abtrei-*

bung in der Weimarer Zeit und im Dritten Reich sowie die Diskussion hierzu innerhalb der Ärzteschaft, der Jurisprudenz und des Reichstags, Med. Diss., Freiburg.

Putzke, Sabine (2003), *Die Strafbarkeit der Abtreibung in der Kaiserzeit und in der Weimarer Republik. Eine Analyse der Reformdiskussionen und der Straftatbestände in den Reformentwürfen (1908-1931)*, Berlin.

Ranke-Heinemann, Uta (1992), »Wg. Maria«, in: *Paragraph 218. Zur aktuellen Diskussion*, hg. von Andrea Hauner und Elke Reichart, München, S. 178-187.

Schulz, Stefan (2000), *Die schwere Geburt als moralisches Problem. Das Denkkollektiv der Wiener Geburtshelfer 1754-1838*, Med. habil., Bochum.

– (2005), »Ein ›lebendig Kindt‹. Zur Geschichte der ›Fristen-Argumente‹ in der Abtreibungsdiskussion, in: *Körper – Form – Seele. Visualisierungen des Ungeborenen und die Diskussion um den Schwangerschaftsabbruch*, hg. von Stefan Schulz, Friedrich Gräsel und Irmgard Müller, Bochum, S. 6-20, 83-88.

–, Gräsel, Friedrich/Müller, Irmgard (Hg.) (2005), *Körper – Form – Seele. Visualisierungen des Ungeborenen und die Diskussion um den Schwangerschaftsabbruch*, Bochum.

Seidler, Eduard (1993), »19. Jahrhundert. Zur Vorgeschichte des Paragraphen 218«, in: *Geschichte der Abtreibung. Von der Antike bis zur Gegenwart*, hg. von Robert Jütte, München, S. 120-139.

Staupe, Gisela/Vieth, Lisa (Hg.) (1993), *Unter anderen Umständen. Zur Geschichte der Abtreibung*, Dresden.

Wachtel, Ernst (1922), *Sonderfälle der Fruchtabtreibung*, Leipzig.

Klaus Steigleder
Ethische Probleme am Lebensbeginn

»Ethische Probleme am Lebensbeginn« ist eine Überschrift, die eine Fülle von moralischen Fragestellungen zusammenfasst. Diese Fragestellungen werden durch die stetig zunehmenden medizinischen Handlungsmöglichkeiten beständig vermehrt. Schwangerschaftsabbruch, Pränatal- und Präimplantationsdiagnostik, medizinische Interventionen zum Wohle eines Fetus,[1] die intensivmedizinische Behandlung von »Frühchen«, In-vitro-Fertilisation mit anschließendem Embryotransfer, die Kryokonservierung überzähliger Embryonen, die Verwendung von Embryonen zu Forschungszwecken, die Gewinnung embryonaler Stammzellen, »therapeutisches« und »reproduktives« Klonen – dies alles sind Stichworte, die für ebenso prominente wie heftig umstrittene ethische Probleme am Lebensbeginn stehen. In nahezu all diesen Problembereichen ist es von (unter Umständen ausschlaggebender) Bedeutung, welcher moralische Status menschlichen Embryonen und Feten zukommt. Diese Frage wird seit Langem schon im Rahmen der Debatte um den Schwangerschaftsabbruch diskutiert, von der im Folgenden auch ausgegangen werden soll. Sie wird aber auch dadurch herausgefordert, dass durch die Technik der In-vitro-Fertilisation menschliche Embryonen in ihren frühesten Entwicklungsstadien erstmals direkt verfügbar wurden.

1. Die Diskussion um den moralische Status von Embryonen und Feten und die Zulässigkeit eines Schwangerschaftsabbruchs

Moralischen Status besitzt ein Wesen, das für sich genommen moralisch zählt bzw. moralisch zu berücksichtigen ist.[2] Wie Maier mit der Katze seiner Tochter umgeht, ist nicht nur deshalb moralisch

1 Falls nicht anders vermerkt, sind in diesem Beitrag mit »Feten« und »Embryonen« immer *menschliche* Feten und Embryonen gemeint.

2 Zum Begriff des moralischen Status siehe oben meinen Beitrag »Moral, Ethik, Medizinethik«.

relevant, weil seine Tochter das Tier innig liebt und es entsprechend seine Tochter verletzen würde, wenn er es grob behandelte. Als empfindungsfähiges Wesen kommt es der Katze auch für sich genommen zu, nicht grob behandelt zu werden. Sie besitzt moralischen Status und unterscheidet sich darin von den Halbedelsteinen, die Maiers Sohn sammelt und wie einen Schatz hütet. Würde Maier diese Steine einfach achtlos wegwerfen, so würde dies seinen Sohn tangieren, aber nicht die Steine. Im Unterschied zu der Tochter, dem Sohn und der Katze sind Steine nicht für sich genommen moralisch zu berücksichtigen. Sie besitzen keinen moralischen Status.

Es kann Unterschiede im moralischen Status geben. Entsprechend kann ein Wesen moralisch mehr zählen als ein anderes. Wenn wir beispielsweise davon ausgehen, dass man uns (normalerweise) nicht töten darf, wir aber Tiere töten und essen dürfen, dann nehmen wir für uns im Vergleich zu den Tieren einen höheren moralischen Status in Anspruch. Mit dem Tötungsverbot beanspruchen wir zudem für uns einen maximalen, unüberbietbaren moralischen Status. Denn wir halten niemanden für berechtigt, uns seinen Interessen so nachzuordnen, wie wir Tiere unseren Interessen nachordnen. Entsprechend gehen wir auch davon aus, dass zwischen uns Menschen eine fundamentale Gleichheit im moralischen Status besteht. Eine bestimmte Auffassung maximalen moralischen Status verbindet sich mit dem normativen Begriff der Würde. Würde meint hier einen absoluten Wert, eine letztliche Unverrechenbarkeit. Ein Wesen, das Würde besitzt, darf nicht für ein anderes Wesen geopfert werden.

Nach diesen Erläuterungen zum Begriff des moralischen Status lässt sich nun leicht verstehen, worum es bei der Frage nach dem moralischen Status von Embryonen und Feten mit Blick auf Schwangerschaftsabbrüche geht. Falls ein Embryo oder Fetus den gleichen moralischen Status besitzt wie »wir« und entsprechend auch wie die Schwangere, dann wird man Schwangerschaftsabbrüche allenfalls in Ausnahmefällen (etwa wenn das Leben der Schwangeren bedroht ist) rechtfertigen können. Doch besitzen Embryonen und Feten den gleichen moralischen Status wie »wir«? Um diese Frage beantworten zu können, muss näher in den Blick genommen werden, wodurch ein maximaler moralischer Status bzw. ein moralischer Status begründet wird, der ein zumindest grundsätzliches Tötungsverbot einschließt. Aus welchen Gründen kann man sich für berechtigt halten, (zumindest bestimmte) Tiere zu töten, und zugleich davon ausgehen, dass man selbst von anderen Menschen nicht getötet werden darf? Eine ebenso prominente wie umstrittene Antwort auf diese Fragen hat der australische Philosoph Peter Singer gegeben. Da Singers Position in einer Reihe von Aspekten für die gegenwärtige bioethische Debatte repräsentativ ist, soll sie hier näher vorgestellt werden.

1.1 Eine prominente liberale Position: Peter Singer zum Schwangerschaftsabbruch und zum Status von Embryonen und Feten

Peter Singer vertritt die Moraltheorie des Präferenzutilitarismus.[3] Dieser Theorie zufolge ist jene Handlung moralisch richtig, welche die Präferenzen bzw. Interessen aller von der Handlung Betroffenen mehr fördert als die jeweils verfügbaren Handlungsalternativen. Dabei kann allerdings den Interessen der Betroffenen ein unterschiedliches Gewicht zukommen. Für Singer sind vor allem zwei Arten von Interessen von besonderer Bedeutung, nämlich zum einen das Interesse an Schmerzvermeidung und zum anderen das Interesse am Weiterleben. Dem Weiterleben wird oft ein größeres Gewicht zugemessen als der Vermeidung befristeter oder erträglicher Schmerzen. So sind beispielsweise Patienten in der Regel bereit, sich einer belastenden Chemotherapie zu unterziehen, um dadurch nach Möglichkeit ihr Überleben zu sichern oder ihr Leben zu verlängern.

Interessen sind nach Singer an bestimmte Kompetenzen gebunden.[4] So kann ein Wesen nur dann ein Interesse an Schmerzvermeidung besitzen, wenn es über Bewusstsein verfügt und empfindungsfähig ist. Ist es nicht empfindungsfähig, dann ist auch kein Interesse an Schmerzvermeidung zu berücksichtigen. Dies erklärt, bezogen auf die zuvor angeführten Beispiele, den Unterschied zwischen den Halbedelsteinen von Maiers Sohn und der Katze von Maiers Tochter. Da Steine nicht bewusstseinsfähig sind, können sie über keinerlei Interessen verfügen. Eine Katze besitzt dagegen zumindest ein

3 Siehe zum Folgenden Singer (1994). Zur ethischen Theorie des Utilitarismus siehe oben meinen Beitrag »Moral, Ethik, Medizinethik«.

4 Siehe Singer (1994), S. 85 f., 102-110.

Interesse an Schmerzvermeidung, das es moralisch zu berücksichtigen gilt.

Ein Interesse am Weiterleben setzt erheblich mehr Kompetenzen voraus als ein Interesse an Schmerzvermeidung. Um ein Interesse am Weiterleben haben zu können, muss ein Wesen sich seiner selbst bewusst sein, es muss sich als endlich erfahren, sich auf die Zukunft hin ausrichten und zukunftsgerichtete Wünsche in Bezug auf sich selbst haben können. Es bedarf also bestimmter kognitiver Kompetenzen wie etwa Rationalität und Selbstbewusstsein. Singer bezeichnet Wesen, die ein Interesse am Weiterleben haben können, als Personen.[5] Der Personbegriff dient ihm dabei als eine *Kurzbezeichnung* für die Träger einer moralisch äußerst bedeutsamen Eigenschaft. Die Bedeutsamkeit ergibt sich daraus, dass nur dann, wenn ein Interesse am Weiterleben vorliegt, dieses zu berücksichtigen ist. Dies wiederum kann nach Singer erklären, warum wir uns gegenüber bestimmten Wesen für befugt halten dürfen, sie zu töten, während wir in Bezug auf andere Wesen davon ausgehen müssen, dass wir sie nicht (zumindest nicht ohne schwer wiegenden Grund) töten dürfen.

Nicht alle Menschen sind nach Singer Personen, denn nicht alle Menschen besitzen die Kompetenzen (wie Rationalität und Selbstbewusstsein), die Voraussetzungen für ein Interesse am Weiterleben sind. Menschliche Embryonen und Feten besitzen diese Kompetenzen noch nicht, hochgradig demente Menschen etwa im Endstadium einer neurodegenerativen Erkrankung besitzen diese Kompetenzen nicht mehr, und einige Menschen werden diese Kompetenzen etwa aufgrund schwerster geistiger Behinderungen niemals besitzen. Umgekehrt sind Singer zufolge auch nicht alle Personen Menschen. Singer hat dabei vor allem entwickelte Säugetiere im Blick, etwa Menschenaffen, Delfine, aber auch Hunde und Schweine, von denen er annimmt, dass sie in ausreichendem Maße über Rationalität und Selbstbewusstsein verfügen, um ein Interesse am Weiterleben zu besitzen.[6]

Die Konsequenzen der Position Singers für die Fragen nach der moralischen Zulässigkeit von Schwangerschaftsabbrüchen oder einer »verbrauchenden« Forschung an Embryonen sind eindeutig.

5 Siehe ebd., S. 119 f.

6 Siehe ebd., S. 145-155.

Solange Embryonen und Feten noch nicht empfindungsfähig sind, haben sie keinerlei Interessen und besitzen deshalb auch keinen moralischen Status. Ab dem Zeitpunkt, von dem an im Rahmen der Embryonal- bzw. Fetalentwicklung mit Empfindungsfähigkeit zu rechnen ist, gilt es dagegen, ein Interesse an Schmerzvermeidung zu berücksichtigen. Ein Neugeborenes, geschweige denn ein Embryo oder Fetus, verfügen aber noch nicht über die kognitiven Kompetenzen, die Voraussetzungen für ein Interesse am Weiterleben sind. Ein solches Interesse kann deshalb auch noch nicht berücksichtigt werden, sodass in Bezug auf Embryonen und Feten auch noch kein in deren Status begründetes Tötungsverbot bestehen kann. In der Regel werden aber die Eltern ein Interesse am Weiterleben des sich entwickelnden Kindes haben. Da dieses Interesse im Falle eines Schwangerschaftskonfliktes aber ausfällt und die Interessen der Schwangeren das Interesse des Fetus an Schmerzvermeidung, sofern dieses Interesse überhaupt schon vorhanden ist, überwiegen dürften, ist, so Singer, ein von der Schwangeren gewünschter Abbruch der Schwangerschaft grundsätzlich moralisch unbedenklich. Das Interesse an Schmerzvermeidung des Fetus sollte aber im Falle später Schwangerschaftsabbrüche nach Möglichkeit bei der Wahl der Abtreibungstechniken in Rechnung gestellt werden.

Singer zufolge werfen also Schwangerschaftsabbrüche kein ernsthaftes moralisches Problem auf.[7] Dass dies vielfach anders gesehen wird, führt Singer vor allem auf den Einfluss religiöser Traditionen zurück, nicht zuletzt auf den Einfluss des Christentums.[8] Die aus solchen Traditionen sich speisenden Wertvorstellungen und normativen Annahmen seien aber einer säkularen Argumentation nicht zugänglich und dürften deshalb auch nicht gegenüber Andersdenkenden verbindlich gemacht werden. Insbesondere sieht Singer das Vorurteil am Werk, wenn Menschen über ihr Menschsein bzw. als Mitglied der Spezies ein maximaler moralischer Status zugesprochen wird.

Die Zugehörigkeit zu einer biologischen Spezies könne als solche nicht moralisch relevant sein, so Singer. Ein menschlicher Embryo, der kein Bewusstsein besitzt und folglich keine Interessen haben kann, besitzt keinerlei moralischen Status und erhält ihn auch nicht

7 Siehe z. B. ebd., S. 215.
8 Siehe ebd., S. 122 f.

dadurch, dass er biologisch gesehen ein Mensch ist. Eine moralische Sonderauszeichnung aufgrund moralisch nicht relevanter Merkmale stellt einen Fehler dar, wie er auch beim Rassismus oder Sexismus begegnet. Eine Bevorzugung des Menschen aufgrund seiner Spezieszugehörigkeit wird deshalb von Singer im Anschluss an Richard Ryder als *Speziesismus* bezeichnet.[9]

Aber ist es denn nicht relevant, dass ein Embryo oder Fetus einmal, den normalen Lauf der Dinge vorausgesetzt, ein Interesse am Weiterleben entwickeln wird und deshalb zumindest eine potenzielle Person ist? Singer verneint dies. Die Potenzialität eines Embryos wird von ihm als Wahrscheinlichkeit verstanden, dass der Embryo sich einmal zu einer Person entwickeln wird oder nicht. Der Embryo als potenzielle Person sei als solche eben noch keine Person und besitze deshalb auch nicht den moralischen Status einer Person. Eine gewisse Prominenz hat in diesem Zusammenhang Singers »Prinz-Charles-Argument« erlangt. Prinz Charles als der potenzielle Thronfolger besitze als solcher eben noch nicht die Rechte eines Königs von England.[10]

Während Singer zu den Autoren gehört, die einem menschlichen Embryo und Fetus entweder gar keinen oder nur einen minimalen moralischen Status zusprechen,[11] versuchen andere Autoren zu zeigen, dass ein menschlicher Embryo von Anfang an einen maximalen moralischen Status besitzt und ihm entsprechend der gleiche moralische Status zukommt wie »uns«.[12] Eine solche Position soll im Folgenden als »konservativ« bezeichnet werden. Als »liberal« sollen dagegen all jene Positionen bezeichnet werden, die davon ausgehen, dass ein menschlicher Embryo keinen maximalen moralischen Status und daher einen geringeren moralischen Status besitzt als »wir«. Diese Etiketten sind nicht wertend gemeint, sondern sollen als Kürzel dienen. Es versteht sich, dass eine konservative Position zu einer völlig anderen Einschätzung der Zulässigkeit von Schwangerschaftsabbrüchen oder einer verbrauchenden Forschung an Embryonen gelangt als etwa Singer.

9 Siehe ebd., S. 86 f.

10 Siehe ebd., S. 198-203, 205-212; siehe dazu Düwell (2003), S. 227.

11 Siehe beispielsweise Hoerster (1991), Tooley (1983) und die (Mehrzahl der) Beiträge in Feinberg (1984).

12 Siehe beispielsweise Schwarz (1990), Spaemann (1990), (1998) und die Beiträge

1.2 *Die konservative Position zum Status menschlicher Embryonen und Feten sowie zum Schwangerschaftsabbruch*

Für die konservative Position zum Schwangerschaftsabbruch sind vor allem zwei Gesichtspunkte relevant, nämlich zum einen die *Kontinuität* der Entwicklung der Zygote bis zum erwachsenen Menschen und zum anderen die *Potenzialität* des menschlichen Embryos. Dabei wird »Potenzialität« freilich anders verstanden, als dies Peter Singer tut.

Vertreter der konservativen Position weisen gerne auf die Konsequenz der Position Peter Singers und verwandter Auffassungen hin, dass auch ein Neugeborenes, ein geistig schwer behinderter oder ein hochgradig dementer Mensch keinen maximalen moralischen Status besitzen und folglich ihnen gegenüber kein grundsätzliches Tötungsverbot besteht. Dies ist, so die Vertreter der konservativen Position, im höchsten Maße kontraintuitiv und weist auf grundlegende Fehler hin. Zu diesen gehört die Bindung des moralischen Status an Leistungen wie etwa Rationalität oder Selbstbewusstsein. Dadurch werden typische Äußerungen einer Person mit dem Personsein gleichgesetzt. Dies ist aber falsch. Zwar lässt sich daraus, dass sich jemand wie eine Person verhält, darauf schließen, dass er eine Person ist. Der Umkehrschluss gilt jedoch nicht. Jemand kann auch Person sein, obwohl er sich nicht, noch nicht oder nicht mehr wie eine Person verhält.[13] Entsprechend gehen wir auch selbstverständlich davon aus, dass etwa ein Neugeborenes in der gleichen Weise wie wir Person ist, auch wenn es noch nicht ein Verhalten zu zeigen vermag, das für Personen kennzeichnend ist.

So wie zwischen einem Neugeborenen und »uns« kein moralisch relevanter Unterschied besteht, so besteht auch kein moralisch relevanter Unterschied zwischen dem Neugeborenen und dem noch ungeborenen Fetus. Zwischen beiden besteht eine Kontinuität der Entwicklung, ohne dass sich eine moralisch relevante Zäsur angeben lässt. Die Geburt jedenfalls stellt keine solche Zäsur dar, denn

des vom Institut für medizinische Anthropologie und Bioethik und der Schweizerischen Gesellschaft für Bioethik (1989) herausgegebenen Sammelbandes.

13 Es ist deutlich, und darauf wird auch noch zurückzukommen sein, dass der Personbegriff im Rahmen dieser Argumentation anders gebraucht wird als bei Singer.

was sollte die Geburt am moralischen Status eines Fetus ändern können? Die Embryonal- und Fetalentwicklung verläuft insgesamt und von Anfang, das heißt von der Ausbildung einer Zygote an, kontinuierlich, ohne dass sich moralisch relevante Zäsuren angeben lassen. Kann ein Neugeborenes Person sein, ohne dass es sich schon rational oder seiner selbst bewusst verhält, dann kann auch ein Embryo Person sein, ohne dass er bereits aktuell empfindungsfähig ist. Wegen der Kontinuität der Entwicklung und des Fehlens moralisch relevanter Zäsuren muss, so die Vertreter der konservativen Position, der sich entwickelnde Mensch immer schon Person sein und einen maximalen moralischen Status besitzen.

Der neugeborene Mensch (und ebenso der Mensch in jedem vorausgehenden Entwicklungsstadium) könnte nicht Person sein, wenn nicht schon die menschliche Zygote von allem Anfang an Person wäre. Die Tatsache, dass sich eine menschliche Zygote normalerweise zu einem Wesen entwickeln kann, welches das für Personen typische Verhalten zeigt, verweist auf die Potenz der Zygote. Der Mensch besitzt von Anfang an eine bestimmte, nämlich vernünftige Natur. Denn ohne diese könnte er niemals zu einem aktuellen Vernunftgebrauch gelangen. Die Natur des Menschen schließt die Potenz ein, sich als Person zu entwickeln und, den normalen Lauf der Dinge vorausgesetzt, einmal persontypisches Verhalten zu zeigen. Die Potenz der Entwicklung verweist also auf die notwendigerweise personale Natur des Menschen. Als Person besitzt der Mensch bestimmte Potenzen. Der Mensch ist immer schon Person, niemals bloß potenzielle Person. In moralischer Betrachtung kann deshalb »Mensch« auch niemals eine lediglich biologische Kategorie im Sinne einer *bloßen* Spezieszugehörigkeit bezeichnen. Die Zugehörigkeit zur Spezies Mensch gibt vielmehr Anzeige auf eine Person, weshalb alle Mitglieder der menschlichen Spezies, ganz unabhängig von ihrem jeweiligen Entwicklungsstadium und von ihren aktuellen Kompetenzen, einen maximalen moralischen Status besitzen. Die Mitglieder der Spezies gegenüber Tieren zu bevorzugen, denen ein solcher Status abgeht, stellt deshalb auch keinen »Speziesismus« im Sinne Singers da. Die Bevorzugung erfolgt gerade nicht aufgrund moralisch irrelevanter Unterschiede.

Singer betont mit Blick auf die Potenzialität eines Embryos vor allem das Noch-nicht und den Unterschied zur entwickelten Gestalt. Außerdem versteht er Potenzialität primär in einem logischen und epistemischen Sinn. So fragt er, mit welcher Wahrscheinlichkeit mit dem Eintritt eines Zustandes zu rechnen ist, der gegenwärtig noch nicht gegeben ist. Im Zusammenhang mit Empfängnisverhütung oder der geplanten Befruchtung einer Eizelle mit einer bestimmten Samenzelle im Rahmen von ICSI (»intra cytoplasmatic sperm injection«) spricht er von den potenziellen Personen, deren Entwicklung auf diese Weise verhindert oder in Gang gebracht wird.[14] Der Vertreter der konservativen Position versteht Potenzialität dagegen in einem *ontologischen* Sinn. Potenzialität meint für ihn eine bestimmte Verfasstheit oder Natur eines Wesens. Entsprechend unterscheidet er streng zwischen der bloßen Möglichkeit (Possibilität) der Existenz von Wesen und der Potenz (bereits) existierender Wesen.

Auch bei der konservativen Position sind die normativen Konsequenzen eindeutig. Bereits die menschliche Zygote besitzt einen maximalen moralischen Status. Dabei wird in der Regel davon ausgegangen, dass ein solcher Status als Würde-Status zu verstehen ist. Entsprechend kommt bereits einer menschlichen Zygote ein absoluter Wert zu. Sie ist, wie jeder andere Mensch auch, letztlich nicht verrechenbar. Deshalb ist die vorsätzliche Tötung eines menschlichen Embryos oder Fetus und somit auch ein Schwangerschaftsabbruch oder eine »verbrauchende« Forschung an menschlichen Embryonen moralisch strikt verboten. Lediglich in der Frage, ob ein Schwangerschaftsabbruch vorgenommen werden darf, wenn andernfalls das Leben der Schwangeren bedroht ist, gehen die Auffassungen auseinander. In der Alltagsdiskussion halten viele Anhänger einer konservativen Position für diesen extremen Fall einen Schwangerschaftsabbruch für zulässig.[15] Demgegenüber insistieren konservative Autoren im Rahmen der bioethischen Debatte darauf, dass der Tod eines menschlichen Embryos oder Fetus zwar unter Umständen als unbeabsichtigte Nebenfolge eines lebensrettenden medizinischen Eingriffs in Kauf genommen werden darf, es aber niemals zulässig sein kann, dass man versucht, das Leben der Schwangeren durch die direkte oder vorsätzliche Tötung der Leibesfrucht zu retten.

14 Siehe Singer (1994), S. 205-212.

15 Einige halten darüber hinaus einen Schwangerschaftsabbruch auch dann für zulässig, wenn die Schwangerschaft die Folge einer Vergewaltigung ist.

1.3 Probleme der Argumentation für die konservative Position

Die Argumentation für die konservative Position birgt einige Schwierigkeiten. Die wichtigste dürfte darin bestehen, dass zwar selbstverständlich davon ausgegangen wird, dass »wir« einen maximalen moralischen Status oder Würde besitzen, aber nicht nach den Gründen für diesen Status gefragt wird. Was berechtigt uns, uns einen maximalen moralischen Status zuzusprechen und zugleich davon auszugehen, dass anderen Wesen, Tieren etwa, ein solcher Status nicht zukommt? Die Antwort auf diese Frage ist nicht zuletzt deshalb wichtig, weil es nur unter dieser Voraussetzung möglich ist, die vorgestellte Argumentation für die konservative Position zu kontrollieren. Ob es beispielsweise relevante Zäsuren in der Entwicklung von der Zygote bis zum Neugeborenen gibt oder nicht, lässt sich nur beurteilen, wenn wir wissen, nach welchen Kriterien sich die Relevanz oder Irrelevanz von Zäsuren bemisst. Falls Singer damit Recht hat, dass Empfindungsfähigkeit Voraussetzung für moralischen Status ist, dann würde sich daraus sehr wohl eine moralisch relevante Zäsur im Rahmen der Embryonal- bzw. Fetalentwicklung ableiten lassen: Solange ein menschlicher Embryo oder Fetus noch nicht empfindungsfähig ist, besitzt er (noch) gar keinen moralischen Status; sobald er über Empfindungsfähigkeit verfügt, besitzt er einen solchen.

Es ist kein Zufall, dass sich die von Singer vorgenommene Unterscheidung zwischen Menschen und »Personen« bei Autoren mit ganz unterschiedlichem moraltheoretischen Hintergrund wiederfindet.[16] Sie ist keinesfalls nur die Konsequenz einer utilitaristischen Position. Vielmehr verweist die Unterscheidung auf ein Problem, das sich aufdrängt, wenn man die Frage zu beantworten versucht, was einen maximalen moralischen Status zu begründen vermag und was Abstufungen im moralischen Status rechtfertigt.

Dieses Problem lässt sich an der Inanspruchnahme von Menschenwürde verdeutlichen.[17] Mit der Inanspruchnahme von Menschenwürde verbindet sich gewissermaßen eine zugleich horizontale und vertikale Blickrichtung. In der horizontalen Richtung wird mit der Menschenwürde eine fundamentale normative Gleichheit von Menschen anvisiert. Zwar bestehen zwischen den Menschen enor-

16 Siehe dazu Steigleder (2003), S. 100-102.
17 Siehe zum Folgenden Steigleder (1999), S. 181-184.

me Unterschiede hinsichtlich Begabung, Herkunft, Stellung etc., doch scheinen diese Unterschiede normativ irrelevant oder von allenfalls nachgeordneter Bedeutung zu sein. Als entscheidend gilt vielmehr die Gemeinsamkeit eines gleichen moralischen Status, der von nicht mehr, aber auch nicht weniger abzuhängen scheint, als dass man ein Mensch ist. In vertikaler Blickrichtung dagegen versuchen wir Menschen uns mit der Menschenwürde unserer besonderen Stellung gegenüber anderen Lebewesen, insbesondere gegenüber Tieren, zu vergewissern. Indem wir davon ausgehen, dass uns im Unterschied zu diesen Würde zukommt, beanspruchen wir für uns einen höheren und zugleich unüberbietbaren moralischen Status. Berechtigterweise können wir dies aber nur tun, wenn sich unterscheidende Bestimmungen, Eigenschaften oder Merkmale angeben lassen, die den normativen Status der Würde zu begründen vermögen. Biologische Eigenschaften wie ein spezifischer Satz von Chromosomen werden für sich genommen eine solche Begründung nicht erbringen können. Das Problem besteht nun darin, dass die vertikale Blickrichtung im Begriff der Menschenwürde die horizontale Blickrichtung zu untergraben scheint. Es scheinen sich nicht ohne weiteres Bestimmungen, Eigenschaften oder Merkmale angeben zu lassen, die beide Anforderungen erfüllen, nämlich den normativen Status der Würde zu begründen *und* für jeden Menschen (in jedem Entwicklungsstadium) einschlägig zu sein. Wenn wir Wesen, welche die einschlägigen Bestimmungen, Eigenschaften oder Merkmale erfüllen, Personen nennen, dann versteht es sich nicht von selbst, dass alle Menschen Personen sind. Dies lässt sich auch folgendermaßen ausdrücken: Da – der soeben vorgenommenen terminologischen Regelung entsprechend – Personen Würde besitzen, ist es nicht klar, ob sich die Personwürde als Menschenwürde verstehen lässt. Um zu zeigen, dass alle Menschen Personen sind bzw. allen Menschen Würde oder zumindest ein maximaler moralischer Status zukommt, würde es zusätzlicher Argumente bedürfen, und es ist zweifelhaft, dass sich solche Argumente beibringen lassen. Darin besteht das Gewicht der in der gegenwärtigen Bioethik weit verbreiteten Unterscheidung zwischen Menschen und Personen.

Ob ein Wesen Würde oder zumindest einen maximalen moralischen Status besitzt, hängt davon ab, ob auf es Bestimmungen zutreffen oder ob es Eigenschaften oder Merkmale besitzt, die einen solchen Status zu begründen vermögen. Wenn man nun Wesen, von denen man zu zeigen versucht hat, dass dies zutrifft, Personen nennt, dann trägt die Rede von Personen selbst keine Begründungslast. Sie dient vielmehr lediglich als ein Kürzel, auf das auch verzichtet werden könnte, denn den Status von »Personen« hat man durch eine eigene Argumentation zu sichern versucht. Im Rahmen der Argumentation für die konservative Position fungiert Person dagegen in aller Regel von vornherein als moralische Begrifflichkeit. So versteht beispielsweise Stephen Schwarz Person als »full-fleged member of the moral community, a being with a right to life, whose value lies in his own being and dignity«.[18] Eine solche moralische Verwendung des Personbegriffs ist für sich genommen auch nicht zu beanstanden, doch erübrigt sie eben noch nicht die Frage, was die Voraussetzungen dafür sind, einen solchen Personbegriff berechtigterweise anzuwenden. Sie fordert diese Frage vielmehr gerade heraus.

Angenommen nun, es lässt sich zeigen, dass jeder Handlungsfähige davon ausgehen muss, dass er deshalb, weil er ein Handelnder ist, der Ziele hat, die er erreichen will, Würde und bestimmte Grundrechte besitzt;[19] inwiefern ließe sich nun sagen, dass schon eine Zygote oder ein früher Embryo ein zielverfolgender Handelnder ist? Der Vertreter der konservativen Position könnte, nach meinem Dafürhalten völlig zu Recht, darauf hinweisen, dass ein menschlicher Embryo die Potenz besitzt, sich zu einem Wesen zu entwickeln, das, den normalen Lauf der Dinge vorausgesetzt, einmal handelnd Ziele verfolgen wird. Diese Potenz verweist auf eine spezifische, nämlich handlungsfähige Natur des menschlichen Embryos, die etwa einem Mäuseembryo abgeht. Doch offensichtlich besagt »Handlungsfähigkeit« in der Rede von der »handlungsfähigen Natur« des Embryos nicht das Gleiche wie die Handlungsfähigkeit dessen, der Ziele hat, die er erreichen will. In Letzterem lag aber der Grund dafür, dass der Handelnde Würde und bestimmte Grundrechte für sich in Anspruch nehmen muss. Entsprechend vermag der Verweis auf die »handlungsfähige Natur« des Embryos noch nicht, dessen Würde zu sichern, was eine grundlegende Schwäche in der Argumentation für die konservative Position anzeigt.

18 Schwarz (1990), S. 91.

19 Siehe dazu oben meinen Beitrag »Moral, Ethik, Medizinethik«; siehe auch Gewirth (1978), Steigleder (1999).

Der Vertreter der konservativen Position könnte mit einer *reductio ad absurdum* kontern wollen, die er regelmäßig auf Singer und vergleichbare Positionen anzuwenden versucht. Wenn Würde oder maximaler moralischer Status allein davon abhängig wäre, dass jemand aktuell Ziele hat, die er erreichen will (oder aktuell ein Interesse am Weiterleben hat oder Ähnliches), dann würde ein Schlafender keine Würde oder keinen maximalen moralischen Status besitzen. Dies ist aber absurd, weshalb auch die Voraussetzung falsch sein muss. Dieser Einwand übersieht aber, dass (etwa) Handlungsfähigkeit eine *aktuelle*, wenngleich nicht stets aktualisierte *Disposition* ist. Es ist gerade ein Kennzeichen von Handlungsfähigkeit, dass Zielsetzungen über Diskontinuitäten hinweg aufrechterhalten werden können. Ein Handlungsfähiger, der schläft, *hat* in einem dispositionellen Sinne Ziele. Demgegenüber hat ein potenziell Handlungsfähiger (noch) keinerlei Zielsetzungen, die er erreichen will.

1.4 Ein Vermittlungsvorschlag: Menschliche Embryonen und Feten als potenzielle Personen

Die Diskussion um den Status von Embryonen und Feten ist nicht selten durch ein Schwarz-Weiß-Schema bestimmt: Entweder hat ein Embryo keinen oder nur einen minimalen moralischen Status, oder er hat den gleichen maximalen Status wie wir. Aber ist nicht eine Zwischenposition überzeugender, nach der ein Embryo zwar noch nicht den gleichen Status wie wir besitzt, aber sehr wohl einen herausragenden oder moralisch gewichtigen moralischen Status? Für eine solche Zwischenposition kann beispielsweise folgendermaßen argumentiert werden: An der konservativen Position vermag (vielleicht) nicht zu überzeugen, dass einem Wesen, das die Potenz hat, einmal im Vollsinn handlungsfähig zu werden, schon der gleiche moralische Status zukommt wie einer handlungsfähigen Person. Andererseits ist dem Vertreter der konservativen Position gegen Singer darin Recht zu geben, dass die Potenz zu einer solchen Entwicklung auf eine bestimmte Natur des Embryos verweist. Und diese Natur gilt es moralisch angemessen zu würdigen.[20] Wenn wir uns

20 Siehe dazu Steigleder (1999), S. 184-187; (2003).

(beispielsweise) aufgrund unserer Handlungsfähigkeit einen maximalen moralischen Status oder Würde zuschreiben müssen, dann muss für uns die Tatsache Bedeutsamkeit besitzen, dass ein Embryo eine Natur besitzt, die es ihm erlaubt, den normalen Lauf der Dinge vorausgesetzt, einmal im Vollsinn handlungsfähig zu werden. Die Potenz zur Handlungsfähigkeit unterscheidet den menschlichen Embryo beispielsweise von einem Mäuseembryo. Deshalb können für uns der menschliche Embryo und der Mäuseembryo nicht einfach gleich zählen. Vielmehr müssen wir den menschlichen Embryo (im Unterschied zum Mäuseembryo) in einem moralisch bedeutsamen Zusammenhang mit unserem Status sehen. Zugleich haben wir aber davon auszugehen, dass die Potenz zur Handlungsfähigkeit noch nicht das Gleiche ist wie die Handlungsfähigkeit, durch die wir unseren moralischen Status begründet sehen. Entsprechend besitzt der Embryo zwar einen moralisch bedeutsamen, aber nicht schon einen maximalen moralischen Status.

Was folgt aus dem »moralisch bedeutsamen« Status des Embryos für das Handeln, was ist die normative Relevanz dieses Status? Man wird sagen können, dass der moralisch bedeutsame Status des Embryos ein grundsätzliches Schutz- und Förderungsgebot begründet. Dies heißt, dass der Embryo grundsätzlich nicht getötet werden darf und dass dafür Sorge zu tragen ist, dass der Embryo sich ohne Schädigungen im Sinne seiner Natur entwickeln kann. »Grundsätzliche« Gebote sind Gebote, die normalerweise einschlägig sind, die aber in Ausnahmefällen überwogen werden können. Dies kann in Schwangerschaftskonflikten der Fall sein. Hier treffen der Würdestatus der Frau und der bedeutsame oder herausragende Status des Embryos oder Fetus aufeinander. Für den Embryo geht es um Leben und Tod. Für die Frau wird der Konflikt in der Regel nicht diese Dimension haben, aber er wird sich um Dinge drehen, die für sie ein großes Gewicht besitzen. Wegen des unterschiedlichen Status der Betroffenen besteht in einem solchen Konflikt deshalb normalerweise eine unaufhebbare normative Unschärfe. Zwar gibt es einerseits Fälle, in denen am Vorrang der Rechte der Frau kein Zweifel bestehen kann. Dies gilt, wenn ihr Leben oder ihre Gesundheit ernsthaft bedroht sind. Dies dürfte aber auch dann gelten, wenn die Schwangerschaft die Folge einer Vergewaltigung ist. Andererseits lassen sich Gründe für einen Schwangerschaftsabbruch denken, die man kaum anders als frivol bezeichnen könnte. Zwischen diesen Grenzfällen besteht aber eine unvermeidliche normative Grauzone.

Auch wenn sich (der hier vorgestellten Zwischenposition zufolge) diese Grauzone prinzipiell nicht auflösen lässt, sind die normativen Konsequenzen angesichts dessen gleichwohl eindeutig. Da niemand für sich beanspruchen kann, über ein besonderes, andere bindendes Wissen darüber zu verfügen, wie sich diese Grauzone auflösen lässt, muss die Frau einen normativ geschützten Entscheidungsspielraum besitzen. Dieser Entscheidungsspielraum muss rechtlich offen gehalten werden. Ein Strafgesetz, das Schwangerschaftsabbrüche insgesamt oder außer für den Fall verbieten würde, dass das Leben oder die Gesundheit der Schwangeren gefährdet sind, wäre (moralisch gesehen) ein Unrechtsgesetz.

Dieser Lösungsvorschlag kann verständlich machen, warum die moralische Bewertung des Schwangerschaftsabbruchs unvermindert kontrovers bleibt. Angesichts der aufgezeigten normativen Grauzone liegt es nahe, etwa religiös oder weltanschaulich begründete Deutungsmuster heranzuziehen, welche helfen, die Grauzone gewissermaßen aufzuhellen. Nun ist es Gemeinschaften oder Gruppen, die bestimmte Weltanschauungen oder Wertvorstellungen miteinander teilen, unbenommen, bestimmte Auffassungen zur moralischen Bewertung des Schwangerschaftsabbruchs zu entwickeln und zu vertreten. Es muss allerdings klar bleiben, dass sie für diese Auffassungen (ebenso wie für die zugrunde liegenden Weltanschauungen und Wertvorstellungen) letztlich nur werben dürfen. Sie sind nicht berechtigt, ihre Auffassungen Andersdenkenden vorzuschreiben oder zu versuchen, sie gegenüber abweichenden Meinungen politisch durchzusetzen.

Wenn aber die Schwangere durchweg die Entscheidung treffen darf, einen Schwangerschaftsabbruch vornehmen zu lassen, ist es dann überhaupt relevant, den moralisch bedeutsamen Status eines menschlichen Embryos oder Fetus zu betonen? Haben nicht die hier vorgeschlagene gemäßigt liberale Zwischenposition und die uneingeschränkt liberale Position Peter Singers praktisch die gleichen normativen Konsequenzen, sodass die Rede vom moralisch bedeutsamen Status auf ein bloßes Lippenbekenntnis hinausläuft? Dies ist keineswegs der Fall, weil, wie schon angesprochen, der moralisch bedeutsame Status eines menschlichen Embryos oder Fetus ein grundsätzliches Schutz- und Fördergebot begründet. Entsprechend gilt, dass es sich bei der Frage, ob Schwangerschaftsabbrüche moralisch zulässig sind oder nicht, sehr wohl um eine gewichtige Fragestellung handelt. Des Weiteren gilt, dass Schwangerschaftsabbrüche nach Möglichkeit zu vermeiden sind. Entsprechend besteht eine individuelle Verantwortung, sich so zu verhalten, dass es nach Möglichkeit nicht zu ungewollten Schwangerschaften und Schwangerschaftskonflikten kommt. Damit eine solche Verantwortung wahrgenommen werden kann, bedarf es einer umfassenden Aufklärung und Information über die Möglichkeiten von Empfängnisverhütung und die Sicherheit der verschiedenen Methoden. Seitens der Gesellschaft und des Staates besteht die Aufgabe, (in Abhängigkeit von den Möglichkeiten) Rahmenbedingungen zu schaffen (etwa umfassende Angebote der Kinderbetreuung, Förderungen von Familien oder allein erziehender Eltern, ein Klima der Kinderfreundlichkeit), die dazu beitragen, dass eine Schwangere ein Kind nicht als Durchkreuzung aller Lebenspläne sehen muss und sich zutrauen kann, eine Schwangerschaft fortzusetzen.

Der bedeutsame moralische Status von Embryonen und Feten ist aber auch für die moralische Beurteilung von Verfahren der modernen Reproduktionsmedizin relevant: Durch die hormonelle Stimulation der Ovulation im Rahmen von Unfruchtbarkeitsbehandlungen oder durch die Transferierung mehrerer Embryonen, um die Erfolgsaussichten einer »In-vitro-Fertilisation« zu erhöhen, wird das Risiko von umfassenden Mehrlingsschwangerschaften (Drillinge und aufwärts) signifikant erhöht. Da solche Mehrlingsschwangerschaften einerseits mit gesundheitlichen Risiken für die Mehrlinge und für die Mutter verbunden sind, andererseits die Aufgabe, solche Mehrlinge großzuziehen, leicht eine Überforderung darstellt, werden von medizinischer Seite unter Umständen »Schwangerschaftsreduktionen« angeboten oder gewährt. Mit dem bedeutsamen moralischen Status von Embryonen und Feten ist es aber nicht vereinbar, medizinische Verfahren zu etablieren, die solche Konsequenzen von vornherein in Kauf nehmen. Vielmehr gilt es in angemessener Weise dafür Sorge zu tragen, dass umfassende Mehrlingsschwangerschaften erst gar nicht eintreten. Sofern dies nicht möglich oder praktikabel ist, ergibt sich daraus ein gewichtiges Argument gegen die Anwendung der entsprechenden Verfahren oder Behandlungsmethoden, da sie moralisch nicht zulässig sind.

Um in diesem Punkt Missverständnisse zu vermeiden: Eine eingetretene Schwangerschaft mit Fünflingen kann sehr wohl einen Schwangerschaftskonflikt darstellen. Aus der Zwischenposition ergibt sich, dass die Schwangere in einem solchen Fall moralisch befugt ist, eine »Schwangerschaftsreduktion« vornehmen zu lassen. Es besteht aber angesichts des bedeutsamen moralischen Status von menschlichen Embryonen und Feten die Pflicht, einen solchen Konflikt nach Möglichkeit zu vermeiden. Deshalb darf der Konflikt auch nicht *ohne Weiteres* als voraussehbare Folge einer medizinischen Behandlungsmethode in Kauf genommen werden.

2. Weitere Problemfelder in der Perspektive des Vermittlungsvorschlags

Im Folgenden soll zumindest in ersten Ansätzen gezeigt werden, was die normativen Konsequenzen der im voranstehenden Unterkapitel aufgezeigten Zwischenposition für einige prominente Problemfelder – (»verbrauchende«) Forschung an menschlichen Embryonen, »therapeutisches« Klonen, (späte) Schwangerschaftsabbrüche nach pränataler Diagnostik – am Beginn menschlichen Lebens sind. Dass diese Probleme nur von der Zwischenposition her betrachtet werden, stellt keine Einseitigkeit dar. Denn die normativen Konsequenzen der konservativen und der uneingeschränkt liberalen Position sind mit Blick auf diese Probleme von vornherein offenkundig. Die konservative Position muss alle diese Optionen für moralisch unzulässig halten. Eine liberale Position wie die von Peter Singer wird dagegen davon ausgehen, dass sich gegen diese Optionen zumindest vom moralischen Status der betroffenen menschlichen Embryonen und Feten her keine Einwände ergeben.

2.1 Forschung an menschlichen Embryonen, Gewinnung embryonaler Stammzellen

Die kurze Diskussion der »Schwangerschaftsreduktion« bei Mehrlingsschwangerschaften verweist schon auf eine Eigenheit der Zwischenposition. Der moralisch bedeutsame Status von Embryonen und Feten wird tendenziell dann ausschlaggebend, wenn kein direkter Konflikt zwischen dem Status des Embryos und dem Status der

Schwangeren vorliegt. Deshalb scheinen sich auch aus der Zwischenposition gewichtige Einwände gegen eine »verbrauchende« Forschung an menschlichen Embryonen oder gegen die Zerstörung menschlicher Blastozysten zum Zwecke der Gewinnung embryonaler Stammzellen zu ergeben.

Doch sind die Dinge verwickelter, als man zunächst meinen mag. Der moralische bedeutsame Status des Embryos, auf dem die Zwischenposition insistiert, beruht in erster Linie auf der Potenzialität des Embryos. Zudem kann in Verbindung mit der Potenzialität noch der Gesichtspunkt der zunehmenden Nähe (etwa) zur Handlungsfähigkeit geltend gemacht werden: Jeder Embryo besitzt einen moralisch bedeutsamen Status, doch nimmt die Bedeutung mit der zunehmenden Entwicklung zu. »Potenz« meint in diesem Zusammenhang das Vermögen des Embryos, *sich* (als eine sich in allen Veränderungen durchhaltende Einheit) zu einem handlungsfähigen Wesen zu entwickeln. Nun fragt sich aber, ob ein menschlicher Embryo in der Frühphase seiner Entwicklung schon eine solche Einheit darstellt. Dagegen sprechen vor allem zwei Gesichtspunkte.[21] Zum einen ist bis kurz vor Ausbildung der dreiblättrigen Keimscheibe eine Zwillingsbildung möglich. Je nachdem, in welchem Stadium die Teilung erfolgt, besitzen die Embryonen eigene embryonale Hilfsorgane (Chorionhöhle, Plazenta, Amnionhöhle) oder teilen sich diese mehr oder weniger. Zum anderen führt die Entwicklung der Zygote nicht nur zur Entwicklung dessen, was wir später als den Embryo ansprechen, sondern eben auch zur Ausbildung der Hilfsorgane oder Gewebe (Dottersäcke, Chorionhöhle, kindlicher Anteil der Plazenta, Amnionhöhle). Entsprechend scheint die Entwicklung der Zygote angemessener so zu beschreiben zu sein, dass durch sie ein oder zwei Embryonen hervorgebracht werden, nicht aber dass sich die Zygote als sich durchhaltende Einheit zum Embryo entwickelt. Wir könnten also nicht angemessen von uns sagen, dass wir einmal eine Zygote waren, sondern wir müssten stattdessen sagen, dass da einmal eine Zygote war, die den Embryo *hervorgebracht* hat, der wir einmal waren.

Die Konsequenz wäre, dass das Potenzialitätsargument auf die ersten Entwicklungsstadien bis hin zur Ausbildung der dreiblättrigen Keimscheibe noch nicht anwendbar ist. Entsprechend kann für die-

21 Siehe zum Folgenden Buckle (1988), Steigleder (2002).

se ersten Entwicklungsstadien auch nicht mittels des genannten Arguments ein moralisch bedeutsamer Status aufgewiesen werden. Vom moralischen Status dieser ersten Entwicklungsstadien her bestünde deshalb auch kein Einwand gegen eine verbrauchende Forschung an sehr frühen menschlichen Embryonen oder gegen die Gewinnung embryonaler Stammzellen aus menschlichen Blastozysten. Um den Unterschied in der Entwicklung herauszustellen, wurde die Unterscheidung zwischen Embryonen und Präembryonen vorgeschlagen. Diese Unterscheidung wurde von konservativer Seite als ideologisch kritisiert. Ich selbst gehe davon aus, dass für die Unterscheidung gewichtige Gründe sprechen und die Unterscheidung moralisch relevant ist, will aber nicht bestreiten, dass in dieser Frage weitere gründliche Untersuchungen wünschenswert sind.

Auch wenn man der Auffassung ist, dass eine menschliche Zygote von Anfang an mindestens einen moralisch bedeutsamen Status besitzt, gilt es in der moralischen Beurteilung zwischen der Gewinnung embryonaler Stammzellen durch Zerstörung von Blastozysten und der Forschung an embryonalen Stammzellen aus bereits etablierten Stammzelllinien zu unterscheiden. Denn selbst wenn das Verfahren, Stammzellen zu gewinnen, moralisch nicht vertretbar war, kann eine Forschung an den gewonnenen Stammzellen moralisch vertretbar sein.

Neben der inneren Zellmasse der Blastozysten können auch aus der Keimzellanlage abgetriebener Feten Zelllinien etabliert werden, die sich wie embryonale Stammzellen verhalten. Da die Zellen aus abgetriebenen, also bereits toten bzw. getöteten Feten gewonnen werden, mag man vielleicht geneigt sein, ein solches Verfahren der Zerstörung von Blastozysten vorzuziehen. Sofern aber die Verwendung eines abgetriebenen Fetus der Zustimmung der Schwangeren bedarf, stellt sich schon die Frage, ob ihr eine solche Entscheidung in der schwierigen Situation zugemutet werden darf, in der sie sich befindet. Vor allem aber muss vermieden werden, dass entsprechende Überlegungen in den Schwangerschaftskonflikt hineingetragen werden und die Entscheidung für einen Schwangerschaftsabbruch mit beeinflussen.

2.2 »*Therapeutisches*« *Klonen*

Beim »therapeutischen« Klonen wird eine Zygote im Wege der Zellkerntransfertechnik erzeugt und die Weiterentwicklung bis zum Blastozystenstadium betrieben, um dann aus der Blastozyste embryonale Stammzellen zu gewinnen. Zellkerntransfertechnik heißt, dass eine Oozyte entkernt wird und an die Stelle des ursprünglichen Kerns der Zellkern einer somatischen Zelle eingebracht wird. Falls die Entwicklung bis zum Blastozystenstadium gelingt und aus der inneren Zellmasse eine Stammzelllinie etabliert werden kann, könnten diese Stammzellen zu Gewebe entwickelt werden, mit dem sich ohne immunologische Abstoßungsreaktionen therapeutische Strategien bei demjenigen verfolgen lassen, von dem der übertragene Zellkern stammt. Weder die Zellkerntransfertechnik noch die Etablierung von Stammzelllinien aus entsprechenden Blastozysten scheint – entgegen anders lautenden Mitteilungen – bislang beim Menschen gelungen zu sein.[22] Und von einer Nutzung embryonaler Stammzellen zu therapeutischen Zwecken ist man derzeit wohl noch weit entfernt.

Kritiker des Verfahrens halten deshalb die Bezeichnung »therapeutisches« Klonen für irreführend.[23] Dem lässt sich aber entgegenhalten, dass die Bezeichnung klar zu erkennen gibt, dass das Verfahren in therapeutischer Absicht nur der Etablierung von spezifischen Stammzelllinien dient und entsprechend vom »reproduktiven« Klonen zu unterscheiden ist, das auf die Geburt eines im Wege der Zellkerntransfertechnik erzeugten Menschen abzielt. Ein im Wege der Zellkerntransfertechnik erzeugter früher menschlicher Embryo besitzt den gleichen moralischen Status wie jeder andere frühe menschliche Embryo auch. Wenn es, wie oben ausgeführt, richtig ist, dass das Potenzialitätsargument auf die frühesten Stadien der Embryonalentwicklung nicht anwendbar ist, dann lässt sich aus dem moralische Status des geklonten Embryos kein Verbot begründen, ihn herzustellen oder zu nutzen, um Stammzellen zu gewinnen. Nach dem gegenwärtigen Stand der Technik wird aber für das Verfahren des Zellkerntransfers eine beträchtliche Anzahl von Eizellen benötigt. Die Gewinnung von Eizellen im Wege hormoneller

22 Normile u. a. (2006).

23 Siehe z. B. Schneider (2003), S. 269 f.

Stimulation ist aber mit nicht unerheblichen Risiken für die Spenderinnen verbunden, sodass sich *aus dieser Perspektive* moralische Einwände gegen das Verfahren ergeben. Solche Einwände könnten sich aber in der Zukunft erübrigen, wenn es gelingen sollte, in ausreichender Zahl für das Verfahren geeignete Oozyten direkt aus embryonalen Stammzellen zu entwickeln.[24]

2.3 Schwangerschaftsabbruch nach pränataler Diagnostik

Ein Schwangerschaftsabbruch, der nach pränataler Diagnostik vorgenommen wird, weil das Kind von einem genetisch bedingten Syndrom oder einer genetisch bedingten Krankheit betroffen ist, wirft moralische Probleme auf, die im Rahmen der allgemeinen Diskussion um den Schwangerschaftsabbruch noch nicht gewürdigt wurden.[25] Wenn bestimmte Behinderungen oder Erkrankungen eines Kindes der Grund für einen Schwangerschaftsabbruch sind, dann will die Schwangere, so wird gesagt, nicht einfach kein Kind, sondern sie will zwar eigentlich ein Kind, aber nicht ein so oder so beschaffenes Kind.[26] Dies scheint aber unter anderem aus den folgenden Gründen moralisch zumindest problematisch zu sein. Erstens kann ein solches Verhalten von Kranken oder Behinderten als verletzend und als ein impliziter Angriff verstanden werden.[27] Denn schließlich wird ihre Krankheit oder Behinderung als ein ausreichender Grund angesehen, die Geburt betroffener Kinder zu verhindern. Zweitens sind die Entscheidungen für oder gegen ein behindertes Kind anfällig für gesellschaftlichen Druck, in dem sich die Erwartung manifestieren kann, die Gesellschaft nicht mit vermeidbaren Kosten zu belasten. Dabei können sich die gesellschaftlichen Erwartungen und die individuellen Entscheidungen, die gegen die Geburt von Kindern mit genetisch bedingten Krankheiten getroffen werden, wechselseitig verstärken. Drittens mag die Entscheidung gegen ein krankes oder behindertes Kind eine bestimmte Anspruchsmentalität und eine Weigerung zeigen, ein Kind bedingungslos anzunehmen. Wenn (gesunde) Kinder erfahren, dass

24 Siehe Hübner u. a. (2003), Testa/Harris (2004).

25 Parens/Asch (2000a), Haker (2002)

26 Siehe dazu Parens/Asch (2000b), Asch (2000).

27 Siehe dazu Düwell (1998).

ihre Eltern sich gegen die Geburt eines behinderten Kindes entschieden haben, müssten sie befürchten, nur dann von ihren Eltern geliebt zu werden, wenn sie bestimmte Leistungsmerkmale erfüllen.[28]

Zweifellos sind damit gewichtige Probleme benannt. Doch machen sie Schwangerschaftsabbrüche nach genetischer Diagnostik nicht schon unzulässig. Erfahrungsberichte zeigen, dass die Gründe, weshalb mit Blick auf einen genetischen Befund Schwangerschaftsabbrüche vorgenommen werden, durchaus verschiedenartig und oftmals vielschichtig sind.[29] Nicht selten trauen es sich eine Frau oder ein Paar einfach nicht zu, für ein Kind mit einer (bestimmten) Behinderung zu sorgen. Es ist wohl davon auszugehen, dass die Gründe für einen Schwangerschaftsabbruch nach genetischer Diagnostik gar nicht so speziell sind, sondern sich vielmehr sehr weit gehend mit den Gesichtspunkten decken dürften, die auch sonst für einen Schwangerschaftskonflikt kennzeichnend sind.[30] Hier wie dort besteht mit Blick auf diese Gesichtspunkte eine normative Grauzone, sodass *von daher* Entscheidungen für einen Schwangerschaftsabbruch nach genetischer Diagnostik zu tolerieren wären. Da Schwangerschaftsabbrüche nach Möglichkeit zu vermeiden sind, muss allerdings nach Wegen gesucht werden, gesellschaftlichen Erwartungen, die in die Richtung gehen, dass die Geburt von Kindern mit genetisch bedingten Erkrankungen im Wege von Schwangerschaftsabbrüchen zu verhindern sei, entgegenzutreten. Insbesondere gilt es (soweit möglich) Rahmenbedingungen zu schaffen oder zu verbessern, die dazu beitragen, dass ein Paar es sich zutrauen kann, ein krankes oder behindertes Kind großzuziehen. Dies bedeutet auch, dass eine Gesellschaft es als wichtige Aufgabe ansehen muss, Bedingungen zu schaffen, durch die Behinderungen für Behinderte abgebaut werden, sodass es Behinderten möglich wird, sich weitestgehend zu entfalten. Eine Gesellschaft, die auf genetische Befunde gestützte Entscheidungen zu einem Schwangerschaftsabbruch tolerieren muss, muss den damit einhergehenden Gefahren sowie den davon ausgehenden Signalen aktiv entgegentreten.

28 Für dieses Argument und seine Diskussion siehe Kittay (2000).
29 Siehe beispielsweise Rapp (1994).
30 Kittay (2000).

Bislang wurde aber außer Acht gelassen, dass Schwangerschaftsabbrüche nach genetischer Diagnostik oft späte, unter Umständen sehr späte Schwangerschaftsabbrüche sind. Dies liegt zum einen daran, dass etwa eine Fruchtwasseruntersuchung erst verhältnismäßig spät durchgeführt werden kann und Zeit benötigt. Und die Entscheidung, wie man sich als Schwangere oder als Paar zu einem positiven Befund verhält, beansprucht gegebenenfalls weitere Zeit. Dies liegt zum anderen aber auch daran, dass sich Auffälligkeiten zuweilen erst spät im Rahmen der regulären Vorsorgeuntersuchungen zeigen. Bei späten Schwangerschaftsabbrüchen werden Feten unter Umständen erst in einem Entwicklungsstadium getötet, bei dem im Falle von Frühgeburten größte Anstrengungen unternommen werden, sie intensivmedizinisch am Leben zu erhalten, oder gar erst in einem Entwicklungsstadium, in dem ein Fetus auch ohne besondere medizinische Maßnahmen außerhalb des Mutterleibes überleben könnte. Spätestens im letzteren Fall ist zu fragen, ob der Fetus nicht den gleichen moralischen Status besitzt wie ein Neugeborenes.

Diese Frage macht auf ein Problem der hier vorgestellten Zwischenposition aufmerksam, das ausdrücklich herausgestellt werden soll. Nach der Zwischenposition besitzt auch ein Neugeborenes noch nicht ohne Weiteres einen maximalen moralischen Status, da es noch nicht im Vollsinn über das diesen Status begründende Vermögen (etwa Handlungsfähigkeit) verfügt. Es fragt sich aber, ob sich nicht doch Gesichtspunkte geltend machen lassen (das Neugeborene als leibliches Gegenüber, sein eigenständiges Leben außerhalb des Mutterleibes, die Relevanz von Vorformen der Handlungsfähigkeit etc.), die ausreichende Gründe bereitstellen, einem Neugeborenen den maximalen moralischen Status zuzuerkennen. Wenn dies der Fall ist, dann wird zu fragen sein, inwieweit diese Gründe auch auf einen späten Fetus anwendbar sind. Auch schon ohne solche Gesichtspunkte gilt aber für die Zwischenposition, dass Schwangerschaftsabbrüche, die moralisch nie unproblematisch sind, mit der zunehmenden Entwicklung des Fetus immer problematischer werden.

Asch, Adrienne (2000), »Why I Haven't Changed My Mind about Prenatal Diagnosis«, in: *Prenatal Testing and Disability Rights*, hg. von Erik Parens und Adrienne Asch, Washington, DC, S. 234-258.

Buckle, Stephen (1988), »Arguing from Potential«, in: *Bioethics* 2, S. 227-253.

Düwell, Marcus (1998), »Ethik der genetischen Frühdiagnostik – eine Problemskizze«, in: *Ethik in der Humangenetik. Die neueren Entwicklungen der genetischen Frühdiagnostik aus ethischer Perspektive*, hg. von Marcus Düwell und Dietmar Mieth, Tübingen, S. 26-48.

–, Mieth, Dietmar (Hg.) (1998), *Ethik in der Humangenetik. Die neueren Entwicklungen der genetischen Frühdiagnostik aus ethischer Perspektive*, Tübingen.

– (2003), »Der moralische Status von Embryonen und Feten«, in: *Bioethik. Eine Einführung*, hg. von Marcus Düwell und Klaus Steigleder, Frankfurt am Main, S. 221-229.

Feinberg, Joel (Hg.) (1984), *The Problem of Abortion*, 2. Aufl., Belmont.

Gewirth, Alan (1978), *Reason and Morality*, Chicago.

Haker, Hille (2002), *Ethik der genetischen Frühdiagnostik. Sozialethische Reflexionen zur Verantwortung am Beginn des menschlichen Lebens*, Paderborn.

Hoerster, Norbert (1991), *Abtreibung im säkularen Staat. Argumente gegen den § 218*, Frankfurt am Main.

Hübner, Karin/Fuhrmann, Guy/Christenson, Lane K./Kehler, James/Reinbold, Rolland/De la Fuente, Rabindranath/Wood, Jennifer/Strauss III, Jerome F./Boiani, Michele/Schöler, Hans R. (2003), »Derivation of Oocytes from Mouse Embryonic Stem Cells«, in: *Science* 300, S. 1251-1256.

Institut für medizinische Anthropologie und Bioethik/Schweizerische Gesellschaft für Bioethik (Hg.) (1989), *Der Status des Embryos*, Wien.

Kittay, Eva Feder (2000), »On the Expressivity and Ethics of Selective Abortion for Disability: Conversations with My Son«, in: *Prenatal Testing and Disability Rights*, hg. von Erik Parens und Adrienne Asch, Washington, DC, S. 165-195.

Normile, Dennis/Vogel, Gretchen/Couzin, Jennifer (2006), »South Korean Team's Remaining Stem Cell Claim Demolished«, in: *Science* 311, S. 156-157.

Parens, Erik/Asch, Adrienne (Hg.) (2000a), *Prenatal Testing and Disability Rights*, Washington, DC.

–, Asch, Adrienne (2000b), »The Disability Rights Critique of Prenatal Testing: Reflections and Recommendations«, in: *Prenatal Testing and Disability Rights*, hg. von Erik Parens und Adrienne Asch, Washington, DC, S. 3-43.

Rapp, Rayna (1994), »Women's Responses to Prenatal Diagnosis: A Sociocultural Perspective on Diversity«, in: *Women and Prenatal Testing. Facing the Challenges of Genetic Technology*, hg. von Karen H. Rothenberg und Elizabeth J. Thomson, Columbus, OH, S. 219-233.

Schwarz, Stephen (1990), *The Moral Question of Abortion*, Chicago.

Singer, Peter (1994), *Praktische Ethik*, Neuausgabe Stuttgart.

Schneider, Ingrid (2003), »›Reproduktives‹ und ›therapeutisches‹ Klonen«, in: *Bioethik. Eine Einführung*, hg. von Marcus Düwell und Klaus Steigleder, Frankfurt am Main, S. 267-275.

Schweidler, Walter/Neuman, Herbert A./Brysch, Eugen (Hg.) (2003), *Menschenleben – Menschenwürde. Interdisziplinäres Symposium zur Bioethik*, Münster.

Spaemann, Robert (1990), »Sind alle Menschen Personen?«, in: *Bioethik. Philosophisch-theologische Beiträge zu einem brisanten Thema*, hg. von Reinhard Löw, Köln, S. 48-58.

– (1998), *Personen. Versuche über den Unterschied zwischen »etwas« und »jemand«*, 2. Aufl., Stuttgart.

Steigleder, Klaus (1998), »Müssen wir, dürfen wir schwere (nicht-therapierbare) genetisch bedingte Krankheiten vermeiden?«, in: *Ethik in der Humangenetik. Die neueren Entwicklungen der genetischen Frühdiagnostik aus ethischer Perspektive*, hg. von Marcus Düwell und Dietmar Mieth, Tübingen, S. 91-119.

– (1999), *Grundlegung der normativen Ethik. Der Ansatz von Alan Gewirth*, Freiburg, München.

– (2002), »Stammzellforschung und der moralische Status menschlicher Embryonen«, in: *Leben – Tod – Menschenwürde. Positionen zur gegenwärtigen Bioethik*, hg. von Renate Breuninger, Ulm, S. 33-57.

– (2003), »Die Unterscheidung zwischen Menschen und Personen. Zur Debatte in der Medizinethik«, in: *Jahrbuch für Wissenschaft und Ethik* 8, S. 95-115.

Testa, Guiseppe/Harris, John (2004), »Ethical Aspects of ES Cell-Derived Gametes«, in: *Science* 305, S. 1719.

Tooley, Michael (1983), *Abortion and Infanticide*, Oxford.

Norbert W. Paul

Humangenetik und Medizin: Geschichte, Theorie, Ethik

Die Auswirkungen der modernen Humangenetik auf Medizin und Gesellschaft sind in den letzten drei Jahrzehnten angesichts immer weiter reichender Möglichkeiten lebhaft in Wissenschaft und Öffentlichkeit diskutiert worden. Die aktuellen Entwicklungen der Medizin, mit denen wir uns heute aus ethischer und gesellschaftspolitischer Sicht befassen, sind jedoch nicht voraussetzungslos. Die durch die medizinische Genomforschung vorangetriebene »Molekulare Medizin« und die aktuelle Auseinandersetzung mit ihren Chancen und Risiken stehen in einem historisch gewachsenen Kontext. Dadurch sind bestimmte Entwicklungsprozesse vorgezeichnet und Entscheidungs- wie auch Handlungsoptionen entsprechend eingeengt. Die Rekonstruktion der historischen Prozesse, durch die das Verhältnis von Humangenetik und Gesellschaft geformt wurde, bietet daher die Chance, das heute sehr komplexe und unübersichtliche Feld besser zu verstehen.

1. Geschichte

1.1 Erbsubstanz und der Beginn der wissenschaftlichen Genetik

In der Regel wird auf die Arbeiten des Mönchs Gregor Mendel (1822-1884) verwiesen, um den Ausgangspunkt der wissenschaftlichen Genetik zu markieren. Mendel erkannte in Kreuzungsversuchen an Pflanzen Regeln der Vererbung, die er 1865 in seinem Werk *Über die Pflanzenhybriden* veröffentlichte. Eine *naturwissenschaftliche* Erklärung für biologische Grundlagen der Vererbung boten die an der Unterscheidung von Erscheinungsformen (Phänotypen) der Pflanzen ausgerichteten Arbeiten Mendels jedoch nicht. Es waren erste Einblicke in die Funktionsweise lebendiger Zellen, die den Weg für das Verständnis der biologischen Grundlagen und Mechanismen der Vererbung ebnen sollten.

Im Jahr 1869 entdeckte der Schweizer Biochemiker Johann Friedrich Miescher (1844-1895) eine stickstoffhaltige Substanz in Zellkernen. Nach ihrem Fundort, dem auch als Nucleus bezeichneten Zellkern, nannte er sie *Nucleinsäure*. Nur wenig später, im Jahr 1892, postulierte der deutsche Zoologe August Weismann (1834-1914) den gleichwertigen Beitrag von Eizelle und Spermium an der Vererbung. Er spekulierte, dass diejenigen Bestandteile des Zellkerns, die die Nucleinsäure enthielten und die durch eine Färbung sichtbar gemacht werden konnten – die so genannten Farbkörper oder *Chromosomen* des Zellkerns –, die eigentliche Substanz der Vererbung seien. Weismann hatte die Grundlagen der Vererbung vor allem untersucht, weil er sich mit der Frage auseinander gesetzt hatte, inwieweit erworbene Eigenschaften vererbbar sein könnten. Zunächst hatte er eine – wie sich später herausstellen sollte – unzutreffende Theorie der ungleichen Verteilung von Erbmaterial im Zuge der unterschiedlichen Zellentwicklung (Zelldifferenzierung) aufgestellt. 1889 jedoch stellte eines seiner aus heutiger Sicht auf der Hand liegenden Forschungsergebnisse die Grundüberzeugung vieler Biologen und an erbbiologischer Forschung Interessierter grundsätzlich in Frage:

Durch Versuche an Mäusen, deren Schwänze er amputiert hatte und die in der Folge trotzdem Nachkommen mit normalen Schwänzen zur Welt brachten, zeigte Weismann, dass erworbene Eigenschaften nicht weitervererbt werden. Dies widersprach dem damals verbreiteten Lamarckismus. Die nach dem Naturhistoriker und Entwicklungsforscher Jean-Baptiste de Lamarck (1744-1829) und seinen Theorien benannte Denkrichtung besagte, dass erworbene Eigenschaften über die Keimbahn, also über Ei- und Samenzellen, vererbt würden. Je nach kulturellen und sozialen Lebensbedingungen führe dieser Mechanismus zum Aufstieg oder zur Degeneration der Spezies Mensch. Gerade im Übergang vom 19. in das 20. Jahrhundert (*Fin de siècle*), als die neue, naturwissenschaftliche Biologie sich aufmachte, ältere, naturhistorische Sichtweisen abzulösen, grassierte die Furcht vor der fortschreitenden Degeneration des Menschen. Die Angst nährte sich aus einer Verquickung von Versatzstücken der Theorien Darwins und Lamarcks sowie einer allgemeinen Kulturkritik, die eine zunehmende Dekadenz in allen Lebensbereichen festzustellen glaubte. Weismann konnte zwar zeigen, dass es für diese These, die vor allem eine Biologisierung sozialer Umstände mit sich brachte, offenbar keine erbbiologische Entsprechung gab. Dennoch entfaltete die Degenerationsthese im gesellschaftlichen Diskurs des frühen 20. Jahrhunderts ihre Wirkung und wurde zu einer der Quellen der Eugenik-Bewegung.[1]

Im Anschluss an die Arbeiten Weismanns konnte der amerikanische Biologe Edmund B. Wilson (1856-1939) im Jahre 1896 die Existenz einer Erbsubstanz in einer – nun empirisch überprüften – Theorie bestätigen. Chromosomen wurden von da an als molekulare Träger erblicher Merkmale verstanden. Den Begriff »Gen«, der heute oft fälschlicherweise im Sinne eines natürlichen Objekts verstanden wird, hat man jedoch erst später geprägt. Als er das Licht der Öffentlichkeit erblickte, war er zunächst nicht mehr als ein Arbeitsbegriff, um empirisch beobachtete, aber nicht hinreichend erklärbare Phänomene zu benennen. Dem dänischen Botaniker Wilhelm Johannsen (1857-1927), der das Wort »Gen« 1909 erstmals verwendete, war die Vagheit des Sammelbegriffs durchaus bewusst, und er maß ihm aufgrund seiner Unbestimmtheit keine besondere Bedeutung zu. Trotzdem verband sich im frühen 20. Jahrhundert der Begriff des Gens mehr und mehr mit Vorstellungen von der Erbsubstanz und wurde so – zuerst in der Wissenschaft, dann in der öffentlichen Wahrnehmung – zum zentralen Begriff, wenn es um Fragen der Erbbiologie ging.

1.2 Grundlagenforschung, Anwendung und Eugenik

Wie aber verknüpfte sich die erbbiologische Grundlagenforschung mit der Medizin und klinisch relevanten Fragestellungen? Es war vor allem die Krebsforschung, die einen wesentlichen Grundstein der Medizinischen Humangenetik gelegt hat. Vor dem Zweiten Weltkrieg wurde die Genetik der Tumorentstehung vor allem durch Versuche zur Tumorübertragung mittels Gewebstransplantation untersucht. Erklärungsmodelle zur Bedeutung »somatischer Mutationen«, die durch abnormale Chromosomen verursacht sein sollten, und die Beteiligung von Viren an der Veränderung von Zellen

1 Siehe die Beiträge »Psychische Erkrankungen und geistige Behinderung« von Heiner Fangerau sowie »Rassenhygiene in Deutschland und Medizin im Nationalsozialismus« von Heiner Fangerau und Thorsten Noack in diesem Band

mit nachfolgender Krebsentstehung führten zu ersten genetischen Theorien der Tumorgenese.[2] Fehler in der Steuerung der Zellfunktion wurden damals bereits seit längerer Zeit verdächtigt, ausschlaggebend für das Entstehen von Krebserkrankungen zu sein. Die Ursachen dieser fehlerhaften Steuerung, die die Zellen entarten ließ, blieben hingegen im Dunkeln. Es waren die Beobachtungen an hormonabhängigem Tumorgewebe und an bestrahltem Gewebe, die den Verdacht nahe legten, dass es einen gemeinsamen Auslöser für bösartige Neubildungen geben müsse, und nach diesem Auslöser wurde in den verschiedensten Bereichen mit den unterschiedlichsten Methoden gesucht.

Überlagert vom internationalen Aufschwung der Eugenik und dem Aufkommen der NS-Rassenpolitik, kam es in Berlin um 1935 zu einem ersten, nur wenig wahrgenommenen Durchbruch bei der Aufklärung der molekularen Struktur der Erbsubstanz. Eine kleine Gruppe von Physikern und Biologen um Max Delbrück (1906-1981), der als Assistent von Lise Meitner (1878-1968) am Kaiser-Wilhelm-Institut, Abteilung für radiophysikalische Strahlung, begonnen hatte, traf sich ab 1934 regelmäßig zum wissenschaftlichen Austausch. Zu dieser Gruppe gehörten auch der Genetiker Nicolai W. Timoféeff-Ressovsky (1900-1981). Basierend auf der Untersuchung und fotografischen Darstellung von fixierten Chromosomen mit Hilfe von Röntgenstrahlen (Röntgenkristallografie), entwickelte die Gruppe eine erste Theorie zur Genstruktur und Genmutation. Eine Veröffentlichung aus dem Jahre 1935, *Über die Natur der Genmutation und der Genstruktur*,[3] fand durch eine kleine populärwissenschaftliche Schrift des Physikers Erwin Schrödinger (1887-1961) breite Aufmerksamkeit und wirkte sich nachhaltig auf die Entwicklung der Molekularbiologie und Molekulargenetik in den 1940er-Jahren aus.[4] Nachdem Max Delbrück 1937 von Deutschland aus in die USA emigriert war, ging er von Fragen der chemischen *Struktur* mehr und mehr zu Fragen der molekularbiologischen *Funktion* der Erbsubstanz über. Die Zusammenarbeit mit Linus Pauling (1901-1994) führte dazu, dass dieses Forschungsfeld erschlossen und die wesentlichen Aufgaben für die junge Molekulargenetik bereits in den 1940er-Jahren erkannt und systematisch be-

2 Bittner (1936), Boveri (1914), Rous (1911).

3 Timoféeff-Ressovsky/Zimmer u. a. (1935).

4 Schrödinger (1944).

schrieben wurden. Das Hauptaugenmerk der Wissenschaftler lag jetzt auf der Aufklärung der molekularen Struktur der Erbsubstanz, hier vor allem auf der Analyse ihrer biochemischen Funktionen. Insbesondere Linus Pauling wies immer wieder darauf hin, dass es einen Zusammenhang zwischen Molekülen der Erbsubstanz und ihren Funktionen einerseits sowie Krankheiten andererseits geben müsse. Im Jahr 1949 beschrieb er die Sichelzellenanämie als erste »wirklich molekulare Krankheit« (»truly molecular disease«), die ihren Ursprung in einer Veränderung der Genstruktur und -funktion hat.[5]

Die molekularbiologischen Arbeiten dieser Zeit wurden von einem gänzlich anderen Konzept der menschlichen Vererbung überschattet. Basierend auf der Biologisierung sozialer Eigenschaften und einem simplifizierten Verständnis darwinistischer Erklärungsmodelle, hatte die Lehre von der Eugenik, d. h. von der Verbesserung der Erbmerkmale in der Bevölkerung, in fast allen europäischen Staaten sowie in Nordamerika zur zynischen und menschenverachtenden Politik der positiven wie der negativen Eugenik geführt, die in Deutschland bis hin zur so genannten »Vernichtung lebensunwerten Lebens« reichte.[6]

1.3 Genetik nach dem Zweiten Weltkrieg

Besonders die darauf aufbauende Bevölkerungs- und Rassenpolitik des NS-Regimes bedeutete für die wissenschaftliche Genetik der Nachkriegszeit eine schwere Hypothek. Eugenik war durchaus ein internationales Phänomen, und Arbeiten zur genetischen Verbesserung von Populationen hatten den Status anerkannter Wissenschaft. Vor diesem Hintergrund verwundert es nicht, dass sich die wissenschaftliche Genetik der Nachkriegsjahre nur mühsam von eugenischem Denken emanzipieren konnte. Noch bis in die 1960er-Jahre war die so genannte »Reform-Eugenik«, die sich die Verbesserung des »Gen-Pools« von Bevölkerungen mit den Mitteln der naturwissenschaftlichen Genetik auf die Fahnen geschrieben hatte, innerhalb der immer stärker molekularbiologisch arbeitenden Ge-

5 Pauling/Itano u. a. (1949).

6 Vgl. den Beitrag »Rassenhygiene in Deutschland und Medizin im Nationalsozialismus« von Heiner Fangerau und Thorsten Noack in diesem Band.

netik vor allem in den USA populär. Immer wieder wurden von Vorreitern der neuen medizinischen Genetik Utopien eines genetischen Humanismus vertreten, der durch die Verbesserung der biologischen Grundlagen der menschlichen Existenz mittelfristig auch zu einer Verbesserung der Lebensumstände in menschlichen Gesellschaften führen sollte. Das von dem Pharmakonzern Ciba veranstaltete Symposium »Biological Future of Man«, das im November 1962 in London stattfand, kann gleichermaßen als Kristallisationspunkt und Wendemarke der Reform-Eugenik angesehen werden. Parallel zur Diskussion eugenischer Konzepte hatte nämlich die biologische Forschung auf dem Gebiet der Molekulargenetik zu Ergebnissen geführt, die das Feld nachhaltig veränderten. Nach der Beschreibung der DNA als Doppel-Helix im Jahr 1953 durch James D. Watson (*1928) und Francis Crick (1916-2004) setzte sich in der Genetik nach und nach die Sichtweise durch, dass Gene im Wesentlichen Bausteine biologischer Information seien. Dies führte zu der Vorstellung, dass genetische »Information« in den Chromosomen als biologischer »Code« vorliege.[7] Auch damit war zwar noch immer keine klare wissenschaftliche Aussage darüber getroffen, was ein Gen charakterisiert. Doch der Wandel der Genetik hin zu einer informationsbasierten Wissenschaft brachte eine erhebliche Ausdehnung und Beschleunigung von Forschungsaktivitäten mit sich, die schließlich in das Humangenomprojekt mit seinen internationalen Parallelprojekten sowie in eine internationale medizinische Genomforschung in großem Maßstab münden sollte.

2. Theorie: Von der Genetik zur Molekularen Medizin

Erkenntnisse der wissenschaftlichen Genetik und der Genomforschung, d. h. der Untersuchung der Gesamtheit menschlicher Erbanlagen, wirken sich heute grundlegend auf unser Verständnis von Gesundheit und Krankheit aus. Die konkreten Konsequenzen der modernen Humangenetik sollen hier anhand einer Auseinandersetzung mit Grundlagen der Molekularen Medizin erklärt werden.

7 Kay (1999), (2000).

Dies soll eine erste Einschätzung der Chancen, Risiken und praktischen Konsequenzen, die gegenwärtige Entwicklungen mit sich bringen, ermöglichen.

Die Bestimmung von individuellen Erkrankungsrisiken auf der Basis genetischer Unterschiede, die *prädiktive Diagnostik*, ist sowohl in der wissenschaftlichen als auch in der öffentlichen Wahrnehmung ein *wesentlicher* Bereich, der zum Nachdenken über unseren Umgang mit Gesundheit und Krankheit im Zeitalter der Molekularen Medizin geführt hat. Auch wenn sich seit einigen Jahren klar abzeichnet, dass sich eine einfache und eindeutige, quasi hundertprozentige Beziehung zwischen genetischen Merkmalen und dem tatsächlichen Auftreten von Krankheiten bei einzelnen Patienten nur in den seltensten Fällen herstellen lässt, können Verfahren der genetischen Diagnostik heute detaillierte Auskunft über individuelle Gesundheitsrisiken und Prädispositionen geben. Die immer weiter reichenden Möglichkeiten der prädiktiven Diagnostik werfen dabei zwangsläufig die Frage nach neuen, molekularen Optionen der Intervention und Prävention auf. Dies gilt sowohl für den individuellen klinischen Fall wie auch für den Bereich der öffentlichen Gesundheitsvorsorge.

Im Folgenden werden, ausgehend von einer systematischen Beschreibung des aktuellen Wandels der Medizin, prädiktive und präventive Optionen analysiert. Ihre möglichen Konsequenzen für unser Verständnis von Krankheit und Gesundheit sowie unseren Umgang damit werden hinterfragt. Dementsprechend wird in drei aufeinander bezogenen Schritten vorgegangen. Zunächst sei der gegenwärtige Stand der Wissenschaft vor dem Hintergrund klinischer Umsetzbarkeit skizziert. Im vorliegenden Beitrag kann dies nur steckbriefartig erfolgen. Der zweite Teil dieses Unterkapitels befasst sich mit dem Konzept des genetischen Risikos vor dem Hintergrund von Prädiktion und Prävention. Vor allem die Frage, auf welche Weise der genetische Risikobegriff unsere Wahrnehmung von Gesundheit und Krankheit verändert und wie sich dies auf Menschen im Umfeld medizinischen Entscheidens und Handelns auswirkt, wird hier näher untersucht. Im dritten und abschließenden Teil dieses Beitrages werden schließlich ausgewählte ethische Fragestellungen diskutiert, die sich im Schnittbereich von genetischer Prädiktion, Prävention und Gesellschaft ergeben. Auch hier wird das Bild eher in groben Pinselstrichen gezeichnet, und so versteht sich der Abschnitt vor allem als Einführung – speziell mit dem Ziel der Überwindung gängiger Vorurteile und Missverständnisse in der jüngeren Diskussion ethischer Fragestellungen.

2.1 Woher kommt und was ist Molekulare Medizin?

Die molekularbiologische Grundlagenforschung und die sich aus ihr ergebenden Ansätze für neue diagnostische und therapeutische Optionen befinden sich gegenwärtig in unablässigem Wandel. In ihrem kleinen Buch *Logische Propädeutik oder Vorschule des vernünftigen Redens* weisen die Philosophen Wilhelm Kamlah und Paul Lorenzen darauf hin, dass Erkenntnis proportional zur Klarheit der Begriffe ist. Insbesondere bei den großen Themen und Streitfragen, die im Zusammenhang mit der häufig so bezeichneten »molekulargenetischen Revolution der Medizin« diskutiert werden, herrscht momentan in Wissenschaft und Öffentlichkeit eine Sprache vor, in der begriffliche Sorgfalt seltener anzutreffen ist als sprachliche Schlamperei. Daher soll im Folgenden kurz die Frage geklärt werden, wovon hier die Rede ist. Was ist Molekulare Medizin?[8]

Es besteht im Großen und Ganzen Einigkeit darüber, dass Erkenntnisse und Verfahren der Molekulargenetik einen grundlegenden Anstoß zum gegenwärtigen Wandel der Medizin gegeben haben. Das Schlagwort, das in diesem Zusammenhang immer wieder auftaucht, heißt *Genomforschung.*[9] Der Begriff der Genomforschung ist untrennbar mit dem Humangenomprojekt verbunden. Das Ziel des internationalen *Human Genome Project* (HGP) war die Identifikation und Beschreibung (Kartierung) der kompletten Abfolge von Genen des menschlichen Erbgutes, des so genannten Genoms. Aus ca. 3×10^9 Basenpaaren, das sind die Grundbausteine der DNA, kristallisieren sich ca. 35 000 bis 40 000 Gene heraus, die das grundlegende genetische Inventar des Menschen ausmachen. Dieses Wissen ist – wie gesagt – Ergebnis eines mit großem personellen, finanziellen und technologischen Aufwand durchgeführten Forschungsprojekts. Mit den vorläufigen Ergebnissen des Humange-

8 Paul (2001b), (2002b).

9 Vgl. hierzu grundlegend Ganten/Ruckpaul (2002) und ausführlich Paul (2003a), Paul/Ganten (2003).

nomprojekts verfügen wir jedoch lediglich über eine erste Karte eines menschlichen »Durchschnitts-« oder »Modell-Genoms«, die sich aus einer Vielzahl von analysierten, statistisch miteinander in Beziehung gesetzten, individuellen Genomabschnitten unterschiedlicher Menschen zusammensetzt. Wir kennen aus Fach- und Tagespresse die Nachrichten über die im Zuge des Projekts rasant gestiegene Zahl der genetischen Entdeckungen. Auch heute wächst diese Zahl täglich. Doch was sagt das aus?

Die naturwissenschaftliche Basis der Genomforschung wurde in den 1970er- und 1980er-Jahren gelegt. 1976 hat man die ersten menschlichen Gene kopiert bzw., genauer gesagt, *kloniert*. Molekulargenetische Verfahren begannen in dieser Zeit, zunächst die Humangenetik und dann die gesamte biomedizinische Forschungslandschaft grundlegend zu verändern.[10] So genannte transgene Methoden, also der künstliche Austausch von Genen zwischen unterschiedlichen Organismen und Spezies, ergänzten seit Beginn der 1980er-Jahre das Repertoire der genetischen Forschung. Seit Mitte der 1990er-Jahre kamen die Laborautomatisierung einschließlich automatisierter Analyseverfahren wie der PCR (Polymerase Chain Reaction) sowie die Genomik *in silico*, also die auf Informationstechnologien basierte, bio-informatische Analyse genetischer Information hinzu. Damit waren die wesentlichen technologischen Plattformen der modernen Genomforschung geschaffen.

Es muss zwischen zwei Ansätzen der Genomforschung unterschieden werden, der *strukturellen* und der *funktionalen* Genomik. Die *strukturelle Genomik* kann als erste Phase der Analyse, quasi als Bestandsaufnahme, verstanden werden. Ihr Ziel ist die Konstruktion möglichst hoch auflösender Genkarten. Nach der ersten Stufe des *Human Genome Project* konzentriert sich dieser Ansatz gegenwärtig vermehrt auf Unterschiede in der genetischen Ausstattung von Individuen, die so genannte genetische Varianz in Genotypen und Haplotypen.[11] Die strukturelle Genomik befasst sich vor allem mit dem Sammeln und Sortieren von Daten. Biologisch-medizinische Erklärungsmodelle oder gar klinisch relevante Theorien sind allenfalls als Nebenprodukt dieses Ansatzes zu erwarten.

Neben der strukturellen Genom-Analyse existiert die *funktionale*

10 Lenoir (1999), Lenoir/Hays (2000).

11 McKusick (1997).

Genomik. Durch eine Kombination der Daten aus dem Human Genome Project mit den Informationen aus Bibliotheken bekannter Gene kann systematisch nach solchen Genen gesucht werden, die für die Medizin interessante Funktionen aufweisen. Klonierte Gene und ihre dazugehörigen DNA-Sequenzen stellen das Instrumentarium für eine umfassende Charakterisierung von Mustern der Gensteuerung und Genübersetzung (Genexpression) im gesamten genetischen Inventar des Menschen zur Verfügung. Darüber hinaus lassen sie die systematische Erforschung der Eigenschaften von Genprodukten zu. Diese Genprodukte bzw. Proteine spielen im menschlichen Körper eine herausragende Rolle für Gesundheit und Krankheit. Alle Hormone – wie etwa das bei Diabetes so wesentliche Insulin – sind Proteine. Daher erlaubt die funktionale Genomik neue Einblicke in die biologischen Grundlagen vieler Erkrankungen. Sie kommt damit der Sichtweise nahe, die Linus Pauling mit der Beschreibung molekularer Grundlagen der Sichelzellenanämie erstmals vertreten hatte. Die funktionale Genomik ruht zwar auf der Basis der strukturellen Genomik, erweitert aber zugleich die Forschungsansätze um neue, anwendungsorientierte Fragen der medizinischen Genomforschung. Durch diese soll der Übergang vom Know-that zum Know-how stattfinden.

Leider zeichnet sich bereits heute ab, dass die funktionale Genomik in ihrer Reichweite für klinische Fragestellungen beschränkt sein wird. Vor allem der Umstand, dass die meisten Krankheiten keinem einfachen Muster der Vererbung folgen, gepaart mit der Erkenntnis, dass die funktionale genetische Ausstattung von ca. 35 000 bis 40 000 Genen bei Weitem nicht die Zahl und Funktion der im menschlichen Organismus angetroffenen Proteine erklären kann, begrenzen die Reichweite genetischer Erklärungsmodelle für Gesundheit und Krankheit. Der Schlüssel zur Molekularen Medizin scheint gegenwärtig in einem anderen Bereich zu liegen. Wenn man die Funktionen und das Zusammenspiel derjenigen Gene erklären könnte, die biologische Abläufe im menschlichen Organismus steuern, wären die wesentlichen Hindernisse auf dem Weg zu einer grundlegend anderen Molekularen Medizin aus dem Weg geräumt. »Proteomik« (die Erforschung der Produktion, Funktion und wechselseitigen Beeinflussung von Proteinen) und »Epigenomik« (die Erforschung nichtgenetischer Faktoren der Genaktivität und Gensteuerung) sind die Schlagworte, mit denen dieses ehrgeizige und schwierige Unterfangen bezeichnet wird. Ob Aussichten auf Erfolg bestehen, ist in diesen Bereichen noch nicht absehbar.

Es bleibt festzuhalten, dass wir uns gegenwärtig noch in einer Phase befinden, in der – wie in der Geschichte der Medizin schon häufiger beobachtet – ein neues wissenschaftliches und technologisches Konzept für die medizinische Praxis zunächst noch weit gehend ohne Folgen geblieben ist. Dennoch sind bereits jetzt die Grundvoraussetzungen der Molekularen Medizin geschaffen. Dies eröffnet uns die Chance, über die angestrebten Ziele, die Chancen und Risiken von Konzepten und Verfahren nachzudenken, die sich im Schnittfeld von Humangenetik, Genomforschung und Medizin ergeben.

2.2 Genetisches Risiko, Vorhersage und Prävention

Was bedeutet das Wissen der Genomik im Hinblick auf die genetische Vorhersage von Gesundheitsrisiken und eine entsprechende Prävention? Das frühzeitige Erkennen von Gesundheitsrisiken und die Vermeidung einer Erkrankung durch Vorbeugung ist nicht nur eine zentrale medizinische Utopie. Ein gesundes Leben durch gezielte Vorbeugung ist auch ein Ideal, das bei jedem Einzelnen von uns wie auch auf der Ebene gesellschaftlicher und kultureller Wahrnehmungen fest verankert ist. Daher ist das Thema der Vorhersage (Prädiktion) *individueller* Gesundheitsrisiken mit einer entsprechenden Prävention und gegebenenfalls individualisierten Intervention für die medizinische Praxis, für den einzelnen Patienten und für die gesellschaftliche Wahrnehmung von Gesundheit und Krankheit von größtem Interesse. Chancen und Risiken Molekularer Prädiktion werden deshalb auf breiter Basis diskutiert. Dies schließt neuerdings auch die Prädiktion und Prävention im Bereich öffentlicher – also auf Populationen bezogener – Gesundheitsrisiken ein. Diese recht neue Diskussion wird unter dem Stichwort »Public Health Genetics« geführt.

Vor dem Hintergrund historischer Entwicklungen, die weiter oben thematisiert wurden, besteht eine berechtigte Scheu, Fragen der öffentlichen Gesundheitssicherung mit Fragen der Genetik zu verknüpfen. Gleichzeitig scheint es angesichts der immer drängender werdenden Probleme im Bereich öffentlicher Gesundheitssicherung unausweichlich zu sein, sich mit den Themen »Molekulare Prädiktion« und »Molekulare Prävention« auch im Hinblick auf Fragen der öffentlichen Gesundheit zu befassen. Erschwerend kommt hinzu, dass genetisches Wissen immer auch Wissen über die statistische Verteilung genetischer Unterschiede in Bevölkerungen ist. Dadurch wird die Trennung zwischen individueller und öffentlicher Gesundheit in der Molekularen Medizin zunehmend unscharf.[12] Ein Beispiel soll im Folgenden dazu dienen, das Problemfeld zu umreißen. Es handelt von der Bestimmung genetischer Risiken (Prädispositionen) für weiblichen Brustkrebs und von den Möglichkeiten der Brustkrebsprävention.[13]

Frau M. ist in ihrem Beruf als Anwältin erfolgreich. Sie möchte in absehbarer Zeit mit ihrem Partner eine Familie gründen. Da ihre Mutter im Alter von 52 Jahren an einer Brustkrebserkrankung gestorben ist und auch die Großmutter offenbar einem Krebsleiden erlag, möchte sie mit Sicherheit ausschließen, dass sie einem Kind ein erhöhtes Risiko »vererbt«, an Krebs zu erkranken. Angesichts der Leidensgeschichte ihrer Mutter, an die sie sich noch gut erinnert, würde sie im Falle eines erhöhten Risikos auf Kinder verzichten. Zudem möchte sie für ihre eigene Lebensplanung wissen, »woran sie ist«. Sie findet im Internet das Angebot einer US-amerikanischen Firma, die genetische Tests durchführt, mit deren Hilfe ein erhöhtes Brustkrebsrisiko festgestellt werden kann. Für rund 2400 Dollar wird nach bekannten Mutationen in den Genen BRCA1/2 gesucht. Bei ihrer weiteren Suche im Internet informiert sie sich über die Möglichkeiten, die sich ihr durch den genetischen Test erschließen. Dort wird insbesondere darauf hingewiesen, dass regelmäßige Kontrolluntersuchungen helfen, eine Erkrankung frühzeitig zu erkennen und so beherrschbarer zu machen. Das genetische Risiko würde Frauen hierfür sensibilisieren. Auch auf die Möglichkeit eines prophylaktischen chirurgischen Eingriffs wird hingewiesen. So viel vom Risiko betroffenes Gewebe wie möglich solle vorsorglich entfernt werden, bis hin zur beidseitigen Brustamputation mit der Möglichkeit anschließender Wiederherstellung der Brust durch plastische Chirurgie. Für die Risikominimierung auf tagtäglicher Basis wird regelmäßiger Sport und

12 Khoury/Burke/Thomson (2000a).
13 Vgl. u. a. Croyle/Achilles u. a. (1997).

nur mäßiger Alkoholkonsum, am besten Alkoholverzicht vorgeschlagen. Auch auf eine präventive Chemotherapie mit einem Präparat, das gegen Östrogen wirkt, wird hingewiesen. Ferner findet sie einen kurzen Absatz darüber, dass bei bekanntem genetischen Risiko in Zukunft vielleicht spezielle Gentherapien zur Verfügung stünden, die dann helfen könnten, den Ausbruch der Krankheit zu vermeiden. Frau M. ist enttäuscht. Bereits jetzt geht sie, aufgerüttelt durch die Familiengeschichte, sehr regelmäßig zur Vorsorge. Alle drei bis vier Wochen nimmt sie sich am Wochenende Zeit für eine Selbstuntersuchung. Sie joggt regelmäßig und spielt einmal in der Woche zusätzlich Volleyball. Ihr Alkoholkonsum beschränkt sich in der Regel auf ein oder zwei Gläser Wein in geselliger Runde. Die Vorstellung einer vorsorglichen Brustamputation erschüttert sie. Diese Option käme für sie nicht in Frage. Bei der weiteren Recherche zur präventiven Chemotherapie findet sie Informationen darüber, dass eine große Studie zur Prävention von Brustkrebs mit ebendiesem Präparat vorzeitig beendet wurde, weil durch die Medikation ein gesteigertes Risiko für Eierstockkrebs besteht. Zudem hat das Präparat, das in der Standardtherapie zur Vermeidung eines Wiederaufkeimens von Brustkrebs nach Chemo- und Strahlentherapie eingesetzt wird, erhebliche Nebenwirkungen. Sollte sie etwa das eine Risiko durch ein anderes ersetzen? Befragt nach dem Stand der Gentherapie, erhält sie von einem befreundeten Arzt eine ebenfalls ernüchternde Auskunft. Ende der 1990er-Jahre habe das Konzept der auf differenzierte Zellen und Gewebe gerichteten somatischen Gentherapie herbe Rückschläge erlitten. Ein gezielter genetischer Eingriff, der das Brustkrebsrisiko minimiere, sei nicht in Sicht. Etwas ratlos, ob sie den Test wenigstens im Hinblick auf die eigene Lebensplanung durchführen solle, lässt sich Frau M. einen Termin bei ihrem Frauenarzt zu einem ausführlichen Gespräch geben. Ihr Gynäkologe erklärt ihr, dass genetische Risiken auf der Basis von Studien ermittelt werden, die sich auf große Gruppen von Patienten beziehen. Das genetische Risiko sei also eine Wahrscheinlichkeitsaussage in Form einer statistischen Korrelation. Ein individuelles Risiko, also die exakte Vorhersage, ob Frau M. tatsächlich Brustkrebs bekommen wird, könne von einem genetischen Test nicht erwartet werden. Leider, so betont der Arzt, werde immer wieder der Eindruck erweckt, die biologische Zukunft eines jeden Menschen sei durch seine Gene individuell bestimmt und könne davon abgelesen werden. Dies treffe aber nur für wenige Krankheiten zu, die durch ein einzelnes Gen (monogen) oder wenige Gene verursacht würden. Brustkrebs, zumal in seiner nichterblichen Form, gehöre jedoch zu den komplexen Erkrankungen, die maßgeblich durch unsere Umwelt und unser Verhalten mitbestimmt seien.

Dieses Beispiel enthält die wesentlichen Aspekte gegenwärtiger Kontroversen zur genetischen Diagnostik. Im Zentrum der Debatten steht die Ermittlung genetisch bedingter *individueller* Krankheitsrisiken. Dies verwundert nicht, denn die Individualisierung der Medizin, die Vorhersage der persönlichen Gesundheitsrisiken eines einzelnen Patienten sowie eine nachfolgend maßgeschneiderte Strategie der Prävention und – falls nötig – auch Intervention, wird von Verfechtern des Konzepts als wesentlicher Vorteil der zukünftigen Molekularen Medizin gesehen.[14] Die »Risikodiagnostik« ist daher in den letzten Jahren zum Brennpunkt einer teilweise emotional geführten Auseinandersetzung zwischen Wissenschaftlern, Medizinern, Ethikern, Patientenvertretern und der Industrie geworden.[15] Dies liegt vor allem an einem missverstandenen Risikobegriff. Das Konzept des *genetischen Risikos* ist offenbar weder in seiner Bedeutung für den individuellen Patienten noch in seiner Bedeutung für Fragen der öffentlichen Gesundheit hinreichend geklärt. Wie in dem Beispiel erläutert, sind Aussagen über genetische Risiken Aussagen über Wahrscheinlichkeiten. Im Falle von weiblichem Brustkrebs wurde durch humangenetische Forschung eine statistische Beziehung zwischen Mutationen in zwei Genen, die BRCA1 und BRCA2 genannt werden, und der Erkrankung hergestellt. Die meisten der 8 bis 10 Prozent Brustkrebserkrankungen, die als erblich gelten, sind mit Mutationen in diesen beiden Genen verbunden. Relativ schnell wurde aus den Laborverfahren der Grundlagenforschung ein Test für BRCA1/2-Veränderungen entwickelt. Dieser Test steht mittlerweile bei etlichen kommerziellen Anbietern zur Verfügung und wird in den USA auf breiter Ebene angewendet. Die genetische Diagnostik dieser Disposition (also des genetischen Risikos, an Brustkrebs zu erkranken) ist dort mittlerweile der am weitesten verbreitete Test für eine Erkrankung, die sich im Erwachse-

14 Collins (1999).

15 Vgl. als ein Beispiel die Debatte um die BRCA1/2-Risikodiagnostik im Zusammenhang mit dem Mammakarzinom und die durch die »Tamoxifen-Studie« ausgelösten Debatten um eine chemotherapeutische Prävention. Siehe hierzu Poe (1999).

nenalter ausprägt. Es wird heute angenommen, dass eine Mutation in den Genen BRCA1 oder BRCA2 dazu führt, dass das Risiko einer Frau, innerhalb ihrer Lebensspanne an Brustkrebs zu erkranken, um 70 bis 85 Prozent (je nach Literatur) erhöht ist. Darüber hinaus besteht insbesondere bei Mutationen des BRCA1-Gens auch ein erhöhtes statistisches Risiko, an Ovarial-Karzinomen zu erkranken. Unglücklicherweise kann jedoch eine genetisch untersuchte Frau, für die erhöhtes Erkrankungsrisiko festgestellt wird, wenig dafür tun, den Ausbruch der Krankheit zu verhindern oder ihm vorzubeugen – dramatische Eingriffe wie eine präventive chirurgische Entfernung der Brust einmal ausgenommen.[16] Selbst die US-amerikanische Euphorie bezüglich der präventiven Chemotherapie, die nur für wenige Hochrisikopatientinnen überhaupt in Frage kommt und erhebliche Nebenwirkungen einschließlich eines gesteigerten Risikos für Eierstockkrebs haben kann, ist mittlerweile wieder abgeebbt.[17] Gegenwärtig stellen eine regelmäßige Selbstuntersuchung sowie die Mammografie die einzigen routinemäßig zur Verfügung stehenden Methoden zur Früherkennung bestehender Brustkrebserkrankungen dar. Dabei ist der Übergang zu konventionellen, Lifestyle-bezogenen Strategien der Krankheitsprävention geradezu zwangsläufig durch das Fehlen kausaler »molekularer« Behandlungsoptionen – wie etwa einer Gentherapie – vorbestimmt. Die Verfügbarkeit molekulargenetischer Erklärungen hat also *de facto* nur wenig an der Beherrschbarkeit des Risikos geändert, sieht man einmal von zunehmenden Erfolgen bei der molekularen Differenzialdiagnostik von Tumoren sowie dem therapeutischen Einsatz monoklonaler Antikörper ab.

16 Doch auch dies bietet offenbar keinen hundertprozentigen Schutz, siehe Hartmann u. a. (1999).

17 Insbesondere das Antiöstrogen Tamoxifen™ wurde im Hinblick auf seine präventive Wirkung bei der Kontrolle des Brustkrebsrisikos von Frauen mit entsprechenden genetischen Voraussetzungen untersucht. Die Studien wurden allerdings, wie in obigem Beispiel aufgeführt, wegen erheblicher Risiken und Nebenwirkungen abgebrochen.

3. Ethik: Genetisches Wissen, Risiko und die Medizin

3.1 Von der Reichweite genetischen Wissens

Es wurde gezeigt, dass die bloße Verfügbarkeit von molekulargenetischen Erklärungen und genetischen Tests noch nichts über deren Nutzen für den Patienten aussagt. Der Nutzen der genetischen Information kann sogar durch das Fehlen sinnvoller und angemessener Maßnahmen der Prävention grundlegend in Frage gestellt werden. Dies liegt vor allem an einem Wandel in der Wahrnehmung von Gesundheitsrisiken, wobei der spezielle genetische Risikobegriff zu tief greifenden Veränderungen in der Wahrnehmung von Krankheit und Körperlichkeit führt.

Generell speisen sich Krankheitsrisiken aus vielerlei Quellen. Es gibt äußere, *externe Risiken* – etwa Umweltrisiken durch das Vorhandensein von chemischen Stoffen, Strahlung oder Schadstoffen –, auf deren Vorhandensein das Individuum häufig nur wenig oder gar keinen Einfluss hat. In den meisten westlichen Ländern wurden daher Strategien entwickelt, wie externe Gesundheitsrisiken durch eine entsprechende Gesundheits-, Umwelt-, und Sozialpolitik beherrschbar gemacht werden können. Im Allgemeinen spricht man in diesem Zusammenhang von Maßnahmen der *Verhältnisprävention*, weil sie die Lebensverhältnisse von Individuen in der Gemeinschaft betreffen. Eine weitere Klasse von Gesundheitsrisiken, die *internen Risiken*, befinden sich auf einer Ebene, auf der das Individuum weit gehend selbst Kontrolle ausübt. Beispiele für solche internen Risiken sind falsche Ernährung, mangelnde körperliche Betätigung und ein ungesunder Lebensstil. Maßnahmen zur Gesunderhaltung auf dieser Ebene bezeichnet man als *Verhaltensprävention*, weil sie nur durch das Verhalten des Einzelnen realisiert werden können. Genetische Risiken bilden nun neben den externen Risiken und den internen Risiken eine neue Gruppe, die »embodied risks« oder *verkörperte Risiken* genannt werden.[18] Sie entziehen sich weit gehend existierenden Strategien der Beherrschung oder Minimierung von Gesundheitsrisiken. Bezogen auf die Brustkrebserkrankung aus obigem Beispielfall muss gefragt werden, wie

18 Kavanagh/Broom (1998).

Frauen ein Risiko verstehen und behandeln, das in ihrer Wahrnehmung buchstäblich in ihnen, in ihren Genen liegt, das sich aber ihrer Kontrolle durch Verhaltensprävention ebenso entzieht wie dem Zugriff durch Verhältnisprävention und das sie möglicherweise bereits an nachfolgende Generationen weitergegeben haben. Vor dem Hintergrund dieser aus Patientensicht wesentlichen Fragen sind genetische Tests niemals einfach eine Frage des Wissenszuwachses für eine informierte Lebensplanung oder zur Ermöglichung einer verbesserten Kontrolle der Krankheitsrisiken durch eine engmaschigere Vorsorge. Sie können vielmehr zur langfristigen und einschneidenden Lebensänderung betroffener Individuen führen. Dies bedeutet in der Regel einen Verlust an Autonomie des Patienten – etwa im Hinblick auf die Familienplanung –, ohne gleichzeitig mit den sozialen Privilegien zu entschädigen, die Kranken und Patienten zugesprochen werden. Letztendlich hat die Verfügbarkeit genetischer Tests in Teilen der Bevölkerung eine neue Risikowahrnehmung hervorgebracht, die noch immer stark von dem bis vor einigen Jahren propagierten genetischen Determinismus geprägt ist. Dass Krankheit trotz genetischer Faktoren auch in der Molekularen Medizin als komplexes multifaktorielles Geschehen im Zusammenspiel von Genom, Umwelt und Verhalten angesehen wird, dass Krankheit ferner auch – vor allem aus Sicht der Betroffenen – ein soziales Phänomen ist, wird in der Auseinandersetzung mit der Reichweite und Anwendbarkeit genetischer Information nur selten beachtet. Unglücklicherweise entzieht sich das so verstandene genetische Risiko weit gehend sozialen Risiko-Diskursen und Strategien der Risiko-Bewältigung, die sich in Bezug auf Umgebungs- und Lifestyle-Risiken in Verhältnis- und Verhaltensprävention längst herausgebildet haben. So überrascht es nicht, wenn sich gegenwärtig ein Trend zur Individualisierung von genetischen Risiken und zur Subjektivierung des Umgangs mit Risiken abzeichnet, in dem sich die rationale Kategorie der Risikowahrscheinlichkeit in eine irrationale, deswegen aber nicht minder sozial relevante des riskanten Körpers wandelt.

In dieser Situation wird insbesondere von Vertretern aus dem Bereich der öffentlichen Gesundheitssorge vermehrt darauf verwiesen, dass die Identifikation von Populationen mit besonderen Gesundheitsrisiken durch genetisches Wissen verbessert werden kann und diese Bevölkerungsgruppen dann sehr spezifisch durch Maßnahmen der Prävention, die auch klassische Konzepte der Verhältnis- und Verhaltensprävention umfassen, erreicht werden könnten. So könnten etwa diejenigen Menschen mittels genetischer Untersuchungen frühzeitig identifiziert werden, die aufgrund genetischer Merkmale ein besonderes Risiko für Herz- und Kreislauferkrankungen, Fettleibigkeit, Stoffwechselerkrankungen und Krebs hätten. Es gälte daher, die Debatte um eine populationsbezogene Prävention jenseits aller eugenischer Tendenzen an die Bedürfnisse eines veränderten Risiko-Diskurses anzupassen. In Anlehnung an angelsächsische Konzepte wird die Nutzbarmachung der modernen Molekulargenetik für den Bereich der öffentlichen Gesundheitssorge, wie bereits erwähnt, »Public Health Genetics« genannt.[19] Das anhaltende Problem der äußerst geringen Vorhersagekraft genetischer Information bei den üblicherweise genetisch komplexen, aber durch klassische Prävention gut erreichbaren Volkskrankheiten wird in dieser Sichtweise jedoch ebenso unterschätzt wie die Frage, ob durch den Aufwand, der geleistet werden müsste, um eine »Public Health Genetics« wirksam umzusetzen, die soziale Erreichbarkeit von Gesundheit in nennenswerter Weise gesteigert würde. Das erste Problem hat forschungssystematische Gründe und ist im Wesentlichen durch die genetische Natur der Krankheiten bedingt, die in den Bereich öffentlicher Gesundheitssorge fallen. Die sich anschließende Frage nach der verbesserten Erreichbarkeit von Gesundheit ist gegenwärtig nicht zu beantworten, es sei denn, man geht davon aus, dass der Fortschritt der Wissenschaft ebenso zwangsläufig wie kurzfristig dazu führen wird, genetische Risiken durch klar definierte, kausale Prävention oder Therapie ohne nennenswerte Belastung des Patienten beherrschbar zu machen. Eine Hoffnung, die man nach allem, was wir über die Geschichte der Genetik in der Medizin und über die begrenzte Reichweite genetischer Information zur Vorhersage von komplexen, aber eben leider häufigen Erkrankungen wissen, nicht teilen muss!

19 Paul (2005).

Es wurde bereits ausführlich darauf eingegangen: Der Großteil der genetischen Information ist heute vorhersagend (prädiktiv) und basiert auf Wahrscheinlichkeiten (ist probabilistisch). Gleichzeitig hat sich die medizinische Genomforschung seit geraumer Zeit von der Vorstellung verabschiedet, der Mensch sei durch seine Gene bestimmt und diese erlaubten Einblicke in die individuelle biologische Zukunft eines Patienten. Gene werden daher nicht mehr als statische, strukturell bestimmte Einheiten verstanden. Vielmehr wird derzeit davon ausgegangen, dass sich Gene im Wechselspiel mit anderen molekularen (epigenetischen) Faktoren, Umweltfaktoren und Verhalten plastisch verhalten und immer wieder neue Aktivitätsmuster und Proteinkombinationen hervorbringen. Die Welt der medizinischen Genomforschung ist damit wesentlich komplexer geworden als noch vor einigen Jahren in Zeiten des so bezeichneten *»genetischen Determinismus«*, in denen das menschliche Genom nicht nur als bestimmend für die biologische Zukunft eines Menschen, sondern auch als Ansatzpunkt für eine individuelle Diagnostik und kausale, direkt die Krankheitsursache behebende Therapie angesehen wurde. Gleichwohl hält sich diese wissenschaftlich überholte, deterministische Sichtweise in der öffentlichen Wahrnehmung hartnäckig. Gene gelten nach wie vor als die Substanz, die uns zu dem machen, was wir sind, seien wir gesund oder krank. Aus diesem Umstand erwächst natürlicherweise die Sorge vor einer neuen Art der biologischen Diskriminierung. Es ist eine offene Frage, wer letztlich die Verantwortung dafür zu übernehmen hat, dass genetische Information immer nur als Wahrscheinlichkeitsaussage wahrgenommen wird, die keine Grundlage für soziale Repression bilden kann und darf. Es ist ferner unklar, wie dies geschehen kann. Einigkeit scheint in der gegenwärtigen Debatte allein darüber zu bestehen, dass genetische Tests auf medizinisch relevante Bereiche zu beschränken sind, das heißt auf solche Bereiche, in denen sich aus genetischem Wissen weitere diagnostische oder therapeutische Optionen ergeben. Die Entscheidung darüber, was als diagnostische, präventive oder therapeutische Indikation verstanden wird, ist jedoch in einzelnen Ländern in Abhängigkeit von ihren historisch gewachsenen kulturellen, sozialen, politischen und rechtlichen Normen unterschiedlich. Dabei verspüren Ärztinnen und Ärzte immer häufiger den Druck, ihren informierten Patienten Tests anzubieten, die Aussagen über das Risiko zukünftiger Erkrankungen zulassen. Die Praxis der in obigem Beispiel angesprochenen Brustkrebsrisiko-Diagnostik oder die Diskussion um ein genetisches Screening möglicher genetischer Faktoren für die Alzheimer'sche Krankheit sind hierfür besonders eindrucksvolle Beispiele.[20] Je öfter genetische Prädispositionen mit klinischen Krankheitsbildern korreliert werden, desto drängender werden Fragen der Vertraulichkeit von patientenbezogenen Daten sowie der informierten Einwilligung in genetische Tests.[21] Dies trifft vor allem für die Analyse und Speicherung Genotyp-bezogener Daten großer Bevölkerungsteile zu, die eine der wesentlichen Voraussetzungen für die genetische Epidemiologie und medizinische Genomforschung bilden. Wissenschaftlicher und wirtschaftlicher Enthusiasmus für eine Molekulare Revolution der Medizin haben – nicht unberechtigt – zu Besorgnis bezüglich möglicher Gefahren und Risiken der Forschung geführt, wie die Diskussion um die Einrichtung nationaler Biobanken deutlich gezeigt hat.

Die Bio- und Medizinethik befasst sich heute intensiv mit normativen Fragen im Schnittfeld von Genetik und Medizin sowie mit den Bedingungen, unter denen die Einführung neuer Verfahrensweisen ethisch zu rechtfertigen ist. Die Ethik ist jedoch angesichts des rasanten Tempos der Wissensproduktion und der raschen Innovationszyklen im technologischen Bereich häufig zur Reflexion *post factum* verdammt, wenn es um Details der Implementierung einzelner Verfahren oder Technologien geht. In dieser Situation scheint eine grundlegende Auseinandersetzung mit den möglichen Richtungen und Zielen der Molekularen Medizin drängender denn je. Die Chancen und Risiken, die sich im Schnittfeld zwischen Medizin, Genetik und Gesellschaft ergeben, werfen fundamentale ethische, soziale und rechtliche Fragen auf, die nicht allein durch die Beachtung normativer Prinzipien beigelegt werden können, sondern nach einer Neuorientierung verlangen.[22]

Aufgrund der Tatsache, dass die moderne Biomedizin in verstärktem Maße in ein reflexives Wechselverhältnis von Wissenschaft,

20 Garber/Offit u. a. (1997), vgl. auch McConnell/Koenig u. a. (1999).

21 Reilly/Boshar u. a. (1997). Vgl. auch die Empfehlungen in Council of Europe (1992).

22 Knoppers/Chadwick (1994).

Technologie, Medizin und Gesellschaft eingebunden ist, ist die Definition von Forschungs- und Anwendungszielen der Medizin, die gleichermaßen medizinisch sinnvoll, sozial erwünscht und ethisch rechtfertigbar sind, eine unverzichtbare Voraussetzung für nachhaltig gestaltete medizinische Innovation. Kein noch so innovatives Verfahren der Molekularen Medizin wird sich erfolgreich etablieren können, wenn es nicht mit den im Kontext der Umsetzung gegebenen Wertvorstellungen in Einklang zu bringen ist. Dies gilt insbesondere auch für den Bereich der öffentlichen Gesundheitssorge (»Public Health«).[23] Generell ist davon auszugehen, dass die Medizin vermehrt in eine soziale und ethische Rechenschafts- und Verantwortungspflicht eingebunden ist, die sich in besonderer Weise auch auf humangenetische Verfahren erstreckt. Diese Rechenschafts- und Verantwortungspflicht (»social accountability«) erstreckt sich auf drei Bereiche: den Bereich *sozialer Werte*, den Bereich der *Anwendbarkeit* und den Bereich der *Finanzierbarkeit*.

Auf der Ebene *sozialer Werte* werden die übergreifenden normativen Standards definiert. In den meisten westlichen Gesellschaften liegen Werte wie Gleichheit, Gerechtigkeit, Schutz vor Diskriminierung, Schutz der Privatsphäre, Schutz der Gesundheit und Souveränität des Individuums der aus sozialen Grundwerten abgeleiteten Rechenschaftspflicht zugrunde. Die Rolle dieser Grundwerte angesichts der Entwicklungen der Biomedizin zu analysieren und gleichzeitig Vorschläge zu ihrem Schutz bzw. ihrer Realisierung zu machen ist klassischerweise Aufgabe der Medizin- und Bioethik.

Neben dem Nachweis der Sicherung sozialer Werte müssen innovative Verfahren der Medizin – auch im Schnittfeld von Humangenetik und Medizin – den Nachweis der *Anwendbarkeit* erbringen, um aus medizinethischer und sozialer Sicht rechtfertigbar zu sein. Das bedeutet, dass die Rechenschaftspflicht sich aus ethischer Sicht nicht nur auf einer kategorialen, relativ abstrakten Ebene bewegt. Auch wenn Werthaltungen alle Bereiche der »social accountability« durchdringen, sind Anforderungen im Bereich der Anwendbarkeit (Performabilität) als Fähigkeit einer biomedizinischen Innovation, ein spezifisches Gesundheitsproblem effektiv und effizient zu lösen, ein sehr pragmatischer, nichtsdestoweniger wesentlicher Teil der

23 Vgl. dazu den Beitrag »Public Health und Ethik« von Georg Marckmann in diesem Band.

normativen Analyse. Nur wenn ein Verfahren mit vertretbarem Aufwand und zumutbaren Belastungen zuverlässig und sicher dazu geeignet ist, eine diagnostische Aussage oder ein therapeutisches Ziel zu erreichen, d. h. nur wenn Verfahren praktikabel und mit vertretbarem Einsatz von Ressourcen einen medizinischen Nutzen erzielen, der die Risiken des Verfahrens übersteigt, sind sie im Sinne der Anwendbarkeit gerechtfertigt.

Als drittes und letztes Kriterium der Rechenschafts- und Verantwortungspflicht tritt die *Finanzierbarkeit* hinzu. In einer Situation, in der die meisten westlichen Gesundheitssysteme unter einer Knappheit von Ressourcen leiden und unter enormen Kostendruck geraten sind, ist die Finanzierbarkeit eine Schlüsselfrage sowohl im Hinblick auf die generelle Anwendbarkeit als auch in Bezug auf die Verteilungsgerechtigkeit im Gesundheitssystem geworden. Aus diesem Grunde sind Fragen der Finanzierbarkeit mittlerweile eng mit Fragen der sozialen Grundwerte verbunden. Unter dem Primat der rationellen Verteilung knapper Ressourcen ist die Finanzierbarkeit längst auch zur Nagelprobe für innovative, genombasierte Verfahren in der Molekularen Medizin geworden. Denn zunehmend finden sich Institutionen, Versicherer und Leistungserbringer im Gesundheitssystem in einer Situation, in der für sich genommen notwendige, erwünschte und rechtfertigbare Innovationen vor dem Hintergrund ihrer Bezahlbarkeit miteinander in Konflikt geraten. Dies gilt sowohl für den Bereich der biomedizinischen Forschung wie auch für den der Versorgung. Bei der bestehenden Ressourcenknappheit wird daher letztlich das Kriterium der Finanzierbarkeit den Grad der Umsetzung im Bereich der Molekularen Medizin bestimmen. Es bleibt zu hoffen, dass dies nicht zu einer ungeregelten Ausweitung von genetischen Dienstleistungen auf einem privaten Markt führt, in dem der Zugang zu genetischen Tests ohne ausreichende Hintergrundinformation und Beratung jedem Zahlungswilligen ermöglicht wird.

3.3 Fazit und Ausblick

Die Geschichte kann als Genealogie unserer Zukunft verstanden werden. Aus dieser Perspektive erleichtert sie es uns, das Mögliche vom Wahrscheinlichen und das Erwünschte vom Anwendbaren zu unterscheiden. Darüber hinaus führt eine Auseinandersetzung mit der Reichweite und Rolle genetischer Information zu größerer Klarheit über ihre realistischen Möglichkeiten, gegebenen Risiken und die sich daraus ergebende Verantwortung. Daher wurde im vorliegenden Beitrag besonderer Wert auf die Durchdringung der historischen und konzeptuellen Voraussetzungen der Molekularen Medizin gelegt. Einen inhaltlichen Schwerpunkt bildete genetisches Wissen, sein prognostischer Charakter und – unter Bezug auf das Verhältnis von Genetik, Medizin und Gesellschaft – daraus abgeleitete Fragen der Prävention. Auf diesen Gebieten – sowie in dem hier nicht näher ausgeführten Bereich der individualisierten Medizin – wird die Zukunft der Molekularen Medizin verhandelt. Dies ist daran abzulesen, dass vereinzelt bereits vor dem Übergang von der *phänotypischen Prävention* zur *genotypischen Prävention* gewarnt wird.[24] Erstere strebt die Vermeidung von Gesundheitsschäden und Todesfällen in Personengruppen mit spezifischen genetischen Risiken an, sie ist damit nicht grundsätzlich neu. Die Beziehung potenziell schädlicher, mutagener oder genotoxischer Umweltfaktoren mit menschlicher genetischer Varianz wird als Ausgangspunkt für Strategien genommen, in denen es a) um die Veränderung der schädlichen Umweltfaktoren im Sinne der Verhältnisprävention und b) um eine Unterbrechung der schädlichen Interaktion von Umwelt und Genotyp insbesondere durch Verhaltensprävention geht.

Es wird jedoch auch darüber nachgedacht, welche Rolle in Zukunft eine *genotypische Prävention* haben könnte, die es sich zum Ziel setzen würde, die Weitergabe risiko- oder krankheitsbezogener genetischer Eigenschaften von einer Generation auf die nächste zu unterbrechen.[25] Beratung in der Familienplanung, genetisches Screening von Merkmalsträgern, pränatale Diagnostik, Abtreibung und – in ferner Zukunft – genetische Eingriffe in die menschliche

24 Juengst (1995).
25 Paul (2003b).

Keimbahn wären ihre Instrumente.[26] Spätestens hier sollte deutlich geworden sein, warum eine Debatte über die Rolle der Medizin erfolgen muss. Sind Eingriffe in das menschliche Erbgut eine Möglichkeit zur Prävention, oder handelt es sich hier bereits um Ansätze zur biologischen Verbesserung des Menschen – in anderen Worten: zur positiven Eugenik? Gregory Stock fragt in diesem Zusammenhang:

> Ultimately, we will have to face the question lying at the heart of the emerging international debate about the application of molecular genetics to humans: How far are we willing to go in reshaping the human body and psyche?[27]

Wird die Zukunft der Medizin, wie Gregory Stock weiter ausführt, nicht so sehr darin bestehen, die immer gleichen Krankheiten zu bekämpfen, die die Menschen seit Jahrhunderten heimsuchen, sondern vielmehr darin, die Frage nach einem sinnvollen menschlichen Design zu beantworten? Molekulare Optionen der Prädiktion, Prävention und der Intervention stellen einerseits eine große Chance für die signifikante Verbesserung der Gesundheitssicherung dar. Andererseits birgt die Redefinition von Gesundheit und Krankheit all diejenigen Risiken, die mit einem Wandel von sozialen Kategorien und Wertbegriffen – in diesem Falle Gesundheit, Krankheit und Körperverständnis – einhergehen.[28] Hierin liegt die große Verantwortung an der Schnittstelle zwischen Genetik, Medizin und Gesellschaft.

Literatur

Aparicio, Samuel A. J. R. (2000), »How to Count Human Genes«, in: *Nature Genetics* 25, S. 129 f.

Bittner, John Joseph (1936), »Some Possible Effects of Nursing on the Mammary Gland Tumor Incidence in Mice«, in: *Science* 84, S. 162.

Boveri, Theodor (1914), *Zur Frage der Entstehung maligner Tumoren*, Jena.

Collins, Francis S. (1999), »Shattuck Lecture – Medical and Societal Conse-

26 Siehe auch die kritische Auseinandersetzung mit dem Thema in Khoury/Burke/Thomson (2000b). Zur Unterscheidung von »genotypic prevention« und »phenotypic prevention« siehe Juengst (1995).

27 Stock/Campbell (2000), S. 4.

28 Paul (2002a).

quences of the Human Genome Project«, in: *New England Journal of Medicine* 341, S. 28-37.
Council of Europe (1992), »Recommendation No. R (92) 3 of the Committee of Ministers to Member States on Genetic Testing and Screening for Health Care Purposes«, in: *International Digest of Health Legislation* 43, S. 284.
Croyle, Robert T./Achilles, Jennifer S., u. a. (1997), »Psychologic Aspects of Cancer Genetic Testing«, in: *Cancer* 80 (S3), S. 569-575.
Ewing, Brent/Green, Phil (2000), »Analysis of Expressed Sequence Tags Indicates 35,000 Human Genes«, in: *Nature Genetics* 25, S. 232-234.
Ganten, Detlev/Ruckpaul, Klaus (Hg.) (2002), *Grundlagen der Molekularen Medizin*, Berlin.
Garber, Judy E./Offit, Kenneth, u. a. (1997), »The American Society of Clinical Oncology Position on Genetic Testing«, in: *Cancer* 80 (S3), S. 632-634.
Hartmann, Lynn C., u. a. (1999), »Efficacy of Bilateral Prophylactic Mastectomy in Women with a Family History of Breast Cancer«, in: *New England Journal of Medicine* 340, S. 77-84.
Juengst, Eric T. (1995), »›Prevention‹ and the Goals of Genetic Medicine«, in: *Human Gene Therapy* 6, S. 1595-1605.
Kamlah, Wilhelm/Lorenzen, Paul (1967), *Logische Propädeutik oder Vorschule des vernünftigen Redens*, Mannheim.
Kavanagh, Anne/Broom, Dorothy (1998), »Embodied Risk: My Body, Myself?«, in: *Social Science and Medicine* 46, S. 437-444.
Kay, Lily E. (1999), »In the Beginning Was the Word? The Genetic Code and the Book of Life«, in: *The Science Studies Reader*, hg. von Mario Biagioli, New York, S. 224-233.
– (2000), *Who Wrote the Book of Life? A History of the Genetic Code*, Stanford.
Khoury, Muin J./Burke, Wylie/Thomson, Elizabeth J. (Hg.) (2000a), *Genetics and Public Health in the 21st Century. Using Genetic Information to Improve Health and Prevent Disease*, New York.
–, Burke, Wylie/Thomson, Elizabeth J. (2000b), »Genetics and Public Health: A Framework for the Integration of Human Genetics into Public Health Practice«, in: *Genetics and Public Health in the 21st Century: Using Genetic Information to Improve Health and Prevent Disease*, hg. von Muin J. Khoury, Wylie Burke und Elizabeth J. Thomson, New York, S. 3-23.
Knoppers, Bartha Maria/Chadwick, Ruth (1994), »The Human Genome Project: Under an International Ethical Microscope«, in: *Science* 265, S. 2035 f.
Lenoir, Timothy (1999), »Shaping Biomedicine as an Information Science«, in: *Proceedings of the 1998 Conference on the History and Heritage of Science*

Information Systems, hg. von Mary Ellen Bowden, Trudi Bellardo Hahn und Robert V. Williams, Medford, NJ, S. 27-45.
–, Hays, Marguerite (2000), »The Manhattan Project for Biomedicine«, in: *Controlling Our Destinies: Historical, Philosophical, Ethical, and Theological Perspectives on the Human Genome Project*, hg. von Phillip R. Sloan, South Bend, IN, S. 19-46.
McConnell, Laura M./Koenig, Barbara A., u. a. (1999), »Genetic Testing and Alzheimer Disease: Recommendations of the Stanford Program in Genomics, Ethics, and Society«, in: *Genetic Testing* 3, S. 3-12.
McKusick, Victor A. (1997), »Genomics: Structural and Functional Studies of Genomes«, in: *Genomics* 45, S. 244-249.
Paul, Norbert W. (2001a), »Anticipating Molecular Medicine: Smooth Transition from Biomedical Science to Clinical Practice? «, in: *American Family Physician* 63, S. 1704-1706.
– (2001b), »Das Genom, die molekulare Medizin und der Wandel ärztlichen Entscheidens und Handelns«, in: *Das rechte Maß der Medizin. Vom Arztsein in einer technisierten Welt*, hg. von Franz-Joseph Bartmann, Helga Pecnik und Rüdiger Sachau, Hamburg, S. 39-51.
– (2002a), »Genes, Information, Volatile Bodies«, in: *Health and Quality of Life. Philosophical, Medical, and Cultural Aspects*, hg. von Antje Gimmler, Christian Lenk und Gerhard Aumüller, Münster, S. 187-198.
– (2002b), »Molekulare Prädiktion: Ein Weg zur Molekularen Prävention?«, in: *Innovative Aspekte in der Prävention*, hg. von Johannes G. Gostomzyk, München, S. 39-61.
– (2003a), *Auswirkungen der Molekularen Medizin auf Gesundheit und Gesellschaft*, Bonn.
– (2003b), »Genetische Intervention – Genetische Prävention – Genetisches Design? Zu Entwicklung, Optionen und Konsequenzen der Molekularen Medizin«, in: *Moderne Biologie: Möglichkeiten und Risiken, Hoffnung und Bedrohung*, hg. von Michel Andel u. a., Prag, S. 77-85.
– (2005), »Public Health Genetics in Germany: Pandora's Perils or Panakeia's Promise?«, in: *Personalized Medicine* 2, S. 170-172.
–, Ganten, Detlev (2003), »Zur Zukunft der Molekularen Medizin«, in: *Das genetische Wissen und die Zukunft des Menschen*, hg. von Ludger Honnefelder, Dietmar Mieth, Peter Propping, Ludwig Siep und Claudia Wiesemann, Berlin, S. 103-114.
Pauling, Linus/Itano, Harvey A., u. a. (1949), »Sickle-Cell Anemia, a Molecular Disease«, in: *Science* 110, S. 543-548.
Poe, Amy (1999), »Cancer Prevention or Drug Promotion? Journalists Mishandle the Tamoxifen Story«, in: *International Journal of Health Services* 29, S. 657-661.
Reilly, Philip R./Boshar, Mark F., u. a. (1997), »Ethical Issues in Genetic

Research: Disclosure and Informed Consent«, in: *Nature Genetics* 15, S. 16-20.

Rous, Peyton (1911), »Transmission of a Malignant New Growth by Means of a Cell-Free Filtrate«, in: *Journal of the American Medical Association* 56, S. 198.

Schrödinger, Erwin (1944), *What is life? The Physical Aspect of the Living Cell*, Cambridge.

Shine, John/Seeburg, Peter H., u. a. (1977), »Construction and Analysis of Recombinant DNA for Human Chorionic Somatomammotropin«, in: *Nature* 270, S. 494-499.

Stock, Gregory/Campbell, John (2000), »Introduction«, in: *Engineering the Human Germline: An Exploration of the Science and Ethics of Altering the Genes We Pass to Our Children*, hg. von Gregory Stock und John Campbell, Oxford, S. 3-6.

Timoféeff-Ressovsky, Nikolai W./Zimmer, Karl Günter, u. a. (1935), *Über die Natur der Genmutation und der Genstruktur*, Berlin.

White, Ian N. (1999), »The Tamoxifen Dilemma«, in: *Carcinogenesis* 20, S. 1153-1160.

Heiner Fangerau

Psychische Erkrankungen und geistige Behinderung

In kaum einer anderen medizinischen Disziplin sind die Definitionen von Krankheit und Gesundheit in einem so hohen Maße von gesellschaftlichen Faktoren abhängig wie in der Psychiatrie. Zwar herrscht unter Psychiatern grundsätzliche Einigkeit in Bezug auf den Krankheitswert der meisten von ihnen behandelten Erkrankungen und Behinderungen, eine einheitliche Klassifikation jedoch existiert nicht.[1] Der ärztliche und der gesellschaftliche Umgang mit Betroffenen sind durch eng miteinander verwobene soziale, politische, ökonomische, medizintheoretische und demografische Faktoren bestimmt. Da Gesellschaften in ihren sozialen Gefügen einem historischen Wandel unterliegen, weisen sowohl das Krankheitsverständnis von psychischen Störungen als auch die Reaktionen auf mentale Besonderheiten eine geschichtliche Dimension auf. Die deskriptive Psychopathologie sowie die Konzepte von Ätiologie, Pathogenese und Taxonomie haben sich in den letzten Jahrhunderten ebenso verändert wie das moralische Spannungsfeld, in dem sich Patienten und Psychiater bewegen.[2] Im Folgenden werden in kurzer Form Geschichte und Ethik des medizinischen Umgangs mit psychischen Erkrankungen und geistigen Behinderungen vorgestellt.

1 Die wichtigsten Klassifikationssysteme sind das von der American Psychiatric Association herausgegebene »Diagnostische und Statistische Manual psychischer Störungen« in der vierten Revision (DSM-IV-R) und die von der WHO erstellte »Internationale Klassifikation der Krankheiten« in der 10. Fassung (ICD 10).

2 Eine prägnante Interpretation findet sich bei Micale (2000).

1. Geschichte der Psychiatrie

1.1 Anfänge

Das Phänomen der Geisteskrankheit ist so alt wie die überlieferte Geschichte. Bis in die frühe Neuzeit wurde »Irrsinn« zumeist in der Gestalt von Wahnvorstellungen oder irrationalen Handlungen beschrieben, die die befallene Person außerhalb der Gesellschaft stellten. Ursache war nach der Meinung der Zeitgenossen übermenschliches Treiben: Besessenheit wurde als Strafe Gottes oder als teuflisches Wirken gedeutet. Erst nach dem Reformationszeitalter setzten sich unter dem Eindruck der grausamen Hexenverfolgungen, deren Opfer vielfach Frauen mit für abnorm gehaltenen Geistesäußerungen waren, andere Sichtweisen in Bezug auf die Gründe irrsinnigen Denkens und Verhaltens durch. Dennoch dauerte es bis in die Mitte des 18. Jahrhunderts, bis Gott und Teufel aus der Ätiologie verschwunden waren.[3]

Im aufgeklärten Geist des 18. Jahrhunderts wurde Irresein vornehmlich als Verlust der Selbstkontrolle und der Vernunft sowie als atavistischer Rückfall in die Unmoralität kontextualisiert. Damit einhergehend wuchs das gesellschaftliche Bedürfnis, »Irre« als potenziell gefährlich und unberechenbar aus der Lebensgemeinschaft zu entfernen. Auf Antrag von Angehörigen oder auf Veranlassung übergeordneter Stellen wurden Verwirrte oder Wahnsinnige zumeist in Arbeits- oder Zuchthäuser eingesperrt. Spezielle »Irrenhäuser« oder »Tollhäuser« existierten nur vereinzelt. Gegen Eintrittsgeld besuchten aufgeklärte Bürger diese Institutionen, um sich an den Patienten wie an wilden Tieren zu belustigen oder um sich vor ihnen zu gruseln. Der Vorstellung entsprechend, dass die Kranken »verwildert« seien, bestand die »Therapie« der Kranken vornehmlich aus Zwangsmaßnahmen. Durch Anketten, kalte Bäder oder körperliche Gewalt sollten die Patienten gezwungen werden, sich wieder der normalen Gesellschaft anzuschließen.[4]

3 Eine kurze Darstellung bei Porter (2005).

4 Auch ohne derartige Zwangsmaßnahmen ist die Geschichte der Psychiatrie dadurch gekennzeichnet, dass zu allen Zeiten Patienten zwangsweise therapiert wurden. Der Ausdruck »Zwangsmaßnahmen« ist folglich in Geschichte und Ethik der Psychiatrie weiter zu fassen als hier impliziert. Zur Geschichte der Therapie ohne Einwilligung seit 1845 siehe Fennell (1996).

Als sich in den folgenden Jahren die Gesellschaft zunehmend organisierte und in den abendländischen Regionen bürgerliche Normen etablierten, stach abnormes Verhalten deutlicher als bisher hervor. Die Schwelle für eine Störung der sich entwickelnden Ordnung wurde niedriger und die Anlässe vielfältiger. Dies hatte zur Folge, dass im Bestreben, störende Elemente aus der Gesellschaft zu entfernen, bald Anstalten, Asyle und Hospitäler eingerichtet wurden, die sich auf die Versorgung und Unterbringung von Irren spezialisieren sollten.[5] Durch das Entstehen eines Anstaltswesens, das geisteskranke Patienten konzentrierte, konnte sich eine auf ihre Behandlung spezialisierte ärztliche Disziplin etablieren, innerhalb deren sich in den folgenden 200 Jahren eine immer subtilere Klassifikation der Formen des »Irrsinns« entfaltete.[6] Die neue Disziplin erhielt einen Namen, der die nun beginnende Kopplung abnormer Geistesäußerungen mit medizinischen Vorstellungen verdeutlicht. Johann Christian Reil (1759-1813) schuf 1808 das Kunstwort »Psychiaterie« (*sic*), das implizieren sollte, dass einige Geisteskrankheiten durch ärztliche Kunst geheilt werden könnten.[7]

1.2 Neue Konzepte

In diese Zeit kurz nach der Französischen Revolution fiel nach Meinung der meisten Psychiatriehistoriker die Geburt des »modernen« Verständnisses von Psychiatrie, das abnorme Geisteszustände als Krankheiten im engeren Sinne konzeptualisierte. Besondere Bedeutung erlangte dabei das Werk des Franzosen Philippe Pinel (1745-1826). Pinel und nach ihm sein Schüler Jean-Etienne-Dominique Esquirol (1772-1840) entwickelten auf der Basis von Fallbeschreibungen und analytischen Überlegungen eine medizinisch-philosophische Nosografie der Geisteskrankheiten mit ihren psychologischen und körperlichen Ursachen. Auch machten sie Vorschläge zur Organisation psychiatrischer Anstalten, wobei sie das auf Gewalt verzichtende »traitement moral« einführten. Im Gegensatz zum alten System, das auf Ketten und Kerker gesetzt hatte, wollte Pinel eine humane Behandlung der Kranken einführen, die sich eher psy-

5 Vgl. Fandrey (1990), v. a. S. 69-77.
6 Vgl. u. a. Foucault (1977), S. 170-205.
7 Zum Wandel des Begriffs siehe u. a. Mechler (1963), Marneros/Pillmann (2005).

chologisch am Geist der Erkrankten als an deren Körper orientierte. Nichtsdestoweniger wurden weiterhin einige der alten Therapieformen beibehalten. Sie wurden allerdings im aufklärerischen Sinne in die neuen Krankheitskonzepte integriert sowie technisch ausgefeilt und aufwändiger gestaltet. Beispielsweise entwickelte der amerikanische Arzt Benjamin Rush (1746-1813) ein Gerät (»Gyrator«), mit dem Patienten über mehrere Stunden gedreht und geschaukelt werden konnten. Er folgte dabei der mechanistischen Vorstellung, dass eine Steigerung der Hirndurchblutung mittels zentrifugaler Kräfte die Symptome der Geisteskrankheit verbessere.[8]

Pinels Nachfolger bemühten sich zusehends um eine Gleichstellung psychischer Krankheiten mit körperlichen Leiden. Sie trachteten danach, organische Korrelate für psychische Befunde zu ermitteln. In diesem Bemühen inkorporierten sie die Theorien der Physiognomen und Phrenologen in ihre Krankheitskonzepte. Die Physiognomie, wie Lavater (1741-1801) sie begründet hatte, stellte eine innere Verbindung zwischen physischen Deformitäten und Verhaltensauffälligkeiten her. Die Phrenologie wiederum übertrug physiognomische Ideen auf das Gehirn und den Schädel. Der herausragendste Vertreter der Phrenologie, der Arzt Franz Josef Gall (1758-1828), vertrat die Auffassung, dass das Gehirn der Sitz der geistigen Fähigkeiten des Menschen sei. Die einzelnen unterscheidbaren Geistesfähigkeiten lokalisierte er im Gehirn in unterschiedlichen organähnlichen Bereichen. Die Ausprägung einer Begabung korrelierte nun nach Gall mit der Größe ihres Areals. Die phrenologische Psychiatrie ging folglich davon aus, dass Geisteskrankheiten mit Läsionen definierter Hirnareale korreliert werden könnten. Obwohl die Phrenologie nach 1830 von den meisten Psychiatern abgelehnt und in der weiteren Folge als Pseudowissenschaft verpönt wurde, hatte sie eine bleibende Wirkung auf die Psychiatrie der neueren Zeit, weil sie die Geisteskrankheiten zum einen in einen biologischen Kontext einordnete und zum anderen das Gehirn als Organ des Geistes und Sitz der Geistesstörungen definierte.

8 Ausführlicher behandelt von Szasz (1974).

1.3 Materialistische Psychiatrie

In der Mitte des 19. Jahrhunderts kam es im Zuge der Industrialisierung zu starken gesellschaftlichen Umwälzungen, die entscheidende Auswirkungen auf die Entwicklung der Psychiatrie hatten. Positivistisch gewendete Wissenschaften konstituierten das Erkenntnisideal, an dem sich auch die Medizin orientieren wollte. Es entstand das Ideal des empirisch arbeitenden medizinischen Forschers, der auf der Grundlage von Physik und Chemie im Labor physiologisches Wissen erzeugte. In diesem Umfeld wurde vor allem in Zentraleuropa eine Reihe von Forschungsinstitutionen und Universitäten ins Leben gerufen, in denen auch eine neue materialistisch orientierte Psychiatrie ihren Ursprung fand. Einer ihrer bedeutendsten Vertreter war der erste Professor für Psychiatrie an der Berliner Universität Wilhelm Griesinger (1817-1868). Seine Forderung an die psychiatrische Forschung lautete, dass sie ihr Hauptaugenmerk auf die Erforschung der Struktur und Funktion des Gehirns zu richten habe. Er und seine Schüler machten sich auf die Suche nach anatomischen Repräsentationen für psychiatrische Symptomkomplexe. Seine Wirkung auf die Psychiatrie war so nachhaltig, dass sich eine ganze Generation von wissenschaftlich arbeitenden Psychiatern bis 1900 mit dieser Suche beschäftigte: Forscher wie z. B. Carl Westphal (1833-1890), Theodor Meynert (1833-1898) oder Carl Wernicke (1848-1905) konnten in der Folge zwar die Neuroanatomie entscheidend prägen, verfehlten aber ihr psychiatrisches Forschungsziel – hirnpathologische Korrelate für Geisteskrankheiten fanden sie nicht.

1.4 Anfänge der Anstaltspsychiatrie

Seit den 1850er-Jahren war auf der Grundlage von Reformbestrebungen, die die gefängnisähnlichen Zustände der »Tollhäuser« überwinden wollten, eine Reihe von Heil- und Pflegeanstalten für psychisch erkrankte Patienten gebaut worden.[9] Diese Institutionen befanden sich zumeist außerhalb der Städte, um die betroffenen

9 Zur Geschichte der Klinischen Psychiatrie in Deutschland siehe die Studie von Engstrom (2003).

Personen fern der restlichen Gesellschaft zu asylieren und ihnen Ruhe vor dem für schädlich gehaltenen Alltag der Industriegesellschaft zu ermöglichen. Zwischen 1850 und 1910 wurden mehr als 200 derartiger öffentlicher Anstalten für Geisteskranke gegründet. Der anfängliche Optimismus, in diesen Häusern Kranke heilen zu können, verschwand allerdings schnell. Die Anstalten entwickelten sich zu hoffnungslos überfüllten Orten der Langzeitverwahrung von psychisch Erkrankten und alten Menschen.

Zur besseren Beurteilung der Prognose psychischer Leiden sowie zur Unterscheidung, welcher Patient heilbar und welcher nicht mehr heilbar war, begannen Psychiater, Krankheitssymptome zu sortieren und in ihrem prognostischen Wert zu beurteilen. Hier bot die institutionelle Konzentration der Kranken einen entscheidenden Vorteil: Die von Patienten präsentierten Symptome konnten von Psychiatern in großem Umfang gesammelt, verglichen und statistisch klassifiziert werden. Emil Kraepelin (1856-1926) war einer der Ärzte, die diese neuen Möglichkeiten zu nutzen wussten. Er kombinierte die Vorstellung einer weit gehenden Erblichkeit psychischer Erkrankungen mit einem Interesse an der statistischen Erhebung und Systematisierung von Symptomen in longitudinaler Betrachtung. So setzte er Lochkarten ein, um die Symptomerhebung zu standardisieren und in großer Zahl zu ermöglichen. Auf Grundlage der auf diese Weise gesammelten Daten erstellte er eine nachhaltig wirkmächtige Klassifikation psychischer Erkrankungen. Auf Kraepelins Arbeiten gehen klassische Definitionen psychiatrischer Syndrome zurück, die er nicht etwa psychologisch oder soziologisch gedeutet wissen wollte, sondern die er auf hirnbezogene Prozesse zurückführte. Er unterschied z. B. als erster symptomatologisch die »Dementia praecox« vom »zirkulären Irresein«. Für die »Dementia praecox« prägte wenig später der Schweizer Psychiater Eugen Bleuler (1857-1939) den Ausdruck Schizophrenie, wobei er von einer Gruppe von Schizophrenien sprach und den von Kraepelin insinuierten obligatorisch demenziellen Ausgang der Krankheit bestritt.

Die von Kraepelin und Bleuler vertretene Auffassung, dass die von ihnen definierten Erkrankungen zu einem großen Teil erblich seien, hatte sich um 1900 tief im psychiatrischen Denken verankert.[10] Psychiater wie Heinrich Schüle (1840-1916) oder Richard von Krafft-Ebing (1840-1902) erstellten auf dieser Grundlage neue Krankheitsklassifikationen.

Die Idee der Erblichkeit psychiatrischer Phänomene war eng gepaart mit moralisch und religiös konnotierten kulturpessimistischen Vorstellungen, die im Konzept der »Degeneration« ihre größte Ausprägung fanden. Ausgangspunkt hierfür waren die Schriften des französischen Irrenarztes Benedict Augustin Morel (1809-1875). Morel postulierte einen religiös geprägten »type primitif« des Menschen, der sich durch äußere Umstände über Generationen hinweg verändert habe. Die erblichen Abweichungen vom »type primitif« hätten u. a. zu krankhaften körperlichen, psychischen oder moralischen Deviationen geführt. Die unweigerliche generationelle Zunahme dieser Deviationen bezeichnete Morel als »Degeneration«.

Im Zusammenhang mit Darwins Evolutionstheorie wurde Morels Konzept von seiner religiösen Einbettung befreit. In seiner säkularisierten Form wurde der Begriff »Degeneration« beinahe zum Synonym für Geistesstörungen. Darüber hinaus wurde er stilbildend für die Beschreibung sozialer Devianzen wie Prostitution, Alkoholismus, Homosexualität oder Kriminalität eingesetzt. Auf der einen Seite rückten diese so in die Nähe von Krankheiten, auf der anderen Seite verstärkte sich die psychischen Erkrankungen anhaftende moralische Note.

Die Konzepte der Erblichkeit und Degeneration wurden von Irrenärzten während der zweiten Hälfte des 19. Jahrhunderts umfassend in ihr Denken integriert, weil sie ihnen Lösungen für mehrere Probleme boten. Psychiater empfanden ihre Stellung innerhalb der Ärzteschaft als unbefriedigend. Ihre Therapien und Krankheitsklassifikationen waren wenig effektiv; sie sahen sich ständig der Konkurrenz durch nichtärztliche Heilkundige ausgesetzt. Als Konsequenz versuchten sie, ihre Disziplin enger mit den Entwicklungen der anderen medizinischen Fächer zu verzahnen. Durch die Kopp-

10 Schulze/Fangerau u. a. (2004).

lung von Geistesstörungen und Nervensystem eröffneten sie ihrem Fach einen pathobiologischen Kontext. Nachdem sich die Versuche, organische Läsionen für psychische Symptome zu finden, als mehr oder weniger erfolglos erwiesen hatten, boten gerade die Theorien der Vererbung und Degeneration Alternativmodelle, um psychopathologische Befunde in allgemeine Krankheitskonzepte zu überführen.[11]

1.6 Strömungen um 1900

Allerdings blieben die unter Erblichkeitskriterien erstellten Nosologien für die meisten Zeitgenossen ebenso artifiziell wie die auf statistischen Erfassungen von Symptomen beruhenden Klassifikationen. Den Psychiatern wurde vom gebildeten Bürgertum entgegengehalten, ihre symptomorientierten Syndrome entbehrten einer nachvollziehbaren Grundlage. Zudem widersprachen sich viele der vorgestellten Theorien. Sie wurden in Teilen für willkürlich erachtet. Im Zusammenhang mit sich verschlechternden Zuständen in den Asylen, die sich zu hierarchisch rigiden, autoritären Unterbringungsanstalten entwickelt hatten (Erving Goffman prägte hierfür später den Ausdruck der »totalen Institution«), entstand um 1900 in Deutschland eine erste von bürgerlichen Kreisen getragene, von Psychiatern so benannte »antipsychiatrische Bewegung«. Anders als die auf die Französische Revolution folgende romantisch orientierte französische Antipsychiatrie oder die späte Antipsychiatrie der 1960er- und 1970er-Jahre lehnte sie zwar die Psychiatrie nicht grundsätzlich ab, forderte von ihr aber Reformen. Dabei argumentierte sie rational auf der Grundlage des ärztlichen Wissensstandes. Sie unterbreitete Vorschläge, wie die institutionelle Unterbringung von Geisteskranken verbessert und fehlerhafte Anstaltseinweisungen vermieden werden könnten. Die Reformvorschläge folgten den von Patienten artikulierten Bedürfnissen, orientierten sich am Gesundheitsmarkt oder gingen auf von gesellschaftlicher und staatlicher Seite an die Psychiatrie herangetragene Forderungen ein.[12]

Die Orientierung am Gesundheitsmarkt brachte eine Entwick-

11 Dowbiggin (1985), (1991).

12 Fangerau/Nolte (2006).

lung mit sich, die als Reaktion auf die im Degenerationskonzept angelegte Verbindung zwischen Geisteskrankheiten und sozialer Devianz interpretiert werden kann. Wohlhabende Patienten, die das den Geisteskrankheiten anhaftende Stigma zu vermeiden suchten, ließen psychische Erkrankungen in privaten Anstalten als »Nervenleiden« behandeln. Durch die erneute Bezugnahme auf ein anatomisches Korrelat wurde das Stigma des psychischen Leidens vermieden. Der neue Markt bescherte ab 1880 einen Gründungsboom privater Sanatorien, in denen »Nervosität«, »Neurasthenie« und andere so genannte »funktionelle nervöse Störungen« behandelt wurden. Die Diagnose »Nervosität« umschrieb ein weit reichendes Krankheitskonzept, das von reizbarer Schwäche über Schlaflosigkeit und Ermüdbarkeit bis hin zu Verdauungsstörungen reichte. In der retrospektiven Betrachtung stellt die »Nervosität« gleichzeitig sowohl eine Erkrankung als auch einen im Fin de Siècle kulminierenden Kulturzustand dar. Im öffentlichen Diskurs trat sie als »Massenphänomen« in Erscheinung.[13] Besonders im bürgerlichen Milieu wurde sie so breit diskutiert,[14] dass zuletzt sogar Rufe nach der Gründung sozialstaatlicher Heilsanatorien, so genannter »Volksnervenheilstätten«, laut wurden.[15] Erst während des Ersten Weltkrieges, als eine hohe Zahl von nervenkranken Soldaten die Wehrfähigkeit zu beeinträchtigen drohte, wurden neurasthenische Störungen in die sonstigen Degenerationskonzepte eingebunden, und ihre bis dahin positive Darstellung als Leiden zivilisatorisch überfeinerter Nerven wurde in eine negative Deutung als konstitutionelle Schwäche überführt.

Die Therapie der Nervosität bestand neben physikalischen Therapien aus Sozio-, Psycho-, Arbeits- und Milieutherapie, wobei sich gerade die vier letztgenannten als erfolgreich erwiesen. Hierdurch öffnete sich über die funktionellen Nervenkrankheiten in der Psychiatrie eine Tür für psychodynamische Vorstellungen. Die bei Weitem umfassendste und wirkmächtigste psychodynamische Theorie war die von Sigmund Freud (1856-1939) ab 1890 konstruierte »Psychoanalyse«. Bis in die 1960er-Jahre bestimmte seine Theorie die Psychotherapie in vielen Ländern, allen voran in den USA.

13 Radkau (2000).
14 Roelcke (1999), Schmiedebach (2001).
15 Fangerau (2005).

Die angedeutete konzeptuelle Trennung von psychodynamischen und degenerativ-erblichen Konzepten setzte sich in Deutschland in der Anstaltsrealität nach dem Ersten Weltkrieg fort. Während in privaten Praxen die Psychoanalyse florierte, war sie in den Anstalten nicht zu praktizieren. Doch gerade in den Anstalten sammelte sich das Gros der psychiatrischen Patienten.[16] Klassifikationssysteme wie diejenigen Kraepelins hatten neue Wege eröffnet, Psychopathologien zu sortieren. Für die mangelhafte Therapie psychisch Erkrankter hatten sie jedoch keinerlei Fortschritt gebracht, sodass die Ärzte nur auf eine Spontanheilung hoffen konnten oder einen chronischen Verlauf akzeptieren mussten. So lagen die florierende psychodynamische Psychiatrie in Praxen und ein gewisser therapeutischer Pessimismus in den »Heil- und Pflegeanstalten« eng beieinander. Die Anstalten wurden mehr noch als zuvor zu Aufbewahrungs- und Bewachungseinrichtungen für Geisteskranke mit schlechter Heilungsprognose.

Nicht zuletzt der therapeutische Pessimismus bewegte die Psychiater nach dem Ersten Weltkrieg dazu, sich wieder des Degenerationsgedankens zu erinnern und auf seiner Basis in rassenhygienischen Theorien mögliche Auswege aus der Therapielosigkeit zu erblicken. Der eugenische Ansatz, durch Sterilisierung von Erkrankten das Auftreten geistiger Störungen in kommenden Generationen zu vermindern, paarte sich im Nationalsozialismus mit dem der »Euthanasie«. Bereits während des Ersten Weltkrieges waren infolge der schlechten Versorgungslage mehr als 70 000 Patienten in den Asylen verhungert. Im Nationalsozialismus wurde Patienten systematisch die Nahrung vorenthalten, um sie vor und nach der »Aktion T4« im Rahmen dezentraler Euthanasieaktionen an Hunger sterben zu lassen.[17]

Auch nach dem Zweiten Weltkrieg blieben die Lebensbedingungen psychisch Kranker und geistig Behinderter in bundesdeutschen

16 Die Zahl der institutionalisierten Patienten hatte im Deutschen Reich zwischen 1875 und 1911 von circa 4000 auf 143 000 zugenommen (zitiert nach Fandrey [1990], S. 127).

17 Siehe ausführlich der Beitrag »Rassenhygiene in Deutschland und Medizin im Nationalsozialismus« von Heiner Fangerau und Thorsten Noack in diesem Band.

Anstalten weit unter den humanitären Standards der westlichen Welt. Erst Mitte der 1970er-Jahre kam es nach dem Bericht einer 1971 vom Deutschen Bundestag eingesetzten Expertenkommission (»Psychiatrieenquete«) zu einschneidenden Reformen. Den Anstoß zur Einsetzung der Kommission hatte unter anderem eine neue Antipsychiatrie gegeben, die sowohl die psychiatrischen Krankheitskonzepte als auch die Zustände in den Anstalten weltweit in ihren Grundsätzen kritisierte. In schonungsloser Weise äußerten Kritiker wie Thomas Szasz,[18] Erving Goffman[19] und Michel Foucault[20] begründete Zweifel an der Existenz einer objektiven, wissenschaftlich exakten Psychiatrie und leiteten damit in der klinischen Praxis eine Legitimationskrise des Faches ein. Im Bewusstwerden des Fehlens eines Konzeptes, das medizinische Theorie und klinische Praxis integrierte, verlor die Psychiatrie öffentlichen Rückhalt und Perspektive.[21]

1.8 Experimentaltherapien

Neben dem Niedergang der Anstalten und dem aufkommenden rassenhygienischen Paradigma hatte nach 1920 eine Welle der somatischen Experimentaltherapien in der Psychiatrie eingesetzt. Zwischen 1920 und 1960 bedeuteten sie einen entscheidenden Einschnitt für das Fach, denn sie prägten lange Zeit das öffentliche Bild der Psychiatrie als einer drastischen, auf gefährliche Zwangsbehandlungen setzenden Disziplin, der die Behandlung wichtiger war als die zu behandelnden Patienten.

Vor der Entdeckung des Penicillins litt eine Reihe von Patienten in europäischen und amerikanischen Anstalten an Progressiver Paralyse, einer Hirnbeteiligung im Spätstadium der Syphilis, die zu Demenz, psychotischen Episoden oder epileptischen Anfällen führt. Der Wiener Professor für Psychiatrie Julius von Walter-Jauregg (1857-1940) therapierte diese Patienten, indem er mittels einer künstlichen Malariainfektion hohes Fieber erzeugte, welches seiner Meinung nach die Spirochäten zerstörte und zur Symptomremis-

18 Szasz (1961).
19 Goffman (1961).
20 Foucault (1977).
21 Kick (1999).

sion beitrug. Mit dieser Entdeckung hatte Walter-Jauregg zwar die Therapierbarkeit eines als Geisteskrankheit klassifizierten Leidens bewiesen, doch verlief die Infektion mit Malaria zum Teil tödlich. Dessen ungeachtet erhielt von Walter-Jauregg als erster und bisher einziger Psychiater 1927 den Nobelpreis für Medizin.

Jaureggs Experimente zogen eine Reihe extremer Therapieversuche anderer Psychiater nach sich:

- In den frühen 1920er-Jahren führte der Schweizer Jakob Klaesi (1883-1980) eine »Dauerschlaf-Therapie« ein, bei der er Patienten mit Hilfe von Barbituraten über mehrere Tage narkotisierte. Das Verfahren zeigte einige Erfolge, barg aber auch extreme Risiken. Nach dem Tod einiger Patienten durch Pneumonie oder Kreislaufkollaps wurden die Versuche mit dieser Therapie beendet.
- Ähnlich risikobehaftet war die von Manfred Sakel (1900-1957) in den frühen 1930er-Jahren entwickelte Insulin-Koma-Therapie. Im Rahmen dieser Behandlung wurde bei Patienten durch die Injektion von Alt-Insulin ein künstliches Koma erzeugt.
- Die erste chemische Krampftherapie wurde 1934 von dem ungarischen Psychiater Ladislas von Meduna (1896-1964) durchgeführt. Durch die Gabe von Cardiazol erzeugte er bei Patienten heftige epileptische Anfälle, wodurch er hoffte, psychotische Symptome mildern zu können. Auch dieses Verfahren wurde letzten Endes *ad acta* gelegt, da es zu unerwünschten Folgen wie Spinalfrakturen führte.
- Die Krampfbehandlung mittels Elektroschock führten 1938 die Italiener Ugo Cerletti (1877-1963) und Lucio Bini (1908-1964) zur Therapie der Schizophrenie ein. Seit den 1990er-Jahren erlebt diese Behandlungsform eine Renaissance in der Behandlung schwerer Depressionen und hoch fieberhafter Katatonien. Körperliche Schäden infolge der induzierten Krämpfe versucht man heute durch eine Kurznarkose und die Gabe von Muskelrelaxantien zu vermeiden.
- Das radikalste Verfahren stellte die Psychochirurgie dar, die während der späten 1940er- und frühen 1950er-Jahren vor allem in den USA aufkam. Auf verschiedene Art und Weise wurden Teile des Frontalhirns von Patienten entfernt mit dem Ziel, eine Beruhigung der entsprechenden Personen zu erreichen. Diese Verstümmelung von Patienten wurde jedoch kurze Zeit später

wieder eingestellt, als die Psychiater sich der Irreversibilität ihrer chirurgischen Intervention bewusst wurden und die Einführung neuer Medikamente bessere und schonendere Behandlungsmöglichkeiten bot.

1.9 »Moderne« Konzepte

Die wichtigste Entwicklung mit der größten Wirkung auf die heutige Psychiatrie stellte die 1952 erfolgte Einführung des Chlorpromazins zur Behandlung psychotischer Zustände dar. Mit diesem Medikament begann eine Ära der Psychopharmakologie. Chlorpromazin beruhigte psychotische Patienten, ohne sie zu sedieren. Unerwünschte Spätfolgen wie Spätdyskinesien waren bei der Einführung des Mittels noch nicht bekannt. Das erste Medikament zur Behandlung von Depressionen, Imipramin, kam 1958 auf den Markt. In den 1960er-Jahren trat Lithiumcarbonat zur Stabilisierung manisch-depressiver Zustände hinzu. Die Medikamente erwiesen sich als so wirksam, dass eine riesige Industrie zur Entwicklung von Psychopharmaka entstand. Heute scheinen Pharmakonzerne in vielen Fällen die Richtung der aktuellen psychiatrischen Forschung zu beeinflussen. In einer Stichprobe von fast 400 klinischen Studien waren in 60 Prozent der Untersuchungen Pharmaunternehmen in irgendeiner Art und Weise involviert.[22]

Für keines der zu Beginn der psychopharmakologischen Ära eingesetzten Medikamente war der Wirkmechanismus genau bekannt, auch zielte keines auf bekannte pathophysiologische Vorgänge. Da sich dennoch viele als wirksam erwiesen, wurde auf ihrer Basis eine neue Pathophysiologie entwickelt, die nach den 1960er-Jahren in die Phase der »zweiten biologischen Psychiatrie« mündete.[23] Ausgehend von Medikamenten, wurde aus ihrer Wirkweise auf die Ätiologie der mit ihnen behandelten psychischen Störungen geschlossen. Die Chemie des Gehirns rückte ins Zentrum des Interesses. Zusätzlich führten die Fortschritte der genetischen Forschung zu massiven, noch andauernden Anstrengungen, den genetischen Anteil der inzwischen als multifaktoriell verstandenen psychiatrischen

22 Perlis/Perlis u. a. (2005).

23 Shorter (1999).

Erkrankungen zu ermitteln. Zuletzt erlebte das ausgehende 20. Jahrhundert eine Rückkehr zur Untersuchung des Gehirns. Neue bildgebende Verfahren wie die (funktionelle) Magnetresonanztomografie oder die Positronenemissionstomografie modernisierten die alten Konzepte von der Möglichkeit der Lokalisierbarkeit psychischer Störungen und ergänzten die lange Zeit ausschließlich möglichen *Post-mortem*-Analysen. In der Psychopathologie schufen operationalisierte Klassifikationskataloge eine internationale Vergleichbarkeit der untersuchten und behandelten Symptome, die nun mit Genen, der Hirnchemie oder (histo)anatomischen Besonderheiten korreliert werden sollen.

Ähnlich vielfältig wie die psychiatrische Forschung gestaltete sich in den letzten hundert Jahren die Versorgung psychiatrischer Patienten. Neben Reformprojekten wie der Sozialpsychiatrie oder der gemeindenahen Psychiatrie entwickelte sich eine zunehmende Arbeitsteilung in der Betreuung psychisch Kranker. Zur ärztlichen Spezialisierung auf Psychopharmakologie, psychiatrische Genetik, Psychotherapie oder diagnosebezogene Spezialisierungen trat eine interdisziplinäre Zusammenarbeit zwischen Ärzten, Psychologen, Ergotherapeuten, Sozialarbeitern, Pflegenden und Pädagogen.

2. Geistige Behinderung

Pädagogen spielen vor allem bei der Betreuung geistig behinderter Patienten eine bedeutende Rolle. In diesem Bereich haben sie die therapeutische Funktion beinahe vollständig von den Ärzten übernommen, deren Hauptaufgabe in der somatischen Behandlung und der Prävention von z. B. toxisch induzierten Behinderungen gesehen wird. Diese Entwicklung war durch einen entscheidenden Konzeptwandel im Verständnis der geistigen Behinderungen ermöglicht worden.

Bis ins späte 18. Jahrhundert waren geistig Behinderte zusammen mit psychiatrischen Patienten in Anstalten untergebracht und wurden genau wie diese »therapiert«.[24] Eine pädagogische Betreuung wurde ihnen nicht zuteil. In der ärztlichen Theorie und juristischen

24 Eigene »Idiotenanstalten« gab es erst ab der Mitte des 19. Jahrhunderts. Ihre Zahl stieg von 12 im Jahr 1862 auf 100 im Jahr 1904 – Zahlen nach Fandrey (1990).

Praxis wurden »Idioten« und »Geisteskranke« zwar als getrennte Gruppen wahrgenommen, in der medizinischen Wirklichkeit hatte diese Differenzierung aber keine Relevanz. Entscheidend für die Trennung von »Dementia« und »Amentia« war die Einstufung der Idiotie als von Anfang an bestehend und irreversibel. Esquirol beispielsweise verglich den Geisteskranken mit jemandem, der all seiner Reichtümer beraubt sei, während der Idiot nie etwas besessen habe. Eine ätiologische oder prognostische Unterscheidung wurde (bis auf die Teilgruppe der an Kretinismus leidenden Personen) ebenso wenig vorgenommen wie eine Binnendifferenzierung der Gruppe der »Idiotien« nach dem Schweregrad ihrer Erkrankung.[25]

Der Gedanke, dass Menschen unterschiedliche Grade geistiger Leistungsfähigkeit aufweisen können, ist zwar sehr alt, trotzdem ging eine Abstufung der mangelhaften Geisteskraft lange nicht über eine Unterscheidung zwischen Idiotie und Imbezilität hinaus. Die Medikalisierung fehlender Geisteskraft im Sinne einer geistigen Behinderung erfolgte erst im 19. Jahrhundert.[26] Von zentraler Bedeutung für die heutige Begriffsbildung waren dabei die Orientierung an Ätiologie und Prognose sowie die Vorstellung einer Quantifizierbarkeit geistiger Leistungsfähigkeit als »Intelligenz«.

Zu den ersten kausal-ätiologischen Klassifikationen geistiger Behinderungen gehörte u. a. die von John Langdon H. Down (1828-1896). So unterschied er »congenital idiocy«, »developmental idiocy« und »accidental idiocy«. Unklar blieb aber nach wie vor die Frage, ob geistige Behinderungen überhaupt als psychische Krankheiten im engeren Sinne zu verstehen waren (Krankheitshypothese), wobei die Mehrzahl der Psychiater dazu neigte, in ihnen »besondere« Geisteskrankheiten zu sehen. Diese Sichtweise verschob sich, nachdem Pädagogen oder Reformer wie der Franzose Edouard Séguin (1812-1880) mit ihren Schriften gegen diese Interpretation protestiert hatten. Séguin machte keinen prinzipiellen Unterschied zwischen behinderten und nichtbehinderten Kindern. Er postulierte eine sich kontinuierlich gestaltende Variationsbreite menschlichen Intellekts, die von Normalität über Imbezilität bis zur Idiotie reichte.

25 Eine Übersicht bei Kanner (1964)

26 Eine Analyse des Krankheitsverständnisses, wie es sich in Psychiatrielehrbüchern ab 1850 offenbart, findet man bei Hauss (1989).

Durch die Arbeiten von Paul Sollier (1861-1933), Alfred Binet (1857-1911) und Theodore Simon (1873-1961) wurde die Hypothese der kontinuierlichen Variationsbreite mit quantitativen Konzepten gepaart. Binet und Simon interessierten sich für den Erfolg verschiedener pädagogischer Maßnahmen bei Kindern mit unterschiedlichen Behinderungsgraden. Sie untersuchten tausende von Kindern aller Altersgruppen und ließen sie Aufgaben unterschiedlicher Komplexität lösen. Auf diese Weise erstellten sie eine Skala des durchschnittlichen, statistischen Leistungsvermögens in einzelnen Altersstufen. Damit stand Pädagogen und Ärzten ein Instrument zur Verfügung, individuelle Geistesfähigkeiten altersspezifisch mit dem Durchschnitt einer Population zu vergleichen.

Die Skala verdeutlichte, dass geistige Behinderung kein absolutes Alles-oder-Nichts-Attribut darstellte, sondern graduell abzustufen war. Dennoch blieb ein gewisses Unbehagen bestehen, sie nur als Teil der Variationsbreite zu sehen. Die Beobachtung einer zunehmenden Häufigkeit neurologisch und psychiatrisch pathologischer Befunde bei abnehmender geistiger Leistungsfähigkeit gab der Krankheitshypothese der geistigen Behinderung einen neuen Schub.[27] Zusätzlich waren für das Wiederaufleben besonders nach dem Ersten Weltkrieg soziale Umwälzungen mitverantwortlich, die es Behinderten erschwerten, im gesellschaftlichen Umfeld »angemessen« zu funktionieren. Insbesondere Veränderungen im Arbeitsleben sowie auf dem Arbeitsmarkt konnten dazu führen, dass auch Behinderte mit weniger schweren geistigen Beeinträchtigungen nicht (mehr) in der Lage waren, für ihren Lebensunterhalt zu sorgen. Sie konnten im staatlichen Sinne nicht mehr als verantwortungsbewusste Bürger agieren.[28] In der Folge wurde in der ersten Hälfte des 20. Jahrhunderts vor allem die Unterbringung geistig Behinderter in Heimen neu diskutiert. Hinzu traten unter der Annahme der Erblichkeit mentaler Defekte vor allem eugenische Theorien zur Vermeidung des Auftretens geistiger Behinderungen, die in vielen Ländern der westlichen Welt in praktische Maßnahmen (Sterilisation) umgesetzt wurden.[29]

27 Berrios (1996), S. 157-171.

28 Zum gesellschaftlichen und politischen Umgang mit geistiger Behinderung am Beispiel Großbritanniens siehe Thomson (1998).

29 Siehe den Beitrag »Rassenhygiene in Deutschland und Medizin im Nationalsozialismus« von Heiner Fangerau und Thorsten Noack in diesem Band.

Stets bestimmten aber auch humanitäre Überlegungen die Diskussion. Es ging den Zeitgenossen darum, den Leistungsschwächeren zu helfen. Dem stand die moralische Sorge gegenüber, wie Personen zu kontrollieren seien, denen es an Selbstkontrolle mangelte. Zwischen diesen Polen bewegt sich ein Großteil der ethischen Diskussion um geistige Behinderung. In der gesellschaftlichen Wahrnehmung geistig Behinderter als Menschen im Grenzbereich zwischen verantwortungsbewussten Bürgern und von Natur her nicht verantwortungsfähigen Personen lag und liegt eine Perspektive vor, die auch psychisch Erkrankten und Kindern entgegengebracht wird: Wie Kinder und psychisch Kranke verdienen geistig Behinderte Fürsorge, brauchen aber auch Kontrolle. Anders als Kinder (und nicht chronisch psychiatrisch Erkrankte) bedürfen geistig Behinderte dieser Fürsorge und Kontrolle ein Leben lang.[30]

3. Ethik

Geistige Behinderungen und psychiatrische Erkrankungen weisen in ihrer ethischen Dimension zwei wesentliche Gemeinsamkeiten auf: Für beide gilt, dass auf der einen Seite ihre Definition mehr als bei somatischen Krankheiten wert- und kulturgebunden ist und dass sie auf der anderen Seite *per definitionem* zu psychischen Alterationen führen, die wiederum die Frage aufwerfen, inwieweit Handeln und Entscheidungsfähigkeit der Betroffenen eingeschränkt sind. Wenn in der somatischen Medizin davon die Rede ist, dass ein Mensch erkrankt sei, so wird dabei in den meisten Fällen nicht davon ausgegangen, dass er in seinem Personsein beeinträchtigt ist. In der Psychiatrie hingegen insinuieren Symptomatik und Diagnostik, dass betroffene Patienten nicht nur in ihrer Befindlichkeit, sondern auch in ihrer Persönlichkeit beeinträchtigt sind. Diagnostische Kategorien werden somit oft als willkürliche soziale Konstrukte wahrgenommen und nicht als auf biologischer Grundlage gebildete Taxonomien von Hirndysfunktionen. Dies macht die Psychiatrie anfällig für Missbrauch, wenn es darum geht, bestimmte missliebige Personen zu pathologisieren und mittels einer psychiatrischen Diagnose aus der Gesellschaft auszuschließen. In totalitären Systemen

30 Thomson (1998), S. 297 ff.

wurden (und werden) Menschen unter dem Vorwand einer pathologischen Dissidenz mit Unterstützung der Psychiatrie ihrer Freiheit beraubt.[31]

Neben vielen weiteren Facetten der psychiatrischen Ethik und ethischer Themen in der Psychiatrie[32] stellt vor diesem Hintergrund die Frage nach dem Selbstbestimmungsrecht und der Entscheidungsfähigkeit der Patienten ein zentrales moraltheoretisches Problem dar.

Der Psychiater steht mit seiner Entscheidung für oder gegen die Autonomie seiner Patienten dabei oft im Spannungsfeld zwischen den Interessen seines Patienten und denen einer an »Ruhe und Ordnung« orientierten Gesellschaft, die sich durch »unberechenbare Kranke« bedroht sieht.[33] Der Arzt trägt Verantwortung für die Wahrung beider Interessen.[34] Dies ergibt sich aus seiner Professionalität.

Auch wenn diese Konstellation auf den ersten Blick nicht spezifisch psychiatrisch erscheint, wohnt ihr doch infolge des schwierigen Autonomiestatus von Patienten mit psychischen Erkrankungen und geistigen Behinderungen eine besondere Brisanz inne. Darüber hinaus hat die Gesellschaft, nicht zuletzt aufgrund der mit Werturteilen assoziierten psychiatrischen Diagnose, ein besonderes Interesse an der Unterbringung und Versorgung psychisch Kranker. Vor diesem schwierigen Hintergrund ist die Forderung an den Arzt nach Neutralität im Denken und Handeln, um die professionelle Glaubwürdigkeit zu wahren, zwar gerechtfertigt, erscheint in ihrer Ausführung aber unrealistisch.[35]

Die Kombination aus Wertgebundenheit der Diagnose und Frage nach der Entscheidungsfähigkeit von Erkrankten hat zu Diskussionen darüber geführt, ob sich die psychiatrische Ethik notwendigerweise von der sonstigen ärztlichen Ethik unterscheiden müsse. Letztere wird vielfach im Modell der vier Prinzipien von Beauchamp und Childress abstrahiert. Nicht zu schaden (Nonmalefizienz), dem

31 Eine Übersicht zusammen mit einem Kommentar findet sich z. B. bei Bonnie (2002). Im selben Heft finden sich noch weitere Beiträge zu diesem Themenkomplex.

32 Zur Vielfalt der Themen siehe vor allem Bloch/Chodoff u. a. (1999) oder Kentsmith/Miya u. a. (1986).

33 Eine kurze Übersicht liefert Wähner (1996).

34 Wiesing (1995).

35 Welsh/Deahl (2002).

Patienten Gutes zu tun (Benefizienz), die Achtung seiner Autonomie und die Wahrung von (Verteilungs-)Gerechtigkeit im Umgang mit Patienten stellen danach die ethischen Fundamente ärztlichen Handelns dar.[36] Es wird darüber gestritten, ob diesem Modell der vier Prinzipien für die Psychiatrie überhaupt Geltung zukommt oder inwiefern es spezifischer Modifikationen bedarf. Beispielsweise scheinen sich Psychiater bei der Entscheidung für oder gegen eine Zwangsbehandlung von Erkrankten weniger an den ethischen Prinzipien der Benefizienz und Nonmalefizienz als am Kriterium des Vorhandenseins psychotischer Symptome zu orientieren. Persönliche Weltanschauungen und Ansichten des Psychiaters rücken in diesem Fall gerade dann in den Vordergrund, wenn das Krankheitsbild des Patienten sich nicht eindeutig differenzieren lässt. Eine Studie zeigte, dass Ärzte bei ihrer Entscheidung zur Aufnahme einer Zwangsbehandlung das Vorliegen psychotischer Merkmale höher gewichten als das Verhältnis von Nutzen und Risiko der angestrebten Therapie für den Patienten. Die »Unberechenbarkeit« der Psychose wird zum Entscheidungsmaßstab. Dieser Umstand scheint Abweichungen vom Vier-Prinzipien-Modell zu verlangen.[37]

Insgesamt sind die meisten Autoren jedoch der Meinung, dass auf die Psychiatrie als Unterdisziplin der Medizin in den meisten Fällen die klassische medizinische Ethik anwendbar sei.[38] Da es sich bei ihr aber, wie im historischen Teil dargestellt, auch um eine einzigartige soziale und medizinische Praxis handelt, bedarf sie in bestimmten Aspekten einer besonderen Ethik. Verschiedene Felder der psychiatrischen Praxis legen hier unterschiedliche Schwerpunkte in der Betrachtung nahe. Von besonderer Bedeutung sind dabei 1. die Ethik der Forschung in der Psychiatrie, 2. die Ethik in der Praxis der Psychiatrie und 3. die Ethik in Verbindung mit der Gesundheitsversorgung psychisch Erkrankter. Je nach Richtung der psychiatrischen Anwendung verteilen diese Felder sich wiederum auf z. B. die klinische Psychiatrie, die forensische Psychiatrie, die Psychotherapie (einschließlich der Psychoanalyse[39]) und, wie im Falle der geistigen

36 Siehe dazu den Beitrag »Moral, Ethik, Medizinethik« von Klaus Steigleder in diesem Band.

37 Fulford/Hope (1994).

38 Kurze Übersichten finden sich bei z. B. Hell (1998), Radden (2002).

39 Im analytischen Krankheitsverständnis spielt die Ethik eine zweifache Rolle. Zum einen wirkt sie von außen auf den Umgang mit dem Patienten, wenn sie Hand-

Behinderungen, die Pädagogik. Neben grundsätzlichen Problemen, die seit dem Entstehen der Psychiatrie als Disziplin in der einen oder anderen Weise fortbestehen, gibt es aktuelle Probleme, wie sie neue Technologien oder Theorien mit sich bringen.

3.1 Autonomie als Grundproblem

Wie angedeutet, stellt die Frage nach der Autonomie psychisch Erkrankter und geistig Behinderter eines der Grundprobleme der psychiatrischen Ethik dar. Das Recht auf Selbstbestimmung hat in der Beziehung zwischen Arzt und Patient einen hohen Wert, der seit dem frühen 20. Jahrhundert in Deutschland auch zunehmend rechtlich abgesichert worden ist.[40] Basierend auf dem juristischen Prinzip des »Volenti non fit iniuria« (dem Einwilligenden geschieht kein Unrecht) hat sich das Konzept des »Informierten Einverständnisses« (Informed Consent) bei Behandlungen und in der Forschung durchgesetzt. Eine Grundvoraussetzung des Informed Consent ist jedoch die Einwilligungsfähigkeit eines Betroffenen. Während in einigen Fällen die Frage nach der Einwilligungsfähigkeit relativ einfach zu beantworten ist, wenn sie zum Beispiel komatöse Patienten oder Neugeborene betrifft, so ist sie doch in vielen Fällen, wie bei psychiatrischen Patienten oder geistig Behinderten, höchst strittig. Aufgrund ihres Krankheitsbildes wird diskutiert, inwieweit es ihnen an der Fähigkeit mangelt, eigenständig Entscheidungen zu treffen. Dieses Treffen von Entscheidungen bezieht sich dabei nicht nur auf die Auswahl von Therapieoptionen oder auf Geschäftshandlungen. Vielmehr beinhaltet es auch die Frage, inwiefern die persönliche Integrität des Patienten durch seine Krankheit gefährdet ist. In welchem Maße bestimmt die Erkrankung das Personsein des Betroffenen? Neben dem Unvermögen zur aktiven Ent-

lungsregeln im Verhältnis zwischen Therapeut und Patient definiert. Zum anderen wirkt sie innerhalb der Psyche des Patienten krankheitsdynamisch, wenn zum Beispiel in der Konstruktion der analytischen Diagnose einem inneren moralischen Konflikt des Patienten eine pathogene Komponente zugebilligt wird. Siehe z. B. die Übersicht bei Lothane (1999).

40 Siehe die Beiträge »Zur Geschichte des Verhältnisses von Arzt und Patient« von Heiner Fangerau und Thorsten Noack sowie »Die Arzt-Patient-Beziehung« von Tanja Krones und Gerd Richter in diesem Band.

scheidungsfindung fehlen psychisch Kranken und geistig Behinderten darüber hinaus mitunter die Grundvoraussetzungen, ihr Selbstbestimmungsrecht effektiv zu verteidigen, ein Umstand, der sie gleichzeitig anfällig für Missbrauch und Ausbeutung macht.

Kriterien, die helfen sollen, die Entscheidungsfähigkeit eines Patienten zu beurteilen, sind nicht standardisiert festzulegen. Es gibt jedoch vier Standards, die Mindestanforderungen an die Entscheidungsfähigkeit definieren:

1. Eine Person soll in der Lage sein, eine Wahl zu treffen und auszudrücken.
2. Eine Person soll in der Lage sein, die relevanten Informationen zu verstehen.
3. Eine Person soll in der Lage sein, die Eigenart einer bestimmten Situation zu erkennen und mögliche Konsequenzen zu bewerten.
4. Eine Person soll über die Kapazität verfügen, Informationen rational auf der Basis von Vernunft zu verarbeiten.

Gerade bei psychiatrischen Patienten werden diese Mindestanforderungen oft nicht erreicht. Denkstörungen können z. B. das Verständnis von Informationen unmöglich machen, Wahninhalte die Sicht auf die gegenwärtige Lage verstellen oder eine realistische Abwägung von Konsequenzen einer Entscheidung nicht zulassen. Hieraus ergibt sich der Konflikt, dass, um eine Behandlung zu gewährleisten, mitunter gegen den erklärten Willen von Betroffenen gehandelt werden muss. In der Folge haben sich Ärzte und Pflegende in der stationären wie ambulanten Psychiatrie vielfach mit der Problematik der Zwangsbehandlung auseinander zu setzen.

In paternalistischer Weise wird in solchen Fällen mit dem Argument der Benefizienz die Autonomie des Patienten außer Kraft gesetzt. Erklärtes Ziel ist die Wiederherstellung der Autonomie durch Behandlung. Verteidiger der Zwangsmaßnahmen argumentieren, im langfristigen Interesse der Betroffenen zu handeln. Das Ergebnis der wiederhergestellten Einwilligungsfähigkeit rechtfertige die eventuell ungewollte Behandlung. Der Arzt habe eine Fürsorgepflicht für die Wiederherstellung der durch die Krankheit verloren gegangenen Autonomie. Diese Fürsorgepflicht wiege schwerer als das momentane Interesse des Patienten, der eben wegen seiner Erkrankung (vorübergehend oder auf Dauer) nicht autonom für sich entscheiden könne. Zudem hätten Patienten ein Recht auf Zugang zum Gesundheitssystem, das ihnen bei unbedingter Wahrung ihrer

Autonomie verwehrt bliebe, wenn sie denn eine Behandlung aus mangelnder Krankheitseinsicht ablehnten.[41]

Schwierig ist bei dieser Argumentation der eventuelle Zirkelschluss, dass der Patient nach seiner Behandlung schon einsehen werde, dass die Zwangsbehandlung richtig war. Das hier insinuierte Kriterium der »Krankheitseinsicht« als Maß für psychische Autonomie scheint ebenso problematisch wie das in den meisten rechtlichen Regelungen zur Zwangsunterbringung aufgeführte Kriterium der Suizidalität. Fehlende Krankheitseinsicht kann kulturell bedingt sein, wenn beispielsweise in einem atheistischen Umfeld bei einem gläubigen Menschen ein religiöser Wahn diagnostiziert wird. Ein Suizid kann den Charakter eines Bilanzsuizides tragen und damit sehr wohl von einer Person angestrebt werden, die voll und ganz autonom und einwilligungsfähig ist.

Gegner der paternalistischen Zwangsbehandlung heben dementsprechend die Vulnerabilität der Betroffenen hervor, die sich nicht gegen eine zu starke, mächtige, institutionelle Psychiatrie wehren können. Während vor dem Gesetz die Unschuldsvermutung gelte, hebe in der psychiatrischen Praxis der unter Verweis auf eine Fürsorgepflicht geübte Paternalismus die Annahme einer *A-priori*-Einwilligungsfähigkeit auf (siehe unten).[42]

Rechtlich ist die Zwangsunterbringung und Zwangsbehandlung psychisch Erkrankter und geistig Behinderter in Deutschland auf Länderebene in den so genannten Psychischkrankengesetzen bzw. Unterbringungsgesetzen geregelt. Voraussetzungen für die zwangsweise Versorgung sind das Vorliegen einer im Gesetz genannten Krankheit (z. B. Psychose, Abhängigkeit von Suchtstoffen, geistige Behinderung), das Vorliegen einer Gefahr für die öffentliche Ordnung, wie die Gefährdung anderer oder des Erkrankten selbst (z. B. bei Suizidalität), und zuletzt die Nichtabwendbarkeit der Gefahr durch andere Maßnahmen als eine Zwangsunterbringung (z. B. ambulante Therapie). Den Antrag auf eine zwangsweise Unterbringung und Behandlung kann nur eine Behörde nach Hinweisen z. B. von Ärzten oder Angehörigen stellen. Psychiater alleine können keine Zwangsversorgung erwirken. Eine Teilnahme an Forschung kann in keinem Fall erzwungen werden.

41 Zum Beispiel Finzen (1991). Zur Praxis siehe auch Payk (1996).
42 Eine Übersicht in: Szasz (2005).

Das Problem der Zwangsbehandlung verdeutlicht, dass das Paradigma der Einwilligungsfähigkeit auf mehreren Ebenen diskutiert wird. Neben medizinischen, psychologischen und empirischen Fragen ergeben sich vor allem auch philosophische, ethische und rechtliche Problemstellungen. Diese Vielfalt legt nahe, dass es auf diesem Gebiet keine einheitliche, verbindliche Meinung geben kann, doch zeichnet sich in den westlichen Psychiatrien in einigen Feldern ein Konsensus ab:[43]

– Einigkeit herrscht darüber, dass von rechtlicher Seite primär das Vorhandensein der Einwilligungsfähigkeit vermutet wird. Das heißt, dass die Beweislast des Fehlens der Fähigkeit beim Arzt liegt. Diese dem Respekt gegenüber der Selbstbestimmung geschuldete *A-priori*-Annahme kann in den Fällen problematisch werden, in denen es nicht in erster Linie um Patienteninteressen geht, wie zum Beispiel im Kontext der Forschung. Die ungeprüfte Annahme der Einwilligungsfähigkeit kann hier dazu führen, dass Patienten in Studien eingeschlossen werden, die aufgrund ihrer Erkrankung gar nicht in der Lage sind, die Dimension der Studienteilnahme zu erkennen. Durch ihre Zustimmung bei fehlender Einwilligungsfähigkeit können sie somit massiv in ihren Interessen verletzt werden, wenn diese Studien nicht ihrem direkten Wohl dienen oder gar Folgeschäden hinterlassen.
  Ähnlich problematisch ist auch die Zustimmung eines unter Verfolgungswahn leidenden Patienten, sich in eine geschlossene Abteilung einweisen zu lassen. Im Rahmen seines Wahngebäudes ist es möglich, dass ein solcher Patient sich in der geschlossenen Abteilung sicher fühlt. Gehen im Verlauf der Behandlung die Wahnideen zurück, kann sich herausstellen, dass der Patient eigentlich gegen seinen Willen auf der geschlossenen Abteilung festgehalten worden ist. Eine Prüfung der Einwilligungsfähigkeit und die richterliche Überwachung der Unterbringung im Rahmen des Prozedere eines Psychischkrankengesetzes wären in diesem Beispiel sinnvoller gewesen als die *A-priori*-Annahme einer vorhandenen Einwilligungsfähigkeit.[44]
– Unstrittig ist, dass die Bewertung der Entscheidungsfähigkeit

43 Eine Übersicht inklusive der wichtigen klassischen Literatur findet sich bei Berghmans/Dickenson u. a. (2004). Hier werden zusätzlich Alternativen zu traditionellen Ansätzen vorgestellt.

44 Szasz (2005).

aufgabenspezifisch und abhängig von der Komplexität der zu treffenden Entscheidung ist. Eine generelle Aussage über das Fassungsvermögen eines Patienten kann nicht aus Diagnosen abgeleitet werden. Jede Behandlung oder Untersuchung verlangt eine spezifische Entscheidung. Ein Betroffener kann zwar in der Lage sein, die Entscheidung A zu treffen, gleichzeitig kann ihm aber die Befähigung zum Treffen der Entscheidung B fehlen. Je komplexer die Anforderungen an die Entscheidung sind, desto schärfere Kriterien sind an die Befähigung des Betroffenen zur Entscheidung anzulegen. Es wird darüber diskutiert, ob zusätzlich die Fähigkeit zur Risikoabschätzung in die Überlegungen zur Entscheidungsfähigkeit mit einbezogen werden sollten. Nach Meinung einiger Autoren sollte der Bemessungsstandard für die Annahme einer Entscheidungsfähigkeit mit dem Risiko einer Therapie oder Untersuchung ebenso ansteigen wie auch mit dem durch die Ablehnung einer Behandlung entstehenden Gesundheitsrisiko.
Gegner dieses Ansatzes kritisieren, dass auf diese Weise ein asymmetrischer Blick auf die Entscheidungsfähigkeit entstehe. Einem Patienten könnte dadurch zugebilligt werden, eine Behandlung zu akzeptieren, während ihm gleichzeitig die Kapazität abgesprochen wird, eine Behandlung abzulehnen. Diese Überlegung beinhaltet weiterhin die problematische Frage, ab wann die Entscheidung eines Patienten respektiert und ab wann sie aus paternalistischen Überlegungen heraus übergangen werden kann oder soll.

- Was die Qualität einer getroffenen Entscheidung anbetrifft, herrscht Einvernehmen darüber, dass das Ergebnis eines Entscheidungsfindungsprozesses nicht über die Entscheidungsfähigkeit bestimmen kann. Auch wenn das Ergebnis unklug, irrational oder unvernünftig erscheint, kommt es auf den Entscheidungsprozess und die an ihm beteiligten Überlegungen und Wertvorstellungen an, ob das Resultat als Zeichen für oder gegen das Vorliegen der entsprechenden Fähigkeit gewertet werden kann.
- Auch von psychiatrischer Seite werden Wertvorstellungen in die Beurteilung der Entscheidungsfähigkeit mit eingebracht. Einhellig wird davon ausgegangen, dass normatives Ermessen vonseiten des Arztes die jeweilige Bemessensgrundlage mitbestimmt.

Da sich die psychiatrische Praxis nicht zuletzt aufgrund des Autonomie-Problems von anderer medizinischer Praxis unterscheidet, scheint sie, wie oben angedeutet, eines speziellen ethischen Kodex zu bedürfen. In den Debatten darüber, wie weit die Unterschiede zwischen Psychiatrie und anderen Disziplinen reichen und inwiefern die psychiatrische Praxis von der übrigen Medizin abweicht, hat u. a. die American Psychiatric Association mit einem Dokument Stellung bezogen, das die speziellen Aspekte der Psychiatrie und die ethischen Folgerungen daraus darzustellen versucht.[45] In dieser Schrift werden die von der American Medical Association aufgestellten Prinzipien medizinischer Ethik einzeln unter psychiatrischen Gesichtspunkten kommentiert.

Unter diesen Besonderheiten nimmt die Frage der Vertraulichkeit im Umgang mit Informationen des Patienten eine bedeutende Rolle ein. Neben dem grundsätzlichen Gebot der ärztlichen Schweigepflicht besteht in der Psychiatrie das Problem, dass psychische Erkrankungen und geistige Behinderungen immer noch zu einem sozialen Stigma führen. Dies beinhaltet, dass die Weitergabe von Informationen über eine psychische Erkrankung weit reichende Folgen für den Patienten haben kann. So kann er eventuell nach Bekanntwerden seiner Erkrankung in die gesellschaftliche Isolation geraten. Einem engen Konzept der Vertraulichkeit, das zur Vermeidung von Missbrauch jede Weitergabe von patientenbezogenen Auskünften verbietet, steht ein weiteres Konzept gegenüber, das in besonderen Fällen eine Einbeziehung anderer Personen in das von Arzt und Patienten geteilte Wissen erlaubt. Dieses weite Konzept von Vertraulichkeit muss eventuell zu Therapiezwecken praktiziert werden, da Informationen, die zum Beispiel die Suizidalität eines Patienten betreffen, anderen an der Therapie beteiligten Personen nicht vorenthalten werden dürfen, um den Patienten nicht zu gefährden.

Auch das Arzt-Patient-Verhältnis gestaltet sich in der Psychiatrie in besonderer Weise. Es nimmt als psychotherapeutisches Setting eine Therapiefunktion ein. Hierbei kann es zu Grenzverletzungen kommen, die die Integrität des Patienten beeinträchtigen. Ein Bei-

45 American Psychiatric Association (2001).

spiel wäre der sexuelle Missbrauch, dem Patienten sich im Rahmen ihrer Erkrankung eventuell nicht aktiv widersetzen können. Die Asymmetrie des psychiatrischen Arzt-Patient-Verhältnisses verlangt vom Arzt, die Vulnerabilität seiner Patienten auch unbewusst nicht auszunutzen. Da die Möglichkeiten der Machtausübung (und sei es nur der Druck zur Teilnahme an einer Forschungsstudie) größer sind als in anderen Disziplinen, ist vom Psychiater besondere Aufmerksamkeit auf seine soziale Dominanz und seine Handlungen zu richten. Verantwortung ist immer vom Psychiater persönlich zu übernehmen und sollte nicht an die Institution delegiert werden. Auch trägt der Arzt als Psychotherapeut Verantwortung für sich selbst. So wie er durch die Therapie in das Leben des Patienten eingreift, so kann der Patient die Integrität der Psyche des Arztes stören. Um ein tragfähiges Arbeitsbündnis aufrechterhalten zu können, sollte der Psychiater für die eigene Psychohygiene Sorge tragen.

Zuletzt weist eine Reihe von psychiatrischen Diagnosen eine Orientierung am Geschlecht auf, ohne unbedingt geschlechtsspezifisch zu sein. Historische Beispiele stellen die Hysterie und die Neurasthenie dar.[46] Psychiater müssen sich eines möglichen »Bias« in den Bereichen Geschlecht, Klasse und Rasse bewusst sein, um ethische Fehlhaltungen und Fehldiagnosen auf diesem Gebiet zu vermeiden.

3.3 Praktische Probleme neuerer Entwicklungen am Beispiel der Genetik

Neben dem Umstand, dass Studien zur Genetik psychischer Erkrankungen und geistiger Behinderung in ihrem Reduktionismus eine Herausforderung an komplexere, holistische Menschenbilder darstellen, beinhalten sie eine Reihe eigener ethischer Probleme. Diese manifestieren sich wiederum vor allem im Bereich des Wechselspiels zwischen individuellen Patienteninteressen und Interessen der Gesellschaft.[47] Als Kulminationspunkt aktueller Entwicklungen in der Psychiatrie soll dieses Beispiel die oben geschilderten ethischen Besonderheiten der Psychiatrie illustrieren.

46 Zum Beispiel Lerner (2003), Nolte (2003).

47 Eine aktuelle Übersicht findet sich z. B. bei Appelbaum (2004). Eine ältere, aber vielfältigste Aspekte thematisierende Übersicht findet sich in dem Sammelband Srám/Bulyzhenkov u. a. (1991).

Neben der Problematik der Möglichkeit einer vorgeburtlichen Selektion auf der Grundlage genetischer Kenndaten[48] bestimmen auch Fragen nach der Wahrung der Privatsphäre von Patienten im Rahmen genetischer Studien eine zentrale Rolle. Im Kern lassen sich die Dilemmata der psychiatrischen Genetik am Prüfstein fundamentaler sozialer Werte unserer Gesellschaft aufzeigen. Zu diesen gehören Gleichheit, Gerechtigkeit, Freiheit, Sicherheit, Gesundheit und Autonomie.[49]

Die Erhebung von Patientendaten und insbesondere die Familienanamnese stellen beispielsweise einen Eingriff in die Privatsphäre des Patienten und die seiner Angehörigen dar. Die Privatsphäre der beteiligten Personen ist ein hohes soziales Gut und gilt als schützenswert. Im Umfeld der psychiatrischen Genetik jedoch sind Eingriffe in die Privatsphäre kaum zu vermeiden. Darüber hinaus werden geistig Behinderte und psychisch Kranke nach wie vor stigmatisiert. Genetische Marker können diese Stigmatisierung noch verstärken, indem durch sie Behinderungsgrade bestimmt werden können, die im sozialen Alltag sonst nicht auffielen, oder indem Menschen als potenziell psychisch krank erkennbar werden, lange bevor sie Krankheitssymptome aufweisen, die darüber hinaus auch gar nicht auftreten müssen.

Die Werte der Gleichheit, Autonomie und Freiheit sind zum Beispiel bedroht, wenn Arbeitgeber oder Versicherungen in den Besitz derartiger Informationen gelangen. Wenn aufgrund einer genetischen Konstellation, die z. B. für psychische Erkrankungen prädisponiert, Patienten von bestimmten Berufen ausgeschlossen werden, ist zusätzlich die Gerechtigkeit nicht mehr gewährleistet.

Sicherheit und Gesundheit sind im Umfeld der psychiatrischen Genetik ebenfalls gefährdete Werte. Die Nachricht, eine krankheitsdisponierende Genkonstellation aufzuweisen, kann für den Betroffenen ein so gefährliches Lebensereignis darstellen, dass tatsächlich ein psychiatrisches Leiden auftritt. Auch eventuell nötige zusätzliche Untersuchungen können einen derartigen Stress auslösen, dass es zu einer Gesundheitsgefährdung der vulnerablen Person

48 Siehe den Beitrag über Humangenetik von Norbert W. Paul in diesem Band. Zur Praxis der vorgeburtlichen Selektion siehe z. B. Van den Daele (2004).

49 Eine Übersicht mit einer umfangreichen Bibliografie findet man u. a. bei Paul/Fangerau (im Druck) sowie im Beitrag zur Humangenetik von Norbert W. Paul in diesem Band.

kommt. Das Verschweigen der genetischen Informationen stellt hier nur eine bedingte Option zur Vermeidung eines derartigen »life event« dar, denn die Autonomie des Patienten verlangt, dass dieser im Idealfall selber entscheidet, welche Informationen er erhalten und welche Fakten er nicht erfahren möchte. Zusätzlich erlaubt die Genkonstellation eventuell Rückschlüsse auf Familienangehörige des Getesteten, eine Möglichkeit, die wiederum die Privatsphäre bisher unbeteiligter Personen berührt.

Zur Lösung dieser und einer Reihe weiterer ethischer Dilemmata sind sowohl ein gesellschaftlicher Diskurs als auch psychiatrische Praxisexpertise unabdingbar. Das Erkennen ethischer Konfliktfelder durch den Psychiater gehört ebenso dazu wie die Fähigkeit zur moralisch begründeten Entscheidungsfindung in Problemfällen. Rechtliche, soziale, ethische und klinische Kriterien müssen ausbalanciert werden, um neben den Interessen von Patienten auch gesellschaftliche Anliegen angemessen zu berücksichtigen. Dies gilt für den Umgang sowohl mit psychischen Erkrankungen als auch mit geistiger Behinderung, denn wie dargestellt zeichnen sich beide Phänomene dadurch aus, dass sie in ihrer medizinischen Bewertung in einem hohen Maße von gesellschaftlichen Konventionen abhängig sind. Historisch und ethisch bewegen sie sich gemeinsam im Spannungsfeld zwischen Individuum und Gesellschaft, zwischen Autonomie und Fürsorge.

Literatur

American Psychiatric Association, Ethics Committee (2001), *Opinions of the Ethics Committee on the Principles of Medical Ethics with Annotations Especially Applicable to Psychiatry, 2001 Edition*, Washington, DC.

Appelbaum, Paul S. (2004), »Ethical Issues in Psychiatric Genetics«, in: *Journal of Psychiatric Practice* 10, S. 343-351.

Berghmans, Ron/Dickenson, Donna, u. a. (2004), »Mental Capacity: In Search of Alternative Perspectives«, in: *Health Care Analysis* 12, S. 251-263; Diskussion S. 265-272.

Berrios, German E. (1996), *The History of Mental Symptoms: Descriptive Psychopathology since the Nineteenth Century*, Cambridge.

Bloch, Sidney/Chodoff, Paul, u. a. (1999), *Psychiatric Ethics*, 3. Aufl., Oxford.

Bonnie, Richard J. (2002), »Political Abuse of Psychiatry in the Soviet

Union and in China: Complexities and Controversies«, in: *Journal of the American Academy of Psychiatry and the Law* 30, S. 136-144.

Dowbiggin, Ian (1985), »Degeneration and Hereditarianism in French Mental Medicine 1840-90: Psychiatric Theory as Ideological Adaption«, in: *The Anatomy of Madness: Essays in the History of Psychiatry*, hg. von William F. Bynum, Roy Porter und Michael Shepherd, London/New York, S. 188-232.

– (1991), *Inheriting Madness: Professionalization and Psychiatric Knowledge in Nineteenth-Century France*, Berkeley/Los Angeles.

Engstrom, Eric J. (2003), *Clinical Psychiatry in Imperial Germany: A History of Psychiatric Practice*, Ithaka/London.

Fandrey, Walter (1990), *Krüppel, Idioten, Irre. Zur Sozialgeschichte behinderter Menschen in Deutschland*, Stuttgart.

Fangerau, Heiner (2005), »Politik und Nervosität: Gründung und Betrieb der ersten deutschen Volksnervenheilstätte ›Rasemühle‹ bei Göttingen zwischen 1903 und 1914«, in: *Krankenhauspsychiatrie* 16, S. 25-32.

–, Nolte, Karen (2006), *»Moderne« Anstaltspsychiatrie – Legitimation und Kritik*, Stuttgart.

Fennell, Phil (1996), *Treatment without Consent: Law, Psychiatry and the Treatment of Mentally Disordered People since 1845*, London u. a.

Finzen, Asmus (1991), »Sozialpsychiatrische Aspekte der Ethik«, in: *Ethik in der Psychiatrie. Wertebegründung – Wertedurchsetzung*, hg. von Walter Pöldinger and Wolfgang Wagner, Berlin/Heidelberg u. a., S. 206-215.

Foucault, Michel (1977), *Wahnsinn und Gesellschaft*, 2. Aufl., Frankfurt am Main.

Fulford, K. William M./Hope, Tony (1994), »Psychiatric Ethics: A Bioethical Ugly Duckling?«, in: *Principles of Health Care Ethics*, hg. von Raanan Gillon, Chichester u. a., S. 681-695.

Goffman, Erving (1961), *Asylums. Essays on the Social Situation of Mental Patients and Other Inmates*, Garden City (deutsch: *Asyle*, Frankfurt am Main 1972).

Hauss, Friedrich (1989), *Von der Zwangsjacke zur Fördergruppe: Geistig Behinderte in der Geschichte der Psychiatrie. Medizinhistorische Untersuchung über das sich wandelnde Krankheitsverständnis anhand von Psychiatrielehrbüchern ab 1850*, Frankfurt am Main u. a..

Hell, Daniel (1998), »Ethik in der Psychiatrie«, in: *Praxis, Schweizerische Rundschau für Medizin* 87 (1-2), S. 34-37.

Kanner, Leo (1964), *A History of the Care and Study of the Mentally Retarded*, Springfield, IL.

Kentsmith, David K./Miya, Pamela A., u. a. (1986), *Ethics in Mental Health Practice*, Orlando.

Kick, Hermes (1999), »The Ethical Crisis in Psychiatry: Consequences for a

Comprehensive Diagnosis and Therapeutic Practice«, in: *Psychopathology* 32, S. 159-167.
Lerner, Paul (2003), *Hysterical Men: War, Psychiatry, and the Politics of Trauma in Germany, 1890-1930*, Ithaka/London.
Lothane, Zvi (1999), »Ethics in Psychiatry and Psychoanalysis«, in: *Psychopathology* 32, S. 141-151.
Marneros, Andreas/Pillmann, Frank (2005), *Das Wort Psychiatrie wurde in Halle geboren. Von den Anfängen der deutschen Psychiatrie*, Stuttgart.
Mechler, Achim (1963), »Das Wort ›Psychiatrie‹. Historische Anmerkungen«, in: *Der Nervenarzt* 34, S. 405 f.
Micale, Mark S. (2000), »The Psychiatric Body«, in: *Medicine in the Twentieth Century*, hg. von Roger Cooter und John Pickstone, Amsterdam, S. 323-346.
Nolte, Karen (2003), *Gelebte Hysterie: Erfahrung, Eigensinn und psychiatrische Diskurse im Anstaltsalltag um 1900*, Frankfurt am Main/New York.
Paul, Norbert/Fangerau, Heiner (im Druck), »Why Should We Bother? Ethical and Social Issues in Individualized Medicine«, in: *Current Drug Targets*.
Payk, Theo R. (1996), »Freiheit und Zwang in der Psychiatrie«, in: *Perspektiven psychiatrischer Ethik*, hg. von Theo R. Payk, Stuttgart, S. 10-16.
Perlis, Roy H./Perlis, Clifford S., u. a. (2005), »Industry Sponsorship and Financial Conflict of Interest in the Reporting of Clinical Trials in Psychiatry«, in: *American Journal of Psychiatry* 162, S. 1957-1960.
Porter, Roy (2005), *Wahnsinn. Eine kleine Kulturgeschichte*, Zürich.
Radden, Jennifer (2002), »Psychiatric Ethics«, in: *Bioethics* 16, S. 397-411.
Radkau, Joachim (2000), *Das Zeitalter der Nervosität: Deutschland zwischen Bismarck und Hitler*, München.
Roelcke, Volker (1999), *Krankheit und Kulturkritik: Psychiatrische Gesellschaftsdeutungen im bürgerlichen Zeitalter (1790-1914)*, Frankfurt am Main.
Schmiedebach, Heinz-Peter (2001), »The Public's View of Neurasthenia in Germany: Looking for a New Rhythm of Life«, in: *Cultures of Neurasthenia from Beard to the First World War*, hg. von Marijke Gijswijt-Hofstra und Roy Porter, Amsterdam/New York, S. 219-238.
Schulze, Thomas/Fangerau, Heiner, u. a. (2004), »From Degeneration to Genetic Susceptibility, From Eugenics to Genethics, From Bezugsziffer to LOD Score: the History of Psychiatric Genetics«, in: *International Review of Psychiatry* 16, S. 246-259.
Shorter, Edward (1999), *Geschichte der Psychiatrie*, Berlin.
Srám, R. J./Bulyzhenkov, Victor, u. a. (1991), *Ethical Issues of Molecular Genetics in Psychiatry*, Berlin/New York.

Szasz, Thomas S. (2005), »›Idiots, Infants, and the Insane‹: Mental Illness and Legal Incompetence«, in: *Journal of Medical Ethics* 31, S. 78-81.
– (1961), *The Myth of Mental Illness*, New York.
– (1974), *Die Fabrikation des Wahnsinns*, Olten u. a.
Thomson, Mathew (1998), *The Problem of Mental Deficiency. Eugenics, Democracy, and Social Policy in Britain, c. 1870-1959*, Oxford.
Van den Daele, Wolfgang (2004), »Die Praxis der vorgeburtlichen Selektion und die Anerkennung der Rechte von Menschen mit Behinderungen«, in: *Wie perfekt muss der Mensch sein? Behinderung, molekulare Medizin und Ethik*, hg. von Annette Leonhardt, München/Basel, S. 177-199.
Wähner, Alfred (1996), »Psychiatrisches Handeln zwischen sozialer Kontrolle und Therapie«, in: *Perspektiven psychiatrischer Ethik*, hg. von Theo R. Payk, Stuttgart, S. 24-30.
Welsh, Susan/Deahl, Martin P. (2002), »Modern Psychiatric Ethics«, in: *Lancet* 359, S. 253-255.
Wiesing, Urban (1995), *Zur Verantwortung des Arztes*, Stuttgart.

Stefan Schulz

Anmerkungen zur Geschichte der Organtransplantation und der Hirntoddefinition

In den Diskussionen um die Organtransplantation und das Hirntodkonzept spielen historische Verweise als Argumente eine nicht zu unterschätzende Rolle. Häufig trifft man etwa auf Streitigkeiten um die Fragen, ob das Hirntodkriterium in die Medizin eingeführt wurde, um Organe für Transplantationen im großen Stil gewinnen zu können und ob das Hirntodkonzept einen radikalen Bruch mit der Vergangenheit bedeutet. Eine solche Hirntoddefinition wird eher als künstlich, als von Menschen gemacht und willkürlich wahrgenommen. Der Verdacht einer Instrumentalisierung des Hirntodkriteriums zum Zweck der Organgewinnung verstärkt diesen Effekt weiter. Kann man allerdings nachweisen, dass die Idee der Organtransplantation seit langer Zeit in unserer Kultur verankert ist, so nimmt sie den Charakter einer natürlichen, selbstverständlichen medizinischen Handlung an. In die Vergangenheit besonders weit zurück verweist etwa die legendäre Beinverpflanzung durch die Heiligen Kosmas und Damian, die sich in historischen Darstellungen gleichzeitig als plakativer Aufmacher anbietet.[1] Die behauptete lange Dauer bzw. Kontinuität hat hier oftmals die (rhetorische) Funktion, Akzeptanz für den jeweils vertretenen Standpunkt zu schaffen, während das Argument des historischen Bruchs genau die entgegengesetzte Wirkung entfaltet.[2] Unabhängig davon, ob man diese Wirkungen als plausibel bewertet oder nicht, stellt sich damit die Frage nach der Basis dieser historischen Verweise. Die grundsätzliche Frage nach der normativen Kraft des »historischen Arguments« wurde bereits an anderer Stelle in diesem Band erörtert.[3] Hier sollen stattdessen ausgewählte Aspekte aus der Geschichte der

1 Belegstellen bei Schlich (1999), S. 82; (1996), S. 15; zur Interpretation der Legende vgl. Fichtner (1968).

2 Vgl. dazu allg. Wiesing (1995), Schulz (1997), speziell mit Blick auf die Organtransplantationsdebatte Schlich (1999) und Wiesemann (2001).

3 Vgl. meinen Beitrag »Medizingeschichte(n)« in diesem Band.

Organtransplantation und des Hirntodkonzepts bereitgestellt werden, die eine *reflektierte* Haltung gegenüber Rückgriffen auf die Geschichte bei der Diskussion um diese Problemfelder möglich machen.[4]

1. Die Organtransplantation: Ein alter Traum der Menschheit?

Nicht selten wird in historisch argumentierenden Arbeiten zur Organtransplantation auf die verschiedenen Beispiele für plastische Operationen verwiesen, wie sie im 19. Jahrhundert etwa an der Haut, an Muskeln und der Nase vorgenommen wurden – offensichtlich damals bereits etablierte Verfahren.[5] Wendet man sich aber den zeitgenössischen Quellen zu, so ergibt sich ein anderes Bild. So stößt man im späten 19. Jahrhunderts auf Publikationen, in denen die Leser ermahnt werden, Organtransplantation nicht zu belächeln.[6] In historischen Rückblicken des frühen 20. Jahrhunderts wird der Anfang der Organtransplantationsmedizin in Schilddrüsenexperimenten der 1880er-Jahre gesehen. Dieses Bild ändert sich ab etwa 1920. Nun erscheint die Organtransplantation in einem dehistorisierten Gewand, losgelöst von bestimmten Ereignissen und Personen. Die Rede von einem lang gehegten Traum der Chirurgie taucht auf, eine Rede, die tradiert wird von den »Historikern« des eigenen Faches.[7]

Was hatte sich Ende des 19. Jahrhunderts ereignet? Was unterschied die Organtransplantationen von den älteren plastisch-chirurgischen Eingriffen?

4 Damit können nur einige wenige Fragmente der Vergangenheit der Organtransplantation rekonstruiert werden; zur Beschreibung der Organtransplantation als komplexes Netzwerk in Anlehnung an Bruno Latour vgl. Schlich (1996), S. 13-15, S. 28-30. Als Einstieg in eine breite Beschäftigung mit den Themen »Geschichte der Organtransplantation« und »Geschichte der Todesfeststellung« seien besonders Schlich (1998) und Schlich/Wiesemann (2001) empfohlen.

5 Schlich (1998), S. 24-28.

6 Vgl. Schlich (1998), S. 7.

7 Schlich (1998), S. 11-16, zur »Traum-Metapher« S. 11.

2. Die Erfindung der Organtransplantation

Im September 1882 traf der Chirurg Theodor Kocher (1841-1917) während eines Kongresses in Genf seinen Kollegen Jacques-Louis Reverdin (1842-1929). Reverdin waren bei zwei erwachsenen Patienten Störungen nach Schilddrüsenentfernungen aufgefallen. Das Aussehen eines Patienten ähnelte einem *Kretin*. Reverdin fragte Kocher, der für seine Kropfoperationen berühmt war, ob ihm ähnliche Fälle bekannt seien. Kocher erinnerte sich vage und stellte nun eigene Nachforschungen an. Erschüttert musste er feststellen, dass auch einige seiner Patienten an Spätstörungen litten wie Schwäche, Langsamkeit, Schwellungen an Händen und Füßen wie beim *Myxödem*, Müdigkeit und Kältegefühl. Kocher erklärte sich diese Symptome im Rahmen der bewährten chirurgischen Erklärungsmuster durch eine Störung der Durchblutung der Halsorgane und des Kopfes nach Schilddrüsenentfernungen. Als Namen für dieses neue Leiden schlug er »Cachexia strumipriva« vor. Ein Vortrag über seine Beobachtungen auf einem Kongress 1883 fand nur ein geteiltes Echo. Die Suche ging jedoch weiter. Jacques-Louis und Auguste Reverdin (1848-1908) beschrieben im gleichen Jahr detailliert 22 Schilddrüsenentfernungen. Die verdächtigen Nebenwirkungen beobachteten sie nur bei vollständiger Entfernung des Organs. Das Thema »Schilddrüsenfunktion« weckte nun auch das Interesse der Physiologen. Moritz Schiff (1823-1896) etwa entfernte 1884 Tieren gezielt die Schilddrüse und beobachtete dann die auftretenden Störungen. Im Unterschied zu Kocher erklärte sich Schiff die negativen Folgen durch die Beteiligung der Schilddrüse an der Ernährung des Nervensystems, wobei die regelmäßig auftretende Tetanie den Ausschlag gab. Ein strenger Nachweis des Kausalzusammenhangs von Schilddrüsenentfernung und Symptomausbildung stand aber noch aus. Einige Experimentatoren beobachteten etwa, dass Versuchstiere die Operation weitgehend unbeschadet überlebten; andere machten nicht die Schilddrüsenentfernung, sondern weitere Faktoren, wie Nervenschädigungen durch die Operation oder die Ernährung der Versuchstiere, verantwortlich. Diese Interpretationen machen deutlich, wie entscheidend die Frage der Versuchsbedingungen und die Frage nach der Vollständigkeit der Schilddrüsenentfernung (und der Nebenschilddrüsen – Tetanie!) in diesem Prozess waren. Die an lokalen Effekten anknüpfenden Theorien wurden schließlich durch Experimente widerlegt, in denen Schilddrüsen ohne negative Folgen an andere Körperstellen transplantiert wurden. Immer zwingender schienen die Transplantationsversuche zu belegen, dass die Schilddrüse eine spezifische, nicht lokal gebundene Funktion besitzt, die den ganzen Körper beeinflusst. Totale Schilddrüsenentfernungen waren nun nur noch bei bösartigen Erkrankungen die Therapie der Wahl. Das gezielte Erzeugen und Beseitigen von Krankheitszuständen durch das Entfernen und Wiederhinzufügen von Organen entwickelte sich in diesem Kontext zu einer neuen Forschungsmethode der Physiologen. Gleichzeitig verfestigte sich das neue, spezifische Organkonzept der Schilddrüsenfunktion.[8]

Diese Prozesse hatten aber nicht nur Auswirkungen auf die Kropfoperationen bzw. die Technik der Schilddrüsenexstirpation, sondern auch auf andere Leiden wie den Kretinismus und das Myxödem, also die Krankheiten, die zu Beginn der Schilddrüsenexperimente eine wichtige Rolle gespielt hatten. Dabei wurden die Krankheitsentitäten des Kretinismus und des Myxödems als Schilddrüsenleiden gefasst. Dieser auf den ersten Blick einfach und zwingend erscheinende Prozess war allerdings kompliziert. Die Parallelisierung von Cachexia strumipriva und Kretinismus gelang beispielsweise nur zum Teil. Einige Forscher – wie Kocher – betonten die Gemeinsamkeiten, andere die Unterschiede, wie etwa Hermann Munk (1839-1912), der auf die beim Kretinismus fehlende Tetanie verwies. Um die These des Kretinismus als Schilddrüsenleiden zu belegen, mussten zunächst die entitätenbildenden Krankheitsfälle modifiziert werden. Wie dies funktionierte, zeigt etwa ein Artikel von Kocher aus dem Jahre 1892: Kocher sonderte eine Reihe von als Kretins vorgestellten Patienten aus, etwa solche, die er als Taubstumme und »Idioten« klassifizierte. Dabei orientierte er sich an den Symptomen, die ihm von der Cachexia strumipriva oder tierexperimentellen Schilddrüsenentfernungen her bekannt waren. Damit sammelte er nicht Symptome, um die Ursache des Leidens zu finden, sondern er versuchte, von der Ursache her die passenden Symptome zu finden. Auch therapeutische Versuche mit Schilddrüsenpräparaten setzte er ein. Zeigten diese eine positive Wirkung, so wurden die Patienten als schilddrüsenkrank eingestuft. So wurde

8 Schlich (1998), bes. S. 50-56.

die vorher verbreitete Theorie von der endemischen Natur des Kretinismus (viele Faktoren wirken an einem Ort gemeinsam krankheitserzeugend, dabei galt keiner als unabdingbar) entwertet.[9] »Wir wissen jetzt, dass die krankhafte Störung ein bestimmtes Organ betrifft, dass die Erkrankung desselben und nur dieses Organs die Conditio sine qua non der Entwicklung des echten Cretinismus ist.«[10] Das Konzept der Organtransplantation und der inneren Sekretion war damit in der Medizin verankert und wurde auf viele andere Organe übertragen wie Nebenschilddrüsen, Ovarien, Nieren etc. Es bestimmte auch Sonderentwicklungen wie die Wiederentdeckung der Bluttransfusion.[11]

Im Kontext dieser Umdeutungen und der Neufassung des Organkonzeptes wurde früh Patienten Schilddrüsengewebe transplantiert, durch Kocher schon 1883. Das transplantierte Gewebe stammte in der Regel aus Kropfoperationen oder von Tieren. In der Praxis hatte die Schilddrüsentransplantation aber mit vielen Problemen zu kämpfen: Trotz technischer Perfektionierung im Kontext der Gefäßchirurgie[12] konnten keine Langzeiterfolge bei Allotransplantationen erreicht werden – trotz exzellenter Erfolge bei Autotransplantationen, trotz der Trennung von technischen und biologisch-immunologischen Gründen für das Scheitern der Allotransplantationen und trotz verschiedener Strategien zur Unterdrückung der Abstoßung (etwa durch Bestrahlungen und durch verschiedene Chemikalien).[13] Im Fall der Schilddrüse kam hinzu, dass die Therapie mit Schilddrüsenzubereitungen (Injektionen, oralen Gaben, »Schilddrüsenfrühstück«) und Jodpräparaten in den 1890er-Jahren in Konkurrenz zu den Transplantationen trat. Die Organfunktion der Schilddrüse wurde schließlich schrittweise mit biochemischen Korrelaten versehen: 1899 wurde das Thyreoglobulin isoliert und rein dargestellt, 1914 das Schilddrüsenhormon Thyroxin in kristalliner Form hergestellt. Seit 1927 verdrängte synthetisches Thyroxin die Schilddrüsenpräparate.[14]

9 Schlich (1998), S. 60-70.
10 Kocher (1892), S. 570 f., vgl. Schlich (1998), S. 64.
11 Schulz (2005).
12 Schlich (1998), bes. S. 69 (Tierexperiment) und S. 87 (am Menschen), S. 335 (Wissenschaftsorganisation).
13 Schlich (1998), S. 305-330.
14 Schlich (1998), S. 75-90.

In den späten 1930er-Jahren hatten sowohl die Wissenschaftler wie auch die Chirurgen das Interesse an der Organtransplantation verloren. Für ihre neue Konjunktur nach dem Zweiten Weltkrieg war die Niere das Leitorgan. Diese Entwicklung war das historisch kontingente Produkt verschiedener Faktoren.[15] So erkrankten oft junge Menschen an Nierenversagen. Die Niere wird von einzelnen, großen Blutgefäßen versorgt, die gefäßchirurgisch gut zugänglich sind. Das irreversible Nierenversagen verlief damals zwangsläufig in Richtung Tod, allerdings nicht rasch. Als Ausweichtherapie stand für gewisse, wenn auch beschränkte Zeiträume nach dem Krieg die Hämodialyse zur Verfügung. Schließlich wurden in den 1950er- und den frühen 1960er-Jahren verschiedene Immunsuppressiva, wie 6-Mercaptopurin und Azathioprin, gefunden.[16]

3. Ethische Probleme der Organtransplantation im frühen 20. Jahrhundert

Im Kontext der Organtransplantationen wurde in den 1880er- bis 1930er-Jahren aber nicht nur über technisch-pragmatische, sondern auch über ethische Fragen diskutiert.[17] Hauptthemen waren die Herkunft der Transplantate, die Erprobung neuer Therapien, Fragen der Aufklärung und Einwilligung des Spenders sowie die (hypothetische) Zeugung von Kindern aus transplantierten Keimdrüsen.[18] Dabei fügten sich die Diskussionen in die zeittypischen Diskurse ein.[19] Als stark tierexperimentell geprägte Forschungsmethode stand die Organtransplantation besonders unter der Kritik der Antivivisektionisten. Diese wendeten sich auch gegen die Verwendung von Organen Hingerichteter. Im Rahmen der vorherrschenden paternalistischen Arzt-Patient-Beziehung wurde der ethisch relevanten Einwilligung des menschlichen Spenders und des Empfängers bei Transplantationen nur wenig Aufmerksamkeit ge-

15 Vgl. Schlich (1998), S. 331-338, zum Neubeginn bes. S. 337 f.
16 Schlich (1996), S. 21, Anm. 29.
17 Vgl. zu diesem Abschnitt Schlich (1998), S. 199-218.
18 Schlich (1998), S. 199.
19 Vgl. etwa meinen Beitrag »Medizinische Forschung am Menschen im 19. und 20. Jahrhundert« und den Beitrag von Thorsten Noack und Heiner Fangerau, »Zur Geschichte des Verhältnisses von Arzt und Patient«, in diesem Band.

zollt. Juristische Fragen wurden aber nach und nach immer wichtiger, sodass man die Zustimmung der Patienten immer häufiger dokumentierte. Albert Moll (1862-1939), der bekannte Autor des Handbuchs *Ärztliche Ethik*, bewertete etwa die Transplantation von Haut[20] nach einer Beinamputation als unproblematisch, da der Amputierte das Bein nicht mehr als sein Eigentum betrachte. Gewebeentnahmen bei gesunden Spendern hielt er dagegen nur dann für legitim, wenn sie mit »vollständiger Genehmigung« erfolgten.[21] Im Fall der Lebendspenden wurde auch über das Problem der Kommerzialisierung, d. h. eines Organhandels, kritisch nachgedacht.

4. Hirntod und Organtransplantation

1968 publizierte ein *Ad-hoc*-Komitee der Harvard Medical School eine immer wieder zitierte Erklärung, die den Hirntod als Todeskriterium definiert. Der Hirntod sollte als Marker für die legitime Beendigung von intensivmedizinischen Maßnahmen dienen und Konflikte bei Organexplantationen für Transplantationen beseitigen. Daraus haben manche Hirntodkritiker die oben aufgeworfene These abgeleitet, dass diese Todesdefinition erfunden wurde, um die Beschaffung von Organen für Transplantationen zu erleichtern. Dem widersprechen die Befürworter: Das Hirntodkriterium wurde nicht durch die Organtransplantationen, sondern durch Entwicklungen in der Intensivmedizin angestoßen. Durch technische Hilfsmittel bedingt und unterstützt, lebten Menschen (bzw. Körper ehemaliger Personen) mit irreversibel zerstörten Gehirnen bereits seit den 1950er-Jahren auf den Intensivstationen weiter, ohne dass, wie früher, infolge entsprechend schwerer Hirnschädigungen zwingend ein Kreislauf- und Atemstillstand erfolgt wäre. Eine Entscheidung zwischen diesen beiden Behauptungen scheint auf den ersten Blick leicht zu sein: Eine Rekonstruktion der Chronologie der Ereignisse sollte hier doch weiterhelfen. Doch so einfach ist es nicht. Unklar ist nämlich, wonach denn eigentlich gefragt wird. Nach den Umständen, unter denen der Hirntod als Todes*kriterium* überhaupt rele-

20 Moll bespricht also nicht eine Organtransplantation im hier verwendeten Sinne. Für die ethische Problematik von Gewebeübertragungen zwischen Menschen ist dies meines Erachtens aber nicht relevant.

21 Moll (1902), S. 231.

vant wurde, d. h. die klinischen Beobachtungen einen bestimmten Todes*begriff* (oder eine bestimmte Todes*definition*) nahe legten oder provozierten? Oder nach dem weiteren Schicksal dieser Idee, etwa der Verbreitung des Hirntod*konzepts* in der Praxis, das neben dem Hirntod*kriterium* u. a. auch die notwendigen *diagnostischen Tests* zur Erfassung des Kriteriums umfasst, beispielsweise die Elektroenzephalografie, die Gehirnangiografie und bestimmte klinische Untersuchungen? Historisch kann nämlich gezeigt werden, dass in den oft zitierten Arbeiten von Pierre Mollaret (1898-1987) und Maurice Goulon (geb. 1919) von 1959[22] tatsächlich eine neue, unumkehrbare Form des Komas beschrieben wurde, die Mollaret und Goulon als *Coma dépassé* bezeichneten. Aber hier ging es eben um eine neue Kategorie von Koma-Patienten – wodurch sich das Nachdenken über den Tod der Person veränderte, das alte Herz-Kreislauf-Todeskriterium aber zunächst weiter benutzt wurde. Das Harvard-*Adhoc*-Komitee veröffentlichte seine Erklärung zum Hirntodkriterium in einer Zeit intensiver Diskussionen um die Organtransplantation. Allerdings ist es nicht so, dass die Durchführung von Organtransplantationen in dieser Zeit von diesem Todeskonzept grundsätzlich abhängig gewesen wäre. Wie die Anmerkungen zur Geschichte der Organtransplantation gezeigt haben, sind unter ganz anderen Umständen bereits vor dem Zweiten Weltkrieg Organtransplantationen durchgeführt worden. Zusätzlich ist zu berücksichtigen, dass ein enger Zusammenhang von biologischer Gehirnaktivität und -morphologie, Bewusstsein, Schmerzempfinden etc. und Personenstatus mühelos bis in das 19. Jahrhundert zurückverfolgt werden kann.[23] Bei den Organtransplantationen der 1950er- und 1960er-Jahre, die zwischen Menschen durchgeführt wurden, wurden lebenswichtige Organe herztoten Spendern entnommen. Außerdem sah man generell einen Vorteil darin, Organe »toten« Spendern zu entnehmen, da Abstoßungen häufig waren und damit die Organtransplantationen oft scheiterten. Das Herztodkriterium war aber problematisch: Zum einen mussten Wiederbelebungsversuche beim Spender aussichtslos sein, zum anderen sollte das zu transplantierende Organ durch einen Kreislaufstillstand möglichst

22 Vgl. Hoff/in der Schmitten (1994), S. 155; Schlich (1999), Wiesemann (2001).

23 Vgl. meinen Beitrag »Person oder Keim? Der moralische Status des Ungeborenen in der Geschichte der Abtreibungsdiskussion« in diesem Band; zur allgemeinen Geschichte des Gehirns vgl. Hagner (1997), (1999), (2004).

wenig geschädigt werden. Konstellationen, in denen beide Voraussetzungen gleichermaßen erfüllt schienen, waren selten. Damit war an Organtransplantationen in großem Stil kaum zu denken. Eine weitere Grenze fand das Herztodkriterium in dem Moment, als man Menschen das Herz selbst transplantieren wollte – ein Wunsch, der sich nach der ersten »erfolgreichen« Herztransplantation durch Christiaan Barnard (1922-2001) im Dezember 1967 als Gegenstand großen öffentlichen Interesses rasch verbreitete.[24] Wer wollte mit welchen Methoden im strengen Sinne widerlegen, dass diese Umstände »günstig« waren für die Ausbreitung und Akzeptanz des Hirntodkriteriums?

Nähere Einblick verschafft eine Analyse der Detailprozesse bei der Erarbeitung der ersten Hirntod-Definition der Deutschen Gesellschaft für Chirurgie von 1968.[25] Auch in Deutschland waren in den frühen 1960er-Jahren Organtransplantationen durchgeführt worden. Die historische Rekonstruktion legt hier offen, dass die Deutsche Gesellschaft für Chirurgie bei der Gründung der »Kommission für Reanimation und Organtransplantation« im Jahre 1967 vornehmlich auf Kritik an der Organentnahme bei herztoten Spendern reagierte. In dieser Kommission waren Ärzte verschiedener Fachrichtungen vertreten. Die Anästhesisten und Neurochirurgen unter ihnen waren am Hirntodkriterium besonders interessiert. Den Chirurgen war dagegen ein reines Hirntodkriterium eher hinderlich, da dafür eine aufwändige Diagnostik gefordert wurde – etwa der Nachweis eines Ausfalls des Zentralnervensystems über 12 Stunden hinweg, eine Gehirnangiografie oder ein EEG –, die im Zusammenhang mit der Behandlungsbegrenzung auf Intensivstationen kein besonderes Problem darstellte, Organtransplantationen aber erschwerte. Die Chirurgen setzten daher durch, dass bei einem Atem- und Herzstillstand sowie nicht mehr beeinflussbarem Kreislaufversagen während einer Operation von einem Gehirntod ausgegangen werden konnte. Es ging ihnen damit primär um eine Legitimation des traditionellen Herztodkriteriums, um eine Rechtfertigung der herrschenden Explantationspraxis. Aus der Sicht der Chirurgen war die Hirntoddefinition also ein Nebeneffekt.

Das Interesse an Organtransplantationen und die Ausbreitung des

24 Schlich (1996), S. 26 f.
25 Wiesemann (2001).

Hirntodkriteriums standen in einem engen Zusammenhang – ohne dass das Hirntodkriterium das Wunschziel der Transplantationsmediziner gewesen wäre. Bei der Deutung dieses historischen Befunds sollte berücksichtigt werden, dass trotz der skizzierten Entwicklung, in der unterschiedliche *Interessen* wirksam waren, gute, *begründete* anthropologische und ethische Argumente für – oder auch gegen – dieses Konzept sprechen können.[26] Die Frage nach der Entstehung, Ausbreitung und Akzeptanz des Hirntodkriteriums sollte man streng trennen von seiner anthropologischen und ethischen Begründung. Zudem muss in Rechnung gestellt werden, dass aus der Akzeptanz der Hirntoddefinition nicht automatisch eine Legitimation von Organexplantationen folgt. Die Gründe pro und kontra sollten in normativer Hinsicht in einer ethischen Diskussion gesucht werden; einer ethischen Diskussion, die essenziell nach einer historischen Analyse verlangt.

Literatur

Ach, Johann S./Marckmann, Georg (2004), »Todesbegriff und Hirntodkriterium«, in: *Ethik in der Medizin. Ein Studienbuch*, hg. von Urban Wiesing, Stuttgart, S. 229-337.

Fichtner, Gerhard (1968), »Das verpflanzte Mohrenbein – Zur Interpretation der Kosmas-und-Damian-Legende«, in: *Medizinhistorisches Journal* 3, S. 87-100.

Hagner, Michael (Hg.) (1997), *Homo cerebralis. Der Wandel vom Seelenorgan zum Gehirn*, Darmstadt.

– (1999), *Ecce cortex. Beiträge zur Geschichte des modernen Gehirns*, Darmstadt.

– (2004), *Geniale Gehirne. Zur Geschichte der Elitegehirnforschung*, Göttingen.

Hoff, Johannes/in der Schmitten, Jürgen (Hg.) (1994), *Wann ist der Mensch tot? Organverpflanzung und »Hirntod«-Kriterium*, Reinbek bei Hamburg.

Kocher, Theodor (1892), »Zur Verhütung des Cretinismus und cretinoider Zustände nach neueren Forschungen«, in: *Deutsche Zeitschrift für Chirurgie* 34, S. 556-626.

Moll, Albert (1902), *Ärztliche Ethik. Die Pflichten des Arztes in allen Beziehungen seiner Thätigkeit*, Stuttgart.

26 Vgl. den Beitrag »Hirntod« von Klaus Steigleder in diesem Band.

Schellong, M. Sebastian (2001), »Die künstliche Beatmung und die Entstehung des Hirntodkonzepts«, in: *Hirntod. Zur Kulturgeschichte der Todesfeststellung*, hg. von Thomas Schlich und Claudia Wiesemann, Frankfurt am Main, S. 187-208.

Schlich, Thomas (1996), »Die Geschichte der Herztransplantation: Chirurgie, Wissenschaft, Ethik«, in: *Herztransplantation und Ethik. Historische und philosophische Aspekte eines paradigmatischen Eingriffs der modernen Medizin*, hg. von Andreas Frewer u. a., Erlangen/Jena, S. 13-38.

– (1998), *Die Erfindung der Organtransplantation. Erfolg und Scheitern des chirurgischen Organersatzes (1880-1930)*, Frankfurt am Main/New York.

– (1999), »Ethik und Geschichte: Die Hirntoddebatte als Streit um die Vergangenheit«, in: *Ethik in der Medizin* 11, S. 79-88.

–, Wiesemann, Claudia (Hg.) (2001), *Hirntod. Zur Kulturgeschichte der Todesfeststellung*, Frankfurt am Main.

Schulz, Stefan (1997), »Der Umgang mit Geschichte in aktuellen Lehrbüchern der Ethik in der Medizin«, in: *Geschichte und Ethik in der Medizin. Von den Schwierigkeiten einer Kooperation*, hg. von Richard Toellner und Urban Wiesing, Stuttgart u. a., S. 17-34.

– (2005), »Zwischen Parabiose, Reizen und Organtransplantationen. Die Wiederentdeckung der Bluttransfusion im deutschsprachigen Raum Anfang des 20. Jahrhunderts«, in: *Blood in History and Blood Histories*, hg. von Mariacarla Gadebusch Bondio, Florenz, S. 289-310.

Wiesing, Urban (1995), »Zum Verhältnis von Geschichte und Ethik in der Medizin«, in: *Internationale Zeitschrift für Geschichte und Ethik der Naturwissenschaften, Technik und Medizin* 3, S. 129-144.

Wiesemann, Claudia (2001), »Notwendigkeit und Kontingenz. Zur Geschichte der ersten Hirntod-Definition der Deutschen Gesellschaft für Chirurgie von 1968«, in: *Hirntod. Zur Kulturgeschichte der Todesfeststellung*, hg. von Thomas Schlich und Claudia Wiesemann, Frankfurt am Main, S. 209-238.

Klaus Steigleder

Organtransplantation

1. Zur Diskussion um die Organtransplantation

Die Organtransplantation ist heute Gegenstand heftigster Kontroversen. Während die einen in der Möglichkeit erfolgreicher Organtransplantationen einen der ganz großen Durchbrüche und Errungenschaften der Medizin des 20. Jahrhunderts sehen, erblicken andere in ihr eine moralisch unzulässige Grenzüberschreitung:[1] Der Körper von Menschen werde nutzbar gemacht, um anderen das Leben zu retten oder ihr Leiden zu lindern. Viele der Kritiker sind nicht überzeugt, dass hirntote Menschen bereits tot sind. Entsprechend würden nicht, wie behauptet, Toten, sondern Sterbenden Organe entnommen, was eine klare Verletzung ihrer Würde darstelle. Außerdem wird der Verdacht geäußert, dass im Rahmen der Transplantationsmedizin viel Geld verdient wird und dies immer wieder dazu verführt, Gesetze zu umgehen. Und schließlich sehen Kritiker in der aufwändigen und reputationsträchtigen Transplantationsmedizin mit Blick auf die immer schwieriger werdende Finanzierung des Gesundheitswesens eine problematische Schwerpunktsetzung.

Solche Kritikpunkte haben einen unterschiedlichen Status. Die Tatsache, dass eine Technik missbräuchlich angewandt werden kann oder wird, spricht noch nicht dagegen, dass es einen moralisch zulässigen oder richtigen Gebrauch der Technik gibt. Herauszufinden, ob es einen solchen richtigen Gebrauch der Organtransplantation gibt, und gegebenenfalls die Bedingungen oder Voraussetzungen zu benennen, unter denen dies der Fall ist, ist die erste Aufgabe einer medizinethischen Untersuchung der Organtransplantation. Die Frage, welcher Stellenwert Organtransplantationen im Vergleich zu anderen Handlungsoptionen und -aufgaben zukommt, ist davon zu unterscheiden. Sie würde sich übrigens erst gar nicht stellen, wenn es keinen moralisch richtigen Gebrauch der Organtrans-

1 Siehe z. B. Fuchs (1996), Greinert/Wuttke (1993), siehe auch Spirigatis (1997), Stapenhorst (1999).

plantation gäbe. Dass Letzteres zutrifft, wird nun aber von der These impliziert, dass die Transplantationsmedizin eine moralisch unzulässige Grenzüberschreitung darstelle. Die Behauptung, der Körper von Menschen werde für andere Menschen in moralisch *unzulässiger* Weise nutzbar gemacht, ist aber dann nicht ohne Weiteres überzeugend, wenn die Organe Toten entnommen werden. Deshalb hängt für die moralische Beurteilung viel von der Frage ab, ob Hirntote bereits tot oder erst sterbende Menschen sind.

Die vehemente Kritik am Hirntod, die in den letzten 15 Jahren vorgebracht wurde und deren Heftigkeit zuweilen an die Diskussion um den Schwangerschaftsabbruch erinnert, dürfte mit zu den Faktoren gehören, weshalb die Bereitschaft zur »postmortalen« Organspende in Deutschland zurückgegangen ist beziehungsweise sich auf einem verhältnismäßig niedrigen Niveau eingependelt hat. Dies wiederum hat wesentlich dazu beigetragen, dass seitens der Transplantationsmedizin, aber auch seitens derer, die auf ein Spenderorgan angewiesen sind, zunehmend die Lebendorganspende (auch »Organlebendspende« genannt) als Mittel der Wahl erscheint und in Deutschland etwa ein massiver Druck entfaltet wurde, die restriktiven Regelungen der Lebendorganspende im Transplantationsgesetz zu lockern. Das scheint aussichtsreicher zu sein, als eine Änderung hinsichtlich der Regelungen der postmortalen Organspende herbeizuführen. Die Tabuisierung der postmortalen Organspende trägt also paradoxerweise zur Beförderung der Lebendorganspende bei, von der sich in der Tat fragen lässt, ob sie nicht eine unzulässige Grenzüberschreitung darstellt.

Im Folgenden soll aber zunächst die postmortale Organspende näher diskutiert werden. Dabei werde ich von der kontroversen Voraussetzung ausgehen, dass hirntote Menschen tot sind.[2]

2 Für die Begründung dieser Voraussetzung siehe meinen Beitrag zum Hirntod in diesem Band.

2. Transplantation von Organen (hirn)toter Menschen

2.1 Recht auf Organtransplantation, Pflicht zur Organspende?

Der Ersatz eines Organs im Wege der Transplantation eines Spenderorgans ist für diejenigen, bei denen ein endgültiges Versagen etwa des Herzens oder der Leber droht, die einzige Möglichkeit der (längerfristigen) Lebenserhaltung. Von der Implantation einer Spenderniere erhoffen sich viele, die dialysepflichtig sind, zumindest eine entscheidende Verbesserung ihrer Lebensqualität. Aber auch eine Nierentransplantation kann eine lebensrettende Maßnahme sein. Sind Kinder dialysepflichtig, so ist mit einer Spenderniere die Hoffnung verbunden, dass sich Entwicklungsstörungen vermeiden lassen.

Freilich ist das Bild, das zuweilen in der Öffentlichkeit besteht, unzutreffend, dem zufolge durch die Transplantation das fehlerhafte Organ einfach durch ein funktionierendes ersetzt werde, womit die Probleme behoben seien. Vielmehr muss ein Transplantierter ein Leben lang Medikamente einnehmen, um eine akute Abstoßung des Spenderorgans zu verhindern. Diese Medikamente haben erhebliche Nebenwirkungen. So können sie Organe schädigen und erhöhen signifikant das Risiko, an Krebs zu erkranken. Außerdem werden durch die Transplantation nicht schon die Ursachen behoben, die zur Schädigung des ersetzten Organs geführt haben. Sofern diese bestehen bleiben, ist unter Umständen auch mit einer Schädigung des Spenderorgans zu rechnen. Schon mit diesen wenigen Hinweisen darauf, dass die Transplantation nicht einfach einen alle Probleme beseitigenden Organersatz darstellt, lässt sich verständlich machen, dass die Indikationsstellung für eine Organtransplantation hohen Anforderungen genügen muss.[3] Es ist umstritten, ob beziehungsweise wann die Transplantation etwa einer Hand oder eines Gesichts gerechtfertigt werden kann, da hier möglicherweise die nachteiligen Folgen der Transplantation den intendierten Nutzen überwiegen.[4]

Sofern aber eine Organtransplantation eine Maßnahme ist, durch

3 Siehe z. B. Anyanwu/Treasure (2003).

4 Siehe Hettiaratchy/Butler/Lee (2001), Okie (2006).

die Leben gerettet, ein verhältnismäßig normales Weiterleben ermöglicht oder die Lebensqualität signifikant verbessert werden kann, sind für die moralische Beurteilung die Grundrechte auf Leben und auf die fundamentalen Voraussetzungen der handelnden Selbstentfaltung relevant.[5] Aus diesen Grundrechten folgt unter den genannten Voraussetzungen zwar nicht einfach ein Recht auf Organtransplantation. Wohl aber folgt, dass es sich um eine Maßnahme handelt, der moralisch gesehen ein erhebliches Gewicht zukommt. Sie zu unterlassen wird deshalb moralisch rechtfertigungsbedürftig. Wenn in einer Gesellschaft Organtransplantationen so viele Ressourcen binden würden, dass dadurch die medizinische Grundversorgung tangiert wäre oder andere lebensrettende Maßnahmen nicht mehr ergriffen werden könnten, die sehr viel mehr Menschen zugute kommen, so wären dies gewichtige Gründe gegen (einen bestimmten Umfang von) Organtransplantationen. Wenn Organe, die für die Transplantation brauchbar sind, nur so gewonnen werden könnten, dass andere Menschen unzulässig verzweckt werden oder in unzulässiger Weise in ihre körperliche Integrität eingegriffen wird, dann wären dies Beispiele für gewichtige Gründe, die Organtransplantationen prinzipiell moralisch unzulässig machen. Wenn aber Organtransplantationen nur deshalb nicht durchgeführt werden können und Menschen vorzeitig versterben oder signifikante Einbußen in ihrer Lebensqualität hinnehmen müssen, weil nicht ausreichend Spenderorgane vorhanden sind, die ohne unzulässige Verzweckung beziehungsweise ohne unzulässige Eingriffe in die körperliche Integrität vorhanden sein könnten, dann würde dies sehr wohl das Recht auf Leben und auf die grundlegenden Voraussetzungen für handelnde Selbstentfaltung der potenziellen Organempfänger verletzen.

Nun macht es einen großen Unterschied, ob Organe einem Toten oder einem Lebenden entnommen werden. Wenn Hirntote tot sind, dann lässt sich moralisch gesehen nicht sagen, dass die Entnahme von Organen eines Hirntoten einen Menschen unzulässigerweise verzweckt. Denn die Organentnahme stellt dann keinen Umgang mit einem Menschen, sondern mit dem Körper eines Verstorbenen dar. Andererseits ist jedoch davon auszugehen, dass

5 Siehe auch den Beitrag »Gesundheit und Krankheit« von Norbert W. Paul in diesem Band.

Rechte von Menschen ihren Tod überdauern können.[6] So werden beispielsweise Rechte von Menschen verletzt, wenn ihren testamentarischen Vorausverfügungen ohne gewichtigen Grund nicht entsprochen wird oder sie nach ihrem Tod diffamiert werden. Entsprechend liegt es nahe, davon auszugehen, dass die Art und Weise, wie mit dem Körper eines Verstorbenen umgegangen wird, die Rechte eines Menschen tangieren kann. Allerdings ist nicht einfach klar, wann und aus welchen Gründen dies der Fall ist.

Ein Problem ist, dass die zuvor getroffene Unterscheidung zwischen dem Menschen und dem Körpers des Verstorbenen in gewisser Weise abstrakt ist. Sigmund Freud hat darauf aufmerksam gemacht, dass wir uns unseren Tod nicht wirklich vorzustellen vermögen, sondern uns in der Vorstellung unseres Todes als überlebende Betrachter unseres Todes sehen.[7] Entsprechend mögen wir zwiespältige Gefühle bei der Vorstellung haben, dass uns nach unserem Tod Organe entnommen werden. Wir mögen der Auffassung sein, dass es uns direkt tangiert, wie nach unserem Tod mit unserem Körper umgegangen wird. Und wir mögen Wünsche haben, wie nach unserem Tod mit unserem Körper umgegangen werden soll. Der eine wünscht vielleicht eine Feuerbestattung, der andere will dies auf gar keinen Fall, und einem Dritten mag dies völlig gleichgültig sein. Für die Angehörigen repräsentiert der Körper eines Verstorbenen den, der gestorben ist. Ein Hirntoter wirkt überdies wie ein Lebender.

Es bestehen also unterschiedliche Interessen, wie mit dem Körper eines Verstorbenen umgegangen wird. Und diese Interessen gilt es zu würdigen. Insbesondere gilt es zu berücksichtigen, dass die Aussicht auf eine Organentnahme nach Hirntod begründete Interessen eines Lebenden tangieren und ihn deshalb in seinen Rechten betreffen kann. Wenn jemand beispielsweise nicht davon überzeugt ist, dass Hirntote tatsächlich tot sind, dann wird ihn die Aussicht ängstigen, dass ihm gegebenenfalls nach Eintritt des Hirntods Organe entnommen werden. Solche Angst würde ihn in den Voraussetzungen seiner handelnden Selbstentfaltung unter Umständen erheblich beeinträchtigen. Ähnliche Auswirkungen können sich auch mit Blick auf religiös begründete Vorstellungen ergeben, etwa die Vor-

6 Siehe dazu Lamont (1998).

7 Freud (1999), S. 341.

stellung, dass man am Jüngsten Tag alle seine Organe benötigt. Auch gilt es, die Interessen von Angehörigen zu schützen, die um den Verstorbenen trauern und von dem Verstorbenen Abschied nehmen wollen.

Andererseits bleibt der Unterschied zwischen einem Menschen und dem Körper eines Verstorbenen bestehen. Bestehen bleibt auch, dass durch die Organe eines Hirntoten das Leben von Menschen gerettet oder ihre Lebensqualität entscheidend verbessert werden kann. Es ist deshalb nicht überzeugend anzunehmen, dass die Bereitschaft, postmortal Organe zu spenden, ein Werk der Übergebühr ist. Viel eher lässt sich sagen, dass es die Pflicht zur Hilfeleistung verletzt, ohne gewichtigen Grund eine postmortale Organentnahme auszuschließen. Entsprechend ist es zweifelhaft, dass eine postmortale Organentnahme moralisch nur dann legitim sein kann, wenn der Verstorbene dieser zu Lebzeiten zugestimmt hat.

Aus moralischer Sicht dürfte daher für die postmortale Organentnahme eine *Widerspruchslösung* einer *Zustimmungslösung* vorzuziehen sein. Widerspruchslösung meint, dass einem Toten Organe entnommen werden dürfen, wenn der Verstorbene dem zu Lebzeiten nicht ausdrücklich widersprochen hat. Zustimmungslösung meint, dass einem Toten Organe nur dann entnommen werden dürfen, wenn der Verstorbene zu Lebzeiten dazu bereit war beziehungsweise dem zugestimmt hat.[8] Dabei liegt die Begründung der Widerspruchslösung *nicht* darin, dass von einer Zustimmung zu einer möglichen Organentnahme immer dann auszugehen ist, wenn ihr nicht ausdrücklich widersprochen wurde.[9] Dies wäre sicherlich eine fragwürdige Unterstellung. Die Begründung für die Widerspruchs-

8 Dies formuliert die Bedingungen der so genannten »engen« Widerspruchs- und »engen« Zustimmungslösung. Eine »erweiterte« Widerspruchslösung sieht vor, dass auch Angehörige einer Organentnahme widersprechen können, eine »erweiterte« Zustimmungslösung sieht vor, dass auch Angehörige eine Zustimmung zur Organentnahme erteilen können, wenn keine ausdrückliche Zustimmung des Verstorbenen vorliegt, die Angehörigen aber der Überzeugung sind, dass eine Organentnahme im Sinne des Verstorbenen wäre. In Deutschland gilt die erweiterte Zustimmungslösung, in Österreich die (enge) Widerspruchslösung, das Transplantationsgesetz der Schweiz sieht eine erweiterte Zustimmungslösung vor. In den Staaten der EU überwiegt die Widerspruchslösung, wobei diese meist als »erweiterte« Widerspruchslösung gestaltet ist.

9 Zur Problematik eines »presumed consent« siehe z. B. Veatch (2000), S. 167-174.

lösung besteht vielmehr im Schutz der berechtigten Interessen Lebender.

Die Widerspruchslösung hat gegenüber einer Zustimmungslösung auch den Vorteil, dass sie zumindest in einer Reihe von Hinsichten die Angehörigen besser schützt. Da in den seltensten Fällen die Zustimmung zu einer Organentnahme dokumentiert ist, sind im Falle der Geltung der erweiterten Zustimmungslösung die Ärzte gehalten, die Angehörigen eines soeben Verstorbenen mit der Frage der Zustimmung zur Organentnahme zu konfrontieren. Dies wird von vielen Ärzten als äußerst unangenehm und als unangemessen empfunden. In der Tat stellt es eine ziemliche Zumutung für die Angehörigen dar, mit einer solchen Frage zum Zeitpunkt des Schocks oder der Trauer über den Verlust eines geliebten Menschen konfrontiert zu werden. Nicht wenige Angehörige fühlen sich überfordert und zweifeln im Nachhinein an der Richtigkeit ihrer Entscheidung. Moralisch gesehen erscheint es höchst fragwürdig, Angehörige in eine solche Situation zu bringen und von den Ärzten Entsprechendes zu verlangen.

Der Blick auf die Probleme einer Entscheidung der Angehörigen für oder gegen eine Organentnahme, aber auch die Begründung dafür, weshalb es die Möglichkeit geben muss, einer möglichen postmortalen Organentnahme zu Lebzeiten zu widersprechen, legen es nahe, eine enge Widerspruchslösung einer erweiterten vorzuziehen. Freilich kann es ein legitimer Grund sein, den Widerspruch zu einer Organentnahme anzumelden, um den nicht ausräumbaren Ängsten etwa eines Lebenspartners Rechnung zu tragen.

Es darf nicht Ziel der Widerspruchslösung sein, die Trägheit oder Ahnungslosigkeit der Betroffenen auszunutzen. Deshalb ist im Falle der Geltung der Widerspruchslösung dafür Sorge zu tragen, dass nach Möglichkeit jeder Erwachsene über ein Grundwissen von der Praxis der Organtransplantation verfügt und weiß, dass ihm gegebenenfalls postmortal Organe entnommen werden dürfen, sofern er dem nicht widersprochen hat. Zuweilen hört man vonseiten der Transplantationsmedizin, dass alle Aufklärungsbemühungen bislang nicht in der Lage waren, die Bereitschaft zur Organspende zu erhöhen. Von weiterer Aufklärung sei deshalb auf diesem Feld nicht viel zu erhoffen. Blickt man aber auf den Kenntnisstand von Studierenden, die an der Universität an disziplinenübergreifenden Seminaren zu den moralischen Problemen der Organtransplantation teilnehmen, dann darf man davon ausgehen, dass selbst eine höhere Schulbildung in Deutschland bislang kaum irgendwelche Kenntnisse zur Transplantationsmedizin vermittelt. Die in diesem Zusammenhang und in Bezug auf eine Reihe anderer technischer Innovationen in Medizin, Biologie und anderen Bereichen bestehende Unkenntnis und der damit einhergehende moralisch-normative Analphabetismus sind aber in einer durch Wissenschaft und Technik geprägten demokratischen Gesellschaft nicht hinnehmbar. Hier ist in den Lehrplänen der Schulen, aber auch im Lehrangebot der Universitäten und nicht zuletzt in der Ausbildung von Lehrern dringend Abhilfe zu schaffen.

Es liegt nahe, die Widerspruchslösung auch dann anzuwenden, wenn verstorbene Kinder als Organspender in Frage kommen, wobei das Recht zum Widerspruch dann von den Eltern bzw. Sorgeberechtigten wahrzunehmen ist. Die oben angesprochene Belastung der Angehörigen durch die (erweiterte) Zustimmungslösung dürfte angesichts des Todes (junger) Kinder in besonderem Maße gegeben sein. Auch in dieser Hinsicht dürfte die Widerspruchslösung der bessere Weg sein, zumal die normativen Gesichtspunkte, die zur Begründung der Widerspruchslösung führen, sich in Bezug auf verstorbene Kinder grundsätzlich nicht anders darstellen. Auch die Eltern beziehungsweise Sorgeberechtigten haben die Pflicht, vom Widerspruchsrecht nicht leichtfertig Gebrauch zu machen. In moralischer Betrachtung spricht einiges dafür, das Widerspruchsrecht schon Jugendlichen zuzuerkennen. Inwieweit sich dies allerdings rechtlich und rechtstechnisch verwirklichen lässt, ist eine andere Frage.

Dies gibt Gelegenheit, ausdrücklich zu betonen, dass die voranstehenden Ausführungen moralische und nicht rechtliche Überlegungen und Argumente darstellen. Ob sie rechtlich umgesetzt werden können, hängt auch davon ab, ob sie mehrheitsfähig und politisch durchsetzbar sind. Eine Widerspruchslösung bedarf einer konkreten rechtlichen Ausgestaltung. Dazu können vorhandene Lösungen studiert werden. Ein guter Weg scheint etwa das in Österreich praktizierte Verfahren der Einrichtung eines zentralen Registers zu sein. Durch den dort dokumentierten Einwand, der zu einem späteren Zeitpunkt auch wieder zurückgenommen werden kann, wird sichergestellt, dass dem Widerspruch Rechung getragen wird. Denn vor einer Organentnahme muss dort angefragt werden, ob ein Widerspruch angemeldet wurde. Grundsätzlich kann der Widerspruch aber auch weniger formell erklärt werden, etwa in Form einer mitgeführten Erklärung, wobei sich jeder bewusst sein muss, dass eine solche Erklärung übersehen werden kann.

Es wurde schon angesprochen, dass die Trauer der Angehörigen zu respektieren ist. Entsprechend ist auch auf Gebräuche und etablierte Formen, sich von einem Toten zu verabschieden, Rücksicht zu nehmen. Außerdem gilt die Pflicht, mit dem Körper eines Verstorbenen pietätvoll umzugehen. Dies alles ist bei der Organentnahme zu berücksichtigen. Diese hat so zu erfolgen, dass der Leichnam nicht verunstaltet wird, und es gilt den Leichnam nach der Organentnahme wieder sorgfältig zuzunähen.

2.2 Das Problem einer gerechten Zuteilung der Organe

Für die Transplantation stehen sehr viel weniger Organe Verstorbener zur Verfügung, als benötigt werden. Dies bedeutet für die Nierentransplantation, dass man in der Regel jahrelang auf ein Organ warten muss. Für andere Transplantationsziele wie etwa die Herz- und Lebertransplantation bedeutet es, dass nicht wenige Patienten versterben, da ihnen nicht rechtzeitig ein Organ zur Verfügung gestellt werden kann. Von der Zuteilung eines Organs hängt also für die Betroffenen in der Regel sehr viel ab, und es fragt sich, wie der Mangel moralisch richtig verteilt werden kann.

Eigentlich unstrittig ist, dass dies keine medizinische, sondern eine (schwierig zu beantwortende) moralisch-normative Frage ist.[10] Entsprechend besitzen Ärzte als solche auch keine besondere Kompetenz, sie zu beantworten. Daher kann man es nur bedauern, dass das deutsche Transplantationsgesetz vorschreibt, die Organe nach »Regeln, die dem Stand der medizinischen Wissenschaft entsprechen, insbesondere nach Erfolgsaussicht und Dringlichkeit für geeignete Patienten zu vermitteln« (§ 12, 2).[11]

Was nun die Kriterien für eine gerechte Zuteilung von Organen anbelangt, so ist davon auszugehen, dass *allein* Patienten, die eines

10 Siehe dazu Wiesing (1997), Lachmann/Meuter (1997), Gutmann/Land (2000), Sitter-Liver (2003).

11 Vgl. Gutmann/Fateh-Moghadam (2003).

Organs bedürfen, einen Anspruch auf Zuteilung eines Organs haben können[12] und dass jeder dieser Patienten ein gleiches Recht auf Leben und die weiteren grundlegenden Voraussetzungen für handelnde Selbstentfaltung besitzt. Der Staat muss einerseits die Instanz sein, deren Aufgabe es ist, für eine gerechte Zuteilung von Organen zu sorgen. Andererseits muss der Staat auch der Raum sein, in dem eine solche Zuteilung primär zu erfolgen hat.[13] Die möglichen Empfänger von innerhalb der Grenzen eines Staates verfügbar werdenden Organen müssen also zunächst oder in erster Linie die in diesem Staat lebenden bedürftigen Patienten sein. Denn diese Patienten sind Teil eines durch wechselseitige Aufgaben und Pflichten gekennzeichneten Gemeinwesens: Zu den grundlegenden Aufgaben dieses Gemeinwesens gehört die Gewährleistung einer angemessenen Gesundheitsversorgung für seine Bürger und der auf seinem Territorium lebenden Menschen. Umgekehrt hatten und haben diese Bürger und Menschen die Pflicht, das Gemeinwesen entsprechend ihren Möglichkeiten zu unterstützen, damit es seine Aufgaben wahrnehmen kann. Bedürftige Patienten, die in anderen Staaten leben, kommen daher erst in zweiter Linie als Empfänger verfügbarer Organe in Betracht.

Da ein Staat der primäre Raum der Zuteilung von Organen ist und da die möglichen Empfänger der Organe die gleichen grundlegenden Rechte besitzen, muss die Zuteilung von Organen innerhalb eines Staates nach einheitlichen Kriterien und so erfolgen, dass jeder, der die Kriterien erfüllt, die gleichen Chancen hat, ein Organ zu erhalten. Wenn also beispielsweise, wie es der Fall ist, unter sonst gleichen Umständen oder Bedingungen derjenige, der schon länger auf ein Organ wartet, ein geeignetes verfügbares Organ eher erhalten sollte als der, welcher erst kürzer wartet, dann muss innerhalb eines Staates eine einzige Warteliste geführt werden und müssen Aufnahme und Verbleib auf der Warteliste nach einheitlichen Standards erfolgen.

Durch den Verweis auf die gleichen grundlegenden Rechte der Patienten wurde von vornherein ausgeschlossen, dass das Kriterium

12 … und nicht etwa Transplantationszentren, die unter Gesichtspunkten der Wirtschaftlichkeit darauf angewiesen sind, jährlich eine ausreichende Zahl von Transplantationen durchzuführen.

13 Vgl. dazu die instruktiven Ausführungen zum »Gerechtigkeitsraum« bei Sitter-Liver (2003), S. 40-50.

der richtigen Zuteilung der Organe allein eine utilitaristische Nutzenmaximierung sein könnte.[14] Die Organe sind dann nicht einfach so zu verteilen, dass für die Betroffenen *insgesamt* etwa der maximal mögliche Zugewinn an Lebensjahren oder an Lebensqualität oder die maximal möglichen Transplantatfunktionsraten erzielt werden. Der Preis für den Verzicht darauf, die richtige Zuteilung nach solchen ›einfachen‹ Kriterien zu bemessen, ist aber eine Vielfalt relevanter normativer Gesichtspunkte, die schwierig zu gewichten sind. Hier besteht noch eine Reihe offener Fragen.

Auch darf die Zurückweisung ›einfacher‹ utilitaristischer Maximierungsziele nicht zu falschen Entgegensetzungen verleiten. Es verhält sich nämlich keineswegs so, dass die Orientierung an den grundlegenden Rechten der Betroffenen schon jegliche Maximierungsziele oder das Bemühen um eine weit gehende Effektivität von Maßnahmen ausschließt. Dies ist freilich ein komplexes und umstrittenes Thema, das im Rahmen dieses Beitrags nicht detailliert behandelt werden kann.[15] Deshalb will ich mich hier darauf beschränken, die Dinge im Ausgang von einem Beispiel ein wenig näher zu erläutern.

Vergleichen wir zwei Szenarien: Im ersten Fall rast ein Auto auf eine Bushaltestelle zu, an der fünf Personen warten, und reißt eine der wartenden Personen in den Tod. Der zweite Fall unterscheidet sich vom ersten darin, dass nicht eine, sondern alle fünf der an der Bushaltestelle wartenden Personen durch das Auto getötet werden. Meine These ist nun, dass man nicht Utilitarist sein muss, um zu sagen, dass der Tod einer Person normalerweise etwas Schreckliches ist, dass aber der Tod von mehreren Personen noch schrecklicher ist. Dies kann und muss in bestimmten Fällen auch derjenige sagen, der davon ausgeht, dass jede einzelne der Personen im normativen Sinne Würde besitzt und deshalb letztlich unverrechenbar ist.[16] Zwar schließt die Würde der Personen aus, dass ein Einzelner getötet wird, um andere zu retten. Die Würde der Personen kann aber in anderen Fällen fordern, von zwei Handlungsalternativen diejenige zu wählen, durch die mehr statt weniger Personen gerettet werden.

Es besteht nämlich eine bedeutsame Asymmetrie zwischen dem

14 Zum Utilitarismus siehe oben meinen Beitrag »Moral, Ethik, Medizinethik«.

15 Siehe dazu auch Lübbe (2004).

16 Zum Begriff der Würde und des Rechts siehe oben meinen Beitrag »Moral, Ethik, Medizinethik«.

negativen und dem positiven Recht auf Leben. Das negative Recht auf Leben begründet Unterlassungspflichten, etwa die Pflicht, einen Unschuldigen nicht vorsätzlich gegen seinen Willen zu töten. Das positive Recht auf Leben begründet Pflichten zur Hilfeleistung. Diese sind im Unterschied zu Unterlassungspflichten immer situations- und kontextabhängig. Eine Pflicht zur Hilfeleistung besteht nur, wenn der Betroffene sich selbst nicht helfen kann, der Helfende zur Hilfeleistung ohne vergleichbare Kosten in der Lage ist und nicht durch entgegenstehende Pflichten gehindert ist, dem Betreffenden Hilfe zu leisten. Wenn nun jemand die Entscheidung treffen muss, entweder einem oder zwei Menschen das Leben zu retten, weil er nicht alle drei retten kann, jeder gleichermaßen bedürftig ist, der potenzielle Helfer gegenüber niemandem spezielle Pflichten hat und jeweils zur Hilfeleistung ohne vergleichbare Kosten in der Lage ist, dann ist er verpflichtet, sich für die Rettung der zwei statt des einen zu entscheiden. Dies ist nicht deshalb der Fall, weil einer der Betroffenen weniger wert wäre als ein anderer oder ein geringeres Recht auf Leben hätte als die anderen. Vielmehr wird im gegebenen Fall fehlender Vorrechte oder Hinderungsgründe der Würde beziehungsweise den Rechten der Betroffenen am angemessensten dadurch Rechnung getragen, dass alle, die unter Wahrung der Rechte der Betroffenen gerettet werden könnten, auch tatsächlich gerettet werden.

Wenn also mehr Patienten, deren Leben unmittelbar bedroht ist, dadurch gerettet werden könnten, dass bei einem von ihnen auf die erforderliche gleichzeitige Übertragung mehrerer Organe verzichtet wird, dann bestünde, unter sonst gleichen Bedingungen und Umständen, die Pflicht, entsprechend zu verfahren. Es gilt aber zu beachten, dass die Überlegungen sich auf Fälle bezogen haben, in denen das Leben der Betroffenen gleichermaßen bedroht ist. Die Dinge stellen sich anders dar, wenn unterschiedliche Dringlichkeiten und Erfolgsaussichten bestehen. Wenn Patient A höchstwahrscheinlich versterben wird, wenn er jetzt nicht das passende Organ bekommt, während bei B, der ebenfalls durch das Organ gerettet werden könnte, eine begründete Aussicht besteht, dass für ihn noch ein weiteres passendes Organ verfügbar sein wird, dann sollte A das Organ erhalten. Entsprechend lässt sich rechtfertigen, A eine Mehrfachtransplantation zukommen zu lassen, auch wenn B und C dadurch zunächst zurückstehen müssen, sofern eine begründete

Aussicht besteht, dass B und C noch rechtzeitig ein Organ erhalten können.

Auch die Erfolgsaussichten können entscheidungsrelevant sein. Wenn A und B nur durch eine Organtransplantation überleben können, es aber bei A unwahrscheinlich ist, dass er die Operation überhaupt überleben kann, während bei B gute Erfolgsaussichten bestehen, dann sollte B das Organ erhalten. Relevant ist aber nicht nur, ob eine Operation unmittelbar erfolgreich sein kann, sondern auch, welchen Erfolg die Transplantation voraussichtlich haben wird. Wenn das Leben von A beispielsweise durch die Transplantation voraussichtlich nur um wenige Wochen verlängert wird, während B eine gute Chance hat, einige Jahre ein relativ normales Leben zu führen, dann sollte die Transplantation bei A unterbleiben und bei B durchgeführt werden. Während die zuvor betrachteten Fälle alle im Horizont des Zieles standen, möglichst vielen das Leben zu retten, geht es im letzten Fall eher um den Sinn und die Aufgabe medizinischer Maßnahmen: Die Transplantation bei A könnte nicht wirklich als eine sinnvolle Maßnahme der Lebensrettung gelten.

Wann eine medizinische Maßnahme noch »sinnvoll« ist und wann nicht, ist freilich eine äußerst schwierig zu beantwortende Frage. Dennoch scheint es mir dringlich zu sein, sie nicht vorschnell als unlösbar hinzustellen. Die Aufgabe besteht hier darin, zum einen die wohl unvermeidliche Grauzone zwischen Maßnahmen, die klar sinnvoll, und solchen, die klar sinnlos sind, zu verringern und zum anderen zu klären, was normativ richtige Kriterien für den Umgang mit dieser Grauzone sind. Vergleichbare Schwierigkeiten stellen sich auch, wenn es gilt, die Fragen zu klären, ab wann die Aussicht, noch ein geeignetes Organ zu erhalten, als »begründet« gelten kann und welche Anforderungen an die Erfolgschancen von Operationen zu stellen sind. Hier kommt noch erschwerend hinzu, dass die Kriterien eines verantwortlichen Umgangs mit Risiken und Unsicherheit noch weit gehend ungeklärt sind und ein dringendes Forschungsdesiderat darstellen.

Da die Erfolgschancen von Transplantationen für die Frage einer gerechten Zuteilung von Organen durchaus relevant sind, ist in diesem Zusammenhang auch die Relevanz von Fragen der so genannten »Compliance« gegeben. Bei der Compliance geht es darum, ob ein Patient die Gewähr bietet, sich nach der Transplantation so zu verhalten (beispielsweise durch regelmäßige Einnahme der immunsuppressiven Medikamente, regelmäßige Wahrnehmung von Kontrolluntersuchungen, Aufmerksamkeit auf Gefahrensignale, Vermeidung von Risiken), dass eine Abstoßung oder Schädigung des Transplantats vermieden werden kann. Die Abschätzung der Compliance ist naturgemäß schwierig, kann leicht subjektiven Verzerrungen unterliegen und ist entsprechend ein Einfallstor für ungerechtfertigte Ungleichbehandlungen von Patienten. Um dem vorzubeugen, bedarf es prozeduraler Vorkehrungen, damit eine Abschätzung der Compliance nicht einem einzelnen Arzt überlassen bleibt. Schwieriger als die Festlegung eines angemessenen Beurteilungsverfahrens dürfte es aber sein, angemessene inhaltliche Kriterien dafür festzulegen, was genau von einem Patienten zu fordern ist. Umstritten ist in diesem Zusammenhang, inwieweit die Aufnahme auf die Warteliste davon abhängig gemacht werden darf oder muss, ob etwa ein Alkoholiker eine bestimmte Zeit ›trocken‹ ist oder ein herzkranker Raucher das Rauchen aufgegeben hat.

Da bislang unter der Perspektive der Lebensrettung vor allem die Transplantation solcher Organe im Zentrum der Betrachtung stand, deren Funktion dauerhaft nicht substituiert werden kann, so sei noch ein kurzer Blick auf die Zuteilung von Nieren geworfen. Da es bei Nierentransplantationen in der Regel nicht um lebensrettende Maßnahmen geht, stellen sich für die gerechte Zuteilung von Nieren Dringlichkeitsfragen anders und mit anderem Gewicht. Bei Kindern und Heranwachsenden ist eine Nierentransplantation dringlich, weil sich auf diese Weise Entwicklungsstörungen vermeiden lassen. Ansonsten liegt das Kriterium der Wartezeit als bedeutsam für eine gerechte Zuteilung von Nieren nahe. Umstritten ist, welche Rolle angesichts verbesserter Immunsuppression die Berücksichtigung der Gewebeverträglichkeit (HLA-Merkmale) bei der Zuteilung von Nieren spielen sollte.

3. Lebendorganspende

Im Folgenden sollen, um die Darstellung übersichtlich zu halten, nur die beiden gebräuchlichsten Formen der Lebendorganspende in den Blick genommen werden, die Nieren-Lebendspende und die Teilleber-Lebendspende.[17] Die Niere ist ein paariges Organ, und es

17 Zu den ethischen Fragen der Lebendorganspende siehe auch Rittner/Paul (2005).

ist möglich, problemlos mit nur einer funktionierenden Niere zu leben. Also kann man jemandem helfen, der an endgültigem Nierenversagen leidet, indem man ihm eine Niere zur Verfügung stellt. Ebenso kann jemandem mit Leberversagen geholfen werden, wenn ihm ein Teil einer gesunden Leber übertragen wird. Wenn alles gut läuft, bildet sich aus dem übertragenen Teil ein fast vollständiges Organ, und die Leber des Spenders regeneriert sich weit gehend.

Die Nieren-Lebendspende hat in den vergangenen Jahren stark zugenommen. In den USA lag im Jahr 2004 der Anteil der Nieren-Lebendspende an der Nierentransplantation bei etwa 41,5 Prozent.[18] Von 16 004 Nierentransplantationen wurden 6647 mit Nieren-Lebendspenden durchgeführt. In Deutschland lag im Jahr 2004 der Anteil der Nieren-Lebendspenden mit 489 Spenden bei 19,7 Prozent. 1993 lag er in Deutschland noch bei unter 3 Prozent, in den USA bei 27,5 Prozent. Der Anteil der Teilleber-Lebendspenden an der Lebertransplantation lag im Jahr 2004 in Deutschland bei 7,3 Prozent (64 Lebendspenden), in den USA bei 5,2 Prozent (323 Lebendspenden). Hier sind die Zahlen gegenüber den Zahlen von 2001 deutlich rückläufig. 2001 lag der Anteil der Teilleber-Lebendspende an der Lebertransplantation in Deutschland bei 12,5 Prozent und in den USA bei fast 10 Prozent. Der 2002 in den USA einsetzende deutliche Rückgang der Teilleber-Lebendspende dürfte nicht zuletzt auf die in den Medien verbreitete Nachricht vom Tod eines 57-jährigen Mannes zurückzuführen sein, der im Januar 2002 seinem Bruder einen Teil seiner Leber gespendet hatte und drei Tage nach der Operation im Mount Sinai Medical Center in New York verstarb.

Die Lebendspende ist vor allem aus zwei Gründen attraktiv. Zum einen kann mit einer Lebendspende angesichts des Mangels an postmortalen Spenderorganen gezielt eingesprungen werden, um Wartezeiten zu verkürzen oder jemandem das Leben zu retten, der andernfalls nicht rechtzeitig ein Spenderorgan erhalten würde. Zum anderen sind die so genannten Transplantatfunktionsraten im Falle der Lebendspende deutlich erhöht. Während, so die Angaben der Deutschen Stiftung Organtransplantation, nach fünf Jahren noch

18 Die die USA betreffenden Zahlen beruhen auf den Angaben des Organ Procurement and Transplantation Network (OPTN), die Deutschland betreffenden Zahlen beruhen auf den Angaben der Deutschen Stiftung Organtransplantation (DSO).

etwa 70 Prozent der transplantierten Nieren funktionieren, die Verstorbenen entnommen wurden, funktionieren nach fünf Jahren noch etwa 83 Prozent der Nieren, die von lebenden Spendern stammen.

In Deutschland ist die Lebendspende nur unter Beachtung relativ strenger Auflagen rechtlich erlaubt. So müssen nach dem Transplantationsgesetz von 1997 beispielsweise die Spender volljährig sein und mit dem Empfänger entweder im ersten oder zweiten Grad verwandt sein oder als Lebenspartner zusammenleben oder erkennbar zueinander im Verhältnis einer besonderen persönlichen Verbundenheit stehen. Ziel dieser Bestimmungen ist es nicht zuletzt, auszuschließen, dass Menschen ihre Organe gegen Geld abgeben. Außerdem darf eine Transplantation von Organen oder Organteilen Lebender nur dann stattfinden, wenn kein geeignetes postmortales Spenderorgan zur Verfügung steht. Es wurde schon erwähnt, dass seit einiger Zeit von verschiedenen Seiten auf die Politik Druck ausgeübt wird, die gesetzlich vorgeschriebenen Beschränkungen der Lebendorganspende zu lockern.

Nun scheint in moralischer Betrachtung die Spende eines Organs oder eines Organteils, um einem anderen das Leben zu retten oder seine Lebensqualität signifikant zu verbessern, ein überaus positiv zu bewertender Akt der Hilfeleistung zu sein. Auf diese Hilfeleistung besteht seitens des Empfängers gegenüber dem Spender kein Recht und entsprechend seitens des Spenders auch keine Pflicht. Dies ist im Falle einer Teilleber-Lebendspende besonders deutlich. Die Entfernung eines Leberteils, insbesondere des rechten Leberlappens, für die Spende an einen erwachsenen Empfänger ist mit einem hohen Risiko verbunden, nämlich dem, dass der Spender infolge des Eingriffs verstirbt oder durch diesen gesundheitlich schwer geschädigt wird. Die möglichen Schädigungen schließen die Gefahr dauerhaften Leberversagens und daraus resultierender Transplantationspflichtigkeit sowie die Gefahren vorübergehender oder dauernder Behinderungen ein. Das Mortalitätsrisiko der Spende des rechten Leberlappens wird mit einem halben bis einem Prozent angegeben (also mit einem bis zwei Todesfällen pro 200 Spenden), das Morbiditätsrisiko mit 40 bis 60 Prozent.[19] Die Risiken bei der Spende des linken Leberlappens, die für eine Spende an Kinder in-

19 Cronin u. a. (2001), Trotter u. a. (2002), Brown u. a. (2003).

frage kommt, werden geringer veranschlagt. Hier scheint das Mortalitätsrisiko bei etwa einem Todesfall pro 1000 Spenden zu liegen. Es herrscht aber weit gehende Einigkeit, dass die bislang verfügbare Datenbasis noch keine wirkliche Einschätzung des Risikos zulässt und dass die Risiken deutlich höher sein könnten. Außerdem liegen keine ausreichenden Erfahrungen hinsichtlich der Langzeitfolgen vor.

Eine Pflicht zur Hilfeleistung kann, wie oben herausgestellt, nur dann bestehen, wenn der Empfänger der Hilfeleistung sich selbst nicht helfen kann und der mögliche Helfer zur Hilfeleistung ohne vergleichbare Kosten in der Lage ist. Dieses letzte Kriterium ist bei der Teilleber-Lebendspende nicht erfüllt, da die Hilfe mit beträchtlichen Mortalitäts- und Morbiditätsrisiken verbunden ist. Das Gleiche gilt auch für die Nieren-Lebendspende. Hier sind die Risiken zwar deutlich geringer, gleichwohl aber immer noch beachtlich. Das Mortalitätsrisiko wird mit drei Todesfällen auf 10 000 Nierentransplantationen angegeben. Es ist aber fraglich, wie verlässlich solche Zahlen sind. So wurden auf dem American Transplant Congress, der 2003 in Washington, DC stattfand, Zweifel an den Zahlen angemeldet.[20] Dort wurde festgestellt, dass in den USA in den Jahren 1999-2002 (22 495 Nieren-Lebendspenden) fünf Spender kurz nach der Entfernung einer Niere verstarben. Mindestens sieben Spender verstarben einige Zeit nach der Nierenentfernung. Dies würde bedeuten, dass auf weniger als 2000 Nephrektomien ein Todesfall käme. Aber auch diese Zahl könnte zu optimistisch sein, da das weitere Schicksal von Nieren-Lebendspendern bislang nicht verfolgt wird. Überdies liegen keine ausreichenden Informationen über die Langzeitfolgen der Nephrektomie für die Spender vor. Zwar gibt es einzelne Studien, die überwiegend zu dem Ergebnis kommen, dass sich keine negativen Effekte oder gar positive Effekte feststellen lassen, doch bestehen Zweifel daran, wie aussagekräftig diese Studien sind. Auch gibt es Berichte darüber, dass es bei einigen Spendern zu Bluthochdruck, Proteinurie und Nierenversagen kam.

Die Tatsache, dass es moralisch keine Pflicht zur Lebendorganspende gibt, spricht aber noch nicht dagegen, dass eine solche Spende ein überaus positiv zu bewertender Akt ist. Voraussetzung dafür ist aber, dass die Spende seitens des Spenders wirklich freiwillig er-

20 Vastag (2003).

folgt. Bei der Frage der Freiwilligkeit stoßen in der medizinethischen Diskussion zwei gegensätzliche Mentalitäten aufeinander. Die einen sehen die Notwendigkeit, potenzielle Spender gegenüber den vielfältigsten Formen von Zwang nach Möglichkeit zu schützen. Die anderen machen darauf aufmerksam, dass es sich im Falle erwachsener Spender um mündige Bürger handelt, die einen Anspruch darauf haben, dass ihre Entscheidungen nicht von Dritten beargwöhnt und ihre Entscheidungsspielräume nicht aus falsch verstandener Fürsorglichkeit präventiv beschnitten werden.

Allerdings gilt es zu beachten, dass im familiären Kontext bezüglich der wechselseitigen Hilfeleistung (verglichen mit dem, was für den Umgang mit Freunden gilt) anspruchsvollere Erwartungen bestehen. Die Möglichkeit der Lebendorganspende führt deshalb, in Verbindung mit den entsprechenden informellen Sanktionsmechanismen, leicht zur (Selbst- und Fremd-)Zuschreibung moralischer Pflichten, die objektiv nicht bestehen und für den potenziellen Spender mit erheblichen Gefährdungen verbunden sind. So mögen die Familienangehörigen eine Mutter für verpflichtet halten, das Leben ihres Kindes durch eine Teilleber-Lebendspende zu retten, oder eine Schwester für verpflichtet halten, ihrem Bruder eine Niere zu spenden. Ein Familienmitglied mag sich aber auch selbst zu einer Lebendspende für verpflichtet halten. Da diese falschen Erwartungen oder Ansprüche durch den Handlungsraum der Lebendorganspende eröffnet werden, kann gesellschaftlich sehr wohl die Aufgabe bestehen, den entsprechenden Ansprüchen durch Beschränkung dieses Handlungsraums entgegenzuwirken. Moralisch völlig inakzeptabel ist es, wenn Transplantationsmediziner Angehörige moralisch unter Druck setzen, sich zur Lebendorganspende zu entschließen.[21]

Die Lebendorganspende unterscheidet sich von einem spontanen Akt der Hilfeleistung, in dem etwa Eltern ihrem Kind unter Einsatz ihres Lebens hinterherspringen, um dem Kind das Leben zu retten. Denn im Falle der Lebendorganspende wird eine Praxis organisiert und institutionalisiert, in der ein Arzt einen Gesunden verletzt und ihn einem gefährlichen Eingriff unterzieht, um einem anderen das Leben zu retten oder die Lebensqualität eines anderen entscheidend zu verbessern. Sicher, der Arzt darf einen solchen Eingriff nicht

21 Siehe auch Paul (2005).

ohne die Zustimmung des Lebendspenders vornehmen. Doch erübrigen sich mit der Zustimmung die moralischen Probleme keineswegs. Denn der Arzt bleibt auch mit der Zustimmung des Betroffenen für sein Handeln verantwortlich (und ebenso diejenigen, die zur Organisation und Institutionalisierung der entsprechenden Praxis beitragen). Die Lebendorganspende involviert zumindest tendenziell eine Abwägung, die durch die Menschenwürde der Betroffenen ausgeschlossen wird, nämlich die Inkaufnahme von Tod oder Krankheit eines Menschen zugunsten eines anderen.

Andererseits wäre es moralisch sicherlich auch problematisch, etwa Eltern (rechtlich) von vornherein zu verbieten, erhebliche Gefahren auf sich zu nehmen, um im Wege einer Lebendorganspende ihr Kind zu retten. In moralischer Perspektive scheint die rechtliche Regelung der Lebendorganspende nur als Kompromiss zwischen unterschiedlichen normativen Anliegen angemessen gestaltbar zu sein. Dabei muss wohl die Tendenz vorherrschen, diese als einen Ausnahmetatbestand zuzulassen und entsprechend restriktiv zu regeln. Dies ist bewusst vorsichtig formuliert, da die moralischen Probleme der Lebendorganspende nach meinem Dafürhalten noch nicht ausreichend bearbeitet sind und es hier noch intensiver argumentativer Auseinandersetzung und Arbeit bedarf.

Mit einiger Sicherheit lässt sich aber sagen, dass es moralisch betrachtet völlig unangemessen ist, statt der postmortalen Organspende die Lebendorganspende befördern zu wollen. Die bessere Transplantatfunktionsrate im Zusammenhang der Lebendspende stellt keine ausreichende Rechtfertigung dar, die Lebendorganspende gegenüber der postmortalen Spende zu bevorzugen. Denn die Vorteile für den Empfänger vermögen die Nachteile für den Spender und die mit der Lebendorganspende verbundenen strukturellen Problematiken nicht aufzuwiegen. Dies wird in Deutschland seitens der potenziellen Organempfänger offenbar zum Teil deutlicher gesehen als seitens manches Transplanteurs.[22]

22 Drüe (2002).

4. Organhandel

Ungeachtet weltweiter rechtlicher Verbote hat sich ein globaler Handel mit Organen etabliert. Zum einen werden die Organe Toter verkauft,[23] zum anderen werden Lebende dafür bezahlt, dass sie eine ihrer Nieren abgeben. Es existiert ein weltweiter Transplantationstourismus: Patienten aus reichen Ländern reisen, nicht selten gemeinsam mit ihren Transplanteuren, in arme Länder, um dort gegen Geld eine Niere von meist mittellosen Menschen zu erhalten.[24]

Anfangs wurde in der Transplantationsmedizin und in der Medizinethik eine Vergütung von Organen nahezu einhellig abgelehnt. Gegenteilige Stimmen stellten eine deutliche Mindermeinung dar. In jüngerer Zeit hat aber die Position, es sei moralisch nicht zu beanstanden, Lebenden die Abgabe einer Niere zu vergüten, immer mehr Anhänger und Einfluss gewonnen. Entsprechend wächst der Druck auf die Gesetzgeber, die rechtlichen Verbote aufzuheben. Die Vorschläge für eine Legalisierung des Organhandels sehen aber in der Regel nicht vor, dass ein Empfänger sein Transplantat direkt kaufen oder kaufen lassen kann. Die Nieren sollen vielmehr allein von existierenden beziehungsweise zu schaffenden nationalen und internationalen Agenturen gekauft werden können und nach den etablierten Kriterien verteilt werden. Dadurch will man ausschließen, dass die Zuteilung einer Niere von der Finanzkraft des Empfängers abhängt.

Die Befürworter des Vorschlags, Lebenden die Abgabe einer Niere zu vergüten, machen geltend, dass die gängigen moralischen Gegenargumente nicht überzeugen können.[25] Es werde vor allem von zwei falschen Voraussetzungen ausgegangen. Die erste falsche Voraussetzung sei, dass die Vergütung der Abgabe einer Niere darauf hinauslaufe, die Lebensqualität der Organempfänger auf Kosten der Abgebenden zu verbessern. Es werde die Not von Menschen in einer extremen Form ausgenutzt. Das Angebot eines für die Menschen hohen oder gar extrem hohen Geldbetrags stelle eine Art von Nötigung dar. Entsprechend könne nicht davon ausgegangen werden, dass die Abgabe der Niere freiwillig erfolgte. Das Ganze laufe

23 Scheper-Hughes (2000).

24 Siehe z. B. Finkel (2001), Jimenez/Bell (2001), Jimenez/Scheper-Hughes (2002a), (2002b), Rothman (1998).

25 Richards (1996), Gill/Sade (2002), siehe auch Cherry (2005).

vielmehr auf eine extreme Form der Ausbeutung hinaus. Die zweite falsche Voraussetzung sei, dass selbst dann, wenn Freiwilligkeit aufseiten der Abgebenden vorhanden ist, die Abgabe einer Niere gegen Geld strikt unzulässig sei, da sie die Menschenwürde verletze.

Letzteres könne aber aus folgenden Gründen nicht der Fall sein: Die Lebendspende sei ein moralisch überaus positiv zu bewertender Akt. Dann könne aber die Abgabe einer Niere für sich genommen nicht die Würde des Spenders verletzen. Die Verletzung der Würde müsste also allein aus der Tatsache resultieren, dass für die Niere Geld bezahlt wird. Dies könne aber, so die Befürworter des Organhandels, aus einer Reihe von Gründen nicht der Fall sein. Zum einen halten wir es für zulässig, dass etwa Blut oder Samen gegen Geld abgegeben werden. Zum anderen halten wir es nicht für anstößig, dass Menschen ihre Arbeitskraft verkaufen und Tätigkeiten übernehmen, die um ein Vielfaches riskanter sind als die Explantation einer Niere. Ferner kann auch der Verkauf einer Niere durchaus aus altruistischen Beweggründen erfolgen, etwa wenn ein Vater dadurch eine lebensrettende Operation für sein Kind finanzieren will. Wenn es im einen Fall zulässig sei, eine Niere abzugeben, um einem anderen das Leben zu retten oder auch nur dessen Lebensqualität entscheidend zu verbessern, könne dies im anderen Fall nicht unzulässig sein.

Aber auch das Argument der Ausbeutung und der fehlenden Freiwilligkeit sei, so die Befürworter des Organhandels, unhaltbar. Denn die fehlende Möglichkeit, eine Niere gegen Geld abzugeben, stellt einen armen Menschen nicht besser, sondern beraubt einen solchen Menschen vielmehr der einzigen Hoffnung oder Chance, aus einer verzweifelten Situation herauszukommen. Einem Entschluss, in einer verzweifelten Situation Dinge auf sich zu nehmen, die man unter anderen Lebensumständen nicht auf sich nehmen würde, kann man nicht *per se* die Freiwilligkeit absprechen. Die Kritiker des Organhandels gingen fälschlicherweise von der Annahme aus, dass dem Vorteil aufseiten des Organempfängers notwendigerweise ein Nachteil aufseiten des Abgebenden gegenübersteht. Stattdessen handele es sich um eine so genannte »Win-win-Situation«, die beiden Seiten zum Vorteil gereiche. Außerdem sei zu beachten, dass die rechtliche Zulässigkeit, Nieren gegen Geld abzugeben, eine entsprechende Praxis aus dem Halbdunkel der Illegalität und den dubiosen Machenschaften von Vermittlern befreien würde. Dadurch könnten Standards der medizinischen Versorgung und Nachsorge für diejenigen etabliert werden, die gegen Geld eine Niere abgeben. Diese erhielten dadurch einen dringend benötigten Schutz.

Die hier skizzierte Argumentation unterschätzt aber die im vorausgegangenen Unterkapitel dargelegte moralische Problematik der Lebendorganspende. So erfordert die Lebendspende die Beteiligung Dritter, insbesondere von Ärzten, die an einem Gesunden einen größeren Eingriff durchführen, der einem anderen zugute kommen soll. Dies kann, wenn überhaupt, nur als ein Ausnahmetatbestand gerechtfertigt werden, beispielsweise um dem Anliegen von Eltern Rechnung zu tragen, ihrem Kind zu helfen. Es gilt deshalb, genau zu sehen, was in die Rechtfertigung dieses Ausnahmetatbestandes eingeht beziehungsweise wovon diese abhängig ist. Wesentlicher Bestandteil dürfte die altruistische Motivation derer sein, die zur Lebendspende bereit sind. Wenn dies aber so ist, dann stellt das Ersetzen dieser Motivation eine entscheidende Veränderung dar, welche die Rechtfertigung nicht länger zu erbringen vermag. Die Relevanz der Würde der Betroffenen besteht in diesem Zusammenhang zum einen darin, dass man das Leben von Menschen nicht einfach gefährden darf, um andere zu retten oder anderen zu helfen. Außerdem ergibt sich aus der Würde, wenn wir schon mit ihr argumentieren, dass jeder Mensch auch für sich selbst einen absoluten Wert darstellen muss, den es zu respektieren gilt. Entsprechend sind der Verfügungsgewalt eines Menschen über sich selbst Grenzen gesetzt.

Auch sind durchaus Zweifel daran angebracht, dass es sich bei der Abgabe von Nieren gegen Geld um eine »Win-win-Situation« handelt. Nach allen verfügbaren Informationen stellt es eine seltene Ausnahme dar, dass die Niere abgegeben wird, um das Leben eines Angehörigen (oder das eigene Leben) zu retten. Die meisten wollen die eigene ökonomische Situation beziehungsweise die ihrer Familie verbessern, Schulden bezahlen etc. Offenbar gelingt dies aber nur in den seltensten Fällen. Eine Untersuchung von Nieren-Verkäufern in Indien ergab, dass bei einem Drittel nach der Nephrektomie das durchschnittliche Familieneinkommen gesunken ist.[26] Die Zahl der Nieren-Verkäufer, die unterhalb der Armutsgrenze leben, ist nach der Nephrektomie gestiegen.

26 Goyal (2002), Rothman (2002).

Zudem ist damit zu rechnen, dass die Umsetzung des Vorschlags, Lebenden die Abgabe einer Niere zu vergüten, dazu führen wird, diese Praxis in den reichen Ländern zu etablieren. Die Empfänger der Nieren werden dann weder weiterhin in die armen Länder reisen, noch wird man sich, sofern der Bedarf vor Ort gedeckt werden kann, der Organe von Menschen aus den armen Ländern bedienen wollen. Mit Blick auf die Menschen, die vor Ort in den reichen Ländern eine ihrer Nieren verkaufen würden, ist es aber noch unplausibler zu behaupten, dass sie dies aus purer Not heraus tun müssten und dass man ihnen diese ihre einzige Möglichkeit, aus der Not herauszukommen, nicht nehmen dürfe. Es gibt also gute Gründe, sich nicht auf den Vorschlag einzulassen, Lebenden die Abgabe einer Niere zu bezahlen.

Literatur

Anyanwu, Ani/Treasure, Tom (2003), »Prognosis After Heart Transplantation. Transplants Alone Cannot Be the Solution for End Stage Heart Failure«, in: *British Medical Journal* 326, S. 509 f.

Brown, Robert S., u. a. (2003), »A Survey of Liver Transplantation from Living Adult Donors in the United States«, in: *New England Journal of Medicine* 348, S. 818-825.

Cherry, Mark J. (2005), *Kidney for Sale by Owner. Human Organs, Transplantation, and the Market*, Washington, DC.

Cronin, David C./Millis, J. Michael/Siegler, Mark (2001), »Transplantation of Liver Grafts from Living Donors into Adults – Too Much, Too Soon«, in: *New England Journal of Medicine* 344, S. 1633-1637.

Drüe, Gerhild (2002), »Nicht um jeden Preis. Nur die wenigsten Patienten befürworten die Vorstöße zur Ausweitung der Lebendspende und zum Organhandel«, in: *Süddeutsche Zeitung*, 2. 7. 2002.

Emson, H. E. (2003), »It Is Immoral to Require Consent for Cadaver Donation«, in: *Journal of Medical Ethics* 29, S. 125-127.

Finkel, Michael (2001), »This Little Kidney Went to Market«, in: *New York Times Magazine*, 21. 5. 2001, S. 26-59.

Freud, Sigmund (1999), »Zeitgemäßes über Krieg und Tod«, in: ders., *Gesammelte Werke*, Bd. X, Frankfurt am Main, S. 324-355.

Fuchs, Richard (1996), *Tod bei Bedarf. Das Mordsgeschäft mit Organtransplantationen*, Frankfurt am Main/Berlin.

Gill, Michael B./Sade, Robert M. (2002), »Paying for Kidneys: The Case against Prohibition«, in: *Kennedy Institute of Ethics Journal* 12, S. 17-45.

Goyal, Madva, u. a. (2002), »Economic and Health Consequences of Selling a Kidney in India«, *Journal of the American Medical Association* 288, S. 1589-1593.

Greinert, Renate/Wuttke, Gisela (Hg.) (1993), *Organspende. Kritische Ansichten zur Transplantationsmedizin*, Göttingen.

Gutmann, Thomas/Land, Walter (2000), »Ethische und rechtliche Fragen der Organverteilung: Der Stand der Debatte«, in: *Organtransplantation*, hg. von Gerd Brudermüller und Kurt Seelmann, Würzburg, S. 87-137.

–, Fateh-Moghadam, Bijan (2003), »Rechtsfragen der Organtransplantation. I. Wer entscheidet? Das Transplantationsgesetz, die ›Richtlinien‹ der Bundesärztekammer und die Frage der Normenkompetenz«, in: *Grundlagen einer gerechten Organverteilung*, hg. von Thomas Gutmann u. a., Berlin/Heidelberg, S. 37-57.

Hettiaratchy, Shehan/Butler, Peter E. M./Lee, W. P. Andrew (2001), »Lessons from Hand Transplantations«, in: *Lancet* 357, S. 494 f.

Jimenez, Marina/Bell, Stewart (2001), »Organ Trade: Anatomy of a Deal: How a Wealthy Canadian Businessman Bought a New Kidney in a Manila Slum«, in: *National Post*, 23. 6. 2001.

–, Scheper-Hughes, Nancy (2002a), »Europe's Poorest Sell their Kidneys«, in: *National Post*, 29. 3. 2002.

–, Scheper-Hughes, Nancy (2002b), »›Doctor Vulture‹: At the Centre of Istanbul's Illicit Kidney Trade is a Shadowy 44-Year-Old Surgeon Whose Transplant Donors Are Not Always Willing Ones«, in: *National Post*, 30. 3. 2002.

Lachmann, Rolf/Meuter, Norbert (Hg.) (1997), *Zur Gerechtigkeit der Organverteilung. Ein Problem der Transplantationsmedizin aus interdisziplinärer Sicht*, Stuttgart u. a.

Lamont, Julian (1998), »A Solution to the Puzzle of When Death Harms Its Victims«, in: *Australasian Journal of Philosophy* 76, S. 198-212.

Lübbe, Weyma (Hg.) (2004), *Tödliche Entscheidung. Allokation von Leben und Tod in Zwangslagen*, Paderborn.

Okie, Susan (2006), »Brave New Face«, in: *New England Journal of Medicine* 354, S. 889-894.

Paul, Norbert W. (2005), »Zu den Grenzen des Altruismus in der Lebendorganspende«, in: *Ethik der Lebendorganspende*, hg. von Christian Rittner und Norbert W. Paul, Basel, S. 205-215.

Richards, Janet Radcliff (1996), »Nepharious Goings on. Kidney Sales and Moral Arguments«, in: *Journal of Medicine and Philosophy* 21, S. 375-416.

Rittner, Christian/Paul, Norbert W. (Hg.) (2005), *Ethik der Lebendorganspende*, Basel.

Rothman, David J. (1998), »The International Organ Traffic«, in: *New York Review of Books* 45, 4, 26. 3. 1998.

– (2002), »Ethical and Social Consequences of Selling a Kidney«, in: *Journal of the American Medical Association* 288, S. 1640 f.

Scheper-Hughes, Nancy (2000), »The Global Traffic in Human Organs«, in: *Current Anthropology* 41, S. 191-224.

Sitter-Liver, Beat (2003), *Gerechte Organallokation. Ethisch-philosophische Überlegungen zur Verteilung knapper medizinischer Güter in der Transplantationsmedizin. Studie zuhanden des Bundesamtes für Gesundheit (BAG), Bern,* Bern ⟨www.bag.admin.ch/transpla/gesetz/d/gutacht_sitter.pdf⟩ (letzter Zugriff 28. 2. 2006).

Spirigatis, Martina (1997), *Leben im Fadenkreuz. Transplantationsmedizin zwischen Machbarkeit, Menschlichkeit und Macht*, Hamburg.

Stapenhorst, Kurd (1999), *Unliebsame Betrachtungen zur Transplantationsmedizin*, Göttingen.

Trotter, James F., u. a. (2002), »Adult-to-Adult Transplantation of the Right Hepatic Lobe from a Living Donor«, in: *New England Journal of Medicine* 346, S. 1074-1082.

Vastag, Brian (2003), »Living-Donor Transplants Reexamined. Experts Cite Growing Concerns about Safety of Donors«, in: *Journal of the American Medical Association* 290, S. 181 f.

Veatch, Robert M. (2000), *Transplantation Ethics*, Washington, DC.

Wiesing, Urban (1997), »Werden Spenderorgane nach medizinischen oder ethischen Kriterien verteilt?«, in: *Hirntod und Organverpflanzung. Ethische, medizinische, psychologische und rechtliche Aspekte der Transplantationsmedizin*, hg. von Johann S. Ach und Michael Quante, Stuttgart, S. 227-245.

Klaus Steigleder
Hirntod

1. Begriff und Fragestellung

Unter dem »Hirntod« wird der irreversible Gesamtausfall der Funktionen des Gehirns einschließlich des Hirnstammes verstanden. Ein solcher Ausfall wird seit Anfang der 1970er-Jahre als *Kriterium* der Feststellung des Todes eines Menschen benutzt. Demzufolge ist ein Mensch gestorben, sobald ein irreversibler Gesamtausfall seiner Hirnfunktionen vorliegt. Das traditionelle Kriterium der Todesfeststellung war der so genannte »Herztod«, genauer gesagt: das Ende von Atmung und Herztätigkeit bzw. Kreislauf. Normalerweise sind das Ende der Hirnfunktionen und der Verlust von Atmung und Herztätigkeit eng miteinander verkoppelt. Ein dauerhafter Herzstillstand führt dazu, dass das Gehirn nicht mehr mit Blut versorgt wird. Dies hat in wenigen Minuten den Hirntod zur Folge. Umgekehrt hat ein Ende der Hirnfunktionen den Verlust der Atmung zur Folge, was dann wiederum den Herztod nach sich zieht. Da aber die Herztätigkeit autonom gesteuert ist, kann diese auch nach dem Verlust der Hirnfunktionen fortbestehen, wenn eine künstliche Beatmung vorgenommen wird. Man spricht dann von einem »dissoziierten Hirntod«. Das Auseinandertreten des Endes der Hirnfunktionen und des Endes der Herztätigkeit ist also eine direkte Folge medizinischer Hochtechnologie.

Was ist nun, wenn ein irreversibler Gesamtausfall der Hirnfunktionen vorliegt, die Herztätigkeit aber aufgrund künstlicher Beatmung fortbesteht, also weiterhin ein intakter Kreislauf vorhanden ist? Ist der Mensch dann bereits verstorben, oder haben wir es vorerst noch mit einem Sterbenden zu tun, dessen Tod zwar definitiv unaufhaltsam, aber eben noch nicht eingetreten ist? Auch im Falle künstlicher Beatmung wird die Herztätigkeit nach Eintritt des Hirntodes in der Regel nur bis zu einigen Tagen fortbestehen. Durch gezielte intensivmedizinische Maßnahmen, die u. a. darauf abzielen, den Blutdruck oder die Körpertemperatur stabil zu halten, und mit denen man versucht, beständig auf auftretende Probleme zu reagieren, kann aber die Herztätigkeit zuweilen noch über Wochen, in einigen Fällen auch über Monate aufrechterhalten werden.[1] Dies wird gelegentlich bei schwangeren Frauen nach irreversiblem Verlust aller Hirnfunktionen versucht, um auf diese Weise die Weiterentwicklung des Fetus zu ermöglichen.[2]

Ob man dies tun darf oder gar tun sollte, ist eine eigene Frage, die hier nicht Thema ist. Außer vielleicht in solchen Sonderfällen gibt es eigentlich keinen Grund, nach Eintritt des Hirntods die Herztätigkeit über längere Zeit aufrechtzuerhalten. Vielmehr scheint aller Anlass zu bestehen, zumindest jede *medizinische* Behandlung einzustellen, also etwa eine künstliche Beatmung nicht länger fortzuführen. Und dies gilt ganz unabhängig von der Frage, ob der (dissoziierte) Hirntod schon den Tod eines Menschen darstellt. Denn der Abbruch einer Behandlung ist in der Regel auch dann schon gerechtfertigt, wenn der Tod nicht mehr aufzuhalten ist.

Die Frage, ob der Hirntod bereits den Tod eines Menschen darstellt, wird aber auch nicht deshalb aufgeworfen, weil man wissen will, ob etwa das Beatmungsgerät ausgeschaltet werden darf. Was die Medizin praktisch interessiert, ist vielmehr, ob man das Beatmungsgerät eingeschaltet lassen darf, damit die Organe weiter mit Blut und Sauerstoff versorgt werden und für eine Organtransplantation nutzbar sind. Der Anlass für die Frage, ob der Hirntod bereits den Tod eines Menschen darstellt, ist also die Technik der Organtransplantation. Wenn wir in solchen Fällen Organe entnehmen, entnehmen wir sie dann einem Toten, oder töten wir einen sterbenden Menschen dadurch, dass wir ihm Organe entnehmen?

Obwohl die Möglichkeit der Organtransplantation unbestreitbar der Anlass dafür ist, sich intensiv mit der Frage zu befassen, ob der Hirntod schon den Tod eines Menschen darstellt, so ist die Frage doch von ihrem Anlass zu unterscheiden. Insbesondere gilt es zu sehen, dass die Antwort auf diese Frage von den Möglichkeiten der Organtransplantation völlig unabhängig sein muss. Zwar sind wir, falls wir an der Technik der Organtransplantation interessiert sind, an bestimmten Antworten auf unsere Frage interessiert. Ein solches Interesse sollte den, der es hat, zur Vorsicht gegenüber seinen Antworten veranlassen. Dennoch kann aus unseren Interessen nicht schon eine gültige Antwort abgeleitet werden.

1 Siehe z. B. Shewmon (1998).
2 Siehe dazu die Metaanalyse von Powner/Bernstein (2003).

Das intensivmedizinisch zuweilen verursachte Auseinandertreten von Hirntod und Herztod führt zu Fragestellungen, die neuartig sind. Wir sehen uns veranlasst, auf die Frage, was denn der Tod eines Menschen ist, präzisere Antworten zu geben. Die Antworten werden deshalb möglicherweise in dem Sinne »neu« sein, als sie auf Fragen antworten, die sich so bislang nicht gestellt haben. Aber die Antworten müssen in anderer Hinsicht nicht wirklich neu sein, insofern sie möglicherweise nur darin bestehen, das Eigentliche unseres bisherigen Verständnisses vom Tod eines Menschen näher zu erfassen. Dadurch, dass wir zu Differenzierungen genötigt sind, zu denen wir bislang nicht genötigt waren, sind wir möglicherweise nicht schon zu einem völlig neuen Verständnis gezwungen, sondern vielleicht nur dazu, uns besser zu verstehen.

2. Zur Debatte um den Hirntod

Es besteht weit gehend Einigkeit darin, dass die Rede vom »Hirntod« oder »Herztod« misslich ist. Denn die Bezeichnungen scheinen nahe zu legen, dass es unterschiedliche »Tode« eines Menschen gibt. In Wahrheit gilt es aber zu unterscheiden zwischen dem (einen) Tod eines Menschen und den Kriterien dafür, dass ein Mensch tot ist bzw. sein Tod bereits eingetreten ist. Hirntod und Herztod sind gegebenenfalls unterschiedliche Kriterien für den Tod eines Menschen. Und die Frage, ob denn der Hirntod den Tod eines Menschen darstellt, lässt sich nur dann beantworten, wenn wir wissen, was denn der Tod eines Menschen ist. Dies wissen wir nicht schon, wenn wir wissen, was wir unter dem »Hirntod« oder unter dem »Herztod« verstehen. James L. Bernat, Charles M. Culver und Bernard Gert haben deshalb in einem richtungweisenden Aufsatz herausgestellt, dass es zwischen der Ebene der Definition und der Ebene des Kriteriums bzw. der Kriterien des Todes zu unterscheiden gilt.[3] Als dritte Ebene unterscheiden sie noch die Ebene der Tests. Auf dieser Ebene geht es um die Fragen, ob und gegebenenfalls wie sich zweifelsfrei feststellen lässt, dass ein Kriterium tatsächlich erfüllt ist.

Die Rede vom Wissen darüber, was der Tod ist, legt nahe, dass der

3 Bernat/Culver/Gert (1981).

Tod ein eindeutiger und unbeliebiger Gegenstand des Erkennens ist. Entsprechend lässt sich dieser Gegenstand verfehlen, Antworten können falsch sein, und wir können uns in den Auffassungen über den Tod irren. Demgegenüber scheint der Rekurs auf die Definition des Todes Spielräume zuzulassen. Denn wir könnten den Tod unterschiedlich definieren. Einem solchen Verständnis zufolge stellte eine Definition eine Festsetzung oder Konvention dar. Sie wäre nicht am Maßstab der Wahrheit, sondern an ihrer Angemessenheit oder Zweckmäßigkeit zu messen. Die Debatte über den Hirntod leidet darunter, dass die angedeutete Spannung zwischen Wahrheit und Konvention, in der sich die Antworten auf die Frage nach dem Tod bewegen, zu wenig beachtet wird.

Bernat, Culver und Gert argumentieren, dass es für die Definition des Todes an das eingespielte Todesverständnis anzuknüpfen gilt.[4] Demnach ist der Tod ein biologisches Ereignis, kann nur Lebewesen (be)treffen und meint das definitive Ende eines Organismus als eines Funktionsganzen (das mehr ist als nur die Summe seiner Teile). Weil bei höheren Lebewesen das Gehirn gewissermaßen das Zentralorgan ist, das die Integration des Organismus zu einem Funktionsganzen leistet, bedeute der Hirntod das Ende dieser Integration und somit das Ende des Organismus. Weil außerhalb des intensivmedizinischen Kontexts das Ende von Atmung und Kreislauf sehr schnell zum Hirntod und damit zum Ende des Organismus als eines Funktionsganzen führt, könne der »Herztod« in diesem Zusammenhang weiterhin als ein indirektes Kriterium verwandt werden und stelle das Kriterium des Hirntodes auch nichts eigentlich Neues dar.

Gegen diese elegante Argumentation lassen sich aber eine Reihe von Einwänden erheben. Selbst wenn das Gehirn gewissermaßen der Integrator des Organismus ist, müssen das Ereignis des Todes des Gehirns und das Ereignis des Endes des Organismus als eines Funktionsganzen zeitlich nicht zusammenfallen. Vielmehr könnte der Tod des Gehirns den Beginn der Desintegration des Organismus darstellen, also eines Prozesses, der zum Ende des Organismus führt. Wenn dem aber so ist, dann kann der Hirntod, bezogen auf die vorausgesetzte Todesdefinition, kein direktes Todeskriterium sein. Und dies ist nicht nur eine theoretische Spielerei, sondern ge-

4 Siehe auch Bernat (2002), (2006).

winnt praktische Relevanz dadurch, dass gerade im intensivmedizinischen Kontext (also im einzigen Kontext, in dem ein praktischer Anlass besteht, zwischen Herztod und Hirntod zu unterscheiden) die Desintegration des Organismus aufgehalten wird. Allein schon der Fortbestand des Kreislaufes aufgrund künstlicher Beatmung und das dadurch ermöglichte Zusammenspiel von Organen lassen den Organismus als ein Funktionsganzes fortbestehen, auch wenn er zunehmend in Auflösung begriffen ist. Die (seltenen) Fälle, in denen nach Eintritt des Hirntodes mit Erfolg die Weiterentwicklung eines Fetus im mütterlichen Organismus betrieben wird, sprechen ebenfalls dagegen, dass dieser Organismus nicht mehr als Funktionsganzes besteht.

D. Alan Shewmon hat überdies in Zweifel gezogen, dass dem Gehirn überhaupt die Rolle eines unverzichtbaren Integrators des Organismus zukomme.[5] Eine Analyse der in der Literatur berichteten Fälle, bei denen die Herz-Kreislauf-Tätigkeit von Hirntoten länger als eine Woche aufrechterhalten wurde, lassen ihn vermuten, dass eine Stabilisierung des Organismus erreicht werden kann, wenn der übrige Organismus nicht erheblich geschädigt ist und den schockartigen Folgewirkungen des Hirntodes auf den Organismus intensivmedizinisch gegengesteuert werden kann. Dann verringere sich die Notwendigkeit des medizinischen Aufwandes deutlich, was auf nicht zuletzt über das Rückenmark vermittelte, vom Gehirn unabhängige Integrationsleistungen des Organismus hinweise. Shewmon berichtet von drei Fällen, in denen die Herz-Kreislauf-Tätigkeit länger als zwei Jahre aufrechterhalten werden konnte, in einem dieser Fälle sogar seit über 14 Jahren. Der Hirntod war hier im Alter von vier Jahren eingetreten, in den beiden anderen Fällen bei Neugeborenen.[6]

Bernat, Culver und Gert, aber auch Shewmon sprechen sich dafür aus, den Tod biologisch als Ende des Organismus als eines Funktionsganzen zu verstehen, weil sie davon ausgehen, dass andere Todesverständnisse problematisch sind bzw. nicht das angestammte Todesverständnis treffen. Shewmon nennt als die beiden verbleibenden Alternativen ein psychologisches und ein soziales Todesver-

5 Shewmon (1998), (1999a), (2001), (2003).

6 Shewmon (1998), S. 1543; kritisch dazu, die Diagnose des Hirntodes in Zweifel ziehend, Wijdicks/Bernat (1999) und die Erwiderung von Shewmon (1999b).

ständnis.[7] Einem psychologischen Todesverständnis zufolge ist der Tod nicht das Ende des Organismus als eines Funktionsganzen, sondern das über den Verlust von Bewusstsein und Selbstbewusstsein vermittelte Ende eines Ich oder eines Jemand, das Ende der Person. Einem sozialen oder rechtlichen Todesverständnis zufolge ist tot, wer in einer Gesellschaft als tot gilt.

In der Debatte über den Hirntod kommt einem sozialen Todesverständnis eine allenfalls untergeordnete Bedeutung zu. Dagegen ist das, was Shewmon das psychologische Todesverständnis nennt – das Verständnis des Todes eines Menschen als »Tod der Person« –, der Vorschlag, der eigentlich mit dem Verständnis des Todes als Ende des Organismus konkurriert. Die für die Debatte typischen Argumente gegen die Rede vom »Tod der Person« wurden schon von Bernat, Culver und Gert vorgetragen.[8] Danach stelle der »Tod der Person« eine massive Umdeutung des angestammten Todesverständnisses dar, und die dabei bemühte Rede vom »Tod« lasse sich nur in einem übertragenen oder metaphorischen Sinn verstehen. Der »Tod der Person« habe überdies den Nachteil, dass der Tod nicht länger ein Schicksal ist, das zumindest alle höheren Organismen teilen, sondern zu etwas für den Menschen Spezifischem wird. Außerdem sei der »Tod der Person« mit einer überaus problematischen Uneindeutigkeit verknüpft. Da das Personsein, auf das die Rede vom Tod der Person rekurriert (Person als selbstbewusstes »Ich« oder »Jemand«), an anspruchsvollere kognitive Fähigkeiten geknüpft ist, bedarf es für den Verlust des Personseins nicht erst eines Gesamtausfalls aller Hirnfunktionen. Dann aber entsteht die Frage, wie viel irreversibler Funktionsausfall des Gehirns schon für den »Tod der Person« ausreicht.

3. Ein Lösungsvorschlag

Wenn aber, wie Bernat, Culver und Gert vermuten, der Hirntod nicht notwendigerweise schon das Ende des Organismus als eines Funktionsganzen ist, welchen Status haben dann etwa die hirntoten Schwangeren, deren Kreislauf über Wochen oder Monate aufrecht-

7 Siehe Shewmon (2001), S. 458.
8 Bernat/Culver/Gert (1981), S. 390 f.

erhalten wird? Lässt sich angemessen sagen, dass es sich um sterbende Menschen handelt oder um Menschen, deren Sterbeprozess künstlich aufgehalten wird? Handelt es sich wirklich noch um »Menschen«?

Bevor ich Gründe dafür anzuführen versuche, warum dies zu verneinen ist, will ich zunächst noch auf etwas anderes aufmerksam machen: Wenn man an das angestammte Todesverständnis anknüpft, um die Frage zu beantworten, wie der Tod des Menschen zu verstehen ist, dann gilt es etwas zu berücksichtigen, das für dieses Todesverständnis charakteristisch ist, nämlich dass der Tod eines Menschen eine moralisch äußerst relevante oder signifikante Zäsur ist. Ein Toter ist anders zu behandeln als ein (noch) Lebender. Nun ist zwar die Frage, was der Tod des Menschen ist, eine ontologische (d. h. den »Seinsstatus« oder das, was etwas oder jemand ist, betreffende) Frage, keine moralische. Da aber im (dissoziierten) Hirntod Zustände auseinander treten, die sonst miteinander verknüpft sind, stellt sich die Frage, ob als Tod schon der eine oder erst der andere Zustand anzusprechen ist. Um dies entscheiden zu können, ist auch der moralische Gesichtspunkt relevant. Denn ein Verständnis des Todes, dem zufolge der Tod keine moralisch relevante Zäsur mehr darstellt, dürfte etwas für das angestammte Todesverständnis Entscheidendes verfehlen.

Nicht zufällig ist eine Reihe von Autoren, die sich für ein Verständnis des Todes als Ende eines Organismus im Sinne eines Funktionsganzen aussprechen und deshalb den Hirntod als Todeskriterium ablehnen, bereit, einen Umgang mit Hirntoten zuzulassen, der sich normalerweise bei Sterbenden verbietet. Als Begründung wird angeführt, dass sich der moralische Status der Betroffenen in verschiedenen Stadien des Sterbeprozesses verändere. Entsprechend sei gegen eine Organentnahme bei Hirntoten nichts einzuwenden, wenn die Betroffenen im Wege einer Vorausverfügung bestimmt hätten, dass ihnen im Zustand des Hirntodes Organe entnommen werden dürfen.[9] Dies impliziert, dass der moralische Status der Betroffenen schon eingeschränkt ist. Denn im Falle einer solchen »Tötung auf Verlangen« hätten wir es mit einer letztlich unbedenklichen Tötung zu tun.

Von Ärzten und Juristen wird auf solche Vorschläge nicht selten

9 Siehe z. B. Stoecker (2003), siehe auch Hoff/in der Schmitten (1994).

mit Empörung reagiert. Es sei unerträglich, wenn an Ärzte das Ansinnen gestellt werde, Lebende zum Zwecke der Organentnahme zu töten. Dadurch würde das ärztliche Ethos gewissermaßen auf den Kopf gestellt. Offensichtlich hat »Töten« hier aber einen anderen Sinn bzw. ein anderes moralisches Gewicht als im Verständnis derer, die eine »Tötung« Hirntoter unter bestimmten Kautelen für unbedenklich halten. Die empört reagierenden Ärzte und Juristen sind ja ebenfalls der Meinung, dass Hirntoten unter bestimmten Kautelen Organe entnommen werden dürfen. Nur gehen sie davon aus, dass Hirntote bereits tot sind. Die aufgezeigte Mehrdeutigkeit in der Rede vom »Töten« ist sicherlich misslich und lässt den Streit als einen Streit um Worte erscheinen.

Nach meinem Dafürhalten gilt es in den Blick zu nehmen, dass die Menschen und viele Tiere mehr sind als nur bloße Organismen im Sinne eines Funktionsganzen. Sie existieren *leibhaft*. Nun mag es verschiedene Auffassungen darüber geben, was es heißt, »leibhaft« zu existieren, bzw. was die Natur eines Wesens ist, das einen Leib hat. Die Minimalbedingung scheint mir darin zu bestehen, dass ein solches Wesen ein »Zentrum« hat und dieses ein Zentrum-Haben unlöslich mit der Fähigkeit zu Bewusstsein zusammenhängt. Ein Wesen hat dann einen Leib, wenn es *als Organismus* empfinden kann, wenn es wahrnehmen kann. Ein empfindungsfähiges Wesen ist zumindest ein Quasi-Subjekt. »Es« hat Interessen, es kann betroffen werden, es kann nicht nur geschädigt, sondern auch für es spürbar verletzt werden. Es existiert körperlich und ist in seinem Körper betreffbar.

Ein bloßer Organismus kann ein Ende finden, indem das Funktionsganze des Organismus sich auflöst, desintegriert. Ein Wesen, das einen Leib hat, kann dagegen sterben bzw. den Tod finden oder erleiden, indem »es« zu einem Ende kommt, indem da nicht länger mehr ein Wesen ist, das betreffbar ist. Sofern nun die Fähigkeit eines solchen Wesens zu Bewusstsein von einem funktionierenden Gehirn abhängt, ist die Gehirnfunktion notwendige Bedingung der leibhaften Existenz. Der Hirntod führt deshalb zum Ende eines leiblich existierenden Wesens oder wenigstens doch zum Ende der leiblichen Existenz eines Wesens. Was bleibt, ist ein »Körper«, der nicht mehr Leib ist.

Der bloße Organismus, der im intensivmedizinischen Kontext nach Eintritt des Hirntods gegebenenfalls noch bestehen bleibt, ist so wenig mit dem leibhaft existierenden Wesen identisch, wie der nicht mehr als Organismus existierende Körper mit dem lebenden Menschen oder mit dem bloßen Organismus identisch ist. Betrachten wir das zuletzt angesprochene Verhältnis etwas näher. Der Organismus als ein Funktionsganzes, der nach dem Hirntod existiert, findet sein Ende, wenn der Kreislauf zum Erliegen kommt. Was bleibt, ist kein Organismus mehr, und es ist streng genommen trügerisch zu sagen, dass das, was bleibt, ein Organismus war. Dies suggeriert nämlich, dass da etwas ist, das sich verändert hat und sich trotz aller Veränderung gleich geblieben ist. Nun besteht zwar unbestreitbar ein Zusammenhang zwischen der Leiche und dem lebenden Organismus. Sie ist eine Einheit oder eine Gesamtheit von Teilen, die in dem Funktionsganzen des Organismus eine Rolle gespielt haben. Aber diese Einheit, die sich aufgrund der Desintegration der Teile bald auflösen wird, ist kein lebendiger Organismus und war auch streng genommen kein lebendiger Organismus, weil sie etwas anderes ist als ein Organismus. Ein vergleichbares Verhältnis der Nichtidentität besteht auch zwischen dem leibhaft existierenden Subjekt oder Quasi-Subjekt und dem bloßen Organismus.

Der Mensch, der ein leibhaft existierendes personales Lebewesen ist, findet durch das Ende seiner leibhaften Existenz den Tod. Auch wenn ein Mensch etwa durch Krankheit seine typischen Personeigenschaften bereits verloren hat, vermittelt der Leib eine Kontinuität der Person. Insofern gibt es nur einen Tod des Menschen. Das hier vertretene Todesverständnis hat zur Folge, dass der Hirntod eine zwar zureichende, nicht aber eine notwendige Bedingung für den Tod eines Menschen ist. Der Tod eines Menschen ist dann eingetreten, wenn nicht mehr nur De-menz, sondern irreversibel A-menz,[10] d. h. das definitive Ende leiblich gebundener Bewusstseinsfähigkeit, vorliegt. Dies kann wohl schon der Fall sein, bevor ein Gesamtausfall der Hirnfunktionen vorliegt. Da es aber offensichtlich schwierig ist, eine dem Hirntod vorgängige irreversible A-menz zuverlässig zu diagnostizieren, empfiehlt es sich aus praktischen Gründen, am Hirntod als Todeskriterium festzuhalten.

Die Möglichkeit des Auseinandertretens von Hirntod und Herztod nötigt uns dazu, darüber nachzudenken, was wir unter dem Tod eines Menschen verstehen, sie nötigt uns aber nicht zu einem neuen

10 Zu dieser Unterscheidung siehe Cranford (1988).

Verständnis des Todes. Was sich verändert, ist unser Verständnis von einer Leiche. Wenn wir unter einer Leiche einen leblosen, starren, kalten und schließlich verwesenden Körper verstehen, dann ist der Körper eines Hirntoten, dessen Kreislauffunktionen noch aufrechterhalten werden, keine Leiche. Wenn wir unter einer Leiche aber den Körper eines Toten verstehen, dann haben wir es mit einer Leiche zu tun, müssen aber unser Bild von einer Leiche verändern. Die Unterscheidung zwischen einem »toten« Körper und dem Körper eines Toten mag unliebsam erscheinen und uns veranlassen, zu überlegen, ob wir, um dem zu entgehen, den Tod nicht anders verstehen sollten, nämlich nicht als Ende der leiblichen Existenz, sondern als Ende des Organismus im Sinne eines Funktionsganzen. Dies würde aber nach meinem Dafürhalten eine wirkliche Änderung unseres Todesverständnisses bedeuten. Gegen eine solche Änderung spricht vor allem, dass der so verstandene Tod kein moralisch signifikantes Datum mehr darstellen würde.

Literatur

Bernat, James L. (2002), »The Biophilosophical Basis of Whole-Brain Death«, in: *Social Philosophy and Policy* 19, 2, S. 324-342.

– (2006), »The Whole-Brain Concept of Death Remains Optimum Public Policy«, in: *Journal of Law, Medicine and Ethics* 34, S. 35-43.

–, Culver, Charles M./Gert, Bernard (1981), »On the Definition and Criterion of Death«, in: *Annals of Internal Medicine* 94, S. 389-394.

Cranford, Ronald E. (1988), »The Persistent Vegetative State. The Medical Reality (Getting the Facts Straight)«, in: *Hastings Center Report* 18, 1, S. 27-32.

Hoff, Johannes/in der Schmitten, Jürgen (1994), »Kritik der ›Hirntod‹-Konzeption. Plädoyer für ein menschenwürdiges Todeskriterium«, in: *Wann ist der Mensch tot? Organverpflanzung und Hirntodkriterium*, hg. von Johannes Hoff und Jürgen in der Schmitten, Reinbek, S. 153-252.

Powner, David J./Bernstein, Ira M. (2003), »Extended Somatic Support for Pregnant Women After Brain Death«, in: *Critical Care Medicine* 31, S. 1241-1249.

Schlich, Thomas/Wiesemann, Claudia (2001), *Hirntod. Zur Kulturgeschichte der Todesfeststellung*, Frankfurt am Main.

Shewmon, D. Alan (1998), »Chronic ›Brain Death‹. Meta-analysis and Conceptual Consequences«, in: *Neurology* 51, S. 1538-1545.

– (1999a), Spinal Shock and ›Brain Death‹: Somatic Pathophysiological Equivalence and Implications for the Integrative-Unity Rationale«, in: *Spinal Cord* 37, S. 313-324.
– (1999b), »Reply from the Author«, in: *Neurology* 53, S. 1371 f.
– (2001), »The Brain and Somatic Integration: Insights Into the Standard Biological Rationale for Equating ›Brain Death‹ With Death«, in: *Journal of Medicine and Philosophy* 26, S. 457-478.
– (2003), »›Hirnstammtod‹, ›Hirntod‹ und Tod: Eine kritische Re-Evaluierung behaupteter Äquivalenz«, in: *Menschenleben – Menschenwürde*, hg. von Walter Schweidler, Herbert A. Neumann und Eugen Brysch, Münster, S. 293-316.
Spittler, Johann Friedrich (2003), *Gehirn, Tod und Menschenbild. Neuropsychiatrie, Neurophilosophie, Ethik und Metaphysik*, Stuttgart.
Stoecker, Ralf (2003), »Sind hirntote Menschen wirklich tot?«, in: *Bioethik. Eine Einführung*, hg. von Marcus Düwell und Klaus Steigleder, Frankfurt am Main, S. 293-305.
Wijdicks, Eelco F.M./Bernat, James L. (1999), »To the Editor«, in: *Neurology* 53, S. 1369 f.

Alfred Simon
Ethische Probleme am Lebensende

1. Einleitung

Wie kaum ein anderer Bereich der Medizin geben Entscheidungen am Lebensende in der Praxis immer wieder Anlass zu ethischen Fragen und Kontroversen. Dies liegt zum einen daran, dass es bei diesen Entscheidungen im wahrsten Sinn des Wortes um Leben und Tod geht, zum anderen besteht bei vielen Beteiligten erhebliche Unsicherheit darüber, wo die Grenze zwischen dem moralisch und rechtlich Gebotenen und Verbotenen verläuft.

Medizinische Entscheidungen am Lebensende umfassen ganz unterschiedliche Handlungen, die im Wesentlichen in zwei große Handlungsfelder – namentlich die Bereiche Sterbebegleitung und Sterbehilfe – unterteilt werden können. Unter *Sterbebegleitung* versteht man Handlungen, die das Sterben eines Menschen erleichtern, ohne es jedoch zu beschleunigen. Dazu zählen eine angemessene Schmerz- und Symptomkontrolle sowie die Begleitung in psychischen, sozialen und spirituellen Notsituationen. Da die Versorgung sterbender Menschen eine komplexe medizinische Herausforderung darstellt, hat sich seit den 1960er-Jahren die *Palliativmedizin* als eigenständiges medizinisches Fach entwickelt. Ihr Name leitet sich von dem lateinischen Namen für Mantel (*pallium*) ab und unterstreicht die Zielsetzung des neuen Fachs, nämlich die aktive, ganzheitliche Behandlung von Patienten mit einer progredienten, weit fortgeschrittenen Erkrankung und einer begrenzten Lebenserwartung, bei denen eine kurative Behandlung nicht mehr anspricht.[1] Von der Sterbebegleitung zu unterscheiden ist der Bereich der *Sterbehilfe*. Dieser bezeichnet Handlungen, die – gewollt oder ungewollt – zu einer Lebensverkürzung führen. Im Bereich der Sterbehilfe unterscheidet man zwischen der so genannten aktiven Sterbehilfe, der Beihilfe zum Suizid, der indirekten Sterbehilfe und der passiven Sterbehilfe.

Da ethische Probleme am Lebensende vor allem im Zusammen-

1 Vgl. WHO (1990).

hang mit der Sterbehilfe auftreten und diskutiert werden, wird sich auch der vorliegende Beitrag überwiegend mit diesem Bereich beschäftigen: Abschnitt 2 behandelt ethische und rechtliche Fragen der Sterbehilfe in Deutschland, Abschnitt 3 stellt die Praxis der Sterbehilfe in den Niederlanden, Belgien und der Schweiz vor, und Abschnitt 4 fasst die ethische Bewertung der verschiedenen Formen der Sterbehilfe zusammen.

2. Sterbehilfe in Deutschland

Die öffentliche Diskussion über Sterbehilfe war in Deutschland bis weit in die 1990er-Jahre hinein von Tabus und ängstlichen Vermeidungen geprägt, ein Umstand der vor allem historisch begründet war.[2] Von der Mitte der 1990er-Jahre bis in die ersten Jahre unseres Jahrzehnts stand die Auseinandersetzung mit den gesetzlichen Regelungen der aktiven Sterbehilfe in den Niederlanden und später auch in Belgien im Vordergrund. Parallel dazu hat sich in den letzten Jahren – angestoßen durch entsprechende höchstrichterliche Entscheidungen – eine rege Diskussion um die Themen Therapiebegrenzung und Patientenverfügungen entwickelt.

In den Abschnitten 2.1 und 2.2 werden zunächst die verschiedenen Formen der Sterbehilfe sowie ihre rechtliche und standesrechtliche Bewertung vorgestellt. Die Abschnitte 2.3 und 2.4 behandeln die Frage der Entscheidungsfindung bei nicht einwilligungsfähigen Patienten. Abschnitt 2.5 stellt empirische Daten zur Praxis der Sterbehilfe in Deutschland vor. In Abschnitt 2.6 werden mit den Themen Sterbehilfe bei Früh- und Neugeborenen und terminale Sedierung zwei Sonderprobleme erörtert.

2.1 Formen der Sterbehilfe und ihre rechtliche Bewertung

In Deutschland unterscheidet man gemeinhin die oben erwähnten vier Formen der Sterbehilfe. Gesetzlich geregelt ist nur die aktive Sterbehilfe. Für die anderen Bereiche existieren Rechtsnormen lediglich in Form von Gerichtsentscheidungen sowie standesethi-

2 Vgl. Lunshof/Simon (2000).

schen Richtlinien und Empfehlungen ärztlicher Fachgesellschaften.

Unter *aktiver Sterbehilfe* versteht man die gezielte Lebensverkürzung durch Tötung des Sterbenden. Sie ist strafrechtlich verboten, auch wenn sie auf Verlangen des Betroffenen erfolgt (§ 216 StGB: »Tötung auf Verlangen«). Als Gründe für das Verbot werden neben der Gefahr des Missbrauchs auch grundsätzliche Bedenken (»Achtung vor dem menschlichen Leben schlechthin«[3]) angeführt.

Im Gegensatz zur aktiven Sterbehilfe ist die *Beihilfe zum Suizid* in Deutschland nicht strafbar. Der Arzt kann einem Patienten auf dessen Bitte hin ein tödlich wirkendes Gift zur Verfügung stellen. Nimmt der Patient dieses aber in Gegenwart des Arztes, so ist der Arzt bei Eintreten der Bewusstlosigkeit dazu verpflichtet, das Mögliche zu unternehmen, um den Tod zu verhindern.[4] Diese absurde Gesetzeslage macht die Beihilfe zum Suizid zu einer menschlich schwierigen Option – zwingt sie doch den Sterbehelfer, den Sterbenden am Ende alleine zu lassen, um möglichen strafrechtlichen Konsequenzen zu entgehen.

Zulässig und geboten ist die so genannte *indirekte Sterbehilfe*. Darunter versteht man jene Form der ungewollten Lebensverkürzung, wie sie als Nebenwirkung bei der Verabreichung hoher Dosen von Schmerzmitteln auftreten kann. Die Leidensminderung hat nach Ansicht deutscher Gerichte Vorrang vor bloßer Lebensverlängerung; das Recht wendet sich gegen jeden »Leidensheroismus« und gegen jede »Aufdrängung von Lebenszwang« und will Schmerzfreiheit nach den Möglichkeiten der Palliativmedizin garantieren.[5]

Die meisten Fragen wirft der Bereich der *passiven Sterbehilfe* auf. Darunter versteht man das Sterbenlassen des Patienten unter Verzicht auf lebenserhaltende Maßnahmen. Die Rechtsprechung hatte bereits Mitte der 1980er-Jahre erklärt, dass es »keine Rechtsverpflichtung zur Erhaltung des erlöschenden Lebens um jeden Preis gibt«,[6] wobei rechtlich kein Unterschied zwischen der Nichtaufnahme und dem Abbruch einer Behandlung besteht.[7]

Schwierig und umstritten wird es, wenn der Sterbeprozess noch

3 LG Ravensburg (1987).
4 BGH (1984).
5 Vgl. Rothärmel (2001a).
6 BGH (1984).
7 LG Ravensburg (1987).

nicht begonnen hat und der Patient nicht mehr entscheidungsfähig ist. Der Bundesgerichtshof musste 1994 über einen solchen Fall entscheiden.[8] Das Landgericht Kempten hatte den als Betreuer bestellten Sohn und den behandelnden Arzt einer 72-jährigen Frau wegen versuchten Totschlags zu einer Geldstrafe verurteilt. Die beiden Angeklagten waren auf Vorschlag des Arztes übereingekommen, die künstliche Ernährung der nach einem Herzstillstand schwerst hirngeschädigten Frau einzustellen in der Erwartung, dass daraufhin der Tod nach zwei bis drei Wochen schmerzlos eintreten werde. Der Bundesgerichtshof hob das Urteil auf und verwies den Fall zur Neuverhandlung an das Landgericht. Aufgrund der Neuverhandlung wurden beide Angeklagte freigesprochen.

Vorangestellt hat der Bundesgerichtshof seiner Entscheidung einige allgemeine Leitsätze. Diesen zufolge kann das Unterlassen beziehungsweise der Abbruch einer lebenserhaltenden Maßnahme auch dann zulässig sein, wenn der Sterbevorgang noch nicht eingesetzt hat. Maßgeblich für den Verzicht auf die (Fortführung der) Maßnahme ist der *mutmaßliche Wille* des Kranken. Bei der Annahme dieses mutmaßlichen Willens kommt es vor allem auf frühere schriftliche und mündliche Äußerungen des Patienten, seine religiösen Überzeugungen, seine sonstigen persönlichen Wertvorstellungen, seine altersbedingte Lebenserwartung oder das Erleiden von Schmerzen an. Lassen sich keine Umstände für die Feststellung des individuellen mutmaßlichen Willens finden, so kann und muss nach Ansicht des Gerichts auf Kriterien zurückgegriffen werden, die allgemeinen Wertvorstellungen entsprechen.

2.2 *Ärztliche Standesrichtlinien*

Die mit dem »Kemptener Urteil« des Bundesgerichtshofs eingeleitete Entwicklung hat auch die Bundesärztekammer veranlasst, ihre Richtlinien zur ärztlichen Sterbebegleitung aus dem Jahre 1993 grundlegend zu überarbeiten. Angesichts der gesellschaftlichen Bedeutung und Brisanz des Themas entschloss sie sich dabei zu einer ungewöhnlichen und bis dato einzigartigen Vorgehensweise: Im Mai 1997 wurde ein erster, von einem interdisziplinären Aus-

8 BGH (1995).

schuss erarbeiteter Entwurf der Öffentlichkeit zur Diskussion präsentiert.[9] Auf der Grundlage dieser Diskussion wurde der Entwurf überarbeitet und im Januar 1998 im Rahmen einer Tagung erneut der Öffentlichkeit vorgestellt und diskutiert. Die endgültige Fassung der »Grundsätze der Bundesärztekammer zur ärztlichen Sterbebegleitung« wurde dann im September 1998 verabschiedet und veröffentlicht.[10] 2004 wurde eine redaktionell überarbeitete Fassung veröffentlicht.[11]

Ebenso wegweisend wie die Vorgehensweise ist – nach der Selbsteinschätzung der Bundesärztekammer – auch der Inhalt der Grundsätze: Der »paternalistische Grundzug früherer Richtlinien«[12] wurde aufgehoben und das Selbstbestimmungsrecht des Patienten betont. Auf die Bedeutung und Verbindlichkeit von Vorausverfügungen wurde erstmals ausdrücklich hingewiesen, die Begleitung Sterbender bis zum Tod explizit als eine ärztliche Aufgabe benannt. Außerdem wurde betont, dass der Arzt bei seiner Entscheidungsfindung den Konsens mit seinen ärztlichen und pflegerischen Mitarbeitern suchen solle.

Von grundlegender Bedeutung für die Grundsätze ist die Unterscheidung zwischen *Basisbetreuung* und *medizinischer Behandlung*. Zur Basisbetreuung zählen u. a. menschenwürdige Unterbringung, Zuwendung, Körperpflege, Linderung von Schmerzen, Atemnot und Übelkeit sowie das Stillen von Hunger und Durst. Sie ist unverzichtbar und steht jedem Patienten unabhängig vom Behandlungsziel zu. Anders verhält es sich mit der medizinischen Behandlung. Die ärztliche Verpflichtung zur Lebenserhaltung besteht nicht unter allen Umständen. Es gibt Situationen, in denen sonst angemessene Diagnostik und Therapieverfahren nicht mehr indiziert sind, sondern Begrenzung geboten ist. Dann tritt palliativmedizinische Versorgung in den Vordergrund. Die Entscheidung dazu darf – so die Vorgabe der Bundesärztekammer – nicht von wirtschaftlichen Erwägungen abhängig gemacht werden.

Bei Sterbenden stehen die Begleitung für ein würdiges Sterben und die Linderung von Schmerzen im Vordergrund. Maßnahmen

9 BÄK (1997).
10 BÄK (1998).
11 BÄK (2004).
12 Beleites (1998), S. 2366.

zur Verlängerung des Lebens dürfen in Übereinstimmung mit dem Willen des Patienten unterlassen oder abgebrochen werden. Eine gezielte Lebensverkürzung durch Maßnahmen, die den Tod herbeiführen, ist hingegen verboten. Auch die Beihilfe zum Suizid wird von der Ärztekammer als dem ärztlichen Ethos widersprechend abgelehnt. Darüber hinaus wird das Recht des Patienten auf eine wahrheitsgemäße Aufklärung betont.

Bei Patienten mit infauster Prognose, die sich noch nicht im Sterben befinden, kommt nach Ansicht der Bundesärztekammer eine Änderung des Behandlungsziels und das Unterlassen lebenserhaltender Maßnahmen in Übereinstimmung mit dem Willen des Patienten nur dann in Betracht, wenn die jeweilige Krankheit bereits weit fortgeschritten ist. Diese Einschränkung – die im Entwurf von 1997 noch nicht enthalten war – widerspricht geltendem Recht. Es gibt in Deutschland kein eigenständiges Behandlungsrecht des Arztes. Recht und Pflicht zur Behandlung ergeben sich allein aus der Einwilligung des Patienten in die Behandlung. Die Fortführung oder Einleitung einer lebenserhaltenden Maßnahme gegen den Willen des Patienten ist daher rechtswidrig (und erfüllt den Tatbestand der Körperverletzung), unabhängig davon, in welchem Krankheitsstadium sich der Patient befindet.

Im Abschnitt über die »Ermittlung des Patientenwillens« stellt die Bundesärztekammer dann wieder klar, dass der Wille des Patienten Vorrang vor dem aus ärztlicher Sicht Nützlichen hat. Bei der Ermittlung des Patientenwillens ist eine klare Entscheidungshierarchie zu befolgen: Ist der Patient einwilligungsfähig, so hat der Arzt den aktuell geäußerten Willen des angemessen aufgeklärten Patienten zu beachten, selbst wenn sich dieser Wille nicht mit den aus ärztlicher Sicht gebotenen Maßnahmen deckt. Bei einwilligungsunfähigen Patienten ist die Erklärung des gesetzlichen Vertreters, zum Beispiel der Eltern, des Betreuers oder des Bevollmächtigten, maßgeblich. Liegen weder vom Patienten noch von einem gesetzlichen Vertreter Erklärungen vor oder können diese nicht rechtzeitig beschafft werden, so hat der Arzt so zu handeln, wie es dem mutmaßlichen Willen des Patienten in der konkreten Situation entspricht. Einen Rückgriff auf »allgemeine Wertvorstellungen«, wie vom Bundesgerichtshof vorgeschlagen, lehnt die Bundesärztekammer ab.

Patientenverfügungen werden – ebenso wie Vorsorgevollmachten und Betreuungsverfügungen – als wesentliche Hilfe für das Handeln des Arztes bezeichnet. Sie sind verbindlich, wenn sie sich auf die konkrete Situation beziehen und keine Anhaltspunkte für eine Willensänderung vorliegen.

2.3 Die stellvertretende Einwilligung in den Therapieabbruch

Umstritten ist, inwiefern die stellvertretende Einwilligung des Betreuers beziehungsweise Bevollmächtigten in den Therapieabbruch der Genehmigung des Vormundschaftsgerichts bedarf. Das Betreuungsrecht sieht ein solches Genehmigungserfordernis bei risikobehafteten medizinischen Eingriffen vor (§ 1904 BGB). In Analogie zu dieser Bestimmung hatte der Bundesgerichtshof in Strafsachen 1994 im »Kemptener Urteil« die richterliche Genehmigung auch für die stellvertretende Einwilligung in den Abbruch lebenserhaltender Maßnahmen gefordert. Mehrere Oberlandesgerichte folgten dieser Einschätzung; die Mehrzahl der Vormundschaftsgerichte erklärte sich bei entsprechenden Anfragen jedoch mangels Rechtsgrundlage für nicht zuständig.

Zumindest die Frage der Zuständigkeit der Vormundschaftsgerichte ist durch einen Beschluss des Bundesgerichtshofs in Zivilsachen vom März 2003 geklärt:[13] Das Gericht hat sie verbindlich bejaht, wenngleich es die Begründung dafür nicht in einer analogen Anwendung des § 1904 BGB, sondern in einem »unabweisbaren Bedürfnis des Betreuungsrechts« sieht. Unklar bleibt jedoch, ob der Betreuer beziehungsweise Bevollmächtigte die Möglichkeit oder die Pflicht hat, sich an das Vormundschaftsgericht zu wenden. Der aktuelle BGH-Beschluss gibt darauf keine eindeutige Antwort: Denn zum einen stellen die Höchstrichter fest, dass ein Betreuer die Einwilligung in eine lebenserhaltende oder -verlängernde Maßnahme nur mit Zustimmung des Vormundschaftsgerichts wirksam verweigern kann; zum anderen betonen sie, dass für die Zustimmung des Gerichts kein Raum ist, wenn die Maßnahme vom Arzt nicht angeboten wird, weil sie »von vornherein medizinisch nicht indiziert, nicht mehr sinnvoll oder aus sonstigen Gründen nicht möglich« ist.

13 BGH (2003).

Die Mehrzahl der Kommentatoren sowie die Vorsitzende Richterin selbst leiten daraus ab, dass eine Genehmigung durch das Vormundschaftsgericht nur in Konfliktfällen erforderlich ist, das heißt in Fällen, in denen Arzt und Stellvertreter unterschiedlicher Auffassung sind, was den antizipierten oder mutmaßlichen Willen des Patienten betrifft.

2.4 Patientenverfügung, Vorsorgevollmacht, Betreuungsverfügung

Eine Patientenverfügung bietet jedem Bürger die Möglichkeit, eigene Behandlungswünsche bereits im Vorfeld einer schweren oder zum Tode führenden Krankheit festzulegen. Darüber hinaus besteht die Möglichkeit, mit einer Vorsorgevollmacht oder Betreuungsverfügung eine Vertrauensperson zu benennen, die im Falle der eigenen Einwilligungsunfähigkeit stellvertretend in medizinische und pflegerische Maßnahmen einwilligen oder diese verweigern kann.

2.4.1 Patientenverfügung

Unter einer *Patientenverfügung* (Patientenbrief, Patiententestament) versteht man die Willensäußerung einer einwilligungsfähigen Person zu medizinischen und pflegerischen Maßnahmen, die sie im Falle späterer Einwilligungsunfähigkeit in den von ihr beschriebenen Situationen wünscht oder ablehnt. Mit einer Patientenverfügung kann also der künftige Patient antizipierend in eine bestimmte Behandlung einwilligen oder diese ablehnen; er kann darin aber auch Bitten an das Behandlungsteam (zum Beispiel den Wunsch, nach Möglichkeit in vertrauter Umgebung zu versterben) oder persönliche Wertvorstellungen formulieren. Letztere können sinnvoll sein als Ergänzung und Interpretationshilfe der in der Verfügung geäußerten Behandlungswünsche.[14]

Die Patientenverfügung soll dem behandelnden Arzt in einer konkreten Behandlungssituation Hinweise auf den (mutmaßlichen)

14 Vgl. AG Patientenautonomie (2004), S. 15.

1. Name, Anschrift, Geburtsdatum
2. Aussagen zu den Situationen, für die die Verfügung gelten soll, z. B.:
   - Sterbephase
   - unheilbare Erkrankung
   - eingeschränkte oder verlorene Kommunikationsfähigkeit (Demenz, irreversible Bewusstlosigkeit etc.)
3. Aussagen zur Einleitung, zum Umfang und zur Beendigung ärztlicher Maßnahmen in den oben genannten Situationen, etwa
   - künstliche Ernährung, Beatmung oder Dialyse
   - Verabreichung von Medikamenten, wie z. B. Antibiotika, Psychopharmaka oder Zytostatika
   - Schmerzbehandlung
   - Art der Unterbringung und Pflege
   - Hinzuziehung eines oder mehrerer weiterer Ärzte
4. Ort, Datum, Unterschrift

Tabelle 1: Inhalte einer individuellen Patientenverfügung

Willen des Patienten geben. Daraus ergibt sich, dass sie möglichst individuell gestaltet sein sollte. Gesetzliche Vorschriften, was die Form oder den Inhalt einer Patientenverfügung betrifft, gibt es bislang nicht. Aus Gründen der Nachweisbarkeit sollte sie jedoch schriftlich verfasst oder auf andere Weise dokumentiert sein (zum Beispiel durch Zeugen). Auch lassen sich einige inhaltliche Punkte benennen, die eine schriftliche Patientenverfügung zumindest enthalten sollte (s. *Tabelle 1*).

Ferner empfiehlt sich, den Inhalt der Patientenverfügung mit dem Hausarzt oder einem anderen Vertrauensarzt zu besprechen und dies in der Verfügung zu vermerken. So weiß der später behandelnde Arzt, dass der Verfasser über Wesen, Bedeutung und Tragweite seiner Behandlungswünsche aufgeklärt war. Durch die Unterschrift von zwei Zeugen kann bestätigt werden, dass die Verfügung in einsichtsfähigem Zustand und frei von Zwang unterschrieben wurde. Um spätere Zweifel an der Aktualität der Verfügung auszuräumen, sollten Datum und Unterschrift in regelmäßigen Abständen (etwa alle ein bis zwei Jahre) erneuert werden. Eine notarielle Beglaubigung oder Beurkundung ist hingegen nicht erforderlich.

Hilfe bei der Abfassung von Patientenverfügungen bieten Vordrucke, wie sie von verschiedenen Organisationen angeboten werden.

Da einfache Vordrucke mit sehr allgemeinen Aussagen in der konkreten Behandlungssituation nur wenige Hinweise auf die individuellen Behandlungswünsche des Patienten geben, empfehlen sich Vordrucke, die eine Auswahl aus verschiedenen Optionen oder Textbausteine zur Erstellung einer individuellen Verfügung anbieten.

2.4.2 Vorsorgevollmacht und Betreuungsverfügung

Eine sinnvolle Ergänzung zu einer Patientenverfügung stellt die Benennung eines Stellvertreters im Rahmen einer Vorsorgevollmacht oder einer Betreuungsverfügung dar.

Mit einer *Vorsorgevollmacht* wird eine Vertrauensperson ermächtigt, Entscheidungen über ärztliche Eingriffe oder andere persönliche Angelegenheiten zu treffen. Selbst nahe Angehörige (zum Beispiel Ehepartner oder volljährige Kinder) benötigen eine solche Vollmacht, um stellvertretend für den Patienten entscheiden zu können. Neben der Gesundheitssorge kann eine Vorsorgevollmacht auch andere Bereiche wie zum Beispiel Aufenthalts- und Wohnungsangelegenheiten, die Vertretung bei Behörden, Banken und Post oder die Vermögenssorge umfassen.

Die Vorsorgevollmacht hat ihre Rechtsgrundlage in § 1896 Abs. 2 BGB. Danach darf ein Betreuer nur für Aufgaben bestellt werden, in denen die Betreuung erforderlich ist. Eine Betreuung ist hingegen nicht erforderlich, wenn für den entsprechenden Aufgabenbereich bereits ein Bevollmächtigter benannt ist. Mit dem 1999 in Kraft getretenen Betreuungsrechtsänderungsgesetz (BtÄndG) wurde der Geltungsbereich der Vorsorgevollmacht erstmals ausdrücklich auf den Bereich der Gesundheitsfürsorge ausgedehnt und der Bevollmächtigte im Hinblick auf seine Rechte und Pflichten dem Betreuer gleichgestellt. Nach § 1904 Abs. 2 BGB muss die Vorsorgevollmacht in Gesundheitsangelegenheiten schriftlich erteilt werden und diesen Aufgabenbereich ausdrücklich enthalten; sie bedarf jedoch keiner notariellen Beglaubigung.

Die *Betreuungsverfügung* bietet nach § 1901a BGB die Möglichkeit, für den Fall der Einrichtung einer Betreuung durch das Vormundschaftsgericht schriftlich Vorschläge hinsichtlich der Person des Betreuers sowie der Art und Weise der Durchführung der Betreuung zu machen. Das Vormundschaftsgericht hat diesen Vorschlägen zu entsprechen, sofern diese nicht dem Wohl des zu Betreuenden zuwiderlaufen (zum Beispiel weil das Vormundschaftsgericht den Vorgeschlagenen für ungeeignet hält).

Eine Betreuungsverfügung kann ergänzend oder alternativ zu einer Vorsorgevollmacht erstellt werden. Als Ergänzung kann sie sicherstellen, dass die in der Vorsorgevollmacht benannte Vertrauensperson auch dann ihre Stellvertreterfunktion wahrnehmen kann, wenn Zweifel bezüglich der Zuständigkeit der Vollmacht auftreten (zum Beispiel weil die Aufgabenbereiche des Bevollmächtigten in der Vollmacht nicht klar genug benannt worden sind). Hingegen ist die alternative Erstellung einer Betreuungsverfügung zum Beispiel dann sinnvoll, wenn eine stärkere Kontrolle des Stellvertreters durch das Vormundschaftsgericht gewünscht wird oder der Stellvertreter durch eine solche Kontrolle entlastet werden soll.

2.5 Therapiebegrenzung und Sterbehilfe in der Praxis

Sowohl der Bundesgerichtshof als auch die Bundesärztekammer betonen die Bedeutung des Selbstbestimmungsrechts des Patienten und die Bedeutung von Patientenverfügungen. Diese »theoretische« Bedeutung steht derzeit noch in keinem Verhältnis zur tatsächlichen Rolle von Patientenverfügungen in der klinischen Praxis. Entsprechende Befragungen zeigen ein ernüchterndes Bild: Von 100 überwiegend älteren Patienten einer internistischen Abteilung konnten nur 20 etwas mit dem Begriff Patientenverfügung anfangen, vier hatten ein solches Dokument für sich erstellt. Die geringe Kenntnis und Verbreitung dürfte vor allem auf einer Verdrängung der Problematik beruhen: Nur ein Viertel der befragten Patienten hatte mit Angehörigen, Freunden oder dem Hausarzt darüber gesprochen, wie sie im Fall der Entscheidungsunfähigkeit medizinisch behandelt und gepflegt werden wollen.[15] Ein ähnliches Bild ergab eine Befragung unter Patienten des Göttinger Universitätsklinikums: Die Mehrzahl der Befragten (81,7 Prozent) konnte sich zwar vorstellen, eine Patientenverfügung in Anspruch zu nehmen, aber nur die wenigsten hatten bereits eine erstellt (8,5 Prozent). 78,9 Pro-

15 Roy u. a. (2002).

zent der befragten Patienten wünschten sich eine Aufklärung über diese Vorsorgemöglichkeit durch das Krankenhaus.[16]

Überraschend positiv scheint hingegen die Einstellung der Ärzte zu Patientenverfügungen zu sein. In einer aktuellen Umfrage,[17] an der sich knapp 1500 niedergelassene Ärzte aus ganz Deutschland beteiligten, bezeichneten 84,5 Prozent der Befragten Patientenverfügungen als »hilfreich« und weitere 14,5 Prozent als »teilweise hilfreich«. 99 Prozent der befragten Ärzte zeigten sich bereit, Patientenverfügungen zu den Patientenakten zu nehmen.

Knapp die Hälfte der Allgemeinmediziner (48,3 Prozent) und die Hälfte der Internisten (50,4 Prozent) gaben an, in den letzten zwei Jahren Therapieentscheidungen an einer Patientenverfügung orientiert zu haben. Die Häufigkeit der von Patientenverfügungen beeinflussten Therapieentscheidungen bei den einzelnen Ärzten variierte zwischen ein Mal bis zu vierzig Mal, im Durchschnitt waren es drei bis vier Mal. Je mehr geriatrische Patienten in der Praxis behandelt wurden, um so häufiger kam es zu einer Orientierung an Patientenverfügungen.

Das positive Bild relativiert sich jedoch ein wenig, wenn nicht nach allgemeinen Einstellungen, sondern nach konkreten Entscheidungen in konkreten Fällen gefragt wird. So würden fast 7 Prozent der befragten Ärzte einen dementen Patienten, der einen Schlaganfall mit Schlucklähmung und Pneumonie erleidet, in ein Krankenhaus einweisen, selbst wenn sich der Patient in einer validen Patientenverfügung eindeutig gegen einen solchen Schritt ausgesprochen hat. 46,7 Prozent der Ärzte würden auf eine Einweisung verzichten, wenn diese Entscheidung auch vom Betreuer oder Bevollmächtigten unterstützt wird, und nur 42,3 Prozent wären bereit, den in der Patientenverfügung niedergelegten Willen des Patienten ohne Einschränkungen zu befolgen.

Ein weiterer relativierender Faktor ist die Tatsache, dass unter den Ärzten eine erhebliche Unkenntnis beziehungsweise Unsicherheit darüber besteht, wo die Grenze zwischen erlaubter passiver und verbotener aktiver Sterbehilfe verläuft. In einer aktuellen, von uns selbst durchgeführten Befragung von weiterbildungsermächtigten Internisten, Anästhesisten und Allgemeinmedizinern in Bayern,

16 Simon u. a. (2004).
17 Stolz (2002).

	Ärzte	Richter
Verzicht auf künstliche Beatmung	10,5	7,8
Beendigung künstlicher Beatmung	39,8	34,5
Verzicht auf Flüssigkeitszufuhr über Sonde	11,2	8,8
Beendigung der Flüssigkeitszufuhr über Sonde	24,8	34,0
Verzicht auf Nahrungszufuhr über Sonde	8,0	8,4
Beendigung der Nahrungszufuhr über Sonde	19,8	31,9

Quelle: Eigene Forschung, vgl. Simon u. a. (2004) und van Oorschot u. a. (2005).

Tabelle 2: Einschätzung medizinischer Handlungen am Lebensende als aktive Sterbehilfe (Angaben in Prozent)

Westfalen-Lippe und Thüringen ordneten 39,8 Prozent der Befragten die Beendigung der künstlichen Beatmung und 20-25 Prozent die Beendigung der künstlichen Nahrungs- und Flüssigkeitszufuhr über eine Sonde der aktiven Sterbehilfe zu; generell zeigte sich, dass die Beendigung einer lebenserhaltenden Maßnahme signifikant häufiger der aktiven Sterbehilfe zugeordnet wurde als der Verzicht auf dieselbe.[18] Dies gilt im Übrigen nicht nur für Ärzte. Aus einer Parallelbefragung von Vormundschaftsrichtern in ganz Deutschland wissen wir, dass auch ein Drittel der Richter die Beendigung lebenserhaltender Maßnahmen wie der künstlichen Beatmung, der künstlichen Ernährung oder der künstlichen Flüssigkeitszufuhr der aktiven Sterbehilfe zuordnet; der Verzicht auf diese Maßnahmen hingegen wird nur von jedem zehnten Richter der aktiven Sterbehilfe zugeordnet.[19]

Die Zahlen in *Tabelle 2* zeigen, dass die von den Höchstgerichten geprägte und in der medizinrechtlichen und medizinethischen Dis-

18 Van Oorschot u. a. (2005).

19 Simon u. a. (2004).

kussion gebräuchliche Unterscheidung zwischen aktiver, passiver und indirekter Sterbehilfe in der Praxis nur zum Teil übernommen wird. Dies liegt nicht nur an Informationsdefiziten, sondern auch an der Begrifflichkeit selbst. So ist der Begriff »passive Sterbehilfe« irreführend, da mit ihm sowohl das Unterlassen als auch der Abbruch lebensverlängernder Maßnahmen gemeint ist. Diese theoretische Gleichsetzung von »Tun« und »Unterlassen« wird von vielen Ärzten und Vormundschaftsrichtern in der Praxis nicht geteilt. Der Behandlungsabbruch wird aufgrund der zeitlichen und kausalen Nähe als psychologisch belastender erlebt und daher moralisch anders bewertet als der Behandlungsverzicht. Dabei spielen auch Empfindungen des Sich-schuldig-Machens oder Schuldig-Werdens eine wichtige Rolle. Diese psychologischen Aspekte müssen bei der klinisch-ethischen Entscheidungsfindung berücksichtigt werden – die grundsätzliche Zulässigkeit des Therapieabbruchs darf durch sie aber nicht infrage gestellt werden.

2.6 Sonderprobleme

Im Folgenden wird kurz auf zwei Sonderprobleme eingegangen, die von den bisherigen Ausführungen nur unzureichend erfasst worden sind. Es handelt sich dabei um die Themen Sterbehilfe bei Früh- und Neugeborenen sowie terminale Sedierung.

2.6.1 Therapiebegrenzung und Sterbehilfe bei Früh- und Neugeborenen

Anders als bei erwachsenen Nichteinwilligungsfähigen kann bei Therapieentscheidungen in der Neonatologie nicht auf frühere Willensäußerungen des Patienten zurückgegriffen werden. *Wer* also soll bei Früh- und Neugeborenen *nach welchen Kriterien* über Beginn beziehungsweise Fortsetzung lebenserhaltender Maßnahmen entscheiden?

Hinter dieser Frage verbirgt sich ein Dilemma der neonatologischen Intensivmedizin: Dank des Einsatzes pharmakologischer und technischer Hilfsmittel haben in den letzten zwanzig Jahren immer mehr Frühgeborene überlebt; gleichzeitig stieg aber auch die Zahl der Kinder mit schweren Spätfolgen an Nervensystem, Lungen und Sinnesorganen. Generell gilt: Je kleiner und unreifer die Kinder sind, desto geringer ist ihre Überlebenschance und desto höher die Wahrscheinlichkeit schwerer Behinderungen im Falle des Überlebens, wobei Frühgeborene mit einem Schwangerschaftsalter von weniger als 22 Wochen nach derzeitigem Stand der Wissenschaft als nicht überlebensfähig gelten.[20]

Empirische Untersuchungen zeigen, dass die Meinungen von Medizinern darüber, ab welchem Schwangerschaftsalter bei Frühgeborenen der Einsatz medizinischer Maßnahmen zur Lebensrettung gerechtfertig ist, weit auseinander gehen. Eine Befragung in zehn europäischen Ländern ergab, dass Neonatologen in Mittel- und Nordeuropa deutlich eher bereit sind, auf Intensivmaßnahmen zu verzichten, als ihre Kollegen in Süd- und Osteuropa.[21] Aber auch innerhalb eines Landes kann die Entscheidungspraxis sehr unterschiedlich sein: Eine Umfrage in Deutschland zur Behandlungspraxis bei schwerstgeschädigten Neugeborenen und Frühgeborenen offenbarte ein markant uneinheitliches Vorgehen der verschiedenen Kliniken.[22] Erhebliche Unterschiede gibt es auch in der Frage, inwiefern Wünsche der Eltern bei Entscheidungen über den Einsatz intensivmedizinischer Maßnahmen berücksichtigt werden sollen. In Großbritannien und den Niederlanden gaben in einer Befragung knapp 40 Prozent der Ärzte an, ihr Vorgehen bei einem Frühgeborenen an der Grenze zur Lebensfähigkeit auf ausdrücklichen Wunsch der Eltern zu ändern, in Italien und Ungarn waren es nur zwischen 5 und 10 Prozent, hierzulande zeigte sich jeder fünfte Arzt dazu bereit.[23]

Vor diesem Hintergrund wundert es nicht, dass der Versuch einer gemeinsamen europäischen Leitlinie als aussichtslos aufgegeben wurde. Stattdessen hat man sich auf die Formel geeinigt, dass »im besten Interesse des Kindes« entschieden werden soll.[24] Auch die deutschen Leitlinien zu »Frühgeburt an der Grenze der Lebensfähigkeit des Kindes« berufen sich auf diesen Best-interest-Standard. Als Grundsatz legen sie fest: »Lebenserhaltende Maßnahmen sind

20 DGGG u. a. (1999).
21 Rebagliato u. a. (2000).
22 Zimmermann/Zimmermann/von Loewenich (1997).
23 Cuttini u. a. (1999).
24 Sauer (2001).

zu ergreifen, wenn für das Kind auch nur eine kleine Chance zum Leben besteht.«[25] So gesehen reduziert sich die ethische Entscheidungsfindung auf die Feststellung der medizinischen Indikation. Einen Entscheidungsspielraum für die Eltern sieht die Leitlinie nur dort vor, wo die medizinische Indikation zur Lebenserhaltung fraglich ist, konkret bei Frühgeburten zwischen der 22. und 24. Schwangerschaftswoche. Ab der 24. Schwangerschaftswoche steigt die Überlebenschance auf 60 bis 80 Prozent, Lebenserhaltung sei daher grundsätzlich geboten, sofern das Kind keine lebensbedrohliche Gesundheitsstörung hat. Als »Garanten des Kindes« hätten Ärzte dabei gegebenenfalls auch gegen den Willen der Eltern zu handeln.

Der streng paternalistische Grundzug dieser Leitlinie ist aus rechtlicher Sicht überaus fragwürdig. Denn anders als zum Beispiel in Großbritannien gilt der Best-interest-Standard im deutschen Recht nicht. Die Durchführung einer medizinischen Maßnahme setzt – auch wenn sie aus ärztlicher Sicht im besten Interesse des Betroffenen ist – die Einwilligung des Patienten beziehungsweise dessen Stellvertreters voraus. Stellvertreter des Neugeboren sind seine Eltern (Art. 6 Abs. 2 GG, § 1626, § 1631 Abs. 1 BGB). Eine Behandlung des Kindes gegen den Willen der Eltern ist demnach nur möglich, wenn diesen zuvor vom Familiengericht das Sorgerecht (teilweise) entzogen worden ist (der entsprechende Hinweis fehlt in den o. g. Leitlinien). Der Entzug des Sorgerechts setzt einen Sorgerechtsmissbrauch (§ 1666 Abs. 1 BGB) voraus, wobei die deutsche Rechtsprechung bei der Annahme eines solchen Missbrauchs überaus zurückhaltend ist. Lehnen Eltern lebenserhaltende Maßnahmen an ihrem Kind an der Grenze der Lebensfähigkeit ab, weil die Maßnahmen schwer wiegend, risikoreich und die Chance des Lebenserhalts bei bleibender schwerer gesundheitlicher Beeinträchtigung fragwürdig ist, so kann von einem Missbrauch der elterlichen Sorge in der Regel nicht gesprochen werden.[26] Aus rechtlicher und ethischer Sicht ist daher eine stärkere Einbeziehung der Eltern bei entsprechenden Entscheidungen in der Neonatologie zu fordern.

Einige Autoren gehen über diese Forderung deutlich hinaus. Die Bioethiker Helga Kuhse und Peter Singer etwa sprechen sich in ih-

25 DGGG u. a. (1999).
26 Vgl. Rothärmel (2001b).

rem Buch *Should the Baby Live?*[27] für die Möglichkeit der Tötung schwerstgeschädigter Neugeborener auf Wunsch der Eltern innerhalb der ersten vier Wochen nach der Geburt aus. Nach Ansicht von Kuhse und Singer besitzen Neugeborene noch kein eigenständiges Recht auf Leben, da sie die dafür notwendigen Voraussetzungen (Ichbewusstsein, Fähigkeit zu zukunftsbezogenen Wünschen) erst im Laufe des ersten Lebensjahres entwickeln. Die schmerzlose Tötung verletzt somit kein (Überlebens-)Interesse des Neugeborenen. Eltern sollte es daher gestattet sein, ihr schwerstgeschädigtes Kind töten zu lassen und stattdessen einem nichtgeschädigten Kind das Leben zu schenken.

Diese Forderung ist – nicht nur in Deutschland – auf heftige Kritik gestoßen. Viele Kritiker halten dem konsequenzialistischen Grundansatz von Kuhse und Singer entgegen, dass das Recht auf Leben nicht von Eigenschaften wie Ichbewusstsein abhängig gemacht werden kann, sondern jedem Menschen vom Zeitpunkt der Befruchtung an zusteht. Andere teilen zwar die Einschätzung, dass dem Neugeborenen (ebenso wie dem Ungeborenen) kein eigenständiges Lebensrecht zukommt, sehen jedoch in der Freigabe der Tötung Neugeborener (anders als beim Schwangerschaftsabbruch) erhebliche Missbrauchsgefahren. Kern der Auseinandersetzung ist also die Frage nach der Begründung und nach dem Beginn der Schutzwürdigkeit menschlichen Lebens. Sie ist folglich als Fortsetzung der Debatte um den Schwangerschaftsabbruch zu sehen, weshalb an dieser Stelle nicht weiter auf sie eingegangen werden kann.[28]

2.6.2 Terminale Sedierung

Belastende Symptome in der Sterbephase können bei den meisten Patienten durch palliativmedizinische Maßnahmen auf ein erträgliches Maß reduziert werden. Dennoch verbleibt ein Patientenanteil, bei dem auch unter Berücksichtigung physischer, psychischer, sozialer und spiritueller Bedürfnisse kein erträglicher Zustand erreicht werden kann. In diesen Extremfällen können Medikamente mit sedierenden und angstlösenden Eigenschaften gegeben werden. Wer-

27 Kuhse/Singer (1985).

28 Siehe dazu auch den Beitrag »Ethische Probleme am Lebensbeginn« von Klaus Steigleder in diesem Band.

den diese Medikamente ohne zeitliche Beschränkung bis zum Tod des Patienten eingesetzt, so spricht man auch von *terminaler Sedierung.* Mitunter wird eine solche Sedierung auch begleitend zum Abbruch lebenserhaltender Maßnahmen durchgeführt.

Während viele, insbesondere in der Versorgung schwerstkranker und sterbender Menschen tätige Ärzte und Pflegende die terminale Sedierung als letzte Behandlungsoption befürworten,[29] sehen andere in ihr den Einstieg in die aktive Sterbehilfe (Stichwort: »slow euthanasia«[30]). Aus einer aktuellen Befragung von Personen, die sich mit medizinethischen Fragen beschäftigen, geht hervor, dass moralische Probleme im Zusammenhang mit der terminalen Sedierung vor allem dort gesehen werden, wo unter der Sedierung lebenserhaltende Maßnahmen abgebrochen werden, insbesondere dann, wenn der Patient an nicht körperlichen Symptomen (zum Beispiel einer therapieresistenten Depression) leidet beziehungsweise wenn er sich noch nicht im Sterben befindet.[31]

Wie verhält sich also die terminale Sedierung zur Sterbehilfe? Zunächst ist festzustellen, dass die terminale Sedierung als solche eine palliativmedizinische Maßnahme darstellt, die auf die Symptomlinderung bei schwerstkranken und sterbenden Patienten zielt und daher primär in den Bereich der Sterbebegleitung und nicht in den Bereich der Sterbehilfe fällt. Wie jede medizinische Maßnahme bedarf ihre Durchführung der medizinischen Indikation und der Einwilligung des Patienten: Haben weder die Einleitung beziehungsweise Optimierung der Symptombehandlung noch die Optimierung der ganzheitlichen Umsorgung (psychisch, sozial, spirituell) eine für den Patienten zufrieden stellende Symptomlinderung bewirkt, so sollte dem Patienten eine terminale Sedierung als letzte Behandlungsoption angeboten werden.[32] Stimmt der Patient dieser Option zu, so ist er so tief zu sedieren, bis ein für ihn erträglicher Zustand erreicht ist. Dies muss nicht notwendig bedeuten, dass der Patient nicht mehr bei Bewusstsein ist. Gegebenenfalls kann mit dem Patienten auch vereinbart werden, dass die Sedierung nach einer gewissen Zeit unterbrochen wird, damit er zwischenzeitlich wieder zu vollem Bewusstsein kommt. Eine Sedierung ohne explizi-

29 Vgl. Müller-Busch u. a. (2003).
30 Billings/Block (1996).
31 Simon/Kar/Hinz/Beck (bisher unveröffentlichtes Manuskript).
32 Vgl. Beck (2004).

te Einwilligung des Patienten kann bei akuten Notfällen (zum Beispiel bei plötzlich auftretender Erstickungsangst) gerechtfertigt sein; eine Sedierung gegen den Willen des Patienten hingegen ist unzulässig.

Eine Nähe zur Sterbehilfe besteht dort, wo durch die für die Sedierung eingesetzten Medikamente ungewollt das Leben des Patienten verkürzt wird oder wo während der Sedierung lebenserhaltende Maßnahmen beendet werden. Im ersten Fall liegt eine *indirekte Sterbehilfe* vor (vgl. Abschnitt 2.1 und 4.1), im zweiten eine *passive Sterbehilfe unter terminaler Sedierung*. Für Letztere gilt, dass sowohl die Kriterien zur Durchführung der passiven Sterbehilfe erfüllt (vgl. Abschnitt 2.1 und 4.2) als auch die Indikation und die Einwilligung des Patienten zur terminalen Sedierung gegeben sein müssen.

Streng abzugrenzen ist die terminale Sedierung hingegen von der aktiven Sterbehilfe. Zwischen diesen beiden Handlungsfeldern bestehen fundamentale Unterschiede im Hinblick auf die ärztliche Intention, die Durchführung der Behandlung und das angestrebte Behandlungsergebnis, wie auch die Europäische Gesellschaft für Palliative Care (EAPC) in einem Positionspapier feststellt:

> In terminal sedation the *intention* is to relieve intolerable suffering, the *procedure* is to use a sedating drug for symptom control and the successful *outcome* is the alleviation of distress. In euthanasia the *intention* is to kill the patient, the *procedure* is to administer a lethal drug and the successful *outcome* is immediate death.[33]

Bei Beachtung der oben genannten Kriterien (klare Indikationsstellung und Einwilligung des Patienten) besteht daher keine Gefahr, dass die terminale Sedierung einen Einstieg in die aktive Sterbehilfe bilden könnte. Einem möglichen Missbrauch muss mit Ausbildung, Aufklärung, Dokumentation und Transparenz begegnet werden.

33 Materstvedt u. a. (2003), S. 99.

3. Sterbehilfe in anderen Ländern

Die Diskussion über Sterbehilfe wurde in Deutschland immer wieder auch durch Entwicklungen in anderen Ländern angestoßen und beeinflusst. Dies trifft insbesondere auf die gesetzliche Regelung der aktiven Sterbehilfe in den Niederlanden (Abschnitt 3.1) und Belgien (Abschnitt 3.2) sowie auf die liberale Praxis der Suizidbeihilfe in der Schweiz (Abschnitt 3.3) zu, weshalb die Regelung und die Praxis der Sterbehilfe in diesen Ländern kurz vorgestellt werden soll.

3.1 Niederlande

Das niederländische Parlament hat im Frühjahr 2001 ein Gesetz beschlossen, das es Ärzten ermöglicht, unter Einhaltung gesetzlich vorgeschriebener Sorgfaltskriterien straffrei aktive Sterbehilfe zu leisten. Damit wurde eine seit Jahren existierende und von den Gerichten offiziell geduldete Praxis strafrechtlich geregelt.

3.1.1 Die gesetzliche Regelung

Das Gesetz regelt sowohl die *Tötung auf Verlangen* als auch die *Beihilfe zum Suizid*. Beide Handlungen bleiben strafbar, es sei denn, der Arzt hält die gesetzlich vorgeschriebenen Sorgfaltskriterien ein und meldet den nicht natürlichen Tod einer der regionalen Kontrollkommissionen für Sterbehilfe.

Die *Sorgfaltskriterien* beinhalten, dass der Arzt zu der Überzeugung gelangt sein muss, dass der Patient seine Bitte freiwillig und nach reiflicher Überlegung geäußert hat. Der Wunsch nach Sterbehilfe muss Ausdruck eines vom Patienten selbst als aussichtslos und unerträglich empfundenen Leidens sein. Arzt und Patient müssen gemeinsam zu der Überzeugung gelangt sein, dass es keine andere annehmbare Lösung gibt. Dies setzt voraus, dass der Arzt den Patienten über dessen Situation und Aussichten aufgeklärt hat. Ein zweiter, unabhängiger Arzt muss mit dem Patienten sprechen und das Vorliegen der genannten Kriterien schriftlich bestätigen.

Grundlage des neuen Gesetzes ist ein *Meldeverfahren*, das bereits

1994 in die allgemeinen Verwaltungsanordnungen der Niederlande (Artikel 10 des Gesetzes über die Leichenbestattung) aufgenommen wurde. Dieses sieht folgende Schritte vor:

1. Der Arzt meldet seine Sterbehilfehandlung als »nicht natürlichen Tod« dem zuständigen Leichenbeschauer und erstellt anhand eines vorgegebenen Fragenkatalogs einen detaillierten Bericht.
2. Der Leichenbeschauer erstellt selbst einen Bericht und schickt diesen an den Staatsanwalt, der die Leiche zur Bestattung freigeben muss.
3. Der regionalen Kontrollkommission gehen sowohl der Bericht des Arztes als auch der des Leichenbeschauers zu. Außerdem erhält sie die Erklärung des zweiten Arztes und, sofern vorhanden, die Patientenverfügung des Verstorbenen.
4. Die Kontrollkommission überprüft die Handlungsweise des Arztes anhand der Sorgfaltskriterien. Gelangt sie zu der Überzeugung, dass der Arzt sorgfältig gehandelt hat, wird er nicht strafrechtlich verfolgt.
5. Kommt die Kommission zu dem Ergebnis, dass der Arzt die Sorgfaltskriterien nicht eingehalten hat, teilt sie dies der Staatsanwaltschaft und der regionalen Gesundheitsbehörde mit. Beide Instanzen prüfen dann, ob und, wenn ja, welche Schritte gegen den Arzt unternommen werden müssen.

3.1.2 Die medizinische Praxis

1990, 1994 und 2001 wurden im Auftrag der niederländischen Regierung landesweite empirische Studien zu ärztlichen Entscheidungen am Lebensende durchgeführt.[34]

Die Studien ergaben, dass Tötung auf Verlangen 1990 in ca. 2300 Fällen, 1994 in ca. 3200 und 2001 in ca. 3500 Fällen ausgeübt wurde; Beihilfe zum Suizid wurde jeweils in rund 400 Fällen geleistet. Dies bedeutet, dass die durch das neue Gesetz geregelten Handlungen zusammen in rund 2,8 Prozent der jährlichen Todesfälle eine Rolle spielen (vgl. *Tabelle 3*).

Ferner deckten die Studien ca. 1000 jährliche Fälle von Tötung ohne ausdrückliches Verlangen auf, die nicht durch das Gesetz gere-

34 Van der Maas u. a. (1991) und (1996), van der Wal u. a. (2003).

	1990	1994	2001
Todesfälle gesamt	128 824	135 675	140 377
Tötung auf Verlangen	2300	3200	3500
Beihilfe zum Suizid	400	400	300
Tötung ohne ausdrückliches Verlangen	1000	900	900

Quelle: Van der Wal u. a. (2003).

Tabelle 3: Sterbehilfe in den Niederlanden

gelt waren. In mehr als der Hälfte der Fälle wurde die Entscheidung mit dem Patienten zu einem früheren Zeitpunkt diskutiert oder der Patient hatte den Wunsch nach Sterbehilfe geäußert für den Fall, dass sein Leiden unerträglich würde. In anderen Fällen war der Patient dem Tode nahe, zu keiner verbalen Kommunikation mehr fähig, aber nach Auffassung seiner Umwelt schwer leidend. In diesen Fällen wurde die Entscheidung zumeist in Absprache mit der Familie und/oder den ärztlichen und pflegerischen Kollegen getroffen.

Eine große Mehrheit der niederländischen Ärzte betrachtet die Tötung auf Verlangen und die Beihilfe zum Suizid als einen akzeptierten Bestandteil ihrer beruflichen Praxis. Mehr als die Hälfte aller Ärzte haben bereits eine der beiden Handlungen durchgeführt, weitere 35 Prozent Prozent wären dazu unter Umständen bereit. Nur 3 Prozent der Ärzte lehnen sie kategorisch ab. Besonders groß ist die Bereitschaft, das Verlangen des Patienten nach Sterbehilfe zu erfüllen, bei Hausärzten – mehr als 90 Prozent aller Hausärzte wären bereit, das Leben eines Patienten aktiv zu beenden, rund 63 Prozent haben dies bereits getan. Dazu ist anzumerken, dass in den Niederlanden 40 Prozent der Bevölkerung (und 48 Prozent der Krebskranken) zu Hause sterben und dass mehr als die Hälfte aller Euthanasiefälle von Hausärzten zu Hause beim Patienten durchgeführt werden.

Vergleicht man die Ergebnisse der Studien mit den jährlichen Berichten der Kontrollkommissionen, so muss man feststellen, dass nur ein Teil der durchgeführten Sterbehilfe-Handlungen den Behörden gemeldet werden: 1990 lag der Anteil der gemeldeten Fälle bei ca. 18 Prozent, 1994 bei ca. 41 Prozent und 2001 bei ca. 54 Prozent. Da die niederländische Regelung ganz wesentlich auf der Meldebereitschaft der Ärzte beruht, ist dieser Befund als höchst problematisch einzustufen.

Zwei aktuelle Entwicklungen verdienen ferner Beachtung: 2004 wurde erstmals ein Fall von Lebensbeendigung auf Verlangen bei einem Alzheimerpatienten gemeldet. Obwohl der Patient noch längere Zeit hätte leben können, sah die zuständige Kontrollkommission die Sorgfaltskriterien als erfüllt an. Anfang 2005 wurde bekannt, dass zwischen 1997 und 2004 insgesamt 22 Neugeborene mit Spina bifida oder Hydrozephalus auf Verlangen der Eltern getötet wurden. In allen Fällen wurden die Ermittlungen seitens der Staatsanwaltschaft eingestellt – nicht weil den Kindern ihr Lebensrecht abgesprochen wurde (vgl. Abschnitt 2.6.1), sondern weil, in Anlehnung an die Sterbehilfegesetzgebung, das Leiden der Kinder als unerträglich und aussichtslos, die Tötung daher als im Interesse der Kinder selbst angesehen wurde.

3.2 Belgien

Das belgische Abgeordnetenhaus hat im Mai 2002 ein Gesetz zur aktiven Sterbehilfe beschlossen. Belgien ist damit das zweite Land der Welt, das die *Tötung auf Verlangen* unter bestimmten Voraussetzungen gesetzlich erlaubt. Die (ärztliche) Beihilfe zum Suizid ist nicht Gegenstand des Gesetzes, sie bleibt strafbar.

3.2.1 Die gesetzliche Regelung

Das belgische Gesetz ist dem niederländischen in großen Teilen ähnlich: Wie in den Niederlanden ist ein freiwilliges, wohlüberlegtes, andauerndes und unbeeinflusstes Verlangen des Patienten nötig. Das physische oder psychische Leiden des Patienten muss unerträglich, andauernd und unheilbar sein. Der Arzt muss sich vor Durchführung der Sterbehilfe mit einem zweiten unabhängigen Arzt beraten und die durchgeführte Handlung einer Bundeskommission für die Kontrolle und Evaluation des Sterbehilfegesetzes melden.

Es gibt aber auch einige entscheidende Unterschiede: Zunächst ist der behandelnde Arzt verpflichtet, dem Patienten die Möglichkeiten der Palliativmedizin aufzuzeigen. Zudem ist er gehalten, Kontakt zu den Angehörigen und einem möglicherweise vorhandenen Pflegeteam aufzunehmen und mit diesen über das Begehren des Patienten zu sprechen. Ferner verlangt das Gesetz, dass der Wunsch nach Sterbehilfe schriftlich fixiert und zu den Krankenakten gelegt wird. Ist der Patient dazu nicht mehr in der Lage, so übernimmt dies eine volljährige Person seiner Wahl. Es besteht auch die Möglichkeit einer antizipierten Sterbehilfe-Erklärung.

Der in der Öffentlichkeit am meisten wahrgenommene Unterschied besteht jedoch darin, dass der Patient nach belgischem Recht nicht in absehbarer Zeit sterben muss. Es genügt bereits, wenn er unheilbar krank ist, sein Tod aber zeitlich noch weit entfernt ist. In diesem Fall ist zwischen dem schriftlich dokumentierten Wunsch nach Sterbehilfe und der Durchführung derselben eine Wartefrist von einem Monat vorgeschrieben.

3.2.2 Die medizinische Praxis

Im September 2004 hat die Bundeskommission erste Zahlen veröffentlicht: Demnach wurden von September 2002 bis Dezember 2003 259 Fälle von Tötung auf Verlangen gemeldet. In 91,5 Prozent dieser Fälle war der Patient als terminal, in 8,5 Prozent als nicht terminal eingestuft worden. 41 Prozent der Sterbehilfe-Handlungen wurden zu Hause beim Patienten, 54 Prozent in Krankenhäusern und 5 Prozent in Pflegeheimen durchgeführt. 80 Prozent der gemeldeten Fälle ereigneten sich im flämischen Teil Belgiens, 20 Prozent im wallonischen. Dieses überraschende Ergebnis dürfte auf die kulturellen Unterschiede dieser beiden Landesteile zurückzuführen sein.[35]

Nach einer Studie von Deliens u. a.[36] gab es 1998 ca. 640 Fälle von Tötung auf Verlangen in Flandern. Da bis Dezember 2003 – also 15 Monate nach Inkrafttreten des Gesetzes – in ganz Belgien nur 259 Fälle gemeldet wurden, muss man davon ausgehen, dass – ähnlich wie in den Niederlanden – die Mehrzahl der Sterbehilfefälle von den belgischen Ärzten nicht gemeldet wird.

35 Federale Controle en Evaluatiecommissie Euthanasie (2004).
36 Deliens u. a. (2000).

In der Schweiz ist die *Beihilfe zum Suizid* strafrechtlich geregelt: Art. 115 StGB stellt die Beihilfe zum Suizid straffrei, wenn sie nicht aus selbstsüchtigen Motiven erfolgt ist.

Diese – seit 1918 bestehende Rechtslage – hat in den letzten Jahren zur Entstehung privater Sterbehilfeorganisationen geführt, deren erklärtes Ziel es ist, suizidwilligen Menschen bei der Erfüllung ihres Sterbewunsches zu helfen. Einige Kantone gewähren diesen Organisationen Zugang zu Alters- und Pflegeheimen, was ebenso für öffentliche Diskussionen gesorgt hat wie der durch diese Gesellschaften ausgelöste »Sterbetourismus« aus anderen Ländern, in denen die Beilhilfe zum Suizid nicht erlaubt ist oder in denen es keine Sterbehilfeorganisationen nach Schweizer Muster gibt.

Die Tatsache, dass die Beihilfe zum Suizid in der Schweiz rechtlich erlaubt ist, hat dazu geführt, dass sich auch die Schweizerische Akademie der medizinischen Wissenschaften (SAMW) in ihren Stellungnahmen immer wieder mit dieser Frage beschäftigt hat. So auch in den aktuellen Richtlinien zur Betreuung von Patienten am Lebensende.[37] Die SAMW bekräftigt darin ihre bisherige Haltung, dass die Beihilfe zum Suizid kein Teil der ärztlichen Tätigkeit ist. Neu gegenüber früheren Richtlinien ist jedoch, dass sich die SAMW auch zu dem Konflikt äußert, in den ein Arzt geraten kann, wenn ihn ein Patient um Beihilfe zum Suizid bittet. Ohne sich über die moralische Vertretbarkeit der Suizidbeihilfe als solcher zu äußern, stellt sie fest, dass die »Entscheidung, im Einzelfall Beihilfe zum Suizid zu leisten, [...] als solche zu respektieren«[38] ist. Entschließt sich der Arzt zur Suizidbeihilfe, so hat er folgende Sorgfaltskriterien einzuhalten:

- Die Erkrankung des Patienten rechtfertigt die Annahme, dass das Lebensende nahe ist.
- Alternative Möglichkeiten der Hilfestellung wurden erörtert und, soweit gewünscht, auch eingesetzt.
- Der Patient ist urteilsfähig, sein Wunsch ist wohlerwogen, ohne äußeren Druck entstanden und dauerhaft. Dies wurde von einer unabhängigen Drittperson überprüft, wobei diese nicht zwingend ein Arzt sein muss.[39]

37 SAMW (2004).
38 SAMW (2004), S. 7.
39 Ebd.

Die SAMW selbst versteht ihre Haltung als »bedingte Öffnung für ärztliche Beihilfe zum Suizid«. Ob mit dieser die Fälle der Beihilfe zum Suizid unter ärztlicher Mitwirkung signifikant zunehmen werden, bleibt abzuwarten. Gegenwärtig sind es jährlich ca. 200 Menschen (0,4 Prozent der Todesfälle), die durch begleiteten Suizid aus dem Leben scheiden.[40]

4. Ethische Bewertung der Sterbehilfe

Die oben geschilderten Entwicklungen in den Niederlanden, Belgien und der Schweiz haben in Deutschland zu ganz unterschiedlichen Reaktionen geführt. Während Befürworter dieser Entwicklungen eine Legalisierung der Tötung auf Verlangen und der Beihilfe zum Suizid auch in Deutschland fordern, reagieren Kritiker oft mit Tabuisierung oder Dämonisierung. Beide Reaktionen scheinen der Sache nicht gerecht zu werden, wie eine abschließende Bewertung der verschiedenen Formen der Sterbehilfe zeigt.

4.1 Indirekte Sterbehilfe

Die indirekte Sterbehilfe wird traditionell mit dem *Prinzip der Doppelwirkung* gerechtfertigt. Ihm zufolge kann die Inkaufnahme einer schlechten oder verbotenen Handlungsfolge erlaubt sein, wenn sie zur Erreichung eines notwendigen Guten unabdingbar ist. Dazu müssen jedoch folgende Bedingungen erfüllt sein:

- Die Handlung selbst muss moralisch richtig oder indifferent sein,
- die schlechte Wirkung darf weder als Ziel noch als Mittel beabsichtigt sein,
- die schlechte und die gute Wirkung müssen zugleich aus der Handlung hervorgehen, und
- die Zulassung der schlechten Wirkung muss durch einen entsprechend schwer wiegenden Grund aufgewogen werden.[41]

40 Vgl. Fischer (2004).
41 Vgl. Ricken (1998).

Im Falle der indirekten Sterbehilfe stellt die Schmerz- beziehungsweise Symptomlinderung diesen schwer wiegenden Grund dar; durch ihn wird eine mögliche Lebensverkürzung gerechtfertigt, sofern diese nur eine ungewollte Nebenwirkung der für die Symptomlinderung notwendigen Maßnahme ist und nicht selbst Ziel oder Mittel des ärztlichen Handelns darstellt. Die Grenze zur aktiven Sterbehilfe liegt also weniger in der Natur der Handlung selbst als vielmehr in der Intention des handelnden Arztes.

4.2 Passive Sterbehilfe

Aus dem auch verfassungsrechtlich verankerten *Recht des Patienten auf Selbstbestimmung* folgt, dass jeder medizinische Eingriff der vorherigen Einwilligung des angemessen aufgeklärten Patienten oder im Falle der Einwilligungsunfähigkeit des Patienten der seines Stellvertreters bedarf. Eine Ausnahme von dieser Regel ist nur im akuten Notfall gerechtfertigt, wenn der Patient nicht entscheidungsfähig ist und aufgrund der Dringlichkeit der Maßnahme eine stellvertretende Einwilligung nicht abgewartet werden kann. In diesem Fall darf der Arzt die mutmaßliche Einwilligung des Patienten voraussetzen, sofern er keine eindeutigen Hinweise hat, dass der Patient die Maßnahme nicht wünscht. Eine Behandlung gegen den Willen des Patienten ist unzulässig, auch dann, wenn sie aus ärztlicher Sicht notwendig oder vital indiziert ist. Die Frage nach der Rechtfertigung der passiven Sterbehilfe ist daher falsch gestellt. Denn nicht der Verzicht oder der Abbruch einer lebenserhaltenden Maßnahme bedarf der Rechtfertigung, sondern deren Beginn beziehungsweise Fortsetzung.

4.3 Aktive Sterbehilfe und Beihilfe zum Suizid

Dem *Recht eines jeden Menschen auf Leben* kommt in unserer Gesellschaftsordnung ein grundlegender Stellenwert zu. Auf diesem Recht und auf der Wahrung dieses Rechts durch den Staat baut unsere Gesellschaft auf. Die Tötung eines Menschen unterliegt daher im Normalfall einem strengen moralischen und rechtlichen Verbot.

Soll dieses Verbot aber auch dann gelten, wenn die Tötung auf Wunsch des Betroffenen erfolgt?

Zunächst ist festzustellen, dass das Recht auf Leben die Möglichkeit der Tötung auf Verlangen und der Beihilfe zum Suizid nicht ausschließt. Das Recht auf Leben ist seinem Wesen nach ein *Abwehrrecht*, das heißt, es beschreibt einen geschützten Anspruch des Einzelnen gegenüber den Interessen anderer oder der Gesellschaft. So darf ein Mensch im Normalfall auch dann nicht getötet werden, wenn nur durch seine Tötung – etwa unter Nutzung seiner Organe – mehrere andere Leben gerettet werden können. Wenn aber ein Mensch nicht mehr leben möchte und deshalb einen anderen bittet, ihn zu töten oder Beihilfe zum Suizid zu leisten, so gibt er dieser Person gegenüber seinen Anspruch auf Lebensschutz auf; die Erfüllung des Sterbehilfewunsches wäre somit keine Verletzung seines Lebensrechts.

Umgekehrt folgt aus dem Recht auf Leben *kein Anspruch* auf Tötung auf Verlangen beziehungsweise Beihilfe zum Suizid. Niemand kann zu einer Handlung verpflichtet werden, die er aus moralischen oder anderen Gründen ablehnt. Auch in den Niederlanden und Belgien gibt es keine Verpflichtung für den Arzt, den Wunsch des Patienten nach aktiver Sterbehilfe zu erfüllen.

Unabhängig von der individuellen Bereitschaft verlangt der *Lebensschutz* als Ausdruck der Verantwortung des Einzelnen und der Gesellschaft gegenüber dem Leben, dass aktive Sterbehilfe oder Beihilfe zum Suizid an gewisse Voraussetzungen geknüpft wird. So wäre es mit der Verantwortung gegenüber dem Leben nicht vereinbar, dem Wunsch nach Tötung oder Suizidbeihilfe nachzukommen, wenn dieser Wunsch zum Beispiel auf Druck der Angehörigen zustande gekommen ist, auf einer vorübergehenden depressiven Verstimmung beruht oder das ihn auslösende Leiden (palliativ-)medizinisch behandelt werden kann. Ein ausdrückliches, freiwilliges und wohlüberlegtes Verlangen angesichts eines aussichtslosen und vom Betroffenen selbst als unerträglich empfundenen Leidens wird daher auch von den meisten Befürwortern als Mindestvoraussetzung für die Erfüllung eines Sterbehilfewunsches gefordert.

Die bisherigen Überlegungen bezogen sich ausschließlich auf die individualethische Frage nach der moralischen Zulässigkeit der Tötung auf Verlangen und der Beihilfe zum Suizid im Einzelfall. Aus sozialethischer Sicht ist darüber hinaus zu fragen, welche Folgen eine Ausweitung der gesetzlich zulässigen Sterbehilfe haben könnte. Gegner weisen auf mögliche *Missbrauchsgefahren* hin: Sie befürchten, dass im Falle einer gesellschaftlichen Akzeptanz der Tötung auf Verlangen und der Beihilfe zum Suizid entsprechende Wünsche auch dann erfüllt werden, wenn die oben genannten Mindestvoraussetzungen nicht in vollem Maße erfüllt sind. Sie verweisen dabei auf die Erfahrungen in den Niederlanden und Belgien und sehen aufgrund der dortigen Praxis ihre Befürchtung, dass es zu einer schleichenden Ausweitung des Anwendungsbereichs der aktiven Sterbehilfe kommen könnte, bestätigt. Es ist anzunehmen, dass die gesellschaftliche Debatte um die aktive Sterbehilfe und die Beihilfe zum Suizid künftig verstärkt über die unterschiedliche Einschätzung dieser Missbrauchsgefahren geführt werden wird.

5. Schlussbemerkung

Die öffentliche Diskussion über medizinische Entscheidungen am Lebensende war in Deutschland bis weit in die 1990er-Jahre hinein von Tabus und ängstlichen Vermeidungen geprägt, ein Umstand, der vor allem historisch begründet war. Die Tatsache, dass der Begriff »Euthanasie« unter den Nationalsozialisten als Deckname für die eugenisch motivierte Ermordung geistig und körperlich behinderter Menschen missbraucht wurde, erschwerte nicht nur die Diskussion über Sterbehilfe, sondern war – paradoxerweise – auch für die verzögerte Entwicklung der Palliativmedizin und der Hospizbewegung in Deutschland mitverantwortlich.[42]

Dies hat sich in den letzten Jahren geändert. Die Mehrzahl der an der Diskussion Beteiligten hat erkannt, dass die historische Verantwortung nicht dazu führen darf, gegenwärtige Probleme zu verdrängen. Die Diskussion ist offener und differenzierter geworden, hat aber ihre Theorielastigkeit behalten. Nach wie vor mangelt es an fundierten empirischen Daten für eine sachgerechte Diskussion über medizinische Entscheidungen am Lebensende. Hier besteht erheblicher Nachholbedarf.

Nachholbedarf besteht auch im Hinblick auf palliativmedizini-

42 Vgl. Lunshof/Simon (2000).

sche Versorgungsstrukturen. Zwar hat sich auch hier in den letzten Jahren viel getan, die Situation kann aber noch keineswegs als befriedigend eingestuft werden. In vielen Regionen Deutschlands fehlen Betten und qualifizierte ambulante Dienste. Außerdem bedarf es einer stärkeren Vernetzung zwischen stationären und ambulanten Strukturen.

Und schließlich besteht angesichts der in der Praxis vorhandenen Rechtsunsicherheit gesetzlicher Klärungsbedarf im Hinblick auf medizinische Entscheidungen am Lebensende. Dieser betrifft vor allem die Frage einer Verbindlichkeit von Patientenverfügungen sowie die Frage der richterlichen Genehmigung der Einwilligung eines Betreuers oder Bevollmächtigten in den Abbruch lebenserhaltender Maßnahmen. Ferner sollte gesetzlich geklärt werden, dass weder das Unterlassen oder der Abbruch einer lebenserhaltenden Maßnahme auf Wunsch des Patienten (»passive Sterbehilfe«) noch die als Nebenwirkung einer notwendigen und vom Patienten gewünschten Medikation in Kauf genommene Lebensverkürzung (»indirekte Sterbehilfe«) eine »Tötung auf Verlangen« (§ 216 StGB) darstellen.

Ob darüber hinaus auch die aktive Sterbehilfe erlaubt beziehungsweise die (ärztliche) Beihilfe zum Suizid ermöglicht werden soll, wird Gegenstand von Debatten sein, denen sich unsere Gesellschaft künftig verstärkt stellen muss.

Literatur

Arbeitsgruppe (AG) Patientenautonomie am Lebensende (2004), »Patientenautonomie am Lebensende. Ethische, rechtliche und medizinische Aspekte zur Bewertung von Patientenverfügungen«, in: ⟨www.bmj.bund.de/media/archive/695.pdf⟩ (zuletzt aufgerufen am: 23. 8. 2005).

Beck, Dietmar (2004), »Ist terminale Sedierung medizinisch sinnvoll oder ersetzbar?«, in: *Ethik in der Medizin* 16, S. 334-341.

Beleites, Eggert (1998), »Sterbebegleitung – Wegweiser für ärztliches Handeln«, in: *Deutsches Ärzteblatt* 95, S. A 2365-2366.

Billings, J. Andrew/Block, Susan D. (1996), »Slow Euthanasia«, in: *Journal of Palliative Care* 12, S. 21-30.

Bundesärztekammer (BÄK) (1997), »Entwurf der Richtlinie der Bundesärztekammer zur ärztlichen Sterbebegleitung und den Grenzen zumutbarer Behandlung«, in: *Deutsches Ärzteblatt* 94, S. A 1342-1344.

– (1998), »Grundsätze der Bundesärztekammer zur ärztlichen Sterbebegleitung«, in: *Deutsches Ärzteblatt* 95, S. A 2366 f.
– (2004), »Grundsätze der Bundesärztekammer zur ärztlichen Sterbebegleitung«, in: *Deutsches Ärzteblatt* 101, S. A 1298 f.
Bundesgerichtshof (BGH) (1984), *Entscheidungen des Bundesgerichtshofs in Strafsachen* 32, S. 367 ff.
– (1995), *Neue Juristische Wochenschrift* 48, S. 204-207.
– (2003), *Neue Juristische Wochenschrift* 56, S. 1588-1594.
Cuttini, Marina, u. a. (1999), »Parental Visiting, Communication, and Participation in Ethical Decisions: A Comparison of Neonatal Unit Policies in Europe«, in: *Archives of Disease in Childhood/Fetal and Neonatal Edition* 81, S. F84-91.
Deliens, Luc, u. a. (2000), »End-of-Life Decisions in Medical Practice in Flanders, Belgium: a Nationwide Survey«, in: *The Lancet* 356, S. 1806-1811.
Deutsche Gesellschaft für Gynäkologie und Geburtshilfe (DGGG) u. a. (1999), »Frühgeburt an der Grenze der Lebensfähigkeit des Kindes«, in: ⟨http://www.uni-duesseldorf.de/WWW/AWMF/ll/024-019.htm⟩ (zuletzt aufgerufen am: 23. 8. 2005).
Federale Controle en Evaluatiecommissie Euthanasie (2004), *Eerste verslag aan de wetgevende kamers 22 september 2002 31 december 2003*, Brüssel.
Fischer, Johannes (2004), »Die Schweizerische Akademie der medizinischen Wissenschaften zur Suizidbeihilfe«, in: *Ethik in der Medizin* 16, S. 165-169.
Kuhse, Helga/Singer, Peter (1985), *Should the Baby Live? The Problem of Handicapped Infants*, Oxford.
Landgericht (LG) Ravensburg (1987), *Neue Zeitschrift für Strafrecht*, S. 229.
Lunshof, Jeantine/Simon, Alfred (2000), »Die Diskussion um Sterbehilfe und Euthanasie in Deutschland von 1945 bis in die Gegenwart«, in: *›Euthanasie‹ und die aktuelle Sterbehilfe-Debatte. Die historischen Hintergründe medizinischer Ethik*, hg. von Andreas Frewer und Clemens Eickhoff, Frankfurt am Main/New York, S. 237-249.
Materstvedt, Lars Johan, u. a. (2003), »Euthanasia and Physician-Assisted Suicide: A View from an EAPC Ethics Task Force«, in: *Palliative Medicine* 17, S. 97-101.
Müller-Busch, Hans-Christof, u. a. (2003), »Euthanasie bei unerträglichem Leid? Eine Studie der Deutschen Gesellschaft für Palliativmedizin zum Thema Sterbehilfe im Jahre 2002«, in: *Zeitschrift für Palliativmedizin* 4, S. 67-94.
Rebagliato, Marisa, u. a. (2000), »Neonatal End-of-Life Decision Making: Physicians Attitudes and Relationship With Self-Reported Practices in 10

European Countries«, in: *Journal of the American Medical Association* 284, S. 2451-2459.

Ricken, Friedo (1998), »Allgemeine Ethik – Artikel Handeln und Unterlassen«, in: *Lexikon der Bioethik*, 2. Band, Gütersloh.

Rothärmel, Sonja (2001a), »Einstellung von Sondenernährung, Patientenverfügung und gerichtliche Genehmigung der Therapiebegrenzung: Zu Rechtsfragen ärztlicher Sterbehilfe«, in: *Zentralblatt für Chirurgie* 126, S. 722-729.

– (2001b), »Perinatale Sterbebegleitung eines schwerstbehinderten Kindes bei infauster Prognose der extrauterinen Lebensfähigkeit – welchen Stellenwert hat der Elternwille im stationären Klinikalltag? Kommentar II«, in: *Ethik in der Medizin* 13, S. 199-203.

Roy, Debi, u. a. (2002), »Wie denken eigentlich Patienten über Patientenverfügungen? Ergebnisse einer prospektiven Studie«, in: *Zeitschrift für Medizinische Ethik* 48, S. 71-83.

Sauer, Pieter J. J. (2001), »Ethical Dilemmas in Neonatology: Recommendations of the Ethics Working Group of CESP (Confederation of European Specialists in Paediatrics)«, in: *European Journal of Pediatrics* 160, S. 364-368.

Schweizerische Akademie der medizinischen Wissenschaften (SAMW) (2004), »Betreuung von Patientinnen und Patienten am Lebensende«, in: ⟨http://www.samw.ch/content/Richtlinien/d_RL_Sterbehilfe.pdf⟩ (zuletzt aufgerufen am: 23. 8. 2005).

Simon, Alfred, u. a. (2004), »Einstellungen deutscher Vormundschaftsrichterinnen und -richter zu medizinischen Entscheidungen und Maßnahmen am Lebensende: Erste Ergebnisse einer bundesweiten Befragung«, in: *Medizinrecht* 22, S. 303-307.

Simon, Alfred/Kar, Magdalene/Hinz, Jose/Beck, Dietmar (bisher unveröffentlichtes Manuskript), »Attitudes towards Terminal Sedation. An Empirical Survey Among Experts in the Field of Medical Ethics«.

Stolz, Konrad (2002), »Beurteilung von vorsorglichen Verfügungen: Was hat sich bewährt?«, in: *Sozial.de* (April 2002) ⟨http://www.sozial.de⟩.

van der Maas, Paul J., u. a. (1991), »Euthanasia and Other Medical Decisions Concerning the End of Life«, in: *Lancet* 338, S. 669-674.

–, u. a. (1996), »Euthanasia, Physicianassisted Suicide, and Other Medical Practices Involving the End of Life in the Netherlands«, in: *New England Journal of Medicine* 335, S. 1699-1705.

van der Wal, Gerrit, u. a. (2003), *Medische besluitvorming aan het einde van het leven*, Utrecht.

van Oorschot, Birgitt, u. a. (2005), »Einstellungen zur Sterbehilfe und zu Patientenverfügungen: Ergebnisse einer Ärztebefragung«, in: *Deutsche Medizinische Wochenschrift* 130, S. 261-265.

WHO (1990), *Cancer Pain Relief and Palliative Care. Report of a WHO Expert Committee*, Technical Report Series Nr. 804, Genf.
Zimmermann, Mirjam/Zimmermann, Ruben/von Loewenich, Volker (1997), »Die Behandlungspraxis bei schwerstgeschädigten Neugeborenen und Frühgeborenen an deutschen Kliniken. Konzeption, Ergebnisse und ethische Implikationen einer empirischen Untersuchung«, in: *Ethik in der Medizin* 9, S. 56-77.

Hinweise zu den Autorinnen und Autoren

Bobbert, Monika, Dr. theol., Dipl.-Psych., Studium der Psychologie und katholischen Theologie an der Universität Tübingen. DfG-Stipendiatin und wissenschaftliche Koordinatorin des Graduiertenkollegs am Interfakultären Zentrum für Ethik in den Wissenschaften (IZEW), Universität Tübingen. 1997 Forschungsaufenthalt am Kennedy Institute, Georgetown University, Washington, DC und am Hastings Center, Garrison, NY. Seit 2001 wissenschaftliche Mitarbeiterin im Bereich Medizinethik am Institut für Geschichte der Medizin, Medizinische Fakultät der Universität Heidelberg.

Fangerau, Heiner, Dr. med., geb. 1972 in Bremen. Studium der Humanmedizin an der Ruhr-Universität Bochum; Promotion 2000 zur Geschichte der Eugenik; klinische Tätigkeit in der Neurologischen Abteilung des ZKH Bremen-Ost und der Psychiatrischen Universitätsklinik Bonn. Stipendiat des DFG-Graduiertenkollegs GRK 246 »Pathogenese von Krankheiten des Nervensystems«, 2002 Wissenschaftlicher Mitarbeiter am Institut für Ethik und Geschichte der Medizin der Universität Göttingen, seit 2003 Wissenschaftlicher Assistent am Institut für Geschichte der Medizin der Heinrich-Heine-Universität Düsseldorf.

Krones, Tanja, geb. 1969, Ärztin, Soziologin, Promotion 2000, derzeit wissenschaftliche Assistentin der AG Bioethik – Klinische Ethik und des Zentrums für Methodenwissenschaften der Philipps-Universität Marburg, lehrt Medizinethik und habilitiert derzeit über Grundlagen kontextsensitiver Bioethik.

Aktuelle Forschungschwerpunkte: Methoden der Bioethik, Reproduktionsmedizin, Patientenbeteiligung in evidenzbasierter Medizin, Technikfolgenabschätzung und Public Health.

Marckmann, Georg, Priv.-Doz. Dr. med. MPH, Studium der Medizin und Philosophie in Tübingen, DFG-Stipendiat im Graduiertenkolleg »Ethik in den Wissenschaften«, Public-Health-Studium an der Universität Harvard in Boston. 2003 Habilitation für das Fach »Ethik in der Medizin«. Derzeit Oberassistent und stellvertretender Direktor am Institut für Ethik und Geschichte der Medizin der Universität Tübingen.

Forschungsschwerpunkte: Grundlagen der Medizinethik, Verteilungsgerechtigkeit in der Gesundheitsversorgung, Sterbehilfe, Ethik des Computereinsatzes in der Medizin.

Noack, Thorsten, Dr. med., geb. 1972, Studium der Medizin in Freiburg und Berlin, derzeit wissenschaftlicher Mitarbeiter am Institut für Geschichte der Medizin in Düsseldorf.

Forschungsschwerpunkte: Ethikgeschichte (Informed Consent, Sterbehilfe), Medizin im Nationalsozialismus, Psychiatriegeschichte.

Paul, Norbert W., Direktor des Instituts für Geschichte, Theorie und Ethik der Medizin am Fachbereich Medizin der Johannes-Gutenberg-Universität in Mainz. Studium der Geschichte, Philosophie, Germanistik und Medizin; Habilitation für Geschichte, Theorie und Ethik der Medizin in Düsseldorf. 1999-2000 Forschungsstipendiat in der Abteilung »History and Philosophy of Science« und im »Program in Genomics, Ethics, and Society«, beide an der Stanford University, USA. 2002-2003 Gastwissenschaftler am Max-Delbrück-Centrum für Molekulare Medizin, Berlin.

Arbeitschwerpunkte sind u. a. Geschichte, Theorie und Ethik der Molekularen Medizin, der regenerativen Medizin und des Verhältnisses von »Public Health« und Genetik.

Richter, Gerd, geb. 1956 in Kassel. Studium der Medizin, ev. Theologie und Philosophie an der Georg-August-Universität Göttingen (1976-1984). Wissenschaftlicher Assistent am Max-Planck-Institut für experimentelle Medizin, Göttingen, und am Universitätsklinikum Göttingen. Seit 1985 am Zentrum für Innere Medizin der Philipps-Universität Marburg tätig. 1994-1995 Gastprofessor für Biomedical Ethics an der University of Virginia. Gegenwärtig an der Philipps-Universität Marburg Professor für Innere Medizin, Lehrbeauftragter für Biomedizinische Ethik – Klinische Ethik, Gründungs- und Direktoriumsmitglied des interdisziplinären Zentrums für Konfliktforschung. Seit 1998 Vizepräsident der Akademie Ethik in der Medizin, Fachgesellschaft in der AWMF.

Forschungsschwerpunkte: Praxis und Theorie einer klinischen Ethik, Ethik der Reproduktionsmedizin und Genetik, Forschungsethik, Scientific Integrity.

Schulz, Stefan, geb. 1960, Studium der Medizin und Philosophie an den Universitäten in Bochum und Essen, Dr. med., Privatdozent für Geschichte und Ethik in der Medizin an der Abteilung für Medizinische Ethik und Geschichte der Medizin der Ruhr-Universität Bochum, dort koordinierender Fachvertreter für diese Gebiete im Modellstudiengang Medizin und Kustos der Medizinhistorischen Sammlung.

Arbeitsschwerpunkte: Geschichte der Ethik in der Medizin, Didaktik der Medizin, Medizinhistorische Museologie; Ausstellungen zu medizinhistorischen und medizinethischen Themen.

Schweikardt, Christoph, Dr. med., MA, studierte Medizin und Geschichte in Gießen und Leiden. Er arbeitet als wissenschaftlicher Assistent an der Abteilung für Medizinische Ethik und Geschichte der Medizin der Ruhr-Universität Bochum.

Arbeitsgebiete: Geschichte und Ethik des Gesundheitswesens, historische Pflegeforschung. Habilitationsprojekt: »Die Entwicklung der Krankenpflege zur staatlich anerkannten Tätigkeit im 19. und frühen 20. Jahrhundert. Das Zusammenwirken von Modernisierungsbestrebungen, ärztlicher Dominanz, konfessioneller Selbstbehauptung und Vorgaben preußischer Regierungspolitik«.

Simon, Alfred, Dr. phil., geb. 1966 in Linz (Österreich), Studium der Philosophie, Theologie und Psychologie in St. Pölten und Wien. Geschäftsführer der Akademie für Ethik in der Medizin e. V. in Göttingen; Lehrbeauftragter für Medizinethik an der Universität Göttingen.

Wissenschaftliche Schwerpunkte und Veröffentlichungen auf dem Gebiet der klinischen Ethik (ethische Entscheidungsfindung im Klinikalltag, Schwangerschaftsabbruch, Therapiebegrenzung und Sterbehilfe, Sterbebegleitung).

Steigleder, Klaus, geb. 1959 in Frankfurt am Main, ist Professor für Ethik in Medizin und Biowissenschaften am Institut für Philosophie der Ruhr-Universität Bochum.

Veröffentlichungen u. a.: *Ethische und rechtliche Fragen der Gentechnologie und der Reproduktionsmedizin* (Hg. mit V. Braun u. D. Mieth, 1987); *Ethik in den Wissenschaften* (Hg. mit D. Mieth, 1990); *Die Begründung des moralischen Sollens* (1992); *Ethics of Human Genome Analysis* (Hg. mit H. Haker und R. Hearn, 1993); *Grundlegung der normativen Ethik. Der Ansatz von Alan Gewirth* (1999); *Kants Moralphilosophie* (2002); *Bioethik. Eine Einführung* (Hg. mit M. Düwell, 2003); *Die Aktualität der Philosophie Kants* (Hg. mit K. Schmidt und B. Mojsisch, 2005).

Vögele, Jörg, Prof. Dr. phil., geschäftsführender Direktor des Instituts für Geschichte der Medizin der Heinrich-Heine-Universität Düsseldorf; Mitglied der Philosophischen und der Medizinischen Fakultät der Universität Düsseldorf; Fellow der Universität Liverpool (1994-2000), Leiter des Arbeitskreises Historische Demographie der Deutschen Gesellschaft für Demographie.

Derzeitige Arbeitsschwerpunkte liegen im Bereich der Sozialgeschichte der Medizin sowie der historischen Demographie und Epidemiologie in europäisch vergleichender Perspektive.

Personenregister

Sachregister